黄帝内经

白话中医四部经典

素问

主编◎李 浩　韩淑花

人人都能读懂的中医四部经典

北京科学技术出版社

图书在版编目（CIP）数据

白话中医四部经典：黄帝内经·素问 / 李浩，韩淑花主编. —北京：北京科学技术出版社，2014.1

ISBN 978-7-5304-6864-7

Ⅰ. ①白… Ⅱ. ①李… ②韩… Ⅲ. ①《素问》-译文 Ⅳ. ①R221.12

中国版本图书馆CIP数据核字（2013）第247466号

白话中医四部经典：黄帝内经·素问

主　　编：李　浩　韩淑花
策划编辑：杨佳佳
责任编辑：夏　乐
责任校对：黄立辉
责任印制：张　良
出 版 人：曾庆宇
出版发行：北京科学技术出版社
社　　址：北京西直门南大街16号
邮政编码：100035
电话传真：0086-10-66161951（总编室）
　　　　　0086-10-66113227（发行部）　0086-10-66161952（发行部传真）
电子信箱：bjkjpress@163.com
网　　址：www.bkydw.cn
经　　销：新华书店
印　　刷：保定市中画美凯印刷有限公司
开　　本：787mm × 1092mm　1/16
字　　数：407千
印　　张：22
版　　次：2014年1月第1版
印　　次：2014年1月第1次印刷
ISBN 978-7-5304-6864-7/R · 1682

定　　价：49.00元

《黄帝内经·素问》编委会

主　　编　李　浩　韩淑花

编　　委　王金秀　王晓媛　韦　云　刘龙涛
（以姓氏笔画为序）　刘美霞　李　晓　李　浩　张　蕊
赵文明　高　洁　梁　琳　韩淑花

序

中医学是中国古人智慧的结晶，中医学术的传承与发扬，除师徒间的耳提面命、口传心授之外，中医经典著作的研读也是重要途径。通过读书理解、学习、记忆，有助于掌握中医学术深奥的理论。历代中医学文献汗牛充栋，记载着前人与疾病斗争的丰富经验与智慧，是否善于从中获取间接经验，对于中医药学习者能否成长为中医药人才具有重要的意义。

中医四部经典是中医学发展史上具有里程碑意义的四部经典巨著，每一部经典均代表了该学术领域最高的理论和实践水平。《黄帝内经》作为现存最早的中医典籍，从整体观念出发，总结了前人与疾病斗争的丰富经验，奠定了中医学的理论基础。东汉张仲景所著《伤寒杂病论》，是中国第一部理法方药皆备、理论联系实际的中医临床著作，此书被认为是汉医学之内科学经典。由于历史原因，本书原貌不复可见，后世分成《伤寒论》与《金匮要略》两书，分别流通。《伤寒论》系统地阐述了多种外感疾病及杂病的辨证论治，在中医发展史上具有划时代的意义。《金匮要略》是我国现存最早的一部诊治杂病的专著，全书共25篇，方剂262首，被古今医家赞誉为“方书之祖”“医方之经”，乃治疗杂病的典范。《温病条辨》以三焦辨证为经，卫气营血辨证为纬，详释了温病辨证论治的纲领，为温病学理论及实践的升华之作。

重视中医经典著作的学习是中医名家成才的共性规律之一，

也是完整把握中医学理论体系的需要。笔者在国家中医药管理局优秀中医临床人才学习期间，先后随朱良春教授、周仲瑛教授等国医大师侍诊，聆听国家级名老中医翁维良教授、周文泉教授、李淑良教授等名家之教诲，受益匪浅。在与这些老一辈中医大家的学习过程中，他们无不强调中医经典著作的学习及背诵在中医成才过程中的重要性。其间，笔者重温四部经典，并应用于临床实践，每多获效，深刻地体会到孙思邈在《大医精诚》中指出的学医者当“博极医源，精勤不倦”的重要意义。

为弘扬中医文化，改善当前对中医经典著作重视程度日趋弱化之势，使广大读者能够深刻领会到中医四部经典的精髓，笔者在广泛收集查阅资料、反复推敲语言的基础上，结合自己多年的临证应用心得，对医理深奥的四部经典进行了白话翻译和阐释，编撰了《黄帝内经·素问》《黄帝内经·灵枢》《伤寒杂病论》《温病条辨》白话解系列丛书，力图忠于原文原意，使丛书以全新的形式呈献在读者面前。

本书可作为中医临床、教学工作者，中医药院校学生，以及中医爱好者的学习和参考用书。

由于时间仓促，学识有限，书中遗漏、错误之处在所难免，恳请读者和专家批评指正。

李　浩

癸巳年夏于西苑

前言

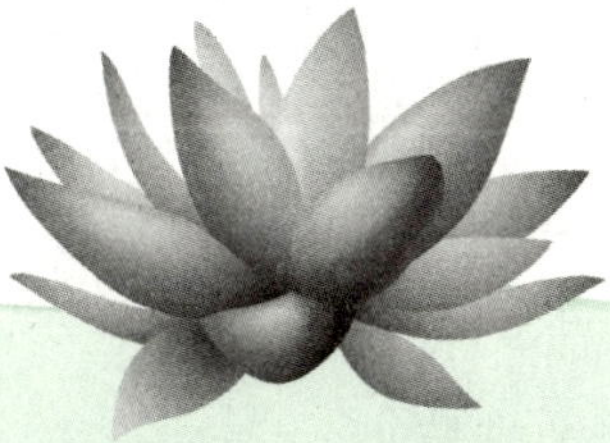

《黄帝内经》为现存最早的一部中医理论著作，约成书于战国至秦汉时期。全书分为《素问》和《灵枢》两部分，以黄帝与岐伯、雷公等一问一答的形式讲述了人体的生理活动、病理变化及诊断和治疗等多个方面内容，是古代劳动人民智慧的结晶，为中医学的形成及发展奠定了深厚的理论基础。

本书为《素问》部分，共9卷81篇，内容包括整体观念、阴阳五行、脏象经络、运气学说、病因病机、治则治法、养生预防等方面。主张“不治已病治未病”，同时主张养生、摄生、益寿、延年等，以人与自然统一观、阴阳学说、五行学说、脏腑经络学说为主线，论述了摄生、脏腑经络、病因病机、治则治法、药物及养生防病等各方面内容，集医理、医论、医方于一体，强调了人体内外统一的整体观念。

由于《素问》成书日久，所用语言深奥难懂，尽管两千年来无数医家对其进行了注释，但按照现代思维有些注释还是难以理解。因此，为了弘扬中医文化，研习古籍经典，编者汇集并参照各家之言，将深奥难懂的原文译成白话，忠于原文语意，不擅自发挥，不加入个人观点，保留原篇的语言风格，以供中医爱好者们参考。

本书的特色在于不仅对《素问》每篇内容均进行了白话解释，而且还将每篇分为篇名解析、白话原文及相关知识链接三部分。考虑到一些医务工作者及医学院校学生的需要，本书在向读者展示原文语意的同时，对《素问》的重要知识点、难点进行了阐释，以便读者深究其意义和道理；相关知识链接部分则将原文中常见的养生保健方法应用于日常生活，使大家读有所获，能够掌握简单的养生、防病、保健方法。

本书在成书过程中得到北京科学技术出版社的大力支持，在此表示衷心地感谢！由于我们水平所限，不足或者错漏之处在所难免，恳切希望广大读者和专家指正。

编　者

2013年7月20日

目录

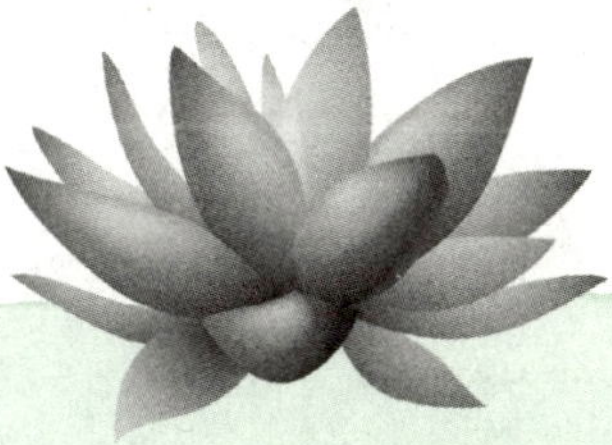

上古天真论篇第一

上古，指远古时代。《黄帝内经》将古代分成远古、中古和近古三个阶段。天真，指先天禀赋的真元之气，而本篇主要讲的是肾气在人生中的重要作用。《素问·上古天真论篇》是黄帝和岐伯谈论如何达到健康与长寿目的的第一篇重要文章。

黄帝生下来就很聪明，很小时就善于言辞，幼年的时候就思维敏达，领会事物很快，长大之后，既踏实又有勤敏的态度和作风，成年以后就做了天子。他向岐伯问道：我听说上古时代的人，年龄都能超过百岁，而他们的动作还没有衰老的迹象；现在的人，年龄才五十岁就有衰老的表现，这是由于时代的改变和环境的不同，还是由于人们不懂养生之法的缘故呢？岐伯回答说：上古时代的人，他们大都懂得养生的道理，适应于天地自然变化之规律，明白术数，饮食有一定的节制，作息有一定的规律，不进行过度的劳动，所以能够使形体丰富，精力充沛，活到其生命能够达到的年龄，度过百岁才死去。现在的人就不是这样了，把酒当做水浆那样无节制地滥饮，把不正常的事当做生活习惯，酒醉以后还肆行房事，以致精气欲竭、真元耗散，不知道保持精气的充沛，不善于统驭精神，只顾一时的快乐，违背其正常的生活乐趣，且作息没有一定的规律，所以到五十岁就衰老了。

昔在黄帝，生而神灵，弱而能言，幼而徇齐，长而敦敏，成而登天。乃问于天师曰：余闻上古之人，春秋皆度百岁，而动作不衰。今时之人，年半百而动作皆衰者，时世异耶？人将失之耶？岐伯对曰：上古之人，其知道者，法于阴阳，和于术数，食饮有节，起居有常，不妄作劳，故能形与神俱，而尽终其天年，度百岁乃去。今时之人不然也，以酒为浆，以妄为常，醉以入房，以欲竭其精，以耗散其真，不知持满，不时御神，务快其心，逆于生乐，起居无节，故半百而衰也。

上古时代深懂养生道理的人，经常教导人们说：对外界的虚邪贼风的侵袭，应适时回避，思想要安定清净，排除杂念妄想，体内真气和顺，精与神内守而不耗散，这样的话，就不会产生疾病了。因此，精神安闲，欲望很少，心底光明磊落，没有恐惧，形体劳动并不过分疲倦，人体真气平和而调顺，各人都能随其所欲而满足愿望，所以吃的觉得美好，穿的也很随便，安乐于当地的风俗，社会地位无论高低，都不相羡慕，这些人称得上朴实无华。所以不正当的嗜好不会扰乱他的视听，淫乱邪说不能迷乱他的心意，不论是愚笨的、聪明的、贤能的或不孝的，对任何事物都没有焦虑和恐惧心理，这就符合于养生之道。他们之所以活到百岁而动作不衰，正是因为他们养生之道完备而无偏的缘故。

黄帝道：人到老年不能生育子女，是因为精力不够了呢，还是由于生理上的自然规律的限定呢？岐伯说：女子到了七岁，肾气开始充盛，牙齿更换，毛发开始茂盛；到了十四岁，天癸产生，任脉通畅，冲脉旺盛，月经按时来潮，所以能够生育；到了二十一岁，肾气充满，智齿生长，全部牙齿也已发育齐全；到了二十八岁，筋骨坚强，头发生长已达极点，是身体最强壮的时候；到了三十五岁，阳明经脉气血渐衰，面部枯憔，头发也开始脱落；到了四十二岁，三阳经脉气血都衰退，面部憔悴无华，头发开始发白；到了四十九岁，任脉空虚，冲脉衰微，天癸枯竭，月经断绝，所以形体衰老，不能再生育了。男子到了八岁，肾气开始充实，毛发长长，牙齿更换；到了十六岁，肾气旺盛，天癸产生，精气充满而能外泄，两性交合，就能够生育子女；到了二十四岁，肾气充满，筋骨强壮，智齿生长，牙齿长全；到了三十二岁，筋骨粗壮，肌肉丰满充实；到了四十岁，

夫上古圣人之教下也，皆谓之虚邪贼风，避之有时，恬淡虚无，真气从之，精神内守，病安从来。是以志闲而少欲，心安而不惧，形劳而不倦。气从以顺，各从其欲，皆得所愿，故美其食，任其服，乐其俗，高下不相慕，其民故曰朴。是以嗜欲不能劳其目，淫邪不能惑其心，愚智贤不肖，不惧于物，故合于道。所以能年皆度百岁而动作不衰者，以其德全不危也。

帝曰：人年老而无子者，材力尽邪？将天数然也？岐伯曰：女子七岁，肾气盛，齿更发长；二七而天癸至，任脉通，太冲脉盛，月事以时下，故有子；三七，肾气平均，故真牙生而长极；四七，筋骨坚，发长极，身体盛壮；五七，阳明脉衰，面始焦，发始堕；六七，三阳脉衰于上，面皆焦，发始白；七七，任脉虚，太冲脉衰少，天癸竭，地道不通，故形坏而无子也。丈夫八岁，肾气实，发长齿更；二八，肾气盛，天癸至，精气溢泻，阴阳和，故能有子；三八，肾气平均，筋骨劲强，故真牙生而长极；四八，筋骨隆

肾气衰退，头发开始脱落，牙齿枯槁；到了四十八岁，阳气衰竭于上部，面色憔悴，发鬓变白；到了五十六岁，肝气衰退，筋脉活动不便，天癸枯竭，精气少，肾脏衰，形体衰弱；到了六十四岁，牙齿脱落，头发脱掉。人的肾脏是主管水液代谢的，接受五脏六腑的精气而贮存起来，所以五脏旺盛，肾脏才能有精气排泄。五脏功能都已衰退的时候，筋骨懈惰无力，天癸也竭尽，所以毛发变白，身体沉重笨拙，行步蹒跚，不能再生育子女了。黄帝问道：有的年纪已经老迈，仍能生育子女，这是什么道理呢？岐伯说：这是由于他的天赋之寿命超过常度，气血经脉保持畅通，而肾气有余的缘故。这种人虽然能够生育，但一般情况下男子不超过六十四岁，女子不超过四十九岁，精气便都枯竭了。黄帝道：懂得养生之道的人，年龄超过了百岁，还能生育吗？岐伯说：懂得养生之道的人，能够推延衰老而保全形体，虽达高寿，仍然能生育。

黄帝说：我听说上古时代有“真人”，他能够把握住天地阴阳的变化，掌握阴阳的消长规律，吸收外界的精气，异于众人，精神内守，使他的身体与精神协调如一，所以他的寿命同于天地而没有终了的时候，这是他修身养生的结果。中古时代有“至人”，有淳厚的道德品质，并能全面地掌握养生之道，能够调和天地阴阳四时气候的变化，避开世俗的纷杂，聚精会神，自由自在地神游天地之间，其视觉、听觉能够广及于八方之外，所以能够使寿命延长，身体强壮，这种人也可以归属于真人。其次有“圣人”，他能够安处于天地之中，顺从于八风的变化规律，喜好与世人相同，没有恼怒和忿恨的情感变化，行为不脱离于世俗，穿衣及举动又不仿效于习俗，在外不使形体过度劳累，在内没有任何思想负担，

盛，肌肉满壮；五八，肾气衰，发堕齿槁；六八，阳气衰竭于上，面焦，发鬓颁白；七八，肝气衰，筋不能动，天癸竭，精少，肾脏衰，形体皆极；八八，则齿发去。肾者主水，受五脏六腑之精而藏之，故五脏盛乃能泻。今五脏皆衰，筋骨解堕，天癸尽矣，故发鬓白，身体重，行步不正，而无子耳。帝曰：有其年已老而有子者，何也？岐伯曰：此其天寿过度，气脉常通，而肾气有余也。此虽有子，男不过尽八八，女不过尽七七，而天地之精气皆竭矣。帝曰：夫道者年皆百数，能有子乎？岐伯曰：夫道者能却老而全形，身年虽寿，能生子也。

黄帝曰：余闻上古有真人者，提挈天地，把握阴阳，呼吸精气，独立守神，肌肉若一，故能寿敝天地，无有终时，此其道生。中古之时，有至人者，淳德全道，和于阴阳，调于四时，去世离俗，积精全神，游行天地之间，视听八达之外，此盖益其寿命而强者也，亦归于真人。其次有圣人者，处天地之和，从八风之理，适嗜欲于世俗之间，无恚嗔之心，行不欲离于世，被服章，举不欲观于俗，外

以安静、愉快为要务，以悠然自得为满足，所以其形体不易衰老，精神不易耗散，也可以活到一百岁。再次有“贤人”，他亦可以依据天地、日月、星辰、阴阳、四时等变化的逆顺来调养身体，追随上古“真人”而合于养生之道，也能够使寿命延长，但有终尽的时候。

不劳形于事，内无思想之患，以恬愉为务，以自得为功，形体不敝，精神不散，亦可以百数。其次有贤人者，法则天地，象似日月，辨列星辰，逆从阴阳，分别四时，将从上古合同于道，亦可使益寿而有极时。

四气调神大论篇第二

四气，指四时春生、夏长、秋收、冬藏的生化作用和规律；调，指调理、调摄；神，指人的精神意识活动。本篇着重告诫人们要顺应四时气候的特点和规律，以调摄精神情志活动，并详细描述违背四时养生所带来的身体情志变化，突出强调“天人相应”的养生学思想，提出“不治已病治未病”的防病养生观念，为预防医学及养生学发展提供了指导原则。

春季的三个月，万物推陈出新，天地自然，都富有生气，万物呈现欣欣向荣的景象。人们要晚睡早起，在庭院中散散步，散开头发，舒缓形体，使精神愉快，胸怀宽畅，像对待初生的万物一样，不能滥行杀伐，多施与、少敛夺，多奖励、少惩罚，这就是适应春季保养生发之气的道理。违背了这个道理，就会损伤肝气，到了夏天罹患寒变的病，这是因为春季提供给夏季成长的物质基础不足的缘故。夏季的三个月，是万物繁荣秀丽的季节，天气下降，地气上腾，天地之气上下交合，植物开花结果。人们要晚睡早起，不要厌恶白天太长，使情志愉快，心中没有郁怒，像有花苞的植物一样，容色秀美，使体内阳气能够向外宣通开发，这就是适应夏季保护长养之气的道理。违背了这个道理，就会损伤心气，

原文

春三月，此谓发陈，天地俱生，万物以荣，夜卧早起，广步于庭，被发缓形，以使志生，生而勿杀，予而勿夺，赏而勿罚，此春气之应，养生之道也。逆之则伤肝，夏为寒变，奉长者少。夏三月，此谓蕃秀，天地气交，万物华实，夜卧早起，无厌于日，使志无怒，使华英成秀，使气得泄，若所爱在外，此夏气之应，养生之道也。逆之则伤心，秋为痎疟，奉收者

到了秋天而患疟疾，这是因为夏季提供给秋季收敛的物质基础不足的缘故。秋季的三个月，是万物成熟收成的季节，天高风急，地气清肃。人们要早睡早起，和鸡的活动时间相仿，保持意志安定，来缓和秋季肃杀之气对人体的影响，收敛神气，以适应秋季容平的特征，不让意志外驰，以保持肺气的清肃功能，这就是适应秋季保养收敛之气的道理。违背了这个道理，就会损伤肺气，到了冬天患完谷不化的泄泻，这是因为秋季提供给冬季潜藏之气的物质基础不足的缘故。冬季的三个月，是万物生机潜伏闭藏的季节，湖水结冰，大地冻裂。人们要早睡晚起，待到日光照耀时起床，不要轻易地扰动阳气，使意志如伏似藏，像有私意似的，又像有所得似的，要躲避寒冷，求取温暖，不要使皮肤开泄出汗，而致闭藏的阳气受到影响，这就是适应冬季保养闭藏之气的道理。违背了这个道理，就会损伤肾气，到了春天而患痿厥之病，这是因为冬季提供给春季生长之气的物质基础不足的缘故。

天气清净光明，天德隐蔽不露，永远无尽，所以万古长存而不下。如果天不藏德，就会出现日月昏暗，邪气乘虚侵袭人体的孔窍，阳气闭塞不通，大地昏蒙不明，云雾不晴，地气就不能上应天气，而甘露也不能下降。天地之气不交，万物的生命就不能延续，如此就是很大的树木也会凋谢。恶劣的气候不时发作，风雨没有节制，白露当下不下，草木就会枯槁，失去了它的繁荣景象。不时之风频频而至，暴雨频作，天地四时不能保持其相互之间的平衡，违背了正常的规律，使得万物的生命未及一半就夭折了。只有圣人能够适应自然的变化，注意养生，所以身体无大病。要是万物都不失其修养之道，那它的生气就不会衰竭了。违背

少，冬至重病。秋三月，此谓容平，天气以急，地气以明，早卧早起，与鸡俱兴，使志安宁，以缓秋刑，收敛神气，使秋气平，无外其志，使肺气清，此秋气之应，养收之道也。逆之则伤肺，冬为飧泄，奉藏者少。冬三月，此谓闭藏，水冰地坼，无扰乎阳，早卧晚起，必待日光，使志若伏若匿，若有私意，若已有得，去寒就温，无泄皮肤，使气亟夺，此冬气之应，养藏之道也。逆之则伤肾，春为痿厥，奉生者少。

天气清静光明者也，藏德不止，故不下也。天明则日月不明，邪害空窍，阳气者闭塞，地气者冒明，云雾不精，则上应白露不下。交通不表，万物命故不施，不施则名木多死。恶气不发，风雨不节，白露不下，则菀槁不荣。贼风数至，暴雨数起，天地四时不相保，与道相失，则未央绝灭。唯圣人从之，故身无奇病，万物不失，生气不竭。逆春气，则少阳不生，肝

了春天之气，少阳之气就不能生发，则肝气内郁。违背了夏天之气，太阳之气就不能生长，则心气内虚。违背了秋天之气，太阴之气就不能收敛，则肺气胀闷。违背了冬天之气，少阴之气就不能收藏，则肾气衰弱、功能减退。

相关知识链接 /

顺应四时养生原则 春季生活起居方面宜晚卧早起，顺应阳气生发、万物始生的特点，不使身体受到拘束，振奋精神，舒畅情志；夏季养生宜晚卧早起，顺应阳气旺盛的特点，平淡无欲；秋季起居应早卧早起，顺应阳气收敛，要收敛神气，安心静养；冬季养生宜早卧晚起，顺应阳气闭藏，精神内守，含蓄宁静。顺四时之气而调节人体精神意志，则能保持身体健康。

四时阴阳的变化，是万物生长收藏的根本，所以圣人在春夏保养阳气、秋冬保养阴气以顺从这一根本，从而就能和万物一样，保持着生长发育的正常规律。违背了它，就会摧残本元，破坏真气。所以说四时阴阳，是万物的终始，盛衰存亡的根本，违背了就会产生灾害，顺从了就不会产生疾病，这就是所说的养生的法则。对于养生的法则，只有圣人去奉行，愚人却时常有所违背。顺从阴阳之道则生，违背了它就会死亡；顺从了它则太平，违背了它就会混乱。如果背道而驰，那就会使机体与自然环境互相格拒。所以圣人不治已经发生的病而讲求治未发生的病，不治已经形成的乱而注重在乱之前加以预防。如果疾病已经形成再去治疗，乱子已经形成再去治理，这就像临渴才去挖井、临战才去铸造兵器，岂不是太晚了吗！

气内变。逆夏气，则太阳不长，心气内洞。逆秋气，则太阴不收，肺气焦满。逆冬气，则少阴不藏，肾气独沉。

夫四时阴阳者，万物之根本也，所以圣人春夏养阳，秋冬养阴，以从其根，故与万物浮沉于生长之门。逆其根，则伐其本，坏其真矣。故阴阳四时者，万物之始终也，死生之本也，逆之则灾害生，从之则苛疾不起，是谓得道。道者，圣人行之，愚者佩之。从阴阳则生，逆之则死；从之则治，逆之则乱。反顺为逆，是谓内格。是故圣人不治已病治未病，不治已乱治未乱，此之谓也。夫病已成而后药之，乱已成而后治之，譬犹渴而穿井，斗而铸锥，不亦晚乎！

生气通天论篇第三

生气，指生命之气；通，指相互贯通；天，指自然界阴阳之气；生气通天，是指人体阴阳之气与自然界阴阳之气相互通应。本篇认为生命的根本在于阴阳二气的协调统一，论证了自然界和人体同受天地阴阳相反相成的规律所支配。因此，要顺应天地四时阴阳的变化，调和饮食五味，保持精神恬静，才能维护机体阴阳平衡，保持健康。

黄帝说：自古以来，人的生命活动和自然环境都是息息相关的，生命的根本，在于阴阳。天地之间，六合之内，无论是地之九州，人之九窍、五脏、十二关节，都是和天气相通的。天之阴阳化生地之五行，地之五行又上应天之三阴三阳。如果经常去违背它，那么邪气就会伤害人体，因此，这是寿命的根本。苍天之气清净，则人的意志平和，顺应了这个道理，阳气就会固护，虽有邪气的侵袭，也不会受其损害，这就是顺从四时阴阳变化的结果。所以圣人能够专心致志，顺从天气的变化，而懂得其变化的道理。否则就会内使九窍不通，外使肌肉壅塞，卫气消散不固，这就是自己招致的伤害，阳气因此而受到削弱。人体的阳气，就像天上的太阳一样，如果太阳失常，万物就不能生存；人体的阳气失常，就会夭折身亡。所以天的运行不止，是借太阳的光明，而人身的阳气，也应该向

原文

黄帝曰：夫自古通天者，生之本，本于阴阳。天地之间，六合之内，其气九州、九窍、五脏、十二节，皆通乎天气。其生五，其气三，数犯此者，则邪气伤人，此寿命之本也。苍天之气，清净则志意治，顺之则阳气固，虽有贼邪，弗能害也，此因时之序。故圣人抟精神，服天气，而通神明。失之则内闭九窍，外壅肌肉，卫气散解，此谓自伤，气之削也。阳气者，若天与日，失其所，则折寿而不彰，故天运当以日光明。是故阳因而

上向外，保卫身体。感受了寒邪，阳气就好像门户之开阖一样相应抗拒。若起居不宁，就会扰动阳气而使神气不内守而致外浮。感受了暑邪，则会出现多汗烦躁，喝喝而喘，安静时多言多语，身体热得像炽火燔炭一样，汗出后才能解。感受了湿邪，则头部就像有东西裹着一样，如湿热不能及时清除，则出现大筋拘而不伸，小筋弛而不收，拘而不伸的为拘挛，弛而不收的为痿弱。因为气病，四肢交替出现水肿不休，为阳气衰竭的征象。在烦劳的时候，人体的阳气就会亢盛而外越，导致阴精消耗，到了夏天，就会使人产生“煎厥病”，表现为双目昏蒙、视物不清，两耳闭塞失聪。病势危急，就像堤防被冲决，水流横溢，而不可收拾。在大怒的时候，人体的阳气与形体隔绝，血就会上逆于头部，发生薄厥。若伤于筋，则筋弛纵不收，肢体不能自主活动。经常汗出，偏于半身的，会使人发生偏枯证。出汗的时候，感受湿邪，就会产生痤疿。过食肥甘厚味之品，则易患疔疮，就好像拿着空虚器皿接受东西一样。劳动汗出时受到风寒之邪侵袭，每每发生粉刺，郁积日久便成了痤疔。人体的阳气，生化精微可以养神，柔和之性可以养筋。腠理开合失司、寒邪乘虚侵入，就会产生大偻病。寒邪深侵经脉，留连肉腠之间，久则发为脱痿疮。寒邪从腧穴侵入内迫脏腑，就会出现恐惧和惊骇。营气不能顺着经脉运行，而阻逆于肌肉之间，就会形成肿痛。汗出未止，形体日趋衰弱，若感受了风寒，腧穴阻闭，寒热交迫，就会发作风疟。风邪是引起多种疾病的起始原因，但只要意志清静，肌肉腠理密闭，虽然有大风苛毒的侵袭，也不能伤害，这是因为循着四季气候的顺序而调节养生的结果。病的时间久了，就

上，卫外者也。因于寒，欲如运枢，起居如惊，神气乃浮。因于暑，汗，烦则喘喝，静则多言，体若燔炭，汗出而散。因于湿，首如裹，湿热不攘，大筋软短，小筋弛长，软短为拘，弛长为痿。因于气，为肿，四维相代，阳气乃竭。阳气者，烦劳则张，精绝，辟积于夏，使人煎厥。目盲不可以视，耳闭不可以听，溃溃乎若坏都，汩汩乎不可止。阳气者，大怒则形气绝，而血菀于上，使人薄厥。有伤于筋，纵，其若不容。汗出偏沮，使人偏枯；汗出见湿，乃生痤疿。高梁之变，足生大丁，受如持虚。劳汗当风，寒薄为皶，郁乃痤。阳气者，精则养神，柔则养筋。开阖不得，寒气从之，乃生大偻。陷脉为瘘，留连肉腠。腧气化薄，传为善畏，及为惊骇。营气不从，逆于肉理，乃生痈肿。魄汗未尽，形弱而气烁，穴俞以闭，发为风疟。故风者，百病之始也，清静则肉腠闭拒，虽有大风苛毒，弗之能害，此因

会进一步内传而发生变化，若发展到上下不通的时候，即使是良医也没有办法。所以阳气蓄积，也会致死。在阳气壅隔时，应采用泻法治疗，但是粗率的医生，却不能给予及时正确的治疗，而导致病情加重或死亡。人身的阳气，白天主司体表，清晨的时候，阳气始生；中午的时候，阳气最为旺盛；傍晚的时候，阳气渐虚，汗孔由开而闭。所以晚上阳气收敛，闭拒邪气，这时不要扰动筋骨，不要接近雾露。如果违反了阳气活动规律，形体就会受邪气侵扰而衰薄。

岐伯说：阴是蓄藏精气而守于内部的，阳是保卫人体外部而坚固腠理的。假如阴不胜阳，就会血脉流动急促，产生狂病；假如阳不能胜阴，就会五脏之气不调，以致九窍不通。所以圣人讲阴阳，需注意平衡，不使偏胜，达到筋脉调和，骨髓坚固，气血流行，各循常道。这样就会使内外调和，不为邪气所害，耳目聪明，气行如常。风邪侵害人体，伤害阳气，精血也因而被损耗，这是邪气伤肝所致。如果饮食过度，胃肠的筋脉横满解裂，就会发生肠澼及痔疮等病证。如果饮酒无度，则易使气机上逆。如果用力过度，就会损伤肾气，腰椎就要受到损坏。大凡阴阳的关键，在于阳气的致密而护固于外。如果阴阳两者失去平衡协调，就像一年之中只有春天而没有秋天，只有冬天而没有夏天一样。因此，使阴阳平衡协调，是圣人养生的方法。如果阳气过于亢盛，不能固密，那么阴气就会亏耗衰竭；阴气和平，阳气固密，精神才会旺盛；如果阴阳分裂而不相交，那么人体精气也会随之而衰绝。如果感受了风邪，就会出现寒热。假若春天感受了风邪，邪气留而不去，到了夏天，会发生洞泄的病。夏天感受了暑邪，到了秋天，就会发生疟疾。秋天伤了湿邪，到了冬天，就会随气上逆而发生咳嗽，并且渐渐发展为

时之序也。故病久则传化，上下不并，良医弗为。故阳蓄积病死，而阳气当隔，隔者当泻，不亟正治，粗乃败之。故阳气者，一日而主外，平旦人气生，日中而阳气隆，日西而阳气已虚，气门乃闭，是故暮而收拒，无扰筋骨，无见雾露，反此三时，形乃困薄。

岐伯曰：阴者，藏精而起亟也；阳者，卫外而为固也。阴不胜其阳，则脉流薄疾，并乃狂。阳不胜其阴，则五脏气争，九窍不通。是以圣人陈阴阳，筋脉和同，骨髓坚固，气血皆从。如是则内外调和，邪不能害，耳目聪明，气立如故。风客淫气，精乃亡，邪伤肝也。因而饱食，筋脉横解，肠澼为痔。因而大饮，则气逆。因而强力，肾气乃伤，高骨乃坏。凡阴阳之要，阳密乃固，两者不和，若春无秋，若冬无夏，因而和之，是谓圣度。故阳强不能密，阴气乃绝；阴平阳秘，精神乃治；阴阳离决，精气乃绝。因于露风，乃生寒热。是以春伤于风，邪气留连，乃为洞泄。夏伤于暑，秋为痎疟。秋伤于湿，上逆为咳，发为

痿厥。冬天伤了寒邪，到了春天，就会发生温热病。所以四季气候的变化，能够更替伤害五脏。阴精的产生来源于饮食五味，储藏阴精的五脏，又可因为过食五味而受伤害。所以过食酸味的食物，会使肝气失去条达，脾气因而受到克制而衰竭；过食咸味的食物，会使骨骼损伤，肌肉萎缩，心气抑郁；过食甜味的食物，会使心气烦闷不安，面色黑，肾气失于平衡；过食苦味的食物，会使脾气不得濡润，胃气壅滞；过食辛味的食物，会使筋脉败坏而松弛，精神萎靡。因此要注意饮食五味的适度，使骨骼强壮、筋脉柔和、气血流通、腠理固密，这样，骨气就精强了。所以人们要严格地按照养生方法去做，才能享有天赋的寿命。

相关知识链接/

阴平阳秘，精神乃治 这句话体现了人体最佳的生命活动状态，是人体的一种生理常态，强调了阴阳平衡协调在人体生理中的重要性。阴阳的互根互用及相互制约是达到阴平阳秘的内在基础。并提出了“阴阳之要，阳密乃固”，认为阴平阳秘当注重“阳主阴从”，再次论述了阳气在人体生理中的重要性，阴平阳秘是养生、治病的目的所在，揭示的是阴阳之间以阳为主导的有序、和谐、稳定的功能状态。

痿厥。冬伤于寒，春必温病。四时之气，更伤五脏。阴之所生，本在五味，阴之五宫，伤在五味。是故味过于酸，肝气以津，脾气乃绝；味过于咸，大骨气劳，短肌，心气抑；味过于甘，心气喘满，色黑，肾气不衡；味过于苦，脾气不濡，胃气乃厚；味过于辛，筋脉沮弛，精神乃央。是故谨和五味，骨正筋柔，气血以流，腠理以密，如是则骨气以精。谨道如法，长有天命。

金匮真言论篇第四

金匮，指古代皇室储存珍贵经书和典籍用的柜子；真言，指高深而重要的言论。本篇重点阐发“四时五脏”“阴阳五行”理论，为《黄帝内经》中的重要篇章，应当予以重视，也值得珍藏，故称之为“金匮真言论”。

黄帝问道：自然界有八风，人体的经脉有五风，这是什么道理呢？岐伯回答说：八风是自然界不正常的气候，是外部的致病邪气，它侵犯经脉，产生五风，伤害五脏。一年的四个季节，存在相克的关系，如春胜长夏，长夏胜冬，冬胜夏，夏胜秋，秋胜春，某个季节出现了克制它的季节气候，这就是所谓的四时相胜。东风生于春季，病变常发生在肝经，而表现于颈项。南风生于夏季，病变常发生在心经，而表现于胸胁。西风生于秋季，病变常发生在肺经，而表现于肩背。北风生于冬季，病变常发生在肾经，而表现于腰股。长夏季节和中央的方位属于土，病变常发生在脾经，而表现于脊背。所以春气应肝，多病在头部；夏气应心，多病在心脏；秋气应肺，多病在肩背；冬气应肾，多病在四肢。因此，春天多发生鼽衄，夏天多发生在胸胁方面的疾患，长夏季多发生洞泄等里寒证，秋天多发生风疟，冬天多发生痹厥。若冬天不进行按跻等扰动阳气的活动，春天就不会发生鼻衄和颈项部疾病，夏天不会得胸胁的疾患，

原文

黄帝问曰：天有八风，经有五风，何谓？岐伯对曰：八风发邪，以为经风，触五脏，邪气发病。所谓得四时之胜者，春胜长夏，长夏胜冬，冬胜夏，夏胜秋，秋胜春，所谓四时之胜也。东风生于春，病在肝，俞在颈项；南风生于夏，病在心，俞在胸胁；西风生于秋，病在肺，俞在肩背；北风生于冬，病在肾，俞在腰股；中央为土，病在脾，俞在脊。故春气者病在头，夏气者病在脏，秋气者病在肩背，冬气者病在四肢。故春善病鼽衄，仲夏善病胸胁，长夏善病洞泄寒中，秋善病风疟，冬善病痹厥。故冬不按跻，春不鼽衄，春不病颈项，仲夏不病胸胁，长夏不病洞泄寒中，秋不病风疟，

长夏季节就不会发生洞泄的疾病，秋天不会患风疟疾病，冬天也不会发生痹厥、飧泄、汗出等疾病。人体之精，犹如树木的根本一样。所以善于保藏精气的，春天就不会发生温热病。夏天当出汗而不出汗的，到秋天会发生风疟。这是普通人四时发病的一般规律。

相关知识链接/

藏于精者，春不病温 精是指构成人体生命活动的基本物质。此句指的是冬天寒冷季节，要注意保暖，不能过度熬夜、房事不节制、劳累等，保护阴精不过度耗损，那么正气存内，邪不可干，在春天便不会因体虚、气候温热引发病证。

所以说，阴阳之中，还各有阴阳，从平旦到中午，为阳中之阳；从中午到黄昏，则属阳中之阴；从黄昏到鸡鸣，是阴中之阴；从鸡鸣到平旦，是阴中之阳。人体的阴阳之气也与自然界的阴阳之气一样。就人体阴阳而论，则外部属阳，内部属阴。以躯干来分，则背为阳，腹为阴。以脏腑来分，脏为阴，腑为阳。肝、心、脾、肾、肺五脏都属阴，胆、胃、大肠、小肠、膀胱、三焦六腑都属阳。要知道阴阳之中复有阴阳的道理，是因为冬病在阴，夏病在阳，春病在阴，秋病在阳，都要按照疾病所在部位进行针刺或砭石的治疗。此外背为阳，阳中之阳为心，阳中之阴为肺；腹部为阴，阴中之阴为肾，阴中之阳为肝，阴中的至阴为脾。以上所说的都是人体的阴阳、表里、内外、雌雄的对应关系，它们与自然界四时昼夜的阴阳变化是相应的。

黄帝说：五脏与四时相应，都各有所用吗？岐伯说：有。东方青色，与肝相

冬不病痹厥，飧泄而汗出也。夫精者，身之本也。故藏于精者，春不病温。夏暑汗不出者，秋成风疟。此平人脉法也。

故曰：阴中有阴，阳中有阳。平旦至日中，天之阳，阳中之阳也；日中至黄昏，天之阳，阳中之阴也；合夜至鸡鸣，天之阴，阴中之阴也；鸡鸣至平旦，天之阴，阴中之阳也。故人亦应之。夫言人之阴阳，则外为阳，内为阴。言人身之阴阳，则背为阳，腹为阴。言人身之脏腑中阴阳，则脏者为阴，腑者为阳。肝、心、脾、肺、肾五脏皆为阴，胆、胃、大肠、小肠、膀胱、三焦六腑皆为阳。所以欲知阴中之阴，阳中之阳者，何也？为冬病在阴，夏病在阳，春病在阴，秋病在阳，皆视其所在，为施针石也。故背为阳，阳中之阳，心也；背为阳，阳中之阴，肺也；腹为阴，阴中之阴，肾也；腹为阴，阴中之阳，肝也；腹为阴，阴中之至阴，脾也。此皆阴阳、表里、内外、雌雄相输应也，故以应天之阴阳也。

帝曰：五脏应四时，各有收受乎？岐伯曰：有。东方青色，入通于

通，肝开窍于两目，精华藏在其中，其病多表现为惊骇，在五味中为酸，在植物中为木，在五畜中为鸡，在五谷中为麦，在四时中上为岁星，春天阳气上升，所以其气在头，在五音中为角音，在五行生成数中为八，在五气中为臊臭气，因肝主筋，所以它的疾病多发生在筋。南方赤色，与心相遇，心开窍于耳，精华藏在其中，其发病多在五脏，在五味中为苦，在五行中为火，在五畜中为羊，在五谷中为黍，在四时中上为荧惑星，其病多表现在血脉上，在五音中为徵音，在五行生成数中为七，在五气中为焦臭气。中央黄色，与脾相通，脾开窍于口，精华藏在其中，其发病多在舌根，在五味中为甘，在五行中为土，在五畜中为牛，在五谷中为稷，在四时中上为镇星，其病多表现在肌肉上，在五音中为宫，在五行生成数中为五，在五气中为香气。西方白色，与肺相通，肺开窍于鼻，精华藏在其中，其发病多在背部，在五味中为辛，在五行中为金，在五畜中为马，在五谷中为稻，在四时中上为太白星，其病多表现在皮毛上，在五音中为商，在五行生成数中为九，在五气中为腥臭气。北方黑色，与肾相通，肾开窍于二阴，精华藏在其中，在五味中为咸，在五行中为水，在五畜中为彘，在五谷中为豆，在四时中上为辰星，其病多表现在骨和溪上，在五音中为羽，在五行生成数中为六，在五气中为腐臭气。所以善于诊脉的人，必须谨慎审察五脏六腑的变化，了解其逆顺、阴阳、表里、雌雄的对应和联系，并把这些道理深深地记在心中。它是宝贵的东西，不是有志于此的人，不要传授给他，这才是爱护和珍视这门学问的正确态度。

肝，开窍于目，藏精于肝，其病发惊骇，其味酸，其类草木，其畜鸡，其谷麦，其应四时，上为岁星，是以春气在头也，其音角，其数八，是以知病之在筋也，其臭臊。南方赤色，入通于心，开窍于耳，藏精于心，故病在五脏，其味苦，其类火，其畜羊，其谷黍，其应四时，上为荧惑星，是以知病之在脉也，其音徵，其数七，其臭焦。中央黄色，入通于脾，开窍于口，藏精于脾，故病在舌本，其味甘，其类土，其畜牛，其谷稷，其应四时，上为镇星，是以知病之在肉也，其音宫，其数五，其臭香。西方白色，入通于肺，开窍于鼻，藏精于肺，故病在背，其味辛，其类金，其畜马，其谷稻，其应四时，上为太白星，是以知病之在皮毛也，其音商，其数九，其臭腥。北方黑色，入通于肾，开窍于二阴，藏精于肾，故病在溪，其味咸，其类水，其畜彘，其谷豆，其应四时，上为辰星，是以知病之在骨也，其音羽，其数六，其臭腐。故善为脉者，谨察五脏六腑，一逆一从，阴阳、表里、雌雄之纪，藏之心意，合心于精，非其人勿教，非其真勿授，是谓得道。

阴阳应象大论篇第五

阴阳应象，指人体生命活动规律及其各种现象与自然界四时五行阴阳的消长变化之象相通应。本篇集中论述了阴阳五行学说的基本概念和规律，并运用“取象比类”的方法，广泛联系自然界和人体生理、病理变化的诸多征象，加以论证，故名“阴阳应象大论”。本篇是《黄帝内经》中的重要篇章，系统地论述了阴阳的概念及其在医学领域的应用，阐明了世界的物质性和事物的矛盾统一规律，并将阴阳五行学说与天、地、人之间的联系进行了分类和归纳，突出了人体内外环境统一的“天人相应”的学术思想。

黄帝说：阴阳是自然界的根本规律，是一切事物的纲纪，万物千变万化的起源，生长毁灭的根本，也是使事物发生运动变化的内在力量。因此，诊治疾病，必须从根本上加以考察，其道理不外乎“阴阳”二字。清阳之气，积聚而上升为天；浊阴之气，凝聚而下降为地。阴主宁静，阳主躁动；阳主生发，阴主生长；阳主肃杀，阴主收藏；阳能化生清气和力量，阴能凝集而构成有形的物质。寒到极点能生热，热到极点能生寒。寒气能产生浊阴，热气能产生清阳。清阳之气在下而不升，就会发生飧泄病；浊阴之气在上而不降，就会发生胀满病。这是由于

原文

黄帝曰：阴阳者，天地之道也，万物之纲纪，变化之父母，生杀之本始，神明之府也，治病必求于本。故积阳为天，积阴为地。阴静阳躁，阳生阴长，阳杀阴藏。阳化气，阴成形。寒极生热，热极生寒。寒气生浊，热气生清。清气在下，则生飧泄；浊气在上，则生䐜胀。此阴阳反作，病之

阴阳运动变化失常，从而导致疾病各有特点。所以清阳之气上升为天，浊阴之气凝集为地；地气上升就成为云，天气凝集下降就成为雨；雨是地气上升而形成，云是天气蒸发水气而形成。清阳之气出于人体上窍，浊阴之气出于人体下窍；清阳之气发布于腠理，浊阴之气内注于五脏；清阳充实于四肢，浊阴内走于六腑。水火分阴阳，则水属于阴，火属于阳。气属于阳，味属于阴。饮食物可以滋养形体，形体进一步又使真气充实，真气可以产生精，而精又可以化生一切，精的产生依赖于真气，形体的形成依赖于饮食物。饮食物通过化生而转变为精，再经过气化作用而滋养形体。饮食不节可以损伤形体，功能活动过盛可以耗伤精气，精可以转化为真气，真气亦可因为饮食不节而受损伤。味属阴而趋向下窍，气属阳而趋向上窍。味厚之品为阴，味薄的属于阴中之阳。气厚之品为阳，气薄的属于阳中之阴。味厚的能泄下，味薄的能通利。气薄的有发散功能，气厚的能助阳生热。阳火亢盛，会使正气衰弱；正常的阳气，能使正气壮盛。亢盛的阳火损害阳气，元气又依赖于正常阳气的温煦，亢阳耗伤元气，而正常的阳气能增强元气。气味之中，具有辛甘发散作用的属于阳，具有酸苦涌泄作用的属于阴。阴阳失去平衡时，阴气偏亢，阳气就要受病；阳气偏亢，阴气就要受病。阳气偏亢则出现热证，阴气偏亢出现寒证。热到极点就会转化为寒，寒到极点就会转化为热。寒邪伤害形体，热邪伤害气分。气分受伤就产生疼痛，形体受伤就产生肿胀。所以先有疼痛而后肿的，是气分先伤而后及于形体；先肿而后疼痛的，是形体先病而后及于气分。风气太过，就会导致肢体痉挛动摇；热气太过，就会导致肌肉红肿；燥气太过，就会导致津液干涸；寒气太过，就会导致浮肿；湿气太过，就会

逆从也。故清阳为天，浊阴为地；地气上为云，天气下为雨；雨出地气，云出天气。故清阳出上窍，浊阴出下窍；清阳发腠理，浊阴走五脏；清阳实四肢，浊阴归六腑。水为阴，火为阳，阳为气，阴为味。味归形，形归气，气归精，精归化，精食气，形食味，化生精，气生形。味伤形，气伤精，精化为气，气伤于味。阴味出下窍，阳气出上窍。味厚者为阴，薄为阴之阳。气厚者为阳，薄为阳之阴。味厚则泄，薄则通。气薄则发泄，厚则发热。壮火之气衰，少火之气壮。壮火食气，气食少火。壮火散气，少火生气。气味，辛甘发散为阳，酸苦涌泄为阴。阴胜则阳病，阳胜则阴病。阳胜则热，阴胜则寒。重寒则热，重热则寒。寒伤形，热伤气。气伤痛，形伤肿。故先痛而后肿者，气伤形也；先肿而后痛者，形伤气也。风胜则动，

导致濡泻。所以天有春、夏、秋、冬四时的变化，形成了生、长、化、收、藏的规律；又有金、木、水、火、土的变化，产生了寒、暑、燥、湿、风的气候。人体有五脏，化生出五气，产生了喜、怒、悲、忧、恐五种情志活动。喜怒太过可以伤气，寒暑邪气可以伤形。暴怒可以损伤阴气，暴喜可以损伤阳气。气逆上冲，充满经脉，而导致形气相失。所以喜怒无节制，寒暑又不善于调适，生命就不能牢固。阴极可转化为阳，阳极可转化为阴。所以说冬季感受了寒邪的侵害，春天就容易发生温热病；春季感受了风邪的侵害，夏天就容易发生飧泄；夏季感受了暑邪的侵害，秋天就容易发生疟疾；秋季感受了湿邪的侵害，冬天就容易发生咳嗽。

黄帝说：我听说上古时代的圣人，讲求人体的形态，分辨脏腑的性质，审察经脉的联系，使得会通及六合，各依其经之循行路线；脉气所发的气穴，各有一定的部位和名称；肌肉的汇集及其与骨骼的连属，都有其起点；皮部浮络的分属及顺逆，各有条理；四时阴阳的变化，都有一定的纲纪；人体内外的互相联系，都有一定的表里规律，这是真的吗？岐伯回答说：东方是风气生发的地方，风气能使木气旺盛，木气产生酸味，酸味能滋养肝气，肝气又能养筋，而筋膜柔和则又能生养心气，肝气通于目。它在自然界是深远微妙的，在人能通晓自然界变化的道理，在地为化生万物。生化的作用产生了五味及一切生物，人懂得了自然界变化的道理，就产生了智慧。天气深微含蓄，产生了各种莫测的变化。它在天为风，在地为木，在体为筋，在脏为肝，在色为苍，在音为角，在声为呼，在病变为握，在窍为目，在味为酸，在志为怒。怒能够伤肝，但悲能够抑制怒；风能够伤筋，但燥能够抑制风；过食酸味能够伤筋，但辛味可以抑制酸味。

热胜则肿，燥胜则干，寒胜则浮，湿胜则濡泻。天有四时五行，以生长收藏，以生寒暑燥湿风。人有五脏化五气，以生喜怒悲忧恐。故喜怒伤气，寒暑伤形。暴怒伤阴，暴喜伤阳。厥气上行，满脉去形。喜怒不节，寒暑过度，生乃不固。故重阴必阳，重阳必阴。故曰：冬伤于寒，春必温病；春伤于风，夏生飧泄；夏伤于暑，秋必痎疟；秋伤于湿，冬生咳嗽。

帝曰：余闻上古圣人，论理人形，列别脏腑，端络经脉，会通六合，各从其经；气穴所发，各有处名；溪谷属骨，皆有所起；分部逆从，各有条理；四时阴阳，尽有经纪；外内之应，皆有表里，其信然乎？岐伯对曰：东方生风，风生木，木生酸，酸生肝，肝生筋，筋生心，肝主目。其在天为玄，在人为道，在地为化。化生五味，道生智，玄生神，神在天为风，在地为本，在体为筋，在脏为肝，在色为苍，在音为角，在声为呼，在变动为握，在窍为目，在味为酸，在志为怒。怒伤肝，悲胜怒；风伤筋，燥胜风；酸伤筋，辛胜酸。

南方产生热气，热能使火气旺盛，火气能产生苦味，苦味能够养心，心气能化生血气，血足能够养脾，心气通于舌。它在天为热，在地为火，在体为脉，在脏为心，在色为赤，在音为徵，在声为笑，在病变的表现为忧，在窍为舌，在味为苦，在志为喜。喜能够伤心，但恐能够抑制喜；热能伤气，但寒能够抑制热；过食苦味能够伤气，但咸味可以抑制苦味。

中央产生湿气，湿能使土气旺盛，土气能产生甘味，甘味能够养脾，脾气能滋养肌肉，肌肉强壮能使肺气充实，脾气通于口。它在天为湿，在地为土，在体为肉，在脏为脾，在色为黄，在音为宫，在声为歌，在病变的表现为干哕，在窍为口，在味为甘，在志为思。思虑能够伤脾，但怒气可以抑制思虑；湿气能伤肌肉，但风气可以抑制湿气；过食甘味能够伤肌肉，但酸味可以抑制甘味。

西方产生燥气，燥气能使金气旺盛，金气能产生辛味，辛味能滋养肺气，肺气能够滋养皮毛，毛皮润泽则又能生养于肾，肺气通于鼻 。它在天为燥，在地为金，在体为皮毛，在脏为肺，在色为白，在音为商，在声为哭，在病变的表现为咳嗽，在窍为鼻，在味为辛，在志为忧。忧伤能伤肺，但喜可以抑制忧；热能伤皮毛，但寒能抑制热；过食辛味能伤皮毛，但苦味能抑制辛味。

北方产生寒气，寒气能使水气旺盛，水气能产生咸味，咸味能滋养肾气，肾气能滋养骨髓，骨髓充实，又能养肝，肾气通于耳。它在天为寒，在地为水，在体为骨，在脏为肾，在色为黑，在音为羽，在声为呻，在病变的表现为战栗，在

南方生热，热生火，火生苦，苦生心，心生血，血生脾，心主舌。其在天为热，在地为火，在体为脉，在脏为心，在色为赤，在音为徵，在声为笑，在变动为忧，在窍为舌，在味为苦，在志为喜。喜伤心，恐胜喜；热伤气，寒胜热；苦伤气，咸胜苦。

中央生湿，湿生土，土生甘，甘生脾，脾生肉，肉生肺，脾主口。其在天为湿，在地为土，在体为肉，在脏为脾，在色为黄，在音为宫，在声为歌，在变动为哕，在窍为口，在味为甘，在志为思。思伤脾，怒胜思；湿伤肉，风胜湿；甘伤肉，酸胜甘。

西方生燥，燥生金，金生辛，辛生肺，肺生皮毛，皮毛生肾，肺主鼻。其在天为燥，在地为金，在体为皮毛，在脏为肺，在色为白，在音为商，在声为哭，在变动为咳，在窍为鼻，在味为辛，在志为忧。忧伤肺，喜胜忧；热伤皮毛，寒胜热；辛伤皮毛，苦胜辛。

北方生寒，寒主水，水生咸，咸生肾，肾生骨髓，髓生肝，肾主耳。其在天为寒，在地为水，在体为骨，在脏为肾，在色为黑，在音为羽，在声为呻，在变动为栗，在窍为耳，在

窍为耳，在味为咸，在志为恐。恐能够伤肾，思可以抑制恐；寒气能够伤血，但燥能够抑制寒；过食咸味能够伤血，但甘味又能抑制咸味。

所以说：天地是在万物的上下，阴和阳是人体气血的相对属性；左和右是阴阳循行的道路；水和火是阴阳的象征；阴阳的变化是万物生成的本始。所以说，阴在内，为阳之镇守；阳在外，为阴之役使。黄帝说：怎样将阴阳的规律应用于医学上呢？岐伯回答说：阳气太过身体就会发热，腠理紧闭，喘急气促而前俯后仰，汗出不来，发热，牙齿干燥，烦闷，如见腹部胀满则为死证，这种病能耐冬天、不耐夏天。阴气太过身体就会恶寒，常汗出，身上觉冷而不时战栗发寒，严重时出现四肢厥逆，如见四肢厥逆而腹部胀满则为死证，这种病能耐夏天、不耐冬天，这就是阴阳偏盛时表现的病态。黄帝说：如何调摄阴阳呢？岐伯说：能够知道七损八益的养生道理就能使之协调，如不懂这些道理，就会发生早衰。一般的人，过了四十岁，阴气已经衰减了一半，起居动作开始衰弱；过了五十岁，身体觉得沉重，耳目也不聪明了；过了六十岁，出现了阳气衰败，正气大衰，九窍不能通利，暴露下虚上实的现象，涕泪常常流出。所以说，懂得养生道理的人，身体就会强壮；不懂得养生道理的人，就容易衰老。同样都生活在世，但结果却不相同。聪明的人，在没有病时就知道养生；愚蠢的人，在得病以后才知道治疗。愚蠢的人，常感体力不足；聪明的人，却感到精力有余。精力有余当然耳聪目明，身体轻健，即使年纪已老，仍可焕发青春，本来就身体强壮的则更加健壮。所以圣人做的是无为之事，保持恬淡的心态，而居守于快乐自如的虚无境界，因此他的寿命无穷，能尽享天年，这就是圣人养生的方法。

味为咸，在志为恐。恐伤肾，思胜恐；寒伤血，燥胜寒；咸伤血，甘胜咸。

故曰：天地者，万物之上下也；阴阳者，血气之男女也；左右者，阴阳之道路也；水火者，阴阳之征兆也；阴阳者，万物之能始也。故曰：阴在内，阳之守也；阳在外，阴之使也。帝曰：法阴阳奈何？岐伯曰：阳胜则身热，腠理闭，喘粗为之俯仰，汗不出而热，齿干以烦冤，腹满死，能冬不能夏。阴胜则身寒，汗出，身常清，数栗而寒，寒则厥，厥则腹满死，能夏不能冬。此阴阳更胜之变，病之形能也。帝曰：调此二者奈何？岐伯曰：能知七损八益，则二者可调，不知用此，则早衰之节也。年四十，而阴气自半也，起居衰矣。年五十，体重，耳目不聪明矣。年六十，阴痿，气大衰，九窍不利，下虚上实，涕泣俱出矣。故曰：知之则强，不知则老，故同出而名异耳。智者察同，愚者察异，愚者不足，智者有余，有余则耳目聪明，身体轻强，老者复壮，壮者益治。是以圣人为无为之事，乐恬淡之能，从欲快志于虚无之守，故寿命无穷，与天地终，此圣人之治身也。

天的西北方不足，所以西北方属阴，而人的右耳目也不及左边的聪明。地的东南方不足，所以东南方属阳，而人的左手足也不及右边的灵活。黄帝问道：这是什么道理？岐伯回答说：东方属阳，阳性向上，人体的精气聚合于上部，上部旺盛了，下部就虚弱了，所以就会出现耳聪目明，而手足活动不灵活的情况。西方属阴，阴性下降，人体的精气聚合于下部，下部旺盛了，上部就虚弱了，所以就会出现耳目不聪明，而手足灵活的情况。因此，同样感受了外邪，如果在上部则右侧较重，如果在下部则左侧较重。这是由于天地阴阳有所不足，人也相应有左右的不足，所以邪气就乘其虚而滞留。所以天有精气，地有形体，天有八节的纲纪，地有五方的布局，因此，天地是万物生长的根源。清阳之气上升于天，浊阴之气下降归于地，所以天地的动静，是由阴阳的神妙变化来决定的，因而能使万物生长收藏，终而复始，循环不休。只有懂这些道理的人，在上部，配合天气以养头；在下部，顺应地气以养足；在中部，依靠人事以养五脏。天气与肺相通，地气与嗌相通，风气与肝相通，雷火之气与心相通，谷气与脾相通，雨水之气与肾相通。六经好像河流，肠胃犹如大海，九窍好像水流。如果以天地的阴阳来比喻人体的阴阳，阳气发泄的汗，像天地间的雨；人体阳气，像天地的疾风。人的暴怒之气，就像雷霆；人的上逆之气，就像久晴不雨。所以养生如不取法于天地之理，那么疾病就要发生了。

所以，邪气的到来，疾如暴风骤雨。善于诊病的医生，邪在皮毛的时候，就给予治疗；医术较差的，邪在肌肤才治疗；再差些的，邪到了筋脉才治疗；更差

天不足西北，故西北方阴也，而人右耳目不如左明也。地不满东南，故东南方阳也，而人左手足不如右强也。帝曰：何以然？岐伯曰：东方阳也，阳者其精并于上，并于上则上明而下虚，故使耳目聪明，而手足不便也。西方阴也，阴者其精并于下，并于下则下盛而上虚，故其耳目不聪明，而手足便也。故俱感于邪，其在上则右甚，在下则左甚，此天地阴阳所不能全也，故邪居之。故天有精，地有形，天有八纪，地有五里，故能为万物之父母。清阳上天，浊阴归地，是故天地之动静，神明为之纲纪，故能以生长收藏，终而复始。惟贤人上配天以养头，下象地以养足，中傍人事以养五脏。天气通于肺，地气通于嗌，风气通于肝，雷气通于心，谷气通于脾，雨气通于肾。六经为川，肠胃为海，九窍为水注之气。以天地为之阴阳，阳之汗，以天地之雨名之；阳之气，以天地之疾风名之。暴气象雷，逆气象阳。故治不法天之纪，不用地之里，则灾害至矣。

故邪风之至，疾如风雨，故善治者治皮毛，其次治肌肤，其次治筋脉，

的，邪到了六腑才治疗；最差的，邪到了五脏才治疗。如果病邪已侵入到五脏，就非常严重，这时治疗的效果就只是半死半生了。所以感受了自然界的邪气，就会伤害人体的五脏；感受了饮食寒热，就要伤害人体的六腑；感受了地的湿气，就要伤害人体的皮肉筋脉。所以善于运用针法的人，有时从阴引阳，有时从阳引阴；针刺左边以治疗右边疾病，针刺右边以治疗左边疾病；用自己的正常状态来同患者的异常状态比较；从外在的表现推知内在的变化，并且观察太过或不及，见到微小的征象，就知道病邪的所在，依此治疗，就不会发展到危险地步了。善于诊病的医生，观察患者的色泽，按切脉象，首先辨别病证的阴阳属性，审察颜色的清浊，进而知道疾病的部位；观察患者喘息、声音的变化，而知道患者的痛苦所在；诊察四时脉象的常变，而知道病生在何脏何腑；诊察尺肤的滑涩和寸口的浮沉，而知道疾病的病因。用这样的方法去诊断疾病，就不会有差错，治疗上也没有过失。所以说：病在初起的，可用针刺而愈；如果病势正盛时，应待其衰减而再刺治。病轻浅的，宜宣泄；病深重的，宜攻泄；病衰弱的，宜补益。形体虚衰的，当温补其气；精气不足的，当补之厚味。如病邪在上，可用吐法；病邪在下，可用泻法；邪在中而腹胀满的，可用消导之法，使其化解于内。邪在表，可用汤药浸渍以使出汗；邪在皮肤，可用汗法以发散邪气；病势急暴的，可用抑收法；病为实证的，可用散法或泻法。要辨清病在阴在阳，以辨别其刚柔，阳病可以治阴，阴病也可以治阳。确定病势在气在血，防血病及气、气病及血。血实的就用泻血法，气虚的宜用导引法。

其次治六腑，其次治五脏。治五脏者，半死半生也。故天之邪气，感则害人五脏；水谷之寒热，感则害于六腑；地之湿气，感则害皮肉筋脉。故善用针者，从阴引阳，从阳引阴，以右治左，以左治右，以我知彼，以表知里，以观过与不及之理，见微得过，用之不殆。善诊者，察色按脉，先别阴阳；审清浊，而知部分；视喘息，听声音，而知所苦；观权衡规矩，而知病所主；按尺寸，观浮沉滑涩，而知病所生。以治则无过，以诊则不失矣。故曰：病之始起者，可刺而已；其盛，可待衰而已。故因其轻而扬之，因其重而减之，因其衰而彰之。形不足者，温之以气；精不足者，补之以味。其高者，因而越之；其下者，引而竭之；中满者，泻之于内。其有邪者，渍形以为汗；其在皮者，汗而发之；其慓悍者，按而收之；其实者，散而泻之。审其阴阳，以别柔刚，阳病治阴，阴病治阳。定其血气，各守其乡，血实宜决之，气虚宜掣引之。

阴阳离合论篇第六

阴阳，这里指阴经和阳经。离，指分；合，指并。本篇主要讨论人体阴经和阳经在体内的离合出入情况，并指出自然界阴阳千变万化，最终归根为一阴一阳。

黄帝问道：我听说天是属阳的，地是属阴的，日是属阳的，月是属阴的，大月和小月合起来三百六十天为一年，人体亦与之相应。但如今人体的三阴三阳，与天地阴阳之数不相符，这是什么原因呢？岐伯回答说：阴阳是有名无形的，它的变化是无穷的，可以由一及十，由十及百，由百及千，由千及万，甚至数之不尽，然而其总的原则仍不外乎对立统一。天地间万物初生，还未长出地面时，叫做居于阴处，也叫做阴中之阴；已长出地面的时候，叫做阴中之阳。阳气给万物以生机，阴气给万物以形体。所以春天的温暖促进万物生发；夏大的炎热促进万物生长繁茂；秋天的凉爽促进万物收成；冬天的寒冷促进万物收藏。如果四时阴阳失序，气候无常，那么天地之间就闭塞不通了。阴阳的这种变化，对人体来说，也是一样的，可以依次推演，直到无穷。黄帝说：我想听听三阴三阳的离合情况。岐伯说：圣人面向南站立，前方名叫广明，后方名叫太冲，行于太冲部位的经脉叫做少阴，在少阴经上面的经脉叫做太阳，太阳经下端起于至阴穴，上端结于睛明穴，称为阴中之

原文

黄帝问曰：余闻天为阳，地为阴，日为阳，月为阴，大小月三百六十日成一岁，人亦应之。今三阴三阳，不应阴阳，其故何也？岐伯对曰：阴阳者，数之可十，推之可百，数之可千，推之可万，万之大不可胜数，然其要一也。天覆地载，万物方生，未出地者，命曰阴处，名曰阴中之阴；则出地者，命曰阴中之阳。阳予之正，阴为之主。故生因春，长因夏，收因秋，藏因冬，失常则天地四塞。阴阳之变，其在人者，亦数之可数。帝曰：愿闻三阴三阳之离合也。岐伯曰：圣人南面而立，前曰广明，后曰太冲，太冲之地，名曰少阴，少阴之上，名曰太阳，太阳根起于至阴，结于命门，名曰阴中之

阳。上半身属阳，所以也叫广明，广明之下的经脉，叫做太阴，在太阴前面的经脉叫做阳明，阳明经下端起于厉兑穴，称为阴中之阳。厥阴经脉之表，叫做少阳，少阳经下端起于窍阴穴，称为阴中之少阳。所以三阳经的离合，太阳主表为开，阳明主里为合，少阳介于表里之间称枢。三者之间，不是各自为政，而是相互密切地联系，脉搏跳动有力而不浮越，叫做一阳。黄帝道：再讲讲三阴的离合情况吧。岐伯说：在外的为阳，在里的为阴，但是在阴中，冲脉又在脾的下位，叫做太阴。太阴经脉下端起于隐白穴，称为阴中之阴；太阴后面的经脉叫做少阴，少阴经脉的下端起于涌泉穴，称为阴中之少阴；少阴前面的经脉，叫做厥阴；厥阴经脉下端起于大敦穴，此经有阴而无阳，称为阴之绝阴。所以三阴经的离合，太阴主表为开，厥阴主里为合，少阴主表里之间为枢。三者之间，不是各自为政，而是相互关联，脉搏跳动有力而不偏沉，叫做一阴。阴阳之气，运行不息，周流全身，这就是五脏六腑的气里形表之间相互为用的缘故。

相关知识链接/

太阳为开，阳明为阖，少阳为枢 “太阳为开”是指太阳主三阳之表，处于最外围，太阳之门打开，阳气才逐渐得到释放，自然界万物逐渐开始生长，草木发芽，渐至繁茂，人体内阳气的温煦、防御、推动等作用也开始发挥，来保证人体正常的生命活动；而阳气释放到一定程度达到高峰后，就会停止下来，也就是关闭阳门，这就是“阳明为阖”。太阳开，阳明合，门的转动需要靠少阳。“少阳为枢”即指少阳为枢机，掌管阳门的灵活转动。《说文解字》云：“枢，户枢也，户所以转动开闭之枢机也。”门的开合灵活离不开枢，人体之门也是如此，气机升降出入都要依靠门的灵活开合，而开合依靠的是少阳之枢来调节，所以称“少阳为枢”。阳气正常升降出入于人体，才能保证生理活动的正常进行，维持机体的健康。

阳。中身而上，名曰广明，广明之下，名曰太阴，太阴之前，名曰阳明，阳明根起于厉兑，名曰阴中之阳。厥阴之表，名曰少阳，少阳根起于窍阴，名曰阴中之少阳。是故三阳之离合也，太阳为开，阳明为阖，少阳为枢。三经者，不得相失也，搏而勿浮，命曰一阳。帝曰：愿闻三阴。岐伯曰：外者为阳，内者为阴，然则中为阴，其冲在下，名曰太阴，太阴根起于隐白，名曰阴中之阴。太阴之后，名曰少阴，少阴根起于涌泉，名曰阴中之少阴。少阴之前，名曰厥阴，厥阴根起于大敦，名曰阴之绝阴。是故三阴之离合也，太阴为开，厥阴为阖，少阴为枢。三经者，不得相失也，搏而勿沉，名曰一阴。阴阳𩄲𩄲，积传为一周，气里形表而为相成也。

阴阳别论篇第七

别，不同的，别样的。本篇所论述的阴阳有别于其他讨论阴阳的篇章，侧重于阐述脉象在三阴三阳经诊断方面的意义，所以名为“阴阳别论”。本篇主要论述了脉象与四时阴阳的关系，脉象的阴阳属性，真脏脉的特征等有关内容。

黄帝问道：人有四经、十二从，这是什么意思呢？岐伯回答说：四经是指与四时相应的正常脉象，十二从指与十二月相应的十二经脉。脉有阴有阳，知道了什么是阳脉，就知道了什么是阴脉；知道了什么是阴脉，也就知道了什么是阳脉。阳脉有五种，但五时之中五脏的阳脉又各不相同，所以五五共二十五种阳脉。所谓阴脉，就是没有胃气的真脏脉。一旦出现了此脉，那就必定会死亡。所谓阳脉，就是有胃气的冲和之脉。辨别阳脉的情况，就可以知道病的所在部位；辨别真脏脉的情况，就可以知道死亡的日期。诊察三阳经脉情况的部位在人迎脉；诊察三阴经脉情况的部位在寸口脉。一般情况下，人迎与寸口的脉象是一致的。辨别阳脉，能知道时令气候和疾病的宜忌；辨别阴脉，就能测知患者的死生之期。谨慎而且熟练地辨别阴脉和阳脉，就不至于疑而不决了。所谓脉象的阴阳，脉去的为阴，脉来的为阳；脉静的为阴，脉动的为阳；脉迟的为阴，脉数

原文

黄帝问曰：人有四经、十二从，何谓？岐伯对曰：四经应四时，十二从应十二月，十二月应十二脉。脉有阴阳，知阳者知阴，知阴者知阳。凡阳有五，五五二十五阳。所谓阴者，真脏也，见则为败，败必死也。所谓阳者，胃脘之阳也。别于阳者，知病处也；别于阴者，知死生之期。三阳在头，三阴在手，所谓一也。别于阳者，知病忌时；别于阴者，知死生之期。谨熟阴阳，无与众谋。所谓阴阳者，去者为阴，至者为阳；静者为阴，

的为阳。凡诊得真脏脉，如肝脉孤悬将绝，十八天就死。心脉孤悬将绝，九天就死。肺脉孤悬将绝，十二天就死。肾脉孤悬将绝，七天就死。脾脉孤悬将绝，四天就死。一般地说，胃肠有病，多是由于心脾病变而引起，有着难以告人的隐疾，如女子经闭不行等。如病久传变，可以形成逐渐消瘦的风消病或呼吸短促的息贲病。一般地说，太阳经发病多有寒热症状，下部出现痈肿，以及两足痿弱无力、腿肚酸痛。如病久传变，形成颓疝病。一般地说，少阳经有病，多表现为气短、咳嗽、泄泻。如病久传变，形成隔病。一般地说，阳明与厥阴发病，多表现为惊骇、背痛、善嗳气、呵欠，名为风厥。少阴与少阳发病常发胀，心下满闷，时作叹息。太阳与太阴发病，多表现为半身不遂，或筋肉痿弱弛缓，或四肢不能举动。脉搏动微显有力称为钩脉，微显无力称为毛脉，搏动急劲有力的称为弦脉，搏动有力但轻取不得的称为石脉，力量平缓、来去自如的称为滑脉。阴气争盛于内，阳气扰乱于外，则出现汗出不止，而使四肢逆冷，寒气伤肺，使人喘鸣有声。阴气之所以得以生化，要靠阴阳的调和。所以，如果以刚对刚，阳气就会破散，阴气也随之消亡；阴气过盛，亦可导致刚柔不和，经气也会为之败绝。属于死阴的病，不过三日就要死；属于生阳的病，不过四日就能痊愈。所谓的死阴、生阳，是指如肝病传心的谓之生阳；心病传肺的谓之死阴。由肺病传肾，称为重阴；由肾病传脾，称为辟阴，均为不可治的死证。阳气外结，四肢就会水肿；阴气内结，就会大便下血，并且逐渐加重；阴经、阳经均有邪气郁结，而偏于阴的，就会发生石水之病，出现少腹肿胀。邪气郁结于阳明，就会发生消渴；邪气郁结于太阳，就会发生二便不通的隔病；邪气郁结于太阴，就会发生水

动者为阳；迟者为阴，数者为阳。凡持真脏之脉者，肝至悬绝，十八日死；心至悬绝，九日死；肺至悬绝，十二日死；肾至悬绝，七日死；脾至悬绝，四日死。曰：二阳之病发心脾，有不得隐曲，女子不月，其传为风消，其传为息贲者，死不治。曰：三阳为病发寒热，下为痈肿，及为痿厥、腨痛；其传为索泽，其传为颓疝。曰：一阳发病，少气善咳善泄，其传为心掣，其传为隔。二阳一阴发病，主惊骇背痛，善噫善欠，名曰风厥。二阴一阳发病，善胀心满善气。三阳三阴发病，为偏枯痿易，四肢不举。鼓一阳曰钩，鼓一阴曰毛，鼓阳胜急曰弦，鼓阳至而绝曰石，阴阳相过曰溜。

阴争于内，阳扰于外，魄汗未藏，四逆而起，起则熏肺，使人喘鸣。阴之所生，和本曰和。是故刚与刚，阳气破散，阴气乃消亡，淖则刚柔不和，经气乃绝。死阴之属，不过三日而死；生阳之属，不过四日而已。所谓生阳、死阴者，肝之心谓之生阳，心之肺谓之死阴，肺之肾谓之重阴，肾之脾谓之辟阴，死不治。结阳者，肿四肢。结阴者，便血一升，再结二升，

肿病；邪气郁结于厥阴少阳两经，就会发生喉痹。阴脉搏击于指下，与阳脉有明显的区别，这是妊娠脉。阴阳脉俱虚，再患疾病的，是为死证。阳脉出现于阴脉位置，是要出汗的。阴脉虚而阳脉搏击，为内崩失血之症。三阴之脉都搏击于指下，二十天后半夜时死亡。二阴之脉都搏击于指下，十三天后傍晚时死亡。一阴之脉都搏击于指下，十天后清晨时死亡。三阳之脉都搏击于指下，而且鼓动明显的，三天后就要死亡。三阴三阳之脉俱搏于指下，心腹胀满，作痛，大小便不通，五天后就要死亡。二阳之脉俱搏击于指下，患热病的，无法治疗，不过十天就要死亡。

三结三升。阴阳结斜，多阴少阴曰石水，少腹肿；二阳结谓之消，三阳结谓之隔，三阴结谓之水，一阴一阳结谓之喉痹。阴搏阳别谓之有子；阴阳虚肠澼死；阳加于阴谓之汗；阴虚阳搏谓之崩。三阴俱搏，二十日夜半死。二阴俱搏，十三日夕时死。一阴俱搏，十日平旦死。三阳俱搏且鼓，三日死。三阴三阳俱搏，心腹满，发尽不得隐曲，五日死。二阳俱搏，其病温，死不治，不过十日死。

相关知识链接/

阳加于阴谓之汗 阴指体内的阴津，阳指阳气。生理情况下，阳气温煦蒸腾，使体内阴津外出，则形成了汗；病理情况下，阳热邪气迫津外出，形成病理性自汗或盗汗。出汗不仅消耗津液，同时也随之消耗阳气。如夏季炎热，汗出较多，人们常有大汗后因阳气随阴液耗散而出现阳气偏虚，体倦乏力；冬天天气寒冷，腠理闭密，汗出极少，阳气内闭，就形成了体内阳气偏盛的局面。所以《内经》就有“春夏养阳，秋冬养阴”的说法。临床上针对汗出异常的疾病，既要调理阳气，也要顾护阴津，才能真正做到阴阳平调，汗证自愈。

灵兰秘典论篇第八

灵兰，即灵台兰室的简称，是古代帝王藏书的地方；秘典，指珍藏的典籍。本篇讲述了以古代官职来形容五脏六腑的功能及其之间的关系，是医学理论中非常重要的部分，应当珍藏秘传。

黄帝问道：我想听你谈一下十二脏器之间的关系和功能，有无主从的区别？岐伯回答说：你问得真详细呀，请让我尽量地说一下吧。心好比君主，主宰全身人们的精神意识思维活动。肺比如丞相，主司一身之气而调节人身内外上下的活动。肝好比智勇的将军，谋略由此而出。胆性正直而刚毅，使人们具有正确的判断能力。膻中像内臣，负责传达君主的命令。脾和胃好像仓库，负责贮藏、消化、输布饮食物。大肠主管输送，糟粕由此排出体外。小肠为受盛之官，承受胃中下行的饮食物，分别清浊。肾为精气的源泉，能产生各种技巧。三焦为疏通水液的道路。膀胱是水液汇聚的地方，通过气化作用，方能排出尿液。这十二脏器之间必须相互协调，不能相互脱节，君主神明正常，下边才能正常，这样来养生，才可以长寿而终生不会有疾病。用此来治理天下，才会国富民强。

如果君主不明智顺达，则包括其本身在内的十二脏器都要发生危险，气血通道闭塞不通，形体就会受到严重的伤害。这样对于养生续命就不好了，只会招致

原文

黄帝问曰：愿闻十二脏之相使，贵贱何如？岐伯对曰：悉乎哉问也，请遂言之。心者，君主之官也，神明出焉。肺者，相傅之官，治节出焉。肝者，将军之官，谋虑出焉。胆者，中正之官，决断出焉。膻中者，臣使之官，喜乐出焉。脾胃者，仓廪之官，五味出焉。大肠者，传道之官，变化出焉。小肠者，受盛之官，化物出焉。肾者，作强之官，伎巧出焉。三焦者，决渎之官，水道出焉。膀胱者，州都之官，津液藏焉，气化则能出矣。凡此十二官者，不得相失也。故主明则下安，以此养生则寿，殁世不殆，以

灾祸；治理国家就要发生危险。这应当警惕再警惕呀！道理深奥精微，变化无穷无尽，谁能了解它的本源呢！实在是很困难。道理是极精微而又不易审察的，谁又能知道它的精要！道理是很深远而且合宜的，谁能理解它的好处！那似有若无的，是产生于毫氂的微小数目，而经过日积月累，就要用尺度斗量了，扩衍增益，就形成了万物。黄帝说：讲得好！我听到了精纯明澈的道理，这是圣人的事业。对于这些理论，不是诚心诚意选择吉日，实在不敢接受它。于是黄帝就选择了良辰吉日，把这些道理珍藏在灵台兰室，很好地保存起来，以便流传后世。

为天下则大昌。主不明则十二官危，使道闭塞而不通，形乃大伤，以此养生则殃，以为天下者，其宗大危，戒之戒之！至道在微，变化无穷，孰知其原！窘乎哉，肖者瞿瞿，孰知其要！闵闵之当，孰者为良！恍惚之数，生于毫氂，毫氂之数，起于度量，千之万之，可以益大，推之大之，其形乃制。黄帝曰：善哉！余闻精光之道，大圣之业，而宣明大道，非斋戒择吉日，不敢受也。黄帝乃择吉日良兆，而藏灵兰之室，以传保焉。

六节脏象论篇第九

六节，指一年365天分为六个时间段；脏象，指藏于体内的脏腑和五脏六腑体现于外的生理、病理征象。本篇先将一年分为六个时间段，来研究人体和疾病与自然的关系，在此基础上引出脏象学说，是《内经》中论述脏象学说的一个重要篇章。

黄帝问道：我听说天体的运行是以六个甲子日合成一年，人则以九九极数的变化来配合天道的准度，而人又有三百六十五节，相应于天地，这种说法听到已很久了，但不知这是什么道理呢？岐伯回答说：问得真高明啊！我就谈谈这个问题。六六之节和九九制会，是用以确定天度和气数的。天度是计算日月行程的，气数是用来标明万物化生的循环周期的。天为阳，地为阴；日为阳，月为阴。它们的运行有一定的部位和秩序，其环周也有一定的规律。每一昼夜日行周天一度，月行十三度有余，所以有大月小月，合起来三百六十五天为一年。因余气积累，于是就产生了闰月。这个推算方法，只要首先确定第一个节气的开始，用圭表测量日影的长短变化，校正一年之中的时令节气，进而推算节气的盈余，如此就可完全计算出天度来了。黄帝说：我已明白了天度的道理，我想听听气数是如何与天度相合的呢？岐伯说：天以六六之数为节数，地以九九之数来配合，天有

原文

黄帝问曰：余闻天以六六之节，以成一岁，人以九九制会，计人亦有三百六十五节，以为天地久矣。不知其所谓也？岐伯对曰：昭乎哉问也，请遂言之。夫六六之节、九九制会者，所以正天之度、气之数也。天度者，所以制日月之行也；气数者，所以纪生化之用也。天为阳，地为阴；日为阳，月为阴。行有分纪，周有道理。日行一度，月行十三度而有奇焉，故大小月三百六十五日而成岁，积气余而盈闰矣。立端于始，表正于中，推余于终，而天度毕矣。帝曰：余已闻天度矣，愿闻气数，何以合之？岐伯曰：天以六六为节，地以九九制会；天有十日，日六竟而周甲，甲六复而终岁，三百六十日

十干，代表十日，六个十日成为一个甲子，六个甲子成为一年，这是三百六十日的计算方法。自古以来，都认为阴阳通于天气而为生命的根本。地之九州、人之九窍都是与天相通的，所以有五行三气之说。三气合而成天，三气合而成地，三气合而成人，三三而合成九气，在地分为九野，在人分为九脏，即形脏四，神脏五，合为九脏，与天相应。

黄帝说：我已明白了六六九九相会通的道理，但你说积累余气成为闰月，我想听听什么是余气？请你启发我的愚昧，解除我的疑惑。岐伯说：这是上帝秘而不宣的东西，是我的老师传授给我的。黄帝说：那就全部讲给我听吧。岐伯说：五天叫做一候，三候成为一个节气，六个节气叫做一个时，四时成为一年，一年四时，各随其五行的配合而分别当旺，五行气运相互承递，各有当时之时，到了年终之日，再从头开始循环，一年分四时，四时分布各节气，循环往复，如环无端，节气中再分气候，也是这个样子。所以，不知道一年之中客气加临、节气盛衰、虚实产生的原因，就不能算是个好的医生。黄帝说：五运终而复始，如环无端，它的太过与不及是怎样的呢？岐伯说：五运之气更迭主时，各有太过与不及，从而产生虚实的变化，这是正常的情况。黄帝说：平气是怎样的呢？岐伯说：没有太过，也没有不及。黄帝说：太过和不及的情况是怎样的呢？岐伯说：这在经书里是有记载的。黄帝问：什么叫所胜？岐伯说：春胜长夏，长夏胜冬，冬胜夏，夏胜秋，秋胜春，这是五行之气以时相胜，而人的五脏就是根据这五行之气被命名的。黄帝说：怎样才能知道它们所胜呢？岐伯说：一般以立春为标准，推求气候到来的时间，如果时令未到而气候先期来到，称为太过，这样就

法也。夫自古通天者，生之本，本于阴阳，其气九州、九窍，皆通乎天气。故其生五，其气三。三而成天，三而成地，三而成人，三而三之，合则为九，九分为九野，九野为九脏，故形脏四，神脏五，合为九脏以应之也。

帝曰：余已闻六六九九之会也，夫子言积气盈闰，愿闻何谓气？请夫子发蒙解惑焉。岐伯曰：此上帝所秘，先师传之也。帝曰：请遂闻之。岐伯曰：五日谓之候，三候谓之气，六气谓之时，四时谓之岁，而各从其主治焉。五运相袭，而皆治之，终期之日，周而复始，时立气布，如环无端，候亦同法。故曰：不知年之所加，气之盛衰，虚实之所起，不可以为工矣。帝曰：五运之始，如环无端，其太过不及何如？岐伯曰：五气更立，各有所胜，盛虚之变，此其常也。帝曰：平气何如？岐伯曰：无过者也。帝曰：太过不及奈何？岐伯曰：在经有也。帝曰：何谓所胜？岐伯曰：春胜长夏，长夏胜冬，冬胜夏，夏胜秋，秋胜春，所谓得五行时之胜，各以气命其脏。帝曰：何以知其胜？岐伯曰：求其至也，皆归始春，未至而至，此谓太过，则

会侵犯其所不胜之气，而克制其所胜之气，这叫做气淫；如果时令已到而气候未到，称为不及，这样就会导致其所胜之气因无制约而妄行，其所胜之气也因无所养而困弱，所不胜之气也来相迫，这叫做气迫。所说的“求其至”，就是根据时令来推测气候到来的早晚，看时令与气候是否相合。假如时令与气候不合，且又不能分出五行之气当旺的时间，当感受邪气而生病时，也就不能了解病情的吉凶宜忌了。黄帝问道：五运之气有不相承袭的情况吗？岐伯回答说：自然界的气运及四时，不可能没有规律的。如果不按规律依次相承的话，这就是反常的情况，反常就会变而为害。黄帝说：反常而致危害是怎样的呢？岐伯说：气候反常就会使人发生疾病。如属所胜，患病就轻；如属所不胜，患病就重，若同时感受其他邪气，就会造成死亡。所以，五行气运的反常，不当克我的时候，病比较轻；而在正值克我的时候，病就严重。

黄帝说：讲得好。我听说天地之气化合而成形体，由于其变化多端而使万物形态各异，有很多名称。但天地的气运，阴阳的变化，对于万物的生成所起的作用，哪个大哪个小，可以听你讲一讲吗？岐伯回答说：您问得很详细呀！但天极其广阔，不容易测度；地极其博大，也很难去计量，像您这样伟大神灵的圣主既然发问，就请允许我说一下这其中的道理吧。草有五种不同的颜色，而五色的变化是看不尽的；草有五种不同的气味，这五味的美妙也是没有穷尽的。不同的人对色味的嗜欲不同，而各种色味是能通达各个脏腑的。天供给人们以五气，地供给人们以五味。五气由鼻吸入，贮藏在心肺，使面部五色明润，声音洪亮；五味从口而入，贮藏于肠胃，其精微滋养五气，五气和化，就有生机，津液随之生

薄所不胜，而乘所胜也，命曰气淫。至而不至，此谓不及，则所胜妄行，而所生受病，所不胜薄之也，命曰气迫。所谓求其至者，气至之时也。谨候其时，气可与期，失时反候，五治不分，邪僻内生，工不能禁也。帝曰：有不袭乎？岐伯曰：苍天之气，不得无常也。气之不袭，是谓非常，非常则变矣。帝曰：非常而变奈何？岐伯曰：变至则病，所胜则微，所不胜则甚，因而重感于邪，则死矣。故非其时则微，当其时则甚也。

帝曰：善。余闻气合而有形，因变以正名，天地之运，阴阳之化，其于万物，孰少孰多，可得闻乎？岐伯曰：悉乎哉问也！天至广，不可度，地至大，不可量，大神灵问，请陈其方。草生五色，五色之变，不可胜视；草生五味，五味之美，不可胜极，嗜欲不同，各有所通。天食人以五气，地食人以五味。五气入鼻，藏于心肺，上使五色修明，音声能彰。五味入口，藏于肠胃，味有所藏，以养五气，气和而生，津液相成，神乃自生。帝曰：

成，神气自然会旺盛起来。黄帝说：人体内脏功能如何表现于外？岐伯说：心是生命的根本，为智慧变化的起源，其荣华表现在面部，其功用是充实血脉，为阳中的太阳，与夏天相应。肺是气的根本，为魄所居之处，其荣华表现在毫毛，其功用是充实肌表，为阳中的太阴，与秋天相应。肾是真阴、真阳蛰藏之处，为封藏的根本，为精气储藏之处，其荣华表现在头发，为阴中之少阴，与冬天相应。肝是罢极的根本，为魂所藏之处，其荣华表现在爪甲，其功用为充养筋脉，可以生养气血，其味酸，其色苍青，为阳中的少阳，与春天相应。脾、胃、大肠、小肠、三焦、膀胱，是仓廪之本，产生营气的地方，称之为器。它们能吸收水谷精微，化生为糟粕，管理转化五味，吸收、排泄，其荣华表现在口唇四周，其功用为充实肌肉，其味甘，其色黄，为至阴之类，与长夏土气相应。以上十一脏功能的正常发挥，皆取决于胆气升发功能的正常。

人迎脉大一倍，为病在少阳；大二倍，为病在太阳；大三倍，为病在阳明；大四倍以上，为格阳于外。寸口脉大一倍，为病在厥阴；大二倍，为病在少阴；大三倍，为病在太阴；大四倍以上，为厥阴。人迎与寸口脉都大四倍以上，便为关格，关格之脉气血盈盛太过，不能通达大地精气，则会死亡。

脏象何如？岐伯曰：心者，生之本，神之处也，其华在面，其充在血脉，为阳中之太阳，通于夏气。肺者，气之本，魄之处也，其华在毛，其充在皮，为阳中之太阴，通于秋气。肾者，主蛰，封藏之本，精之处也，其华在发，其充在骨，为阴中之少阴，通于冬气。肝者，罢极之本，魂之居也，其华在爪，其充在筋，以生血气，其味酸，其色苍，此为阳中之少阳，通于春气。脾、胃、大肠、小肠、三焦、膀胱者，仓廪之本，营之居也，名曰器，能化糟粕，转味而入出者也，其华在唇四白，其充在肌，其味甘，其色黄，此至阴之类，通于土气。凡十一脏，取决于胆也。

故人迎一盛病在少阳，二盛病在太阳，三盛病在阳明，四盛已上为格阳。寸口一盛病在厥阴，二盛病在少阴，三盛病在太阴，四盛已上为关阴。人迎与寸口俱盛四倍已上为关格，关格之脉嬴，不能极于天地之精气，则死矣。

五脏生成篇第十

本篇论述了五脏之外荣，与五味、五色、五脉之间相生相克、相因相成的关系，以及根据五脏的色脉来诊断疾病，体现“人以天地之气生，四时之法成”的观点，故称之为“五脏生成”。

心与脉相合，它的荣华是颜面的色泽，制约心的是肾；肺与皮相合，它的荣华是毛，制约肺的是心；肝与筋相合，它的荣华是爪甲，制约肝的是肺；脾与肉相合，它的荣华是口唇，制约脾的是肝；肾与骨相合，它的荣华是发，制约肾的是脾。所以多吃咸味的东西，会使血脉凝滞，而面色发生变化；多吃苦味的东西，会使皮肤枯槁，毫毛脱落；多吃辛味的东西，会使筋脉挛急，爪甲枯干；多吃酸味的东西，会使肌肉变厚皱缩，嘴唇干裂；多吃甘味的东西，会使骨骼疼痛，头发脱落。这就是饮食五味偏嗜对人体造成的伤害。所以心喜欢苦味，肺喜欢辛味，肝喜欢酸味，脾喜欢甘味，肾喜欢咸味，这是五脏与五味的相应关系。所以面色出现青如死草，黄如枳实，黑如煤灰，红如凝血，白如枯骨，这些色泽都是死亡的征象。如出现青如翠鸟的羽毛，红如鸡冠，黄如蟹腹，白如猪脂，黑如乌鸦的羽毛，这些色泽都是有生机的表现。心有生机，其色泽就像白绢裹着朱砂一样；肺有生机，其色泽就像白绢裹着粉红色的丝绸一样；肝有生机，其色泽就像白绢裹着天青色的东西一样；

原文

心之合脉也其荣色也其主肾也。肺之合皮也其荣毛也其主心也。肝之合筋也其荣爪也其主肺也。脾之合肉也其荣唇也其主肝也。肾之合骨也其荣发也其主脾也。是故多食咸则脉凝泣而变色；多食苦，则皮槁而毛拔；多食辛，则筋急而爪枯；多食酸，则肉胝䐢而唇揭；多食甘，则骨痛而发落。此五味之所伤也。故心欲苦，肺欲辛，肝欲酸，脾欲甘，肾欲咸，此五味之合五脏之气也。故色见青如草兹者死，黄如枳实者死，黑如炲者死，赤如衃血者死，白如枯骨者死，此五色之见死也。青如翠羽者生，赤如鸡冠者生，黄如蟹腹者生，白如豕膏者生，黑如乌羽者生，此五色之见生也。生于心，如以缟裹朱；生于肺，如以缟裹红；生于肝，如以缟裹绀；生于

脾有生机，其色泽就像白绢裹着栝楼实一样；肾有生机，其色泽就像白绢裹着紫色的东西一样。这些都是五脏的生机显露于外的荣华。五色、五味与五脏相合，白色和辛味主合于肺脏，赤色和苦味主合于心脏，青色和酸味主合于肝脏，黄色和甘味主合于脾脏，黑色和咸味主合于肾脏。所以白色应于皮，赤色应于脉，青色应于筋，黄色应于肉，黑色应于骨。

人体所有的经脉皆上注于两目，所有的精髓皆属于脑，所有的筋脉都联属于骨节，所有的血液皆属于心，所有的气都属于肺。气血运行则朝夕来往，不离于四肢八溪的部位。所以当人卧床休息时，血归于肝脏，肝得血而濡养于目，则能视物，足得血就能行走，手掌得血就能握物，手指得血就能拿物品。如果刚睡醒而被风外袭，就会造成血行凝滞，凝于肌肤者，就会发生痹证；凝于经脉的，就会发生血行迟滞；凝于足者，就会发生下肢厥冷。这三种疾病，都是由于血液不能流回某些孔窍，而造成痹厥等症。人身有大谷十二处，小溪三百五十四处，这里不包括十二脏腑各自的腧穴数目。它既是卫气所留止的地方，同样也是外邪留止之处。所以治疗时，可用针刺或砭石，以祛除邪气。在诊病的开始，必须以五决为纲纪。要想知道疾病的始末，必先确定病变的原因。上面所说的五决，就是五脏之脉。凡是头痛、巅顶的疾病，为下虚上实，病在足少阴、太阳经，病严重的，则可传入肾。眼花头晕、目暗耳聋的，为下实上虚，病在足少阳、厥阴经，病严重的，则可传入肝。腹满膜胀，支撑胸膈胁的，为下部厥气上犯，病在足太阳、阳明经。咳嗽气喘的，为气逆胸中，病在手阳明、太阴经。心烦头痛、胸中痛的，病在手太阳、少阳经。脉的大、小、滑、涩、

脾，如以缟裹栝楼实；生于肾，如以缟裹紫。此五脏所生之外荣也。色味当五脏：白当肺、辛，赤当心、苦，青当肝、酸，黄当脾、甘，黑当肾、咸。故白当皮，赤当脉，青当筋，黄当肉，黑当骨。

诸脉者皆属于目，诸髓者皆属于脑，诸筋者皆属于节，诸血者皆属于心，诸气者皆属于肺，此四肢八溪之朝夕也。故人卧血归于肝，肝受血而能视，足受血而能步，掌受血而能握，指受血而能摄。卧出而风吹之，血凝于肤者为痹，凝于脉者为泣，凝于足者为厥。此三者，血行而不得反其空，故为痹厥也。人有大谷十二分，小溪三百五十四名，少十二俞，此皆卫气之所留止，邪气之所客也，针石缘而去之。诊病之始，五决为纪，欲知其始，先建其母。所谓五决者，五脉也。是以头痛巅疾，下虚上实，过在足少阴巨阳，甚则入肾。徇蒙招尤，目瞑耳聋，下实上虚，过在足少阳厥阴，甚则入肝。腹满膜胀，支膈胠胁，下厥上冒，过在足太阴阳明。咳嗽上气，厥在胸中，过在手阳明太阴。心烦头痛，病在膈中，过在手巨阳少阴。夫

浮沉，可以通过医生的手指来分别出来；五脏的功能，可以从此类中去推求；五脏的声音，可以通过意会而认识；五色的微小变化，可以用眼睛来观察。诊病时，如能将色和脉参合起来分析，就可以做到万无一失了。如外见赤色，脉搏急疾而强劲，可以诊断为邪气积聚于中脘，常常妨碍饮食，这种病叫做心痹，它是由于外邪的侵袭，而又过度思虑，造成心气虚、外邪乘虚而侵之。如外见白色，脉搏急疾而浮大，上虚下实，并且惊悸，为邪气积聚在胸中，迫肺而作喘，这种病叫做肺痹，它是由于寒热、并在醉后行房所致。如外见青色，脉搏长而弦，并且左右搏击手指，为邪气积聚于心下，支撑肋胁，这种病叫做肝痹，它是由于感受了寒湿，与疝的病机相同，有腰痛、足冷、头痛等症状。如外见黄色，脉搏虚大，为邪气积聚在腹中，自觉有逆气撑痛，这种病叫做厥疝，女子同样也有这样的情况，它是由于四肢过劳、汗出受风所致。如外见黑色，脉搏坚大，为邪气积聚于小腹与前阴，这种病叫做肾痹，它是由于冷水洗浴后就睡卧受凉所致。观察五色，出现面黄目青、面黄目赤、面黄目白、面黄目黑，都表明尚有生气；如出现面青目赤、面赤目白、面青目黑、面黑目白、面赤目青，都是死亡的征象。

相关知识链接/

五色变化的提示意义 五脏对应五色，外在五色的变化提示内部五脏相应的盛衰。五色提示凶相的有：青如枯草的颜色，黄如枳实的颜色，黑如煤炭的颜色，红如血凝之后的颜色，白如枯骨的颜色，均为晦暗无光泽的颜色，提示预后不良；若青如翠鸟羽毛的颜色，红如鸡冠的颜色，黄如螃蟹腹部的颜色，白如猪脂的颜色，黑如乌鸦羽毛的颜色，均为明亮有光泽，提示预后较好，五脏有生机。临床上通过望诊，观察患者的面色等，就可以预测疾病的预后，从而进行积极治疗。

脉之小、大、滑、涩、浮、沉，可以指别；五脏之象，可以类推；五脏相音，可以意识；五色微诊，可以目察。能合脉色，可以万全。赤，脉之至也，喘而坚，诊曰有积气在中，时害于食，名曰心痹，得之外疾，思虑而心虚，故邪从之。白，脉之至也，喘而浮，上虚下实，惊，有积气在胸中，喘而虚，名曰肺痹，寒热，得之醉而使内也。青，脉之至也，长而左右弹，有积气在心下支肤，名曰肝痹，得之寒湿，与疝同法，腰痛、足清、头痛。黄，脉之至也，大而虚，有积气在腹中，有厥气，名曰厥疝，女子同法，得之疾使四肢汗出当风。黑，脉之至也，上坚而大，有积气在小腹与阴，名曰肾痹，得之沐浴清水而卧。凡相五色，面黄目青，面黄目赤，面黄目白，面黄目黑，皆不死也。面青目赤，面赤目白，面青目黑，面黑目白，面赤目青，皆死也。

五脏别论篇第十一

本篇首先论述了奇恒之腑和六腑的区别，又针对五脏六腑功能特点及其对临床的启迪做了阐释，有别于其他论述五脏的篇章，故称之为“五脏别论”。

黄帝问道：我听说那些懂得方术的人对脏腑的说法是有分歧的，有人以脑髓为脏，有人以肠胃为脏，也有人认为这些都为腑，假使有人提出相反的意见，他们又都说自己对。我不知道到底谁是正确的，希望你讲讲。岐伯回答说：脑、髓、骨、脉、胆及女子胞，这六者是承地气而生的，都能贮藏阴精，像大地能藏化万物一样，所以它们的作用是藏而不泻，名为奇恒之腑。胃、大肠、小肠、三焦、膀胱，这五者是承天气而生的，它们的作用像天一样健运不息，所以泻而不藏，其受纳五脏的浊气，名为传化之腑。浊气不能久留其间，必须及时输送和排出。肛门也为五脏行使排泄作用，使水谷糟粕不能久藏体内。所说的五脏，它是贮藏精气而不泻的，所以常常精气充满，而不像肠胃那样，一时要由水谷充实。所说的六腑，它是消化、吸收、输送水谷的，而不加以贮藏，所以虽常常有水谷充实，却不能像五脏那样盛满。所以出现这种情况，是因为水谷入口以后，胃中充实，肠中空虚；食物下行，则胃中空虚，而肠中充实，所以说六腑是实而不能

原文

黄帝问曰：余闻方士，或以脑髓为脏，或以肠胃为脏，或以为腑，敢问更相反，皆自谓是，不知其道，愿闻其说。岐伯对曰：脑、髓、骨、脉、胆、女子胞，此六者，地气之所生也，皆藏于阴而象于地，故藏而不泻，名曰奇恒之腑。夫胃、大肠、小肠、三焦、膀胱，此五者，天气之所生也，其气象天，故泻而不藏，此受五脏浊气，名曰传化之府，此不能久留，输泻者也。魄门亦为五脏使，水谷不得久藏。所谓五脏者，藏精气而不泻也，故满而不能实。六腑者，传化物而不藏，故实而不能满也。所以然者，水谷入口，则胃实而肠虚；食下，则肠实而胃虚。故曰实而不满，满而不实

满。黄帝说：单独诊察寸口脉，怎么能够知道五脏的病变呢？岐伯说：胃是水谷之海，六腑的泉源，饮食物入口，储存在胃中，经过脾的运化，以充养五脏之气，气口是手太阴肺经所循环之处，而肺主朝百脉。所以五脏六腑的水谷精微，都来源于胃，而反映在寸口。因此，五气入鼻，贮藏于心肺，所以心肺有病，而鼻就会不通畅。所以治病时，必须问清患者二便情况，辨别脉的虚实，观察其精神状态及病情的表现。对迷信于鬼神的患者，无须与他谈论医学道理。对不相信针石疗效的患者，也无须与他谈论针石技巧。对不愿意接受治疗的患者，不必勉强治疗，就算勉强治疗也收不到预期的疗效。

相关知识链接 / ▼

五脏六腑的功能特点及临床启迪 文中提出五脏主藏精气，精气要输注营养全身组织器官，不仅要五脏精气盈满，还需要保持流通，不能壅滞不行，故其功能特点为“满而不能实”；六腑主传化物而不藏，指六腑对于饮食物和糟粕进行传化运输，表现为胃实、肠虚和肠实、胃虚交替进行，其不能在六腑中停滞久留，故六腑的功能特点是“实而不能满”。针对五脏六腑的功能特点，临床上对五脏的虚证，需要补益时，不能一味纯补，要配伍一些行气药物，补中寓通，防止过补而形成壅滞；对于六腑的实证，宜使用通降泻法，不使六腑满胀，从而达到治病的目的。

也。帝曰：气口何以独为五脏主？岐伯曰：胃者，水谷之海，六腑之大源也。五味入口，藏于胃，以养五脏气，气口亦太阴也。是以五脏六腑之气味，皆出于胃，变见于气口。故五气入鼻，藏于心肺，心肺有病，而鼻为之不利也。凡治病必察其上下，适其脉候，观其志意，与其病能。拘于鬼神者，不可与言至德。恶于针石者，不可与言至巧。病不许治者，病必不治，治之无功矣。

异法方宜论篇第十二

异法方宜，是指不同的治病方法，对于不同地域人群的疾病各有所适宜的。本篇论述了不同的地理环境、自然气候的差异，以及生活习惯的不同，对人体生理活动和疾病影响的不同，从而产生了不同的治疗方法和“因地制宜、因人制宜”的治疗原则，对于临床实践具有很好的指导意义。

黄帝问道：医生治疗疾病时，对于同一种疾病治法却不相同，而都能治愈，这是什么道理呢？岐伯回答说：这是由于地理环境不同的缘故。比如东方地区，是自然界万物生发之气开始的地方，盛产鱼盐，地处海滨而接近水。这里的人们多吃鱼类，并且喜欢吃咸的。人们习惯住在这里，饮食丰美。但是，鱼吃多了会使热邪积于肠中，咸的吃多了，会使血液耗伤，所以此处的居民皮肤色黑、腠理疏松，多发生痈肿病，治疗时宜用砭石。所以用砭石治疗疾病的方法，是从东方传来的。西方地区，盛产金玉而多风沙，具有自然界秋季收敛的气象。当地人多依山陵而住，多风沙，水土性质刚强。居民不穿丝棉而穿毛布，睡草席，多饮食鲜美之物，外邪不易伤害他们的形体，所发生的病多为内伤，宜用药物治疗。所以用药物治疗疾病的方法，是从西方传来的。北方地区，具有自然界冬季闭藏的气象，地势较高，气候风寒冰冽。人们喜欢随性，住在野外，吃的是牛羊乳汁，

原文

黄帝问曰：医之治病也，一病而治各不同，皆愈何也？岐伯对曰：地势使然也。故东方之域，天地之所始生也，鱼盐之地，海滨傍水，其民食鱼而嗜咸，皆安其处，美其食。鱼者使人热中，盐者胜血，故其民皆黑色疏理，其病皆为痈疡，其治宜砭石。故砭石者，亦从东方来。西方者，金玉之域，沙石之处，天地之所收引也，其民陵居而多风，水土刚强，其民不衣而褐荐，其民华食而脂肥，故邪不能伤其形体，其病生于内，其治宜毒药。故毒药者，亦从西方来。北方者，天地所闭藏之域也，其地高

易因内脏受寒而发生胀满的疾病，治疗时宜用灸焫。所以用灸焫治疗疾病的方法，是从北方传来的。南方地区，具有自然界长夏万物生长的气象，是阳气最盛的地方，地势低洼，水土薄弱，人们经常雾露聚集。居民喜欢吃酸性和腐熟的东西，所以肌肤致密而色赤，容易发生筋脉拘挛、麻木不仁等疾病，治疗时宜用微针。所以用微针治疗疾病的方法，是从南方传来的。中央地区，地势平坦而湿润，物产丰富，食物种类很多，人们生活安逸，容易发生痿厥寒热等病，治疗时宜用按摩。所以用按摩治疗疾病的方法，是从中央地区传来的。高明的医生，善于综合各种疗法，针对病情，恰当地选择相应的治法。所以治法虽然不同，但疾病都能治愈。这是因为他能够了解病情，并掌握治疗大法的缘故。

相关知识链接／

同病异治，因地制宜 同一种疾病，针对不同的人治疗方法也不相同，引申在本篇中即因为地域不同，自然气候差异，以及生活习惯的不同，同一种疾病也会有不同的治疗方法。比如东边沿海地区，人们偏嗜鱼肉和咸食，容易产生内热，出现痈肿病，宜用砭石治疗；西边沙漠地区多风沙，人们风餐露宿，多食肉类，身体强壮不易感受外邪，多因内伤而致病，宜用药物治疗；北方气候寒冷，人们容易因受寒而引起胀满病，宜用艾灸以驱寒；南方雨水多，湿气较重，人们易筋脉挛急，宜用微针针刺治疗；而中原地区，人们因生活安逸，抵抗力下降易产生痿证、厥证等不适，宜用按摩治疗。因此，高明的医生应该掌握多种治疗方法，因时、因人、因地制宜，综合治疗疾病。

陵居，风寒冰冽，其民乐野处而乳食，脏寒生满病，其治宜灸焫。故灸焫者，亦从北方来。南方者，天地所长养，阳之所盛处也，其地下，水土弱，雾露之所聚也，其民嗜酸而食胕，故其民皆致理而赤色，其病挛痹，其治宜微针。故九针者，亦从南方来。中央者，其地平以湿，天地所以生万物也众，其民食杂而不劳，故其病多痿厥寒热，其治宜导引按跻。故导引按跻者，亦从中央出也。故圣人杂合以治，各得其所宜，故治所以异而病皆愈者，得病之情，知治之大体也。

移精变气论篇第十三

移精，指转移人的精神；变气，指改变人的性情；移精变气，是指通过改变人的精神及性情能通利气血而达到祛病的目的。本篇中指出精神疗法也是治疗疾病的一种重要手段，为后世的心理疗法提供了理论基础。

黄帝问道：我听说古代人治病，只是用一种“祝由”的方法，改变患者的精气，病就可以治好。现在治病，要用药物治其内，用针石治其外，结果仍然是有的能治好，有的治不好，这是什么道理呢？岐伯回答说：古时候的人们生活简单，穴居野外，追逐生存于禽兽之间，凭借着运动来驱除寒邪，到阴凉的地方躲避暑气，心里没有眷恋思慕的牵挂，在外无奔走求官追逐名利的形役，处于安静无为的环境中，邪气是不可能深入侵犯的。所以不需要利用药物治其内、针石治其外，只要对患者用“祝由”的方法，病就可以痊愈了。现在的情况就不同了，人们心里经常为忧虑所苦，形体经常被劳累所伤，又违背四时气候的变化，虚邪贼风不断地侵袭，内则深入五脏骨髓，外则伤及孔窍肌肤。因此，小病必重，大病必死，用“祝由”方法就不能医治好了。黄帝说：讲得好。我想在遇到患者时，能够做到察其生死，决断疑惑，掌握要领，就像日月之光一样心中明了，能否讲给我听呢？岐伯说：色和脉的诊察，是上古帝王所重视、先师所传授的。上

原文

黄帝问曰：余闻古之治病，惟其移精变气，可祝由而已。今世治病，毒药治其内，针石治其外，或愈或不愈，何也？岐伯对曰：往古人居禽兽之间，动作以避寒，阴居以避暑，内无眷慕之累，外无伸宦之形，此恬淡之世，邪不能深入也。故毒药不能治其内，针石不能治其外，故可移精祝由而已。当今之世不然，忧患缘其内，苦形伤其外，又失四时之从，逆寒暑之宜，贼风数至，虚邪朝夕，内至五脏骨髓，外伤空窍肌肤，所以小病必甚，大病必死，故祝由不能已也。帝曰：善。余欲临病人，观死生，决嫌疑，欲知其要，如日月光，可得闻乎？岐伯曰：色脉者，上帝之所贵也，

古有位叫贷季的医生，他研究色脉的道理，通达神明，联系金木水火土、四时、阴阳、八风、六合，从正常的规律和异常的表现进行分析，观察它的奥妙所在，从而知道其中的要领。要想知道其要领，那就要诊察色脉。气色像太阳那样有阴晴，脉象像月亮那样有盈亏，要经常研究这些要领，并从中领悟诊病关键所在。人体气色的变化与四时的脉象是相应的，上古帝王非常重视这一道理，因为它合于神明。若能观察仔细、掌握情况，就可以远离死亡而保全生命。这样，生命就延长了，人们亦将奉称你为“圣王”。中古时候医生治疗疾病，到了疾病已发生才治疗，先服汤液十天，祛除八风和五痹的病邪。如果还不好，再用草药治疗，医生若还能掌握病情，处理得当，使邪气消散，疾病即愈。后世的医生就不同了，治疗时不能根据四时的变化，不懂得色脉与日月相应，不辨色脉的顺逆，等到疾病已经形成，才想到用微针治其外、汤液治其内，马虎的医生还认为可以用攻法，导致原来的病没治好，而又添了新的病证。黄帝说：我愿意听听有关治疗的重要道理。岐伯说：治病时最重要的是不要脱离色脉，能正确运用色脉而没有丝毫疑惑，这是治疗的大法。如果将顺逆搞错，不了解标本，如此治病，则使患者亡神；若治国，则使国家灭亡。所以医生必须去掉旧习的简陋知识，接受新的技术，才能达到上古真人的水平。黄帝说：我已听你讲过治疗的根本法则即不离色脉，这些我已知道，是否还有其他要点？岐伯说：诊治疾病的关键，可以归结为一。黄帝说：什么是一？岐伯说：这就是神，可以通过问诊得之。黄帝说：怎样问法呢？岐伯说：关闭门窗，详细询问病情，顺从患者的意志，使其毫无顾虑，尽情倾诉，观察其神气的存亡。有神气的，预后良好；无神气的，预后不良。黄帝说：讲得好。

先师之所传也。上古使僦贷季，理色脉而通神明，合之金木水火土四时八风六合，不离其常，变化相移，以观其妙，以知其要，欲知其要，则色脉是矣。色以应日，脉以应月，常求其要，则非要也。夫色之变化，以应四时之脉，此上帝之所贵，以合于神明也，所以远死而近生。生道以长，命曰圣王。中古之治病，至而治之，汤液十日，以去八风五痹之病，十日不已，治以草苏草荄之枝，本末为助，标本已得，邪气乃服。暮世之治病也则不然，治不本四时，不知日月，不审逆从，病形已成，乃欲微针治其外，汤液治其内，粗工凶凶，以为可攻，故病未已，新病复起。帝曰：愿闻要道。岐伯曰：治之要极，无失色脉，用之不惑，治之大则。逆从倒行，标本不得，亡神失国。去故就新，乃得真人。帝曰：余闻其要于夫子矣，夫子言不离色脉，此余之所知也。岐伯曰：治之极于一。帝曰：何谓一？岐伯曰：一者，因得之。帝曰：奈何？岐伯曰：闭户塞牖，系之病者，数问其情，以从其意，得神者昌，失神者亡。帝曰：善。

汤液醪醴论篇第十四

汤液醪醴，是指古代滋补和治病的两种制剂，用五谷稻米制成的米酒，其中稠厚部分称为醪醴，稀薄部分称为汤液。本篇首先提出了汤液醪醴的制作方法及作用，后阐述了标本相得的治病理论及治疗水肿病的重要原则——“开鬼门、洁净府”，为后世治疗水肿病提供了理论指导。

黄帝问道：用五谷来做汤液和醪醴，方法是如何的？岐伯说：用稻米做原料，用稻秆作燃料，因为稻米之气完备，稻秆得气坚劲。黄帝说：何以见得？岐伯说：稻米得天地之和气，生长在高下适宜的地方，所以得气最完备。在秋季时收割，所以稻秆之质坚劲。黄帝说：上古时代的医生，制成了汤液和醪醴，却备而不用，这是为什么？岐伯说：上古医生制作汤液和醪醴，是以备万一的，并不急于用它。到了中古时代，养生之道稍衰，人们身体开始虚弱，外邪乘虚侵袭而患病，但只要吃些汤液和醪醴，病也就好了。黄帝说：现在人们有了病，虽然也服了它，而病不一定好，这是什么缘故呢？岐伯说：现在有了病，必用药物治其内，以镵石、针灸治其外，其病才能痊愈。黄帝说：患者形体衰败，气血竭尽，治疗而不见效，这是什么道理？岐伯说：这是因为患者没有了神气，已不能使那些治法发挥作用了。黄帝说：什么叫神气不能使它发挥作用呢？岐伯说：针石，

原文

黄帝问曰：为五谷汤液及醪醴奈何？岐伯对曰：必以稻米，炊之稻薪，稻米者完，稻薪者坚。帝曰：何以然？岐伯曰：此得天地之和，高下之宜，故能至完；伐取得时，故能至坚也。帝曰：上古圣人作汤液醪醴，为而不用何也？岐伯曰：自古圣人之作汤液醪醴者，以为备耳，夫上古作汤液，故为而弗服也。中古之世，道德稍衰，邪气时至，服之万全。帝曰：今之世不必已，何也？岐伯曰：当今之世，必齐毒药攻其中，镵石针艾治其外也。帝曰：形弊血尽而功不立者何？岐伯曰：神不使也。帝曰：何谓神不使？岐伯曰：针石，道也。精神

仅是治疗疾病的方法。如患者神气已经散越，志意已经散乱，纵有好方法，神气不起应有的作用，那病就治不好。而现在患者已经达到精坏神去、营卫不可以再恢复的地步，这是怎样造成的呢？这是由于嗜欲太过，长期忧患，以致精气败坏、营血涩少、卫气消失，所以神气去而疾病不愈。黄帝说：病在初始的时候，固然是精微难测，但外邪必定先侵袭于皮肤。技术好的医生一看，都说病已形成，发展和预后都不好，用针石不能奏效，汤液也达不到病所。现在技术好的医生都懂得治疗的方法，遵守治病的法度，加上与患者又很亲近，声音听得到，五色看得见，但病就是治不好，这怎能说没有及时治疗呢！岐伯说：患者是本，医生是标，如果医生与患者不能很好地合作，就不能制服病邪，也就不能治愈疾病。黄帝说：有的病不是先发生于外表皮毛，而是由于五脏阳气衰竭，致水气充满于皮肤，阴精独居于内，阳气更耗于外，形体与原来的衣服不相适合，四肢肿急影响内脏，这是阴气格拒于内，而水气弛张于外，该如何进行治疗呢？岐伯说：要根据病情进行揆度衡量，加以平治，驱除体内的积水，轻微摇动患者的四肢，以流动阳气。穿温暖的衣服，然后用缪刺方法，使形体恢复原状。用发汗和利小便的方法，开汗孔，泻膀胱，使阴精得以正常运行，五脏阳气输布，郁积也得以疏通涤除，那么精气自然会产生，形体自会强盛，骨髓与肌肉相辅相成，正气也就恢复正常了。黄帝说：讲得好。

相关知识链接/

醪醴，又称米酒、酒酿，是由糯米发酵而成。常吃可以补气生血、通经活络、润肺消食。冷饮时偏于消食化积，热饮时能补气生血、驱寒祛湿、通经活络，特别适合中老年人、孕产妇和身体虚弱者食用；但阴虚火旺及有内热者要慎重服用。

不进，志意不治，故病不可愈。今精坏神去，荣卫不可复收，何者？嗜欲无穷，而忧患不止，精气败坏，荣泣卫除，故神去之而病不愈也。帝曰：夫病之始生也，极微极精，必先入结于皮肤。今良工皆称曰病成，名曰逆，则针石不能治，良药不能及也。今良工皆得其法，守其数，亲戚兄弟远近音声日闻于耳，五色日见于目，而病不愈者，亦何谓不早乎！岐伯曰：病为本，工为标，标本不得，邪气不服，此之谓也。帝曰：其有不从毫毛而生，五脏阳以竭也，津液充郭，其魄独居，精孤于内，气耗于外，形不可与衣相保，此四极急而动中，是气拒于内，而形施于外，治之奈何？岐伯曰：平治于权衡，去宛陈莝，微动四极，温衣，缪刺其处，以复其形。开鬼门，洁净府，精以时服，五阳以布，疏涤五脏，故精自生，形自盛，骨肉相保，巨气乃平。帝曰：善。

玉版论要篇第十五

玉版，指古代刻字的玉片；要篇，指重要的篇章。本篇主要讲述了运用揆度和奇恒的方法诊断正常和异常的情况，并根据病色部位及脉象来判断疾病的预后，予以相应的治疗，是望诊和脉诊的重要篇章，记录在玉版上，以供后人参考，故称为“玉版论要”。

黄帝问道：我听说揆度和奇恒的方法，运用的地方很多，而各有所指，究竟该怎样运用呢？岐伯回答说：揆度是估量疾病的浅深，而奇恒是辨别异于正常的疾病。请允许我从诊病的至理——五色和脉象的变化谈起。诊察五色和脉象，来辨别疾病的浅深常变，但道理只有一个，那就是神。人体神机是永远运转而不回折的，如果回折了，就会失去生生之机。这个道理很重要，色脉浅显易见，而其微妙却涉及神机。把它记录在玉版上，以便与《素问·玉机真脏论篇》参合应用。面容五色的变化，出现在上、下、左、右的不同部位，应分别察看它的深浅度。色浅显的，可用汤醪治之，十天可以痊愈；色显深的，必用药物治之，二十一天可以痊愈；色极深的，必用药酒治之，百天可以痊愈；面色枯槁无神，面容消瘦，病就治不好了。如脉短而气欲绝的，必死；温热病而精血极虚的，亦必死。容色见于面部上、下、左、右，应察看它的不同特点。色向上移行的为逆，向下

原文

黄帝问曰：余闻揆度奇恒，所指不同，用之奈何？岐伯对曰：揆度者，度病之浅深也。奇恒者，言奇病也。请言道之至数，五色脉变，揆度奇恒，道在于一。神转不回，回则不转，乃失其机，至数之要，迫近以微，著之玉版，命曰合《玉机》。客色见上下左右，各在其要。其色见浅者，汤液主治，十日已。其见深者，必齐主治，二十一日已。其见大深者，醪酒主治，百日已。色夭面脱，不治，百日尽已。脉短气绝死，病温虚甚死。色见上下

移的为顺；女子病色在右侧的为逆，在左侧的为顺；男子病色在左侧的为逆，在右侧的为顺。如果病色变更，倒顺为逆，那就是重阳、重阴了，重阳、重阴的预后不佳。至于阴阳相反的，应权衡其病情，采取适当的措施，使其趋于平衡，这就在于揆度和奇恒地运用了。脉来搏击于指下，是邪盛正衰之象，或为痹证，或为躄证，或为寒证，或为热证。脉见孤绝，为阳气损耗；脉见虚弱，而又兼下泄，为阴血被伤。孤脉的，预后不良；虚弱的，预后尚好。在诊脉时，运用奇恒的方法，从寸口脉来入手，如为不胜的脉象，病则为逆，预后不良；如为所胜之脉象，病则为从，预后尚好。四时、八风的相互胜复，是循环无端、终而复始的。如果四时气候失常，就不能用正常规律去推断了。这就是揆度和奇恒诊法的全部要点。

相关知识链接/

面色诊病 中医学将青、赤、黄、白、黑五色与五脏相对应，中国人的面色正常为“红黄隐隐”，若出现不正常的颜色，则提示所对应的脏腑的病变。如面露青色，多认为与肝病、气滞血瘀有关；面露赤红色，则提示心火旺盛；面露黄色，提示脾胃虚弱，水湿内盛；面露白色，提示肺气虚弱，或血虚不荣；面露黑色，为肾脏本气外显，多有肾虚等疾病，临床上需综合其他症状进一步鉴别。

左右，各在其要。上为逆，下为从。女子右为逆，左为从；男子左为逆，右为从。易，重阳死，重阴死。阴阳反作，治在权衡相夺，奇恒事也，揆度事也。搏脉痹躄，寒热之交。脉孤为消气，虚泄为夺血。孤为逆，虚为从。行奇恒之法，以太阴始。行所不胜曰逆，逆则死；行所胜曰从，从则活。八风四时之胜，终而复始，逆行一过，不复可数，论要毕矣。

诊要经终论篇第十六

诊要，指诊察疾病的要领；经终论，指十二经脉之气终绝而败坏时的证候。本篇主要围绕这两个问题进行了阐述，故篇名为“诊要经终论”。

黄帝问道：诊病的要领是什么呢？岐伯回答说：正月、二月是天气开始升发，地气开始萌动的时候，此时人气在肝；三月、四月是天气正盛，地气正在发育的时候，此时人气在脾；五月、六月是天气盛极，地气升高的时候，此时人气在头；七月、八月是阴气开始肃杀的时候，此时人气在肺；九月、十月是阴气渐盛，地气开始封藏的时候，此时人气在心；十一、十二月是冰封大地，地气密闭的时候，此时人气在肾。所以春天应刺经脉腧穴，及于分肉腠理，出血即止，病重的应久留针，候经气循环一周后出针。夏天应刺孙络的腧穴，见血即止，使邪气尽去，以手扪闭针孔，约在其经气循环一周之际，病痛之气必下行而愈。秋天应刺皮肤，顺其肌肉分理而刺，或浅或深，观察患者神色，如有转变就中止。冬天应深刺腧穴，到达分理之间，病重的可直刺深入，较轻地在左右上下散布其针，而稍宜缓下。春夏秋冬，各有相应的刺法，须根据人气所在，确定针刺的部位。春天误刺了夏天的部位，就会出现脉乱气微，邪气

原文

黄帝问曰：诊要何如？岐伯对曰：正月、二月，天气始方，地气始发，人气在肝。三月、四月，天气正方，地气定发，人气在脾。五月、六月，天气盛，地气高，人气在头。七月、八月，阴气始杀，人气在肺。九月、十月，阴气始冰，地气始闭，人气在心。十一月、十二月，冰复，地气合，人气在肾。故春刺散俞，及与分理，血出而止，甚者传气，间者环已。夏刺络俞，见血而止，尽气闭环，痛病必下。秋刺皮肤，循理，上下同法，神变而止。冬刺俞窍于分理，甚者直下，间者散下。春夏秋冬，各有所刺，法其所在。

春刺夏分，脉乱气微，入淫骨髓，病不能愈，令人不嗜食，又且少气。春

深入，浸淫于骨髓，病不能痊愈，反而使人少气不思饮食。春天误刺了秋天的部位，就会出现筋挛，气逆咳嗽，病不能痊愈，反而使人时惊时哭。春天误刺了冬天的部位，邪气深藏于内，使人胀满，病不能痊愈，反而使人多言语。夏天误刺了春天的部位，病不能痊愈，反而使人全身懈惰无力。夏天误刺了秋天的部位，病不能痊愈，反而使人不愿说话，惴惴不安，好像有人要来逮捕自己似的。夏天误刺了冬天的部位，病不能痊愈，反而使人少气，时欲发怒。秋天误刺了春天的部位，病不能痊愈，反而使人惕然不宁，想做什么事却转眼就忘了。秋天误刺了夏天的部位，病不能痊愈，反而使人嗜卧多梦。秋天误刺了冬天的部位，病不能痊愈，反而使人时常发冷。冬天误刺了春天的部位，病不能痊愈，反而使人困倦而又不得入眠，即使得眠，又像梦见了什么似的。冬天误刺了夏天的部位，病不能痊愈，反而使人脉气外泄，发为诸痹。冬天误刺了秋天的部位，病不能痊愈，反而使人常常口渴。凡在胸腹部针刺时，应该避开五脏。如中心脏顷刻就死，中脾脏五天就死，中肾脏七天就死，中肺脏五天就死，中膈膜为伤中，当时虽然病能有一定好转，但不出一年其人必死。刺胸腹时要避开五脏，需要知道针刺的逆从。所说的“从”是指膈膜与脾肾等所在之处，应避开；如不知道避开，那就是逆；刺胸腹时，应先用布条缠缚其处，然后从单布上进刺，如刺之不愈的，可以再进行针刺。针刺时，应严肃认真，刺脓肿时应摇针，如刺经脉病时就不要摇针，这是针刺的原则。

黄帝说：我希望听你讲下十二经脉气绝的情况是怎样的？岐伯回答说：太阳

刺秋分，筋挛，逆气，环为咳嗽，病不愈，令人时惊，又且哭。春刺冬分，邪气著藏，令人胀，病不愈，又且欲言语。

夏刺春分，病不愈，令人解墯。夏刺秋分，病不愈，令人心中欲无言，惕惕如人将捕之。夏刺冬分，病不愈，令人少气，时欲怒。

秋刺春分，病不已，令人惕然，欲有所为，起而忘之。秋刺夏分，病不已，令人益嗜卧，又且善梦。秋刺冬分，病不已，令人洒洒时寒。

冬刺春分，病不已，令人欲卧不能眠，眠而有见。冬刺夏分，病不愈，令人气上，发为诸痹。冬刺秋分，病不已，令人善渴。

凡刺胸腹者，必避五脏。中心者，环死；刺中肝，五日死；中脾者，五日死；中肾者，七日死；中肺者，五日死；中膈者，皆为伤中，其病虽愈，不过一岁必死。刺避五脏者，知逆从也。所谓从者，膈与脾肾之处，不知者反之。刺胸腹者，必以布憿著之，乃从单布上刺，刺之不愈复刺。刺针必肃，刺肿摇针，经刺勿摇，此刺之道也。

帝曰：愿闻十二经脉之终奈何？岐伯曰：太阳之脉，其终也，戴眼，

经脉气绝的时候，患者两目上视，目睛不能转动，身背反张，手足抽搐，面色苍白，出绝汗，绝汗一出，就要死亡了。少阳经脉气绝的时候，患者耳聋，遍身骨节松懈，两目直视如惊。此乃目系绝，目系一绝，一天半便死。临死时，面色先见青色，再由青色变为白色，就要死亡了。阳明经脉气绝的时候，患者口眼歪斜而瞤动，时常害怕，胡言乱语，面色发黄，若阳明经上下所循环的部位都出现脉动躁盛，肌肉麻木不仁时，就要死亡了。少阴经脉气绝的时候，患者面色发黑，齿长而多垢，腹部胀闭，如上下不相通，就要死亡了。太阴经脉气绝的时候，患者腹胀闭塞，呼吸困难，时常嗳气呕吐，呕则气逆，气逆就会面赤。如气不上逆，就会上下不通，不通则面色发黑，皮毛枯焦，就要死亡了。厥阴经脉气绝的时候，患者胸中发热，咽喉干燥，小便多，心烦，严重时舌卷而睾丸上缩，就要死亡了。这就是十二经脉之气终绝而败坏的情况。

相关知识链接／

诊察疾病的要领　本篇指出诊察疾病的要领在于正确掌握天、地、人三者之间的相互对应关系。具体表现在月份与四时针刺方面。如正月、二月，天气、地气都处于生发萌动的迹象，这时候人气在肝，养肝柔肝，顺应肝脏的升发，则不会生病；在春季针刺治疗疾病时要刺经脉腧穴，及于分肉腠理即可，使之出血，病重者留针时间长一些，病轻者留针时间短，候气循转一周即可；应当根据季节、月份人气所在部位不同，而针刺部位及要点不同；如果违背了要点，则会出现一系列病证。并指出了在针刺胸腹时应当避开五脏，如果不注意伤及五脏，则会出现预后不良的疾病。

反折瘈疭，其色白，绝汗乃出，出则死矣。少阳终者，耳聋，百节皆纵，目瞏绝系，绝系一日半死，其死也色先青白，乃死矣。阳明终者，口目动作，善惊妄言，色黄，其上下经盛，不仁，则终矣。少阴终者，面黑齿长而垢，腹胀闭，上下不通而终矣。太阴终者，腹胀闭不得息，善噫善呕，呕则逆，逆则面赤，不逆则上下不通，不通则面黑皮毛焦而终矣。厥阴终者，中热嗌干，善溺心烦，甚则舌卷，卵上缩而终矣。此十二经之所败也。

脉要精微论篇第十七

脉，即脉诊；要，即要领，要点；精微，指精湛微妙；脉要精微，是指脉诊的要领精湛细微，需仔细钻研才能掌握。本篇中对望、闻、问、切四诊进行了言简意赅的论述，其中以脉诊论述为主，阐释了其至精至微的内容，故称为“脉要精微论”。

黄帝问道：诊脉的方法是怎样的呢？岐伯回答说：应当在平旦的时候，诊脉为最好。因为那时阴气未被扰动，阳气尚未耗散，又未进饮食，经脉之气未亢盛，络脉之气亦调和，气血未受到扰乱，因此，可以诊察出有病的脉象。诊脉时，注意脉搏动静变化的同时，还应注意看双目的神气，面部色泽，从而辨别五脏的有余和不足，六腑的强弱，形体的盛衰。将这几方面相互参合，来判断患者的死生。

脉是血液汇聚的地方，而血的运行，依赖于气。长脉为气血流畅顺达；短脉为气血不足，故为气病；数脉为热，热则心烦；大脉表示病势进展；上部脉盛，是气逆于上；下部脉盛，是气胀于下；代脉为气衰；细脉为气少；涩脉表现为心痛；脉来混乱如泉涌，又急又坚，为病势正在加剧，且有危险；脉来似有似无，或如弓弦断绝，是死亡的象征。面部的五色，是精气的外在表现。赤色应像白绸里裹着朱砂

黄帝问曰：诊法何如？岐伯对曰：诊法常以平旦，阴气未动，阳气未散，饮食未进，经脉未盛，络脉调匀，气血未乱，故乃可诊有过之脉。切脉动静而视精明，察五色，观五脏有余不足，六腑强弱，形之盛衰，以此参伍，决死生之分。

夫脉者，血之府也，长则气治，短则气病，数则烦心，大则病进，上盛则气高，下盛则气胀，代则气衰，细则气少，涩则心痛，浑浑革至如涌泉，病进而危；弊弊绰绰其去如弦绝

一样，红润而不显露，不应像赭石那样赤而带紫，没有光泽；白色应像鹅的羽毛，白而光洁，不应像盐那样白而晦暗；青色应像苍璧的青而润泽，不应像蓝色那样青而带沉暗；黄色应像丝罗裹雄黄，黄而明亮，不应像黄土那样，枯暗无华；黑色应像重漆之色，黑而明润，不应像炭那样黑而枯暗。假如五脏精微真色显露出来，这是真气外脱的现象，那这个人的寿命也就不长了。人的眼睛，是用来观察万物，分别黑白，审察长短的。如视长为短，视白为黑，这是精气衰败之象。人体五脏，主藏精于内。如腹中甚盛，脏气壅满，气胜而喘，善伤于恐，说话声音重浊，就像从室内发出的一样，是中气失权而有湿邪的缘故。如说话声低微，重重复复，是正气被劫夺所致。如衣服不知收拾，言语错乱，不避亲疏，是神明错乱所致。脾胃不能纳藏水谷，大便失禁的，是门户不能约束的缘故。如果小便失禁，是膀胱不能闭藏。如五脏能起到守内的作用，虽病但可以生；五脏失职，病情不能挽回，人也就死了。五脏精气充足是人体强健之本。头为精明之府，如见到头部低垂，目陷无光的，为精神将要衰败。背为胸中之府，如见背弯曲而肩下垂，为胸中之气将败坏。腰为肾之府，如见腰部不能转侧摇动，是肾气将要衰竭。膝为筋之府，如见伸展困难，行动要屈身下俯，是筋将衰惫。骨为髓之府，如见不能久立，行则振摇不稳，是髓将衰惫。若五脏能够由弱转强，就可以治愈，否则就不能挽回，人也就死了。岐伯说：脉气与四时阴阳之气相反的，诸有余皆为邪气盛的表现，诸不足皆为血气消损的表现。按时令来说，脏气当旺，脉气应有余，反见不足的，是邪气胜于正气；脉气应不足，反见有余的，是正气不胜邪气，邪气盛而气血消损。这种阴阳不相应而发生的疾病名为关格。

者死。夫精明五色者，气之华也，赤欲如帛裹朱，不欲如赭；白欲如鹅羽，不欲如盐；青欲如苍璧之泽，不欲如蓝；黄欲如罗裹雄黄，不欲如黄土；黑欲如重漆色，不欲如地苍。五色精微象见矣，其寿不久也。夫精明者，所以视万物，别白黑，审短长。以长为短，以白为黑，如是则精衰矣。五脏者，中之守也，中盛脏满，气胜伤恐者，声如从室中言，是中气之湿也。言而微，终日乃复言者，此夺气也。衣被不敛，言语善恶，不避亲疏者，此神明之乱也。仓廪不藏者，是门户不要也。水泉不止者，是膀胱不藏也。得守者生，失守者死。夫五脏者，身之强也，头者精明之府，头倾视深，精神将夺矣。背者胸中之府，背曲肩随，府将坏矣。腰者肾之府，转摇不能，肾将惫矣。膝者筋之府，屈伸不能，行则偻附，筋将惫矣。骨者髓之府，不能久立，行则振掉，骨将惫矣。得强则生，失强则死。岐伯曰：反四时者，有余为精，不足为消。应太过，不足为精；应不足，有余为消。阴阳不相应，病名曰关格。

黄帝问道：脉象是怎样随四时的变化而变化的呢？怎样从脉象上知道病变的所在呢？怎样从脉诊知道疾病的变化呢？怎样知道病忽然发生在内的呢？怎样知道病忽然发生在外的呢？这五个问题，可以讲给我听吗？岐伯回答说：让我说说这五者的变化与天气运转的关系吧。万物之外，六合之内，自然界的变化，阴阳四时与之相应，如春天的暖和气候发展为夏天的暑热气候，秋天劲急之气、发展为冬天的寒杀之气，这种四时气候的变化，人体的脉象也随着它而发生变化。春脉如规之象，夏脉如矩之象，秋脉如衡之象，冬脉如权之象。所以冬至到立春的四十五天，阳气微升，阴气微降；夏至到立秋的四十五天，阴气微升，阳气微降。阴阳的升降变化，是有一定的时间和规律的，它与脉象的变化是一致的。如果两者不相应，就可以从脉象变化知道病在何脏，再根据脏气的盛衰，推算出患者的死期。这里的微妙都在脉象上，不可不细心体察。诊察脉象，有一定的要领，先从辨别阴阳开始，进一步根据五行与四时相应情况。不及用补，太过用泻，补泻之法适宜，使人体的活动与天地之阴阳取得一致。知道了天人相一的道理，就能预知死生了。所以五声与五音是相合的，五色与五行是相合的，脉象与阴阳是相合的。阴气盛，就会梦见渡大水而恐惧；阳气盛，就会梦见大火焚烧；阴阳俱盛，就会梦见互相残杀；上部盛就会梦见向上飞腾；下部盛就会梦见向下坠落；过饱后，就会梦见给人东西；过饥后，就会梦见去取东西；肝气盛，就会梦见发怒；肺气盛就会梦见哭泣；蛲虫多，就会梦见众人聚集；腹中蛔虫多，就会梦见与人打架受伤。所以诊脉是有一定的方法和要求的，只有虚心静气，才能保证诊断的准确。春天的脉浮在外，好像鱼

帝曰：脉其四时动奈何？知病之所在奈何？知病之所变奈何？知病乍在内奈何？知病乍在外奈何？请问此五者，可得闻乎？岐伯曰：请言其与天运转大也。万物之外，六合之内，天地之变，阴阳之应，彼春之暖，为夏之暑，彼秋之忿，为冬之怒，四变之动，脉与之上下，以春应中规，夏应中矩，秋应中衡，冬应中权。是故冬至四十五日，阳气微上，阴气微下；夏至四十五日，阴气微上，阳气微下。阴阳有时，与脉为期，期而相失，知脉所分，分之有期，故知死时。微妙在脉，不可不察，察之有纪，从阴阳始，始之有经，从五行生，生之有度，四时为宜，补泻勿失，与天地如一，得一之情，以知死生。是故声合五音，色合五行，脉合阴阳。是知阴盛则梦涉大水恐惧，阳盛则梦大火燔灼，阴阳俱盛则梦相杀毁伤；上盛则梦飞，下盛则梦堕；甚饱则梦予，甚饥则梦取；肝气盛则梦怒，肺气盛则梦哭；短虫多则梦聚众，长虫多则梦相击毁伤。是故持脉有道，虚静为保。

游于水波；夏天的脉在皮肤，泛泛然充满于指下，就像夏天万物生长茂盛；秋天的脉处于皮肤之下，就像蛰虫将要伏藏；冬天的脉沉在骨，像蛰虫密藏不出。所以说，要知道内脏的情况，可以从脉象上诊辨得知；要想知道外部经气的情况，可以沿脉循行的经络上诊察而知其始终。这六者，是诊脉的大法。心脉搏坚而长，当病舌卷而言语不利；其脉软而散的，当病消渴。肺脉搏坚而长，当病唾血；其脉软而散，当病汗出如洗，不能再用发散的方法治疗。肝脉搏坚而长，但面色不青，当病跌伤或击伤，因其瘀血在胁下，使人发喘；其脉软而散，加上面色反鲜泽的，当病溢饮，溢饮是由于口渴暴饮，以致水气流入肌肉皮肤之间、肠胃之外而引起。胃脉搏坚而长，面色发赤，当病髀痛如折；其脉软而散，当病食痹。脾脉搏坚而长，面色发黄，当病少气；其脉软而散，面色不泽，当病足胫水肿。肾脉搏坚而长，面色黄而且赤，当病腰痛如折；其脉软而散，当病精血虚少，使身体不能恢复。

黄帝问道：诊得心脉劲急是什么病？临床表现是怎样的呢？岐伯说：这种病叫做心疝，少腹部位有块状出现。黄帝问：这是什么道理？岐伯说：心为阳脏，与小肠相表里，小肠位于少腹中，所以少腹有块状物出现。黄帝问：诊得胃脉有病，它的症状怎样的呢？岐伯说：胃脉实，将出现腹胀满；胃脉虚，将出现泄泻。黄帝问：疾病的成因及其变化怎样？岐伯说：因于风邪，

相关知识链接/

为何诊法常以平旦 因为平旦（晨起）人初醒，未进饮食，此时阴阳和顺、气血调和，此时切脉，最能反映脉象的真实情况。切脉的时候，要在一个安静的环境下，不仅患者要平静祥和，排除饮食、运动等对脉象的影响，医生也要心态安静平和，才能诊察疾病的真实情况。

春日浮，如鱼之游在波；夏日在肤，泛泛乎万物有余；秋日下肤，蛰虫将去；冬日在骨，蛰虫周密，君子居室。故曰：知内者按而纪之，知外者终而始之。此六者，持脉之大法。心脉搏坚而长，当病舌卷不能言；其耎而散者，当消渴自已。肺脉搏坚而长，当病唾血；其耎而散者，当病灌汗，至令不复散发也。肝脉搏坚而长，色不青，当病坠若搏，因血在胁下，令人喘逆；其耎而散，色泽者，当病溢饮，溢饮者渴暴多饮，而易入肌皮肠胃之外也。胃脉搏坚而长，其色赤，当病折髀；其耎而散者，当病食痹。脾脉搏坚而长，其色黄，当病少气；其耎而散，色不泽者，当病足骱肿，若水状也。肾脉搏坚而长，其色黄而赤者，当病折腰；其耎而散者，当病少血，至令不复也。

帝曰：诊得心脉而急，此为何病？病形何如？岐伯曰：病名心疝，少腹当有形也。帝曰：何以言之？岐伯曰：心为牡脏，小肠为之使，故曰少腹当有形也。帝曰：诊得胃脉，病形何如？岐伯曰：胃脉实则胀，虚则泄。帝曰：病成而变何谓？岐伯曰：

就会变为寒热；因于热邪，则变为消中；因于气逆不已，就会变成巅疾；因于久风入中，则变为飧泄；风寒客于脉，留而不去，则成为疠风。疾病变化多端，是不能数清的。黄帝说：各种痈肿、筋挛、骨痛，是怎样产生的？岐伯说：这是由于寒气所聚、风邪侵袭而形成的。黄帝说：怎样治疗呢？岐伯说：这些都是四时之邪所引起的病，根据五行相胜的规律确定治则去治疗就会痊愈。

黄帝说：有旧病，又有五脏新感邪气而得的新病，都会影响到色脉，怎样区别它是新病还是旧病呢？岐伯说：您问得很详细呀！如脉虽小，而色不失于正常的，是为新病；如脉不失于正常，而色已失于正常的，是为久病；如脉色俱失于正常的，是为久病；如脉色俱不失于正常的，是为新病。如肝脉、肾脉并至，面见色苍赤的，是由于击伤所致，不见血的也好，见血的也好，形体必肿，好像水肿一样，成为瘀血肿胀。尺部的脉两旁以候季胁，尺外候肾，尺内候腹。关部脉，左外候肝，内候膈；右外候胃，内候脾。寸部脉，右外候肺，内候胸中；左外候心，内候膻中。前候前，后候后，上竟上，以候胸和喉部之疾病；下竟下，以候少腹、腰、股、膝、胫、足的疾病。脉象洪大的，是阴不足而阳有余，见于热中之病。脉来急疾而去徐缓，是上实而下虚，见于厥逆和癫仆等病。脉来徐缓而去急疾，是上虚而下实，见于疠风。患这种病，是因为阳虚而卫外失常，所以才感受邪气而发病。如脉沉细数的，是足少阴经厥逆之病。如脉细数散的，是寒热之

相关知识链接/

脉应四时的规律 春应中规，指春天的脉象应像圆规一样圆滑流畅，而脉位表浅；夏应中矩，指夏天脉象应洪大有力；秋应中衡，如蛰虫将去，指秋天脉象轻涩，并渐而下沉；冬应中权，指冬天脉象沉伏，如秤砣下沉、蛰虫冬眠。

风成为寒热，瘅成为消中，厥成为巅疾，久风为飧泄，脉风成为疠，病之变化，不可胜数。帝曰：诸痈肿筋挛骨痛，此皆安生？岐伯曰：此寒气之肿，八风之变也。帝曰：治之奈何？岐伯曰：此四时之病，以其胜治之愈也。

帝曰：有故病五脏发动，因伤脉色，各何以知其久暴至之病乎？岐伯曰：悉乎哉问也！征其脉小色不夺者，新病也；征其脉不夺其色夺者，此久病也；征其脉与五色俱夺者，此久病也；征其脉与五色俱不夺者，新病也。肝与肾脉并至，其色苍赤，当病毁伤不见血，已见血，湿若中水也。尺内两傍则季胁也，尺外以候肾，尺里以候腹。中附上，左外以候肝，内以候膈；右外以候胃，内以候脾。上附上，右外以候肺，内以候胸中；左外以候心，内以候膻中。前以候前，后以候后。上竟上者，胸喉中事也；下竟下者，少腹腰股膝胫足中事也。粗大者，阴不足阳有余，为热中也。来疾去徐，上实下虚，为厥巅疾；来徐去疾，上虚下实，为恶风也。故中恶风者，阳气受也。有脉俱沉细数者，少阴厥也；沉细数散者，寒热也；浮而散者为眴

病。如脉浮而散的，为眩晕仆倒之病。如脉浮而不躁的，其病在阳分，为发热之病，病在足三阳经；如脉浮而躁急的，其病在手三阳经。脉细而沉的，其病在阴分，发为骨节疼痛，病在手三阴经。如脉沉细而静的，其病在足三阴经。数脉有间歇的，其病在阳分，可伴见溏泄及大便脓血的症状。诊得各种有过之脉，如见涩象，是阳气有余；滑象，是阴气有余。阳气有余就会身热无汗，阴气有余就会恶寒发汗，阴阳有余就会无汗恶寒。如推脉向外，而脉气内而不外的，是由于有了心腹邪气积聚在内的原因；推脉向内，而脉气又外而不内的，是由于身体有外热之病的缘故。推求上部，脉只见于上，而下部弱，故出现腰足清冷之症。推求下部，脉只见于下，而上部虚，故出现头项疼痛之症。重按至骨，而脉少的，是生阳之气不足，故出现腰脊痛有寒痹的病。

仆。诸浮不躁者皆在阳，则为热；其有躁者在手。诸细而沉者皆在阴，则为骨痛；其有静者在足。数动一代者，病在阳之脉也，泄及便脓血。诸过者切之，涩者阳气有余也，滑者阴气有余也。阳气有余则身热无汗，阴气有余则多汗身寒，阴阳有余则无汗而寒。推而外之，内而不外，有心腹积也。推而内之，外而不内，身有热也。推而上下，上而不下，腰足清也。推而下之，下而不上，头项痛也。按之至骨，脉气少者，腰脊痛而身有痹也。

平人气象论篇第十八

平人，阴阳平和之人，指健康人；气象，脉所反映出来的征象。本篇主要介绍了平人的脉象表现，强调平脉为有胃气之脉，并交代以平人气息来测算患者的脉率的诊脉原理，进而论述了四时五脏的平脉、病脉、死脉的脉象及虚里切诊意义。

黄帝问道：正常人的脉象是怎样的？岐伯回答说：正常人的脉象，是人一呼脉跳动两次，一吸脉也跳动两次，呼吸之余，是为定息，有时一呼一吸脉跳动五次，是因为有时呼吸较长以致脉跳数次的缘故，这就是平人的脉象。所谓平人，就是没有病的人。诊脉的法则，应以平人的呼吸来调候患者的脉息，医生是无病的人，所以调匀呼吸以候患者的脉搏至数，如一呼一吸，脉各跳动一次，是正气衰少；如一呼一吸，脉各跳动三次而急躁，尺部皮肤发热，这是温病的表现。如尺肤不热，脉滑的，乃为风病；脉涩的，是为痹证。人一呼一吸，脉跳动各四次以上，是为死脉；脉气断绝不至，亦是死脉；脉忽快忽慢的，为气血已乱，亦是死脉。人的脉气来源于胃，胃气就是正常人脉息的正常之气，脉息无胃气者，为逆象，出现逆象的，是可以致死的。春天有胃气的脉应该是弦而柔和的微弦脉，叫做平脉。如弦多胃少，主肝有病；只弦而无胃气的，主死；虽有胃气，而兼见毛脉，是春见秋脉，

原文

黄帝问曰：平人何如？岐伯对曰：人一呼脉再动，一吸脉亦再动，呼吸定息脉五动，闰以太息，命曰平人。平人者，不病也。常以不病调病人，医不病，故为病人平息以调之为法。人一呼脉一动，一吸脉一动，曰少气。人一呼脉三动，一吸脉三动而躁，尺热曰病温，尺不热脉滑曰病风，脉涩曰痹。人一呼脉四动以上曰死，脉绝不至曰死，乍疏乍数曰死。平人之常气禀于胃，胃者平人之常气也，人无胃气曰逆，逆者死。春胃微弦曰平，弦多胃少曰肝病，但弦无胃曰死，胃而有毛曰秋病，毛甚曰今病。脏真散于肝，肝藏筋膜之气也。夏

预测到秋天就要生病；如毛脉太甚，就会立即发病。春天脏真之气散于肝，肝主藏筋膜之气。夏天有胃气的脉应该是钩而柔和的微钩脉，叫做平脉。如钩多胃少，主心有病；只钩而无胃气的，主死；虽有胃气，而兼见石脉，是夏见冬脉，预测到冬天就要生病；如石脉太甚，就会立即发病。夏天脏真之气通于心，心主藏血脉之气。长夏有胃气的脉应该是微软弱的脉，叫做平脉。如弱多胃少，主脾有病；只弱而无胃气的，主死；虽有胃气，而兼见沉石，是长夏见冬脉，预测到冬天就要发病；如弱甚，就会立即发病。长夏脏真之气濡润于脾，脾主藏肌肉之气。秋天有胃气的脉应该是微毛而柔和的脉，叫做平脉。如毛多胃少，主肺脏有病；如只毛而无胃气的，主死；如虽有胃气而兼见弦脉，是秋见春脉，预测到春天就要发病；如弦太甚，就会立即发病。秋天脏真之气藏于肺，肺藏皮毛之气。冬天有胃气的脉应该是沉石而柔和的微石脉，叫做平脉。如石多胃少，主肾有病；如只石无胃气的，主死；虽有胃气而兼见钩象，预测到夏天就要生病；如钩太甚，就会立即发病。冬天脏真之气下藏于肾，肾藏骨髓之气。胃经的大络，叫做虚里。其络出于左乳下，贯膈上络于肺，其脉搏动时可以用手感觉到，这是脉的宗气。若跳动甚剧，并且极快，这是病在膻中的征象。若见跳动时止，位置横逆的，主有积病；若绝而不至，就要死亡。如若虚里跳动甚剧而外见于衣，这是宗气失藏而外泄的征象。

切脉要知道寸口脉的太过和不及。寸口脉应指而短，主头痛。寸口脉应指而长，主足胫痛。寸口脉应指急促而有力，上搏指下，主肩背痛。寸口脉沉而硬，主病在内。寸口脉浮而盛大，主病在外。寸口脉沉而弱，主寒热及疝瘕少腹

胃微钩曰平，钩多胃少曰心病，但钩无胃曰死，胃而有石曰冬病，石甚曰今病。脏真通于心，心藏血脉之气也。长夏胃微耎弱曰平，弱多胃少曰脾病，但代无胃曰死，耎弱有石曰冬病，弱甚曰今病。脏真濡于脾，脾藏肌肉之气也。秋胃微毛曰平，毛多胃少曰肺病，但毛无胃曰死，毛而有弦曰春病，弦甚曰今病。脏真高于肺，以行荣卫阴阳也。冬胃微石曰平，石多胃少曰肾病，但石无胃曰死，石而有钩曰夏病，钩甚曰今病。脏真下于肾，肾藏骨髓之气也。胃之大络，名曰虚里，贯膈络肺，出于左乳下，其动应衣，脉宗气也。盛喘数绝者，则病在中；结而横，有积矣；绝不至曰死。乳之下其动应衣，宗气泄也。

欲知寸口太过与不及，寸口之脉中手短者，曰头痛。寸口脉中手长者，曰足胫痛。寸口脉中手促上击者，曰肩背痛。寸口脉沉而坚者，曰病在中。寸口脉浮而盛者，曰病在外。寸口脉沉而弱，曰寒热及疝瘕少腹痛。寸口

痛。寸口脉沉而横斜，主胁下有积病，或腹中横积而疼痛。寸口脉沉而急促，主病寒热。脉盛滑而坚，主病在外。脉小实而坚，主病在内。脉小弱而涩，主久病。脉浮滑而疾，主新病。脉来紧急，主疝瘕少腹疼痛。脉来滑利，主风病。脉来涩滞，主痹证。脉来缓而滑，主病热中。脉来盛而紧，主胀病。脉与病之阴阳相顺，为易愈；脉与病之阴阳相逆，为难愈。脉与四时相应为顺，即使患病，亦无其他危险；若脉与四时相反，则病是难以痊愈的。臂多青脉，为脱血，尺肤缓而脉来涩，主倦怠乏力，喜卧。尺肤热而脉盛大，主脱血。尺肤涩而脉来滑，主病多汗。尺肤寒而脉来细，主病泄泻。脉见粗大而尺肤常热的，为热中。肝的真脏脉出现，至庚辛日死；心的真脏脉出现，至壬癸日死；脾的真脏脉出现，至甲乙日死；肺的真脏脉出现，至丙丁日死；肾的真脏脉出现，至戊己日死。这就是真脏脉出现后死亡的日期。颈部脉搏动甚，并有喘咳，为水病。眼泡水肿如卧蚕之状，也是水病。小便色黄赤，喜卧，是黄疸病。食后仍觉得饥饿，是胃疸病。面部水肿的，为风病。足胫肿的，为水肿病。目黄染的，是黄疸。妇女手少阴脉动甚的，是怀孕的征象。脉有不顺四时的，即当其时而不出现主脏的脉形，却反见他脏之脉，如春夏见脉沉涩、秋冬见脉浮大，这些都是与四时相反的脉象。风热病，反见脉静；泄利脱血，反见脉实；病在内，反见脉虚；病在外，反见脉涩坚，都是难治之病，称之为反四时。人的生

相关知识链接/

“虚里”切诊意义 虚里，十六络脉之一，为胃之大络，在左乳下心尖搏动之处，是宗气所发之处。宗气为胃中水谷之气结合吸入的清气而成，宗气的盛衰间接反映了胃气的强弱。因此，触按虚里，观察其搏动的强弱和节律，可以了解宗气的盛衰，判断疾病的预后。

脉沉而横，曰胁下有积，腹中有横积痛。寸口脉沉而喘，曰寒热。脉盛滑坚者，曰病在外。脉小实而坚者，曰病在内。脉小弱以涩，谓之久病。脉滑浮而疾者，谓之新病。脉急者，曰疝瘕少腹痛。脉滑曰风。脉涩曰痹。缓而滑曰热中。盛而紧曰胀。脉从阴阳，病易已；脉逆阴阳，病难已。脉得四时之顺，曰病无他；脉反四时及不间脏，曰难已。臂多青脉，曰脱血。尺缓脉涩，谓之解㑊安卧。尺热脉盛，谓之脱血。尺涩脉滑，谓之多汗。尺寒脉细，谓之后泄。脉尺粗常热者，谓之热中。肝见庚辛死，心见壬癸死，脾见甲乙死，肺见丙丁死，肾见戊己死，是谓真脏见皆死。颈脉动喘疾咳，曰水。目裹微肿如卧蚕起之状，曰水。溺黄赤安卧者，黄疸。已食如饥者，胃疸。面肿曰风。足胫肿曰水。目黄者曰黄疸。妇人手少阴脉动甚者，妊子也。脉有逆从四时，未有脏形，春夏而脉沉涩，秋冬而脉浮大，命曰逆四时也。风热而脉静，泄而脱血脉安，病在中脉虚，病在外脉涩坚者，皆难治，

命以水谷为本，若水谷断绝，人就要死亡。脉没有胃气，人亦是要死亡的。所谓的无胃气，就是仅见真脏脉，而不见柔和的胃气脉。所说的不得胃气的脉，就是肝脉不见微弦脉、肾脉不见微石脉等。太阳脉来洪大而长；少阳脉来乍数、乍疏、乍短、乍长；阳明脉来浮大而短。

正常的心脉来时，像一颗颗珠子，连续不断地流转，如抚摩圆滑的琅玕，这就是心的平脉。夏天时以胃气为本。若脉来时，喘喘促促，带有微曲之象，这是心的病脉。将死的心脉来时，前曲后直，如摸到带钩一样，全无和缓之意，这是心的死脉。肺脉来时，轻浮虚软，如落榆荚，这是肺的平脉。秋天时以胃气为本。若脉来时，不上不下，如抚摩鸡毛，这是肺的病脉。将死的肺脉来时，如物浮在水上，风吹动毛羽般，飘忽不定，散动无根，这是肺的死脉。肝脉来时，如长竿之末梢一样柔软摆动，这是肝的平脉。春天时以胃气为本。若脉来弦长硬满而滑利，如以手摸长竿一样的长而不软，这是肝的病脉。将死的肝脉来时，急而有劲，像拉新弓弦似的，这是肝的死脉。脾脉来时，和柔相济，像鸡爪落地一样，这是脾的平脉。长夏时以胃气为本。若脉来时，充实硬满而急数，如鸡举起爪子一样急疾，这是脾的病脉。将死的脾脉来时，如乌之嘴、鸟的爪那样坚硬，如屋之漏水点滴而下，如水流之速，这是脾的死脉。肾脉来时，喘喘累累，速而圆滑，有如心之钩脉，按之坚实，这是肾的平脉。冬天时以胃气为本。若脉来时，如牵引葛藤，愈按愈坚硬，这是肾的病脉。将死的肾脉来时，像解索一般，数而散乱，又像弹石一样坚硬，这是肾的死脉。

命曰反四时也。人以水谷为本，故人绝水谷则死，脉无胃气亦死。所谓无胃气者，但得真脏脉，不得胃气也。所谓脉不得胃气者，肝不弦、肾不石也。太阳脉至，洪大以长；少阳脉至，乍数乍疏，乍短乍长；阳明脉至，浮大而短。

夫平心脉来，累累如连珠，如循琅玕，曰心平，夏以胃气为本。病心脉来，喘喘连属，其中微曲，曰心病。死心脉来，前曲后居，如操带钩，曰心死。平肺脉来，厌厌聂聂，如落榆荚，曰肺平，秋以胃气为本。病肺脉来，不上不下，如循鸡羽，曰肺病。死肺脉来，如物之浮，如风吹毛，曰肺死。平肝脉来，耎弱招招，如揭长竿末梢，曰肝平，春以胃气为本。病肝脉来，盈实而滑，如循长竿，曰肝病。死肝脉来，急益劲，如新张弓弦，曰肝死。平脾脉来，和柔相离，如鸡践地，曰脾平，长夏以胃气为本。病脾脉来，实而盈数，如鸡举足，曰脾病。死脾脉来，锐坚如乌之喙，如鸟之距，如屋之漏，如水之流，曰脾死。平肾脉来，喘喘累累如钩，按之而坚，曰肾平，冬以胃气为本。病肾脉来，如引葛，按之益坚，曰肾病。死肾脉来，发如夺索，辟辟如弹石，曰肾死。

玉机真脏论篇第十九

玉机，指用玉石做的观测天象的仪器。研究真脏之气时，就像用玉机研究天象一样，需要认真仔细，故称“玉机真脏论”。本篇首先论述了四时五脏正常脉象的特点，以及太过与不及的脉象意义；其次，描述了五脏之气传变规律，真脏脉的具体表现及预后意义；最后，提出了“五实”“五虚”，并认为有胃气者则生，对于指导临床有重要的意义。

黄帝问道：春天脉象如弦，怎样的才算弦呢？岐伯回答说：春脉主应肝脏，属东方之木，春天是万物开始生长的季节，因此，脉气来时软弱轻虚而滑，端直而长，所以叫做弦。与此相反的脉象，就是病脉。黄帝问：怎样才称为反呢？岐伯回答说：脉气来时，实而且弦，这叫做太过，主病在外；脉气来时，不实而且微弱，这叫做不及，主病在内。黄帝说：春脉的太过与不及，其病变是怎样的呢？岐伯答：太过的，使人健忘，精神恍惚，头昏而两目视物旋转而发生巅顶疾病；不及的，使人胸痛引背，并且两胁胀满。黄帝说：讲得好。夏天的脉象如钩，怎样的才算钩呢？岐伯回答说：夏脉主应心脏，属南方之火，是万物生长茂盛的季节，因此，脉气来时充盛、去时轻微，犹如钩之形象，所以叫做钩。与此相反的脉象，就是病脉。黄帝问：怎样才称为反呢？岐伯说：脉气来时盛，去时

原文

黄帝问曰：春脉如弦，何如而弦？岐伯对曰：春脉者肝也，东方木也，万物之所以始生也，故其气来，耎弱轻虚而滑，端直以长，故曰弦，反此者病。帝曰：何如而反？岐伯曰：其气来实而强，此谓太过，病在外；其气来不实而微，此谓不及，病在中。帝曰：春脉太过与不及，其病皆何如？岐伯曰：太过则令人善怒，忽忽眩冒而巅疾；其不及则令人胸痛引背，下则两胁胠满。帝曰：善。夏脉如钩，何如而钩？岐伯曰：夏脉者心也，南方火也，万物之所以盛长也，故其气来盛去衰，故曰钩，反此者病。帝曰：何如而反？岐伯曰：其气来盛去亦盛，此谓太过，病在外；其气来

亦盛，这叫做太过，主病在外；脉气来时不盛，去时反盛，这叫做不及，主病在内。黄帝说：夏脉的太过与不及，其病变是怎样的呢？岐伯说：太过的，使人身体发热，肌肤痛，邪浸淫成疮；不及的，使人心烦，在上部发生咳嗽吐痰，在下部发生矢气下泄。黄帝说：讲得好。秋天脉象如浮，怎样的才算浮呢？岐伯回答说：秋脉主应肺脏，属西方之金，秋天是万物收成的季节，因此，脉气来时轻虚而浮，来急去散，所以叫做浮。与此相反的脉象，就是病脉。黄帝说：怎样才称为反呢？岐伯说：脉气来时浮软而中央坚，两旁虚，这叫做太过，主病在外；其脉气来时浮软而微，这叫做不及，主病在内。黄帝说：秋脉的太过与不及，其病变是怎样的呢？岐伯说：太过的，使人气上逆而背痛，心情郁闷而不舒畅；不及的，使人气喘，在上部会发生气逆出血，在下部可以听到喘息的声音。黄帝说：讲得好。冬天的脉象如营，怎样的才算营呢？岐伯说：冬脉主应肾脏，属北方之水，是万物闭藏的季节，因此，脉气来时沉而搏手，所以叫做营。与此相反的脉象，就是病脉。黄帝说：怎样才称为反呢？岐伯说：脉气来时如弹石击手一样，这叫做太过，主病在外；脉气来时虚数，这叫做不及，主病在内。黄帝说：冬脉的太过与不及，其病变是怎样的呢？岐伯说：太过的，使人懈怠，脊骨疼痛，气短而懒于言语；不及的，使人心中虚空，如有饥饿感，季胁下空软部位清冷，脊骨疼痛，少腹胀满，小便变黄。黄帝说：讲得好。

相关知识链接／

五行中脾脏属土居中，脾胃为后天之本，可以运化水谷精微，一部分通过脾的升清作用，上输心肺，化生气血，再通过肺布散全身；另一部分脾可直接散精于其余四脏，以营养脏腑组织，故称之为“脾脉者土也，孤脏，以灌四傍者也。”

不盛去反盛，此谓不及，病在中。帝曰：夏脉太过与不及，其病皆何如？岐伯曰：太过则令人身热而肤痛，为浸淫；其不及则令人烦心，上见咳唾，下为气泄。帝曰：善。秋脉如浮，何如而浮？岐伯曰：秋脉者肺也，西方金也，万物之所以收成也，故其气来，轻虚以浮，来急去散，故曰浮，反此者病。帝曰：何如而反？岐伯曰：其气来，毛而中央坚，两傍虚，此谓太过，病在外；其气来，毛而微，此谓不及，病在中。帝曰：秋脉太过与不及，其病皆何如？岐伯曰：太过则令人逆气而背痛，愠愠然；其不及则令人喘，呼吸少气而咳，上气见血，下闻病音。帝曰：善。冬脉如营，何如而营？岐伯曰：冬脉者肾也，北方水也，万物之所以合藏也，故其气来沉以搏，故曰营，反此者病。帝曰：何如而反？岐伯曰：其气来如弹石者，此谓太过，病在外；其去如数者，此谓不及，病在中。帝曰：冬脉太过与不及，其病皆何如？岐伯曰：太过则令人解㑊，脊脉痛而少气不欲言；其不及则令人心悬如病饥，眇中清，脊中痛，少腹满，小便变赤黄。帝曰：善。

黄帝说：四时的脉象，有逆有从，其变化各异，独未论及脾脉，究竟脾脉主何时令？岐伯说：脾脉属土，居于中央，为孤脏，可滋养四旁的其他脏腑。黄帝说：那么脾脉的正常与否，可以看得出来吗？岐伯说：正常的脾脉不可能见到，但有病的脾脉是可以见到的。黄帝说：脾脏的病脉是怎样的呢？岐伯说：脉来时如水的流动，这叫做太过，主病在外；脉来时尖锐如鸟之喙，这叫做不及，主病在内。黄帝说：你说脾为孤脏，位居中央属土，滋润四旁之脏，它的太过与不及，各发生怎样的病变呢？岐伯回答说：太过使人四肢不能举动；不及使人九窍不通，名曰“重强”。黄帝惊异地站起来，敬个礼说：讲得好。我知道了诊脉的要领，这是天下最重要的道理。五色和五脉的变化，测度正常和异常，总的道理归结于一个“神”字。神的功用运转不息，向前而不能回却，倘若回却而不运转，就失掉了它的生机。极其重要的道理，往往迹象不显而尽于微妙，把它记录在玉版上面，藏在重要的地方，每天早晨，拿出来阅读，就把它叫做“玉机”吧。

五脏所受的病气是来源于其所生的脏器，传于所胜的脏器，留止于生我的脏器，死于我所不胜的脏器。当病到将死的时候，必先传到克我的脏，患者才会死亡。这是病气的逆传，所以会死亡。肝受病气于心，又传行于脾，病气留止于肾，传至肺而死。心受病气于脾，又传行于肺，病气留止于肝，传至肾而死。脾受病气于肺，又传行于肾，病气留止于心，传至肝而死。肺受病气于肾，又传行于肝，病气留止于脾，传至心而死。肾受病气于肝，又传行于心，病气留止于肺，传至脾而死。这都是病气逆行的情况。以一日一夜划分为五个阶段，分属五脏，就可以推测

帝曰：四时之序，逆从之变异也，然脾脉独何主？岐伯曰：脾脉者土也，孤脏，以灌四傍者也。帝曰：然则脾善恶，可得见之乎？岐伯曰：善者不可得见，恶者可见。帝曰：恶者何如可见？岐伯曰：其来如水之流者，此谓太过，病在外；如鸟之喙者，此谓不及，病在中。帝曰：夫子言脾为孤脏，中央土以灌四傍，其太过与不及，其病皆何如？岐伯曰：太过，则令人四肢不举；其不及，则令人九窍不通，名曰重强。帝瞿然而起，再拜而稽首曰：善。吾得脉之大要，天下至数，五色脉变，揆度奇恒，道在于一，神转不回，回则不转，乃失其机，至数之要，迫近以微，著之玉版，藏之脏腑，每旦读之，名曰《玉机》。

五脏受气于其所生，传之于其所胜，气舍于其所生，死于其所不胜。病之且死，必先传行，至其所不胜，病乃死。此言气之逆行也，故死。肝受气于心，传之于脾，气舍于肾，至肺而死。心受气于脾，传之于肺，气舍于肝，至肾而死。脾受气于肺，传之于肾，气舍于心，至肝而死。肺受气于肾，传之于肝，气舍于脾，至心而死。肾受气于肝，传之于心，气舍

死亡的时间了。黄帝说：五脏是相通的，病气的转移有一定的次序。五脏有病，就会传给各自所胜的脏器。若不及时治疗，经过三个月或六个月，或者经过三天或六天，就会传遍五脏而死亡，这是顺传的规律。所以说，辨别三阳，就可以知道病邪从何而来；辨别三阴，就可以知道死生的日期。这就是说，知道它至其所不胜而死。所以说，风邪是百病之长。风寒侵袭人体，使人毫毛竖立，皮肤闭塞而发热的时候，可用汗法发散；风寒入于经络发生麻木不仁及肿痛的时候，可用汤熨及火罐、艾灸、针刺等方法治疗。如不及时治疗，病邪内传于肺，叫做肺痹，出现咳嗽上气的症状。如还不及时治疗，肺病就会传行于肝，名曰肝痹，又叫做厥，发生胁痛、不欲食等症状；这个时候，可用按摩或针刺等方法治疗。如再不及时治疗，肝病传于脾，病名为脾风，发生黄疸、腹中热、心烦、小便黄等症状；这个时候，可用按摩、药物、汤浴等方法治疗。如再不及时治疗，脾病传至于肾，病名为疝瘕，发生少腹烦热疼痛、小便色白而混浊等症状，又叫做蛊病；这个时候，可用按摩、药物等方法治疗。如再不及时治疗，肾病传至于心，发生筋脉拘急掣引，又名瘛病；这个时候，可用针灸、药物等方法治疗。如再不及时治疗，十日之后，要死亡。如肾病传心，心又反传于肺，发为寒热，三年即死。这是疾病传行的一般次序。假如骤然发病的，就不必根据这个传变的次序治疗。有的虽然移传，却不按照一定的次序。有些病不按这个次序传变的，如

相关知识链接/

风者百病之长也 风包含外风和内风两个方面。外风是指外感风邪的致病因素，风为阳邪，善行而数变。内风是一个病机概念，主要是指体内气血阴阳失调、阳气亢盛的状态，如肝阳化风、热极生风、阴虚风动等。

于肺，至脾而死。此皆逆死也。一日一夜五分之，此所以占死生之早暮也。黄帝曰：五脏相通，移皆有次，五脏有病，则各传其所胜。不治，若三月若六月，若三日若六日，传五脏而当死。是顺传所胜之次。故曰：别于阳者，知病从来；别于阴者，知死生之期。言知至其所困而死。是故风者百病之长也，今风寒客于人，使人毫毛毕直，皮肤闭而为热，当是之时，可汗而发之；或痹不仁肿痛，当是之时，可汤熨及火灸刺而去之。弗治，病入舍于肺，名曰肺痹，发咳上气。弗治，肺即传而行之肝，病名曰肝痹，一名曰厥，胁痛出食，当是之时，可按若刺耳。弗治，肝传之脾，病名曰脾风，发瘅，腹中热，烦心出黄，当此之时，可按可药可浴。弗治，脾传之肾，病名曰疝瘕，少腹冤热而痛，出白，一名曰蛊，当此之时，可按可药。弗治，肾传之心，病筋脉相引而急，病名曰瘛，当此之时，可灸可药。弗治，满十日，法当死。肾因传之心，心即复反传而行之肺，发寒热，法当三岁死，此病之次也。然其卒发者，不必治于传，或其传化有不以次。不以次入者，

忧、恐、悲、喜、怒之病，病邪就不能依照这个次序相传，所以使人患大病。因大喜伤心而心虚，肾气相乘；大怒伤肝，肝气乘脾；悲则伤肺，肺气乘肝；恐则伤肾，脾气乘肾；忧则伤肺，心气乘肺。这就是不按五脏次序传变的道理。病有五种，及其传变，就有五五二十五变。所说的传化，是相乘的意思。

若见大骨枯槁，大肉瘦削，胸中气满，喘息不安，呼吸时身体动摇，则预计六个月就会死亡。见了真脏脉，就可以预知死亡的日期。若见大骨枯槁，大肉瘦削，胸中气满，喘息不安，胸中疼痛，牵引肩背，则预计一个月就会死亡。见了真脏脉，就可以预知死亡的日期。若大骨枯槁，大肉瘦削，胸中气满，喘息不安，胸中疼痛，牵引肩项，全身发热，肌肉消脱，真脏脉现，则十个月以内就要死亡。大骨枯槁，大肉瘦削，两肩下垂，肉亦消脱，动作衰颓，真脏脉未出现，一年左右就死亡；如见了真脏脉，就可以预知死亡的日期。大骨枯槁，大肉瘦削，胸中气满，腹内疼痛，心中不安，肩项身上俱热，破䐃脱肉，目眶下陷，真脏脉已见，两目不能见人，很快就会死亡；如目能见人，到了它所不胜之时，也将死亡。正气急虚，外邪突然侵入人体，五脏气机闭塞，脉道断绝不通，气不往来，就好像跌坠或溺水一样，就无法预测死期了。其脉绝而不至，或一息五六至，虽然形肉未脱，真脏脉也未见，但也为死证。肝的真脏脉至，中外

相关知识链接/

五实、五虚 五实指的是五脏邪气内盛而产生的症状，心气实则见脉盛；肺气实则见皮热；脾气实则见腹胀；肾气实则前后不通；肝气实则生闷瞀。五虚指五脏之气虚衰产生的症状，心气虚则脉细，肺气虚则皮寒，肝气虚则气少，肾气虚则泄利前后，脾气虚则饮食不入。五实、五虚因胃气阻滞或者胃气虚衰引起，体现了胃气的重要性。

忧恐悲喜怒，令不得以其次，故令人有大病矣。因而喜大虚则肾气乘矣，怒则肝气乘矣，悲则肺气乘矣，恐则脾气乘矣，忧则心气乘矣，此其道也。故病有五，五五二十五变及其传化。传，乘之名也。

大骨枯槁，大肉陷下，胸中气满，喘息不便，其气动形，期六月死，真脏脉见，乃予之期日。大骨枯槁，大肉陷下，胸中气满，喘息不便，内痛引肩项，期一月死，真脏见，乃予之期日。大骨枯槁，大肉陷下，胸中气满，喘息不便，内痛引肩项，身热，脱肉破䐃，真脏见，十月之内死。大骨枯槁，大肉陷下，肩髓内消，动作益衰，真脏未见，期一岁死；见其真脏，乃予之期日。大骨枯槁，大肉陷下，胸中气满，腹内痛，心中不便，肩项身热，破䐃脱肉，目眶陷，真脏见，目不见人，立死；其见人者，至其所不胜之时则死。急虚身中卒至，五脏绝闭，脉道不通，气不往来，譬于堕溺，不可为期。其脉绝不来，若人一息五六至，其形肉不脱，真脏虽不见，犹死也。真肝脉至，

劲急，像按在刀口上一样锋利，或如按在琴瑟的弦上那样紧急，面色青白而不润泽，毫毛枯焦，就要死亡。心的真脏脉至，坚硬而搏手，像循薏苡子那样短而圆实，面色赤黑而不润泽，毫毛枯焦，就要死亡。肺的真脏脉至，洪大而虚弱，就像用羽毛着人皮肤一样，面色赤白而不润泽，毫毛枯焦，就要死亡。肾的真脏脉至，搏手而坚实，好像弹石那样硬，面色黑黄而不润泽，毫毛枯焦，就要死亡。脾的真脏脉至，弱而乍疏乍数，面色黄青而不润泽，毫毛枯焦，就要死亡。凡是见到真脏脉，都是不治的死证。黄帝说：见到真脏脉就要死亡，这是什么道理呢？岐伯说：五脏之气，都依赖胃的水谷精微的营养，所以胃为五脏之本。五脏之气，不能直接到达手太阴经的寸口，必须借助于胃气，才能达到。五脏各在一定的时间，随同胃气，出现于手太阴经的寸口。如果邪气亢盛，必使精气衰。所以疾病到了严重的时候，胃气不能同脏气一起到达手太阴经，而使真脏脉单独出现。真脏脉单独出现，就是病气胜了脏气，所以才会死亡。黄帝说：讲得好。

黄帝说：治病的时候，先察其形体、气、色的变化，辨别脉的虚实、病的新旧，然后再进行治疗，不可迁延时日。患者形气相称，是可治的；面色光润鲜明，病亦易愈；脉象和四时相应的，是可治的；脉来弱而滑利，是有胃气之象，则病易治，必须抓住时机，进行治疗。形气不相称的，是难治的；面色晦暗无光泽的，是不容易治的；脉实而坚硬，疾病必加重；脉与四时不相适应，这是不可治的。必须审察这四种难治的情况，清楚地告诉患者。所说的脉与四时不相适应的情况，如春天见到肺脉，夏天见到肾脉，秋天见到心脉，冬天见到

中外急，如循刀刃责责然，如按琴瑟弦，色青白不泽，毛折，乃死。真心脉至，坚而搏，如循薏苡子累累然，色赤黑不泽，毛折，乃死。真肺脉至，大而虚，如以毛羽中人肤，色白赤不泽，毛折，乃死。真肾脉至，搏而绝，如指弹石辟辟然，色黑黄不泽，毛折，乃死。真脾脉至，弱而乍数乍疏，色黄青不泽，毛折，乃死。诸真脏脉见者，皆死不治也。黄帝曰：见真脏曰死，何也？岐伯曰：五脏者皆禀气于胃，胃者五脏之本也。脏气者，不能自致于手太阴，必因于胃气，乃至于手太阴也，故五脏各以其时，自为而至于手太阴也。故邪气胜者，精气衰也。故病甚者，胃气不能与之俱至于手太阴，故真脏之气独见，独见者病胜脏也，故曰死。帝曰：善。

黄帝曰：凡治病，察其形气色泽，脉之盛衰，病之新故，乃治之，无后其时。形气相得，谓之可治；色泽以浮，谓之易已；脉从四时，谓之可治；脉弱以滑，是有胃气，命曰易治，取之以时。形气相失，谓之难治；色夭不泽，谓之难已；脉实以坚，谓之益甚；脉逆四时，为不可治。必察四难，而明告之。所谓逆四时者，春得肺脉，

脾脉，而且脉来时悬绝沉涩，这就叫做逆四时。如五脏脉气不能随时令表现于外，如在春夏季节脉见沉涩，在秋冬季节脉见浮大，这也叫做逆四时。热病而脉反静，泄利而脉反大，脱血而脉反实，病在内而脉反坚实，病在外而脉反不坚实，这些都是难治的。黄帝说：我听说可根据虚实判断死生，我想听听其中的道理。岐伯说：五实可以致死，五虚也可以致死。黄帝说：请你说说什么是五实、五虚。岐伯说：脉盛大，皮肤发热，腹部胀满，二便不通，昏闷烦乱，目视不清，这叫做五实；脉细弱，皮肤发冷，气短不足，二便泄利无度，不欲饮食，这叫做五虚。黄帝说：五实、五虚的患者，也能痊愈，这是为什么呢？岐伯说：能够吃些粥浆，胃气渐渐恢复，二便泄注能逐渐停止，那么五虚的人，也可以痊愈。如汗出而大便通畅，实者也可以痊愈。这就是五虚、五实能够痊愈的道理。

夏得肾脉，秋得心脉，冬得脾脉，其至皆悬绝沉涩者，命曰逆四时。未有脏形，于春夏而脉沉涩，秋冬而脉浮大，名曰逆四时也。病热脉静，泄而脉大，脱血而脉实，病在中脉实坚，病在外脉不实坚者，皆难治。黄帝曰：余闻虚实以决死生，愿闻其情。岐伯曰：五实死，五虚死。帝曰：愿闻五实五虚。岐伯曰：脉盛，皮热，腹胀，前后不通，闷瞀，此谓五实。脉细，皮寒，气少，泄利前后，饮食不入，此谓五虚。帝曰：其时有生者何也？岐伯曰：浆粥入胃，泄注止，则虚者活；身汗得后利，则实者活。此其候也。

三部九候论篇第二十

三部，指脉诊时分上、中、下三部；九候，指上、中、下三部又分别对应有天、地、人三候，合起来共有九候。本篇主要记载了三部九候的部位及所属之脏腑，诊脉时需以三部九候合参来判断疾病的预后，并且论述了不同疾病应采取不同的针刺治疗方法，故称之为“三部九候论”。

黄帝问道：我听先生讲了九针的道理之后，觉得高深广博，难以尽述。我想知道其中主要的道理，以便嘱咐子孙，流传于后世。我要深刻地记藏着，遵守教导，不敢随便泄露。如何使它与天地相合，有始有终，上应于日月星辰的历数，下符合于四时五行的变化，人是怎样能与这些自然规律相适应呢？希望你讲一讲有什么办法。岐伯说：问得好极了。这是天地间最为深奥的道理。黄帝说：我愿意听你讲讲这天地的至理，与人的形体气血相通，来决断死生，这是怎样一回事呢？岐伯说：天地的至数，开始于一，终止于九。一者代表天，二者代表地，三者代表人，天地人合而为三，三三为九，与九野之数相应。所以人有三部，每部各有三候，可以用它来决断死生，诊断疾病，辨别虚实，祛除病邪。黄帝说：什么是三部？岐伯说：有下部，有中部，有上部，每部各有

原文

黄帝问曰：余闻九针于夫子，众多博大，不可胜数。余愿闻要道，以属子孙，传之后世，著之骨髓，藏之肝肺，歃血而受，不敢妄泄，令合天道，必有终始，上应天光星辰历纪，下副四时五行，贵贱更立，冬阴夏阳，以人应之奈何？愿闻其方。岐伯对曰：妙乎哉问也！此天地之至数。

帝曰：愿闻天地之至数，合于人形血气，通决死生，为之奈何？岐伯曰：天地之至数，始于一，终于九焉。一者天，二者地，三者人，因而三之，三三者九，以应九野。故人有三部，部有三候，以决死生，以处百病，以调虚实，而除邪疾。帝曰：何谓三部？岐伯曰：有下部，有中部，有上部，部各有三候。三候者，有天有地有人也，必指而导之，乃以为质。上部天，两额之动脉；上部地，两颊之动脉；上部人，耳前之动脉。中部天，手太阴也；

三候。所谓三候，是以天、地、人来代表的。必须有人指导，方能懂得部候的准确之处。上部天候，在两额的动脉处；上部地候，在两颊的动脉处；上部人候，在两耳前的动脉处。中部天候，是手太阴脉；中部地候，是手阳明脉；中部人候，是手少阴脉。下部天候，是足厥阴脉；下部地候，是足少阴脉；下部人候，是足太阴脉。所以下部天候，可以候人肝脏之气；下部地候，可以候人肾脏之气；下部人候，可以候人脾胃之气。黄帝说：中部之候是怎样的呢？岐伯说：也有天、地、人三候，中部之天，可以候肺脏之气；中部之地，可以候胸中之气；中部之人，可以候心脏之气。黄帝说：上部之候又是怎样的呢？岐伯说：亦有天、地、人三候。上部天候，可以候头角之病变；上部地候，可以候口齿之病变；上部人候，可以候耳目之病变。三部中，各有天、地、人。三部中三个天候，三个地候，三个人候，三三得九，合而成九候，九候以应九野，九野以应人之九脏。所以人有五神脏，四形腑，合为九脏。如五脏败坏，必然面色枯暗，面色枯暗是死亡的征象。

黄帝说：诊察的方法是怎样的呢？岐伯说：必须审察患者形体的肥瘦，以调气的虚实。实的用泻法，虚的用补法。必先祛除血脉中的瘀滞，然后再调和气血的不足，不管是什么病，以气血平和为目的。黄帝说：怎样才能决断死生？岐伯说：形体肥大，脉反细，气短不足以息的，主死。形体瘦弱，脉反大，胸中多气的，主死。形体与气相合者生，脉搏错乱不相协调者死。三部九候都不协调的，主死。上下左右之脉，彼此参差不齐的，主病重。上下左右之脉，不相协调，以至于不可以计其数的，主死。中部脉象虽然独自调匀，但与众脏不相协调的，主死。中部脉象

中部地，手阳明也；中部人，手少阴也。下部天，足厥阴也；下部地，足少阴也；下部人，足太阴也。故下部之天以候肝，地以候肾；人以候脾胃之气。帝曰：中部之候奈何？岐伯曰：亦有天，亦有地，亦有人。天以候肺，地以候胸中之气，人以候心。帝曰：上部以何候之？岐伯曰：亦有天，亦有地，亦有人。天以候头角之气，地以候口齿之气，人以候耳目之气。三部者，各有天，各有地，各有人。三而成天，三而成地，三而成人。三而三之，合则为九，九分为九野，九野为九脏。故神脏五，形脏四，合为九脏。五脏已败，其色必夭，夭必死矣。

帝曰：以候奈何？岐伯曰：必先度其形之肥瘦，以调其气之虚实，实则泻之，虚则补之。必先去其血脉而后调之，无问其病，以平为期。帝曰：决死生奈何？岐伯曰：形盛脉细，少气不足以息者危；形瘦脉大，胸中多气者死。形气相得者生。参伍不调者病。三部九候皆相失者死。上下左右之脉相应如参舂者病甚。上下左右相失不可数者死。中部之候虽独调，与众脏相失者死。中部之候相减者死。

衰减的，主死。目眶内陷为正气衰竭，主死。

黄帝说：怎样才能知道病的所在部位呢？岐伯说：九候之中，有一部独小，或独大，或独疾，或独迟，或独热，或独寒，或独陷，都是有病的征象。以左手按在患者的足内踝上五寸处，以右手在患者足踝上弹之，如振动范围超过五寸，而且振动轻微，是正常现象。如振动急剧，应手快速且混乱不清的，为病态。如应手迟缓的，亦为病态。如范围不能超过五寸，弹之不能应手的，主死。所以身体极度消瘦而不能行动的，也是将要死亡的征象。中部之脉乍疏乍数，亦为死证。如脉代而钩，为病在络脉。九候之间，应该相互协调，上下如一，不应该出现参差不齐。有一候不一致，就是病态；二候不一致，就病重；三候不一致，就是病情危重。所谓不一致，就是九候之间，脉动的不相适应。诊察病邪所在的脏腑，可以判断疾病的生死日期。必先知道无病的常脉，然后才能知道什么是病脉。若见到真脏脉，至其克胜之时，就会死亡。足太阳经脉气绝，则两足不能屈伸，死亡之时，目睛必然上视。黄帝说：冬为阴，夏为阳，脉象怎样与之相适应呢？岐伯说：九候的脉象，如沉细悬绝，为阴，好像冬令一样，则死于夜半；如盛躁喘数，为阳，好像夏令一样，则死于阳气旺盛

相关知识链接/

以平为期 无论是治疗疾病还是养生，都要达到“平”的状态。平，即阴阳平衡。人体正常的生理状态是“阴平阳秘”，即阴阳相对平衡的状态。外感六淫、内伤七情等致病因素导致人体阴阳气血不相协调，而出现疾病。具体包括治病祛邪的同时要注意顾护正气，中病即止，预防为先。在日常的生活中，也要注意养生，修养身心，使阴阳平和，才不至于出现亚健康或者疾病。

目内陷者死。

帝曰：何以知病之所在？岐伯曰：察九候，独小者病，独大者病，独疾者病，独迟者病，独热者病，独寒者病，独陷下者病。以左手足上去踝五寸而按之，右手当踝而弹之，其应过五寸以上，蠕蠕然者不病；其应疾，中手浑浑然者病；中手徐徐然者病；其应上不能至五寸，弹之不应者死。是以脱肉，身不去者死。中部乍疏乍数者死。其脉代而钩者，病在络脉。九候之相应也，上下若一，不得相失。一候后则病，二候后则病甚，三候后则病危。所谓后者，应不俱也。察其腑脏，以知死生之期，必先知经脉，然后知病脉，真脏脉见者，邪胜，死也。足太阳气绝者，其足不可屈伸，死必戴眼。帝曰：冬阴夏阳奈何？岐伯曰：九候之脉，皆沉细悬绝者为阴，主冬，故以夜半死。盛躁喘数者为阳，主夏，故以日中死。是

的日中。所以寒热交作的病，死于阴阳交会的平旦之时；热中及热病，死于日中极阳的时候；病风的，死于傍晚阳衰之时；病水的，死于夜半阴极之时。如脉象乍疏乍数、乍迟乍疾的，死于辰戌丑未之时。若形肉已脱，九候之脉虽然调和，也是死证。如七诊出现，但九候的脉象都很协调，就不一定是死候。所说的不是死候，是为风气所致之病及月经病，虽见了类似七诊的病脉，但实际上并不是七诊之病，所以说不是死候。如果七诊出现，其脉候有败坏现象的，就是死候，死时必有哕、噫等症状出现。治病的时候，必须问清楚开始得病时的情况与现在的症状，然后再切按脉象，观察其经络的浮沉及上下逆顺。脉象流利的，不病；迟缓的，有病；脉不往来的，是为死候；皮肤干枯着筋骨的，亦为死候。黄帝说：那些可治的病，应怎样处理呢？岐伯说：病在经脉，治其经；病在孙络的，治其孙络，使出血；血病而有身体疼痛的，治其经络。若病邪留在大络，就用缪刺之法治之。病邪留而不去，形体消瘦，应该酌量刺之。上实下虚的，应先切脉而后行针刺，要寻其络脉郁结之所在，刺其出血，以通其气。眼睛上视的，是太阳经经气不足；目上视而固定不移的，是太阳经经气已绝。这是判断生死的要诀，不可不加以研究。可刺手指及手外髁上指侧，刺后留针。

故寒热病者，以平旦死。热中及热病者，以日中死。病风者，以日夕死。病水者，以夜半死。其脉乍疏乍数、乍迟乍疾者，日乘四季死。形肉已脱，九候虽调，犹死。七诊虽见，九候皆从者不死。所言不死者，风气之病及经月之病，似七诊之病而非也，故言不死。若有七诊之病，其脉候亦败者死矣，必发哕噫。必审问其所始病，与今之所方病，而后各切循其脉，视其经络浮沉，以上下逆从循之，其脉疾者病，其脉迟者病，脉不往来者死，皮肤著者死。帝曰：其可治者奈何？岐伯曰：经病者治其经，孙络病者治其孙络血，血病身有痛者治其经络。其病者在奇邪，奇邪之脉则缪刺之。留瘦不移，节而刺之。上实下虚，切而从之，索其结络脉，刺其出血，以见通之。瞳子高者，太阳不足；戴眼者，太阳已绝。此决死生之要，不可不察也。手指及手外踝上五指留针。

经脉别论篇第二十一

别，另外的，有别于。本篇论述了经脉另外的内容，有别于其他论述经脉的篇章，故称之为“经脉别论”。本篇首先描述了因情志失常、过用等因素导致经脉失常、五脏功能紊乱；继而论述了饮食物与水液在人体内运化、输布，并通过经脉而营养周身；最后提出了切诊寸口脉“以决死生”的意义。

黄帝问道：人的居住、动静、勇怯不同，经脉气血也随之变化吗？岐伯回答说：大凡人的惊恐、忿怒、劳累、活动、安静，经脉气血都要受到影响而发生变化。所以夜间远行，就会扰动肾气，不能闭藏，则气喘出于肾脏；其偏胜之气就会侵犯肺脏。因堕坠而恐惧，扰动肝脏，则气喘出于肝脏；其偏胜之气就会侵害脾脏。因有所恐惊，扰动肺气，则气喘出于肺脏；其偏胜之气就会侵害心脏。因渡水跌仆，跌仆伤骨，肾主骨，则扰动骨与肾，使气喘出于肾与骨，这种情况下，如身体强壮、气血畅行者，就不会出现什么病变；如身体怯弱、气血滞留者，就会出现病变。所以说，诊病之法，就要观察人的勇怯及肌肉皮肤的情况，从而了解病情，这可以作为诊病的大法。所以饮食过饱的时候，汗出于胃；受惊而影响精神的时候，汗出于心；负重而远行的时候，汗出于肾；急

原文

黄帝问曰：人之居处动静勇怯，脉亦为之变乎？岐伯对曰：凡人之惊恐恚劳动静，皆为变也。是以夜行则喘出于肾，淫气病肺。有所堕恐，喘出于肝，淫气害脾。有所惊恐，喘出于肺，淫气伤心。度水跌仆，喘出于肾与骨，当是之时，勇者气行则已，怯者则着而为病也。故曰：诊病之道，观人勇怯、骨肉皮肤，能知其情，以为诊法也。故饮食饱甚，汗出于胃。惊而夺精，汗出于心。持重远行，汗出于肾。疾走恐惧，汗出于肝。摇体劳

走而恐惧的时候，汗出于肝；劳累过度的时候，汗出于脾。所以春夏秋冬四时阴阳之中，生病的原因在于对身体的使用过度，这是通常的道理。食物进入胃中，精微输散于肝脏，濡润全身的筋络。五谷入胃，浓厚的精气，注入于心，滋养血脉。血气流行于血脉之中，进而归于肺，再输布全身百脉之中，最后把精气输送到皮毛。皮毛和经脉的精气汇合后，又还归于脉，脉中精微之气，通过不断变化，周流于四脏。精气的敷布，要维持平衡，其平衡的变化，表现于寸口的脉象。疾病的是否可治，就是根据寸口脉象来判断的。水液进入于胃，散布精气，上行输送于脾，脾脏散布精液，又向上输送到肺，肺通调水道，下输于膀胱。这样，水精四布，向外布散于皮毛，向内灌输于五脏之经脉，并随四时寒暑的变化和五脏阴阳的规律，做出适当的变化，这就是经脉的正常生理现象。太阳经脉独盛，就会出现厥逆、喘息、虚气上逆等症状，这是阴不足、阳有余的缘故，表里两经俱当用泻法，取足太阳经的束骨穴和足少阴经的太溪穴。阳明经脉独盛，当用泻阳补阴的治疗大法，泻足阳明的陷谷穴，补足太阴的太白穴。少阳经脉独盛，是厥气上逆的缘故，所以阳跻脉前的少阳脉猝然盛大，当取足少阳本经的足临泣穴。少阳经独盛，这说明少阳太过。太阴经脉独盛，应当细心诊察是否为真脏脉至；如五脏脉气减少，胃气不能平和，是太阴太过的缘故，当取足阳明的陷谷穴行补法，取足太阴的太白穴行泻法。二阴经脉独盛，少阴厥气上逆，伴见阳气并越于上，心、脾、肝、肺四脏脉气急胀的缘故，病的根源在肾，应治其经络，泻足太阳的经穴昆仑、络穴飞扬，补足少阴的经穴复溜、络穴大钟。一阴经脉独盛，是厥阴经脉所主，出现真气

苦，汗出于脾。故春秋冬夏，四时阴阳，生病起于过用，此为常也。食气入胃，散精于肝，淫气于筋。食气入胃，浊气归心，淫精于脉。脉气流经，经气归于肺，肺朝百脉，输精于皮毛。毛脉合精，行气于腑。腑精神明，留于四脏，气归于权衡。权衡以平，气口成寸，以决死生。饮入于胃，游溢精气，上输于脾；脾气散精，上归于肺；通调水道，下输膀胱。水精四布，五经并行，合于四时五脏阴阳，揆度以为常也。太阳脏独至，厥喘虚气逆，是阴不足、阳有余也，表里当俱泻，取之下俞。阳明脏独至，是阳气重并也，当泻阳补阴，取之下俞。少阳脏独至，是厥气也，跻前猝大，取之下俞。少阳独至者，一阳之过也。太阴脏搏者，用心省真，五脉气少，胃气不平，三阴也，宜治其下俞，补阳泻阴。二阴独啸，少阴厥也，阳并于上，四脉争张，气归于肾，宜治其经络，泻阳补阴。一阴至，厥阴之治

已虚而心痛的症状，厥气留于经脉，与正气相搏而发为白汗，应注意调节饮食，再配合药物来治疗。如用针刺，取足厥阴经的太冲穴。黄帝说：太阳经脉的脉象是怎样呢？岐伯回答说：像三阳之气极盛，所以脉浮。黄帝说：少阳经脉的脉象是怎样呢？岐伯说：像一阳的阳气初生，滑而不实。黄帝说：阳明经脉的脉象是怎样呢？岐伯说：像心脉的大而且浮。太阴经脉搏动，其脉象沉伏而实鼓指；二阴经脉搏动，是肾脉沉而不浮的现象。

也，真虚痟心，厥气留薄，发为白汗，调食和药，治在下俞。帝曰：太阳脏何象？岐伯曰：象三阳而浮也。帝曰：少阳脏何象？岐伯曰：象一阳也，一阳脏者，滑而不实也。帝曰：阳明脏何象？岐伯曰：象大浮也，太阴脏搏，言伏鼓也。二阴搏至，肾沉不浮也。

脏气法时论篇第二十二

> 法，效法，遵循。脏气法时，指人体五脏之气的生克制化均应效法、遵循四时春夏秋冬的变化，体现了天人相应的原则。本篇首先论述了五脏与时令的关系，其次讲述了五脏愈、甚、持、起的时日原则，以及苦、欲、补、泻的五味药性理论，最后描述了五脏病的表现及治疗原则。

黄帝问道：结合人体五脏之气的具体情况，按照四时五行的规律，而制定治疗疾病的法则，怎样是顺呢？怎样是逆呢？我想知道从逆和得失的意义。岐伯说：五行，指金、木、水、火、土，从它的盛衰胜克的变化，就可以推知疾病的死生、治疗的成败、疾病轻重的时间，以及死亡的日期。黄帝说：请你详尽地讲一讲。岐伯说：肝气旺于春，春天是足厥阴和足少阳主治的时间，肝旺日为甲乙，肝性苦拘急，应该急食甘味以缓之。心气旺于夏，夏天是手少阴和手太阳主治的时间，心旺日为丙丁，心性苦弛缓，应该急食酸味以收之。脾气旺于长夏，长夏是足太阴和足阳明主治的时间，脾旺日为戊己，脾性苦湿，应该急食苦味以燥之。肺气旺于秋，秋天是手太阴和手阳明主治的时间，肺旺日为庚辛，肺性苦于上逆，应该急食苦味以泄之。肾气旺于冬，冬天是足少阴和足太阳主治的时间，肾旺日为壬癸，肾性苦燥，应该急食辛味以润之。如此可以开发腠理，运

原文

黄帝问曰：合人形以法四时五行而治，何如而从？何如而逆？得失之意，愿闻其事。岐伯对曰：五行者，金木水火土也，更贵更贱，以知死生，以决成败，而定五脏之气、间甚之时、死生之期也。帝曰：愿卒闻之。岐伯曰：肝主春，足厥阴少阳主治，其日甲乙，肝苦急，急食甘以缓之。心主夏，手少阴太阳主治，其日丙丁，心苦缓，急食酸以收之。脾主长夏，足太阴阳明主治，其日戊己，脾苦湿，急食苦以燥之。肺主秋，手太阴阳明主治，其日庚辛，肺苦气上逆，急食苦以泄之。肾主冬，足少阴太阳主治，其日壬癸，肾苦燥，急食辛以润之。开腠理，致津液，通气也。病在

行津液，宣通气机。肝脏有病，到了夏天当愈；假如夏天不愈，到了秋天就会加重；假如秋天不死，到了冬天就会维持稳定不变的状态，到了来年春季，病即好转，应禁忌受风。患肝病的人，愈于丙丁日；如丙丁日不好，到了庚辛日病就重；如庚辛日不死，到了壬癸日病情就会维持稳定不变的状态，到了甲乙日病即好转。肝病患者，天刚亮的时候，会感到好些；到了傍晚的时候，病情就会重些；到了夜半的时候，也会安静些。肝病性喜疏泄条达，故肝病急用辛味以散之、以辛味补之，以酸味泻之。心脏有病，到了长夏当愈；假如长夏不愈，到了冬天就会加重；假如冬天不死，到了明年的春天就会维持稳定不变的状态，到了来年夏天，病即好转，应禁温衣热食。患心病的人，愈于戊己日；如戊己日不好，到了壬癸日病就加重；如壬癸日不死，到了甲乙日就会维护稳定不变的状态，到了丙丁日病即好转。心脏有病的人，中午的时候，会感到好些；到了夜半的时候，病情就会重些；天刚亮的时候，又会安静下来。心脏病需要缓软，宜急食咸味以软之、以咸味补之、以甘味泻之。脾脏有病，到了秋天当愈；假如秋天不愈，到了春天就会加重；假如春天不死，到了夏天就会维持稳定不变的状态，到了长夏病即好转，应禁忌吃温热食物及吃得过饱，或者居湿地、穿湿衣等。脾脏患病的人，愈于庚辛日；如庚辛日不好，到了甲乙日病就会加重；如甲乙日不死，到了丙丁日就会维持稳定不变的状态，到了戊己日就会好转。患有脾脏病的人，在午后未时，会感到好些；到了天刚亮的时候，病情就会重些；到了傍晚时候，又会安静下来。脾脏病需要缓和，甘能缓中，故宜急食甘味以缓之，以苦味

肝，愈在夏；夏不愈，甚于秋；秋不死，持于冬，起于春，禁当风。肝病者，愈在丙丁；丙丁不愈，加于庚辛；庚辛不死，持于壬癸，起于甲乙。肝病者，平旦慧，下晡甚，夜半静。肝欲散，急食辛以散之，用辛补之，酸泻之。病在心，愈在长夏；长夏不愈，甚于冬；冬不死，持于春，起于夏，禁温食热衣。心病者，愈在戊己；戊己不愈，加于壬癸；壬癸不死，持于甲乙，起于丙丁。心病者，日中慧，夜半甚，平旦静。心欲耎，急食咸以耎之，用咸补之，甘泻之。病在脾，愈在秋；秋不愈，甚于春；春不死，持于夏，起于长夏，禁温食、饱食、湿地、濡衣。脾病者，愈在庚辛；庚辛不愈，加于甲乙；甲乙不死，持于丙丁，起于戊己。脾病者，日昳慧，日出甚，下晡静。脾欲缓，急食甘以缓之，用苦泻之，甘补之。病在肺，

泻之、以甘味补之。肺脏有病，到了冬天当愈；假如冬天不愈，到了夏天就会加重；假如夏天不死，到了长夏就会维持稳定不变的状态；到了秋天，病即好转，应禁忌饮食寒冷及衣服穿得太少。患肺脏病的人，愈于壬癸日；如壬癸日不好，到了丙丁日病就会加重；如丙丁日不死，到了戊己日就会维持稳定不变的状态，到了庚辛日病就会好转。患有肺脏病的人，傍晚的时候，会感到好些；中午的时候，病情就会加重；到未时，又会安静下来。肺脏病需要收敛，故宜食酸味以收之，以酸味补之、辛味泻之。肾脏有病，到了春天当愈；假如春天不愈，到了长夏就会加重；假如长夏不死，到了秋天就会维持稳定不变的状态，到了冬天病即好转，应禁忌吃煎烤和过热的食物，以及穿着烘热过的衣服。患肾脏病的人，愈于甲乙日；如甲乙日不好，到了戊己日病就会加重；如戊己日不死，到了庚辛日就会维持稳定不变的状态，到了壬癸日病就会好转。患有肾脏病的人，在半夜的时候，就会感到好些；在辰戌丑未四个时辰，病就会加重；到傍晚时，便安静了。肾脏病需要坚阴，宜食苦味以坚之，以苦味补之、以咸味泻之。大凡邪气侵袭人体，是以胜相凌的，到了其所生之时而愈，至其所不胜之时而甚，至于所生之时而病情稳定不变，至其自旺之时病情好转，但必须确定五脏的平脉，才可以推测疾病的轻重时间及死生的日期。

肝病的时候，两胁下疼痛，牵引少腹，并且使人好怒，这是肝气实。如果肝气虚，则两眼昏花，视物不清，两耳也听不见声音，容易恐惧，好像有人来捕他一样。治疗时，取厥阴和少阳两经穴位。如肝气上逆，出现头痛，耳聋不聪，颊肿等，仍取厥阴、少阳两经之穴，刺其出血。心脏有病的时候，胸中疼痛，胁部

愈在冬；冬不愈，甚于夏；夏不死，持于长夏，起于秋，禁寒饮食寒衣。肺病者，愈在壬癸；壬癸不愈，加于丙丁；丙丁不死，持于戊己，起于庚辛。肺病者，下晡慧，日中甚，夜半静。肺欲收，急食酸以收之，用酸补之，辛泻之。病在肾，愈在春；春不愈，甚于长夏；长夏不死，持于秋，起于冬。禁犯焠烪热食、温炙衣。肾病者，愈在甲乙；甲乙不愈，甚于戊己；戊己不死，持于庚辛，起于壬癸。肾病者，夜半慧，四季甚，下晡静。肾欲坚，急食苦以坚之，用苦补之，咸泻之。夫邪气之客于身也，以胜相加，至其所生而愈，至其所不胜而甚，至于所生而持，自得其位而起。必先定五脏之脉，乃可言间甚之时，死生之期也。

肝病者，两胁下痛引少腹，令人善怒，虚则目𥆨𥆨无所见，耳无所闻，善恐如人将捕之。取其经，厥阴与少阳。气逆则头痛，耳聋不聪，颊肿，取血者。心病者，胸中痛，胁支满，

胀满，胁下疼，胸膺部及肩胛间疼痛，两臂内侧疼痛，这是心气实。如果心气虚，则胸腹胀大，胁下和腰部牵引作痛。治疗时，取用少阴和太阳两经穴位，并刺舌下之脉以出其血。如病况和病初有所不同，应刺委中出血。脾脏有病的时候，身体沉重，易感饥饿，并且肌肉痿软无力，足不能行走，或行走时容易抽搐，脚下疼痛，这是脾气实。如果脾气虚，则出现腹胀肠鸣，泄泻完谷不化。治疗时取太阴、阳明、少阴经经穴，刺其出血。肺脏有病的时候，喘咳气逆，肩背疼痛，出汗，尻、股、膝、腓肠、胫、足等处皆痛，这是肺气实。如果肺气虚，则少气，呼吸不能接续，耳聋咽干。治疗时，取太阴经穴位，以及足太阳经脉的外侧、厥阴经脉的内侧少阴经的穴位，刺其出血。肾脏有病的时候，腹部胀大，胫肿，喘咳，身体沉重，睡中出汗，恶风，这是肾气实。如果肾气虚，则出现胸中疼痛，大腹小腹疼痛，四肢厥冷，心中不乐。治疗时，取少阴和太阳两经穴位，刺出其血。肝脏主青色，宜食甜味，粳米、牛肉、枣、葵菜都是甜味的。心脏主赤色，宜食酸味，小豆、犬肉、李、韭菜都是酸味的。肺脏主白色，宜食苦味，小麦、羊肉、杏、薤都是苦味的。脾脏主黄色，宜食咸味，大豆、猪肉、栗、藿都是咸味的。肾脏主黑色，宜食辛味，黄黍、鸡肉、桃、葱都是辛味的。五味的功用，辛味能发散，酸味能收敛，甘味能缓急，苦味能坚阴，咸味能软坚。毒药是用来攻邪的，五谷是用以营养，五果是用来作为辅助的，五肉是用来补益的，五菜是用来充养的。气味和合而服食，可以补益精气。这五类食物，各有辛、酸、甘、苦、咸的味道，各有其功用，或散、或收、或缓、或急、或坚、或软，运用时，要根据四时的不同及五脏的情况，各随其所宜而用之。

胁下痛，膺背肩胛间痛，两臂内痛，虚则胸腹大，胁下与腰相引而痛。取其经，少阴太阳，舌下血者。其变病，刺郄中血者。脾病者，身重善肌肉痿，足不收，行善瘈，脚下痛，虚则腹满肠鸣，飧泄食不化。取其经，太阴阳明少阴血者。肺病者，喘咳逆气，肩背痛，汗出，尻、阴、股、膝、髀、腨、胻、足皆痛，虚则少气不能报息，耳聋嗌干。取其经，太阴、足太阳之外厥阴内血者。肾病者，腹大胫肿，喘咳身重，寝汗出憎风，虚则胸中痛，大腹小腹痛，清厥意不乐。取其经，少阴太阳血者。肝色青，宜食甘，粳米、牛肉、枣、葵皆甘。心色赤，宜食酸，小豆、犬肉、李、韭皆酸。肺色白，宜食苦，麦、羊肉、杏、薤皆苦。脾色黄，宜食咸，大豆、豕肉、栗、藿皆咸。肾色黑，宜食辛，黄黍、鸡肉、桃、葱皆辛。辛散，酸收，甘缓，苦坚，咸耎。毒药攻邪，五谷为养，五果为助，五畜为益，五菜为充，气味合而服之，以补精益气。此五者，有辛、酸、甘、苦、咸，各有所利，或散、或收、或缓、或急、或坚、或耎，四时五脏，病随五味所宜也。

宣明五气篇第二十三

宣明，指公开表明；五气，指五脏之气；宣明五气，是指宣明五脏之气。本篇承接上篇，表明五脏、五气、五味、五邪等，没有问答，只是简单论述，从五行出发，结合病因、脉象、药物性味、饮食宜忌等方面说明五脏的生理活动及病理变化的特点。

饮食五味入于胃后，各归其所喜的脏腑：酸味入肝，辛味入肺，苦味入心，咸味入肾，甘味入脾。这就是说五味所入。

五脏之气，各有所病：心气不舒则病嗳气；肺气不肃则病咳嗽；肝气不达则病无语；脾气不运则病吞酸；肾气不足则病呵欠、喷嚏；胃气不降则病上逆，甚则呃逆，或有恐惧感；大肠、小肠为病则泄泻；下焦分利失职，水液泛溢于皮肤，则为水肿；膀胱之气不化，则小便不通，或其不能约束，则为遗尿；胆病则易发怒。这是五脏之气失调而发生的病变。

五脏精气相并所发生的疾病：并于心则病喜笑；并于肺则病悲哀；并于肝则病忧虑；并于脾则病畏惧；并于肾则病惊恐。这就是所说的五并，都是由于五脏乘虚相并所致。

五脏各有其所厌恶：心厌恶热，肺厌恶寒，肝厌恶风，脾厌恶湿，肾厌恶

原文

五味所入：酸入肝，辛入肺，苦入心，咸入肾，甘入脾，是谓五入。

五气所病：心为噫，肺为咳，肝为语，脾为吞，肾为欠、为嚏，胃为气逆、为哕、为恐，大肠、小肠为泄，下焦为溢、为水，膀胱不利为癃、不约为遗溺，胆为怒。是谓五病。

五精所并：精气并于心则喜，并于肺则悲，并于肝则忧，并于脾则畏，并于肾则恐。是谓五并，虚而相并者也。

五脏所恶：心恶热，肺恶寒，肝

燥。这就是五脏所恶。

五脏化生之液：心液化为汗，肺液化为涕，肝液化为泪，脾液化为涎，肾液化为唾。这就是所说的五脏化生的五液。

五味所禁：辛味走气，故气病时不可多食辛味；咸味走血，故血病时不可多食咸味；苦味走骨，故骨病时不可多食苦味；甜味走肉，故肉病时不可多食甜味；酸味走筋，故筋病时不可多食酸味。这就是五味的禁忌，不可使之多食。五种病各有它发生的部位与季节：阴病发生在骨，阳病发生在血，阴病发生在肉，阳病发生在冬季，阴病发生在夏季。这就是五病所发。

五脏受邪气之扰乱而发病：邪入于阳则发狂，邪入于阴则为痹证，邪上搏于阳则生头部疾患，邪搏于阴则发为音哑，病邪由阳而入于阴则静，由阴而出于阳则怒。这就是所说的五乱。

五邪所见的脉象：春天见到秋天的毛脉，夏天见到冬天的石脉，长夏见到春天的弦脉，秋天见到夏天的钩脉，冬天见到长夏的缓脉。这就是所说的五邪脉。其预后是相同的，都是不治的死证。

五脏各有所藏：心藏神，肺藏魄，肝藏魂，脾藏意，肾藏志。这就是五脏的所藏。

五脏各有所主：心主血脉，肺主皮毛，肝主筋，脾主肌肉，肾主骨。这就是五脏所主。

五种过度的疲劳，对人体造成的损伤：长久的目视，可以伤血；长久的卧睡，可以伤气；长久的坐着，可以伤肉；长久的站立，可以伤骨；长久的行走，

恶风，脾恶湿，肾恶燥。是谓五恶。

五脏化液：心为汗，肺为涕，肝为泪，脾为涎，肾为唾。是谓五液。

五味所禁：辛走气，气病无多食辛；咸走血，血病无多食咸；苦走骨，骨病无多食苦；甘走肉，肉病无多食甘；酸走筋，筋病无多食酸。是谓五禁，无令多食。

五病所发：阴病发于骨，阳病发于血，阴病发于肉，阳病发于冬，阴病多于夏。是谓五发。

五邪所乱：邪入于阳则狂，邪入于阴则痹，搏阳则为巅疾，搏阴则为喑，阳入之阴则静，阴出之阳则怒。是谓五乱。

五邪所见：春得秋脉，夏得冬脉，长夏得春脉，秋得夏脉，冬得长夏脉，名曰阴出之阳，病善怒不治。是谓五邪。皆同命，死不治。

五脏所藏：心藏神，肺藏魄，肝藏魂，脾藏意，肾藏志。是谓五脏所藏。

五脏所主：心主脉，肺主皮，肝主筋，脾主肉，肾主骨。是谓五主。

五劳所伤：久视伤血，久卧伤气，久坐伤肉，久立伤骨，久行伤筋。是

可以伤筋。这就是五劳所伤。

五脏应四时的脉象：肝脉应春而弦，心脉应夏而钩，脾脉应长夏而代，肺脉应秋而毛，肾脉应冬而石。这就是五脏脉象。

谓五劳所伤。

五脉应象：肝脉弦，心脉钩，脾脉代，肺脉毛，肾脉石，是谓五脏之脉。

相关知识链接／

1. 五味所禁 禁，指禁忌、避免。五味归于五脏，酸入肝，辛入肺，苦入心，咸入肾，甘入脾。五味偏嗜则容易造成疾病。肺主气，辛入肺，多走气分，多食则容易耗气，故气病不能多食辛味药物；肾主骨生髓，心主血，心肾相交，咸入肾，苦入心，若心肾不交，咸味走血分，苦味走骨，则出现血行凝涩，肾水耗损，骨骼不坚，因此血病不宜多食咸味，骨病不宜多食苦味；酸入肝，肝主筋，酸味收敛，多食易致筋脉拘急，故筋病不宜多食酸味；甘入脾，脾主四肢肌肉，甘味凝滞，多食易致肌肉壅滞，故肌肉病不宜多食甘味。这就是五味所偏，多食不利于疾病，应避免，故称“五味所禁”。

2. 五劳所伤 五劳，即久视、久卧、久坐、久立、久行。这句话也体现了“生病起于过用”的观点。过度疲劳则易损伤五脏精气，如因肝开窍于目，久视易耗损肝精肝血，故称久视伤血；肺主气，久卧气机宣畅不通，故曰久卧伤气；久坐血脉运行不畅，不能濡养肌肉，故久坐伤肉；肾主骨，久立劳于肾，而伤及腰、膝、胫等，故称久立伤骨；肝主筋，为罢极之本，久行劳于筋脉，不能很快地恢复精力，故曰久行伤筋。因此，这就提醒我们在日常的生活中，不能过度地做某件事情，凡事要量力而行，适度而止，才能保持健康。

血气形志篇第二十四

形，指形态；志，指情志。本篇介绍了十二经脉各自的气血多少及形志苦乐等，并以此作为针灸补泻的依据，指导临床治疗。

人体气血的多少，是有一定常数的。太阳经是多血少气，少阳经是少血多气，阳明经是多气多血，少阴经是少血多气，厥阴经是多血少气，太阴经是多气少血。这都是先天禀赋之常数。足太阳膀胱经与足少阴肾经相表里，足少阳胆经与足厥阴肝经相表里，足阳明胃经与足太阴脾经相表里。这是足三阳经和足三阴经之间的关系。手太阳小肠经与手少阴心经相表里，手少阳三焦经与手厥阴心包经相表里，手阳明大肠经与手太阴肺经相表里。这是手三阳经与手三阴经之间的关系。现已知道疾病发生在手足阴阳十二经脉的哪一经，其治疗方法是：对于血脉壅盛的，必须先刺其出血，以减轻痛苦；然后再观察其所欲，摸清虚实，泻其有余，补其不足。要想知道背部五脏腧穴的部位，可先用一根草度量两乳间的距离，再从正中对折，用另一根同样长度的草，折掉一半之后，拿来支撑第一根草的两头，使成一个等边三角形，然后用它量患者的背部。使一个角向上，和脊背大椎穴相齐，其余两个角在下，下面这两角所在的地方，就是肺俞。再把上角移下一度，放在两肺俞连线的中点，左右两角的位置是心俞。再移

原文

夫人之常数，太阳常多血少气，少阳常少血多气，阳明常多气多血，少阴常少血多气，厥阴常多血少气，太阴常多气少血，此天之常数。足太阳与少阴为表里，少阳与厥阴为表里，阳明与太阴为表里，是为足阴阳也。手太阳与少阴为表里，少阳与心主为表里，阳明与太阴为表里，是为手之阴阳也。今知手足阴阳所苦，凡治病必先去其血，乃去其所苦，伺之所欲，然后泻有余，补不足。欲知背俞，先度其两乳间，中折之，更以他草度去半已，即以两隅相拄也，乃举以度其背，令其一隅居上，齐脊大椎，两隅在下，当其下隅者，肺之俞也。复下一度，心之俞也。复下一度，左角肝

下一度，右角的位置为肝俞，左角的位置为脾俞。再移下一度，左右两角是肾俞。这就是五脏腧穴的位置，也是针灸取穴的法度。形乐志苦的人，病多发生在经脉，治疗宜用针灸。形乐志乐的人，病多发生在肌肉，治疗宜用针石。形苦志乐的人，病多发生在筋脉，治疗宜用温熨导引。形苦志苦的人，病多发生在咽嗌，宜用药物治疗。屡受惊恐的人，筋脉不通畅，病多为麻木不仁，治疗宜用按摩和药酒。这就是所谓的五种形志之病。刺阳明经，可以出血出气；刺太阳经，可以出血，不宜伤气；刺少阳经，可以出气，不宜伤血；刺太阴经，可以出气，不宜伤血；刺少阴经，可以出气，不宜伤血；刺厥阴经，可以出血，不宜伤气。

之俞也，右角脾之俞也。复下一度，肾之俞也。是谓五脏之俞，灸刺之度也。形乐志苦，病生于脉，治之以灸刺。形乐志乐，病生于肉，治之以针石。形苦志乐，病生于筋，治之以熨引。形苦志苦，病生于咽嗌，治之以百药。形数惊恐，经络不通，病生于不仁，治之以按摩醪药。是谓五形志也。刺阳明出血气，刺太阳出血恶气，刺少阳出气恶血，刺太阴出气恶血，刺少阴出气恶血，刺厥阴出血恶气也。

相关知识链接/

五形志 形，指形体；志，指精神、意志等。五形志，指形体和精神五种不同的表现：形乐志乐、形乐志苦、形苦志乐、形苦志苦、形数惊恐。形体所表现出来的是容易观察到的，医生可以通过望诊等看出，而精神方面的疾患，可能主要需要患者自己进行调节，但无论哪种表现，根据所病部位的不同，采用不同的治疗方法，药中病机，才能从根本上治疗疾病。

宝命全形论篇第二十五

宝，通“保”，即保全、保护；宝命全形，指保全生命和形体，做好养生。本篇从人体气血虚实与自然界阴阳五行之间的关系出发，指出人类要保全生命，就不能违背自然界阴阳五行的运行规律，而要以此指导养生与预防疾病。

黄帝问道：自然界天覆于上，地载于下，万物俱全，没有一样东西比人的生命更宝贵。人依靠天地之气来生存，随着四时生长收藏的规律而成长，无论是君侯，还是平民百姓，都希望保全形体的健康。但往往是已经生病，而自己尚未察觉，让病邪稽留，向里蔓延发展，日益深沉，潜藏骨髓之内，而不易治疗。我内心时常忧虑，想要解除他们的痛苦，应该怎么办呢？岐伯回答说：比如盐的味道是咸的，将其贮藏在器具中，可以看到有水渗出来；琴弦在将要断的时候，会发出嘶败的声音；树木败坏，叶子就要落下来；人在病重的时候，就会出现呃逆。人如果有了这样的征象，说明脏腑功能衰败，药物和针灸治疗均无效。因为皮肤肌肉受伤败坏，血气枯槁，病难挽回了。黄帝说：我很同情病者的痛苦，但心里还是有些烦乱不安，治疗不当反使病势加重，又没有更好的方法来取代，百姓听了，认为我是残忍的人，怎么办才好呢？岐伯说：人成形于地而命赋于天，天地相合产生人的生命

原文

黄帝问曰：天覆地载，万物悉备，莫贵于人，人以天地之气生，四时之法成，君王众庶，尽欲全形，形之疾病，莫知其情，留淫日深，著于骨髓，心私虑之。余欲针除其疾病，为之奈何？岐伯对曰：夫盐之味咸者，其气令器津泄；弦绝者，其音嘶败；木敷者，其叶发；病深者，其声哕。人有此三者，是谓坏腑，毒药无治，短针无取，此皆绝皮伤肉，血气争黑。

帝曰：余念其痛，心为之乱惑，反甚其病，不可更代，百姓闻之，以为残贼，为之奈何？岐伯曰：夫人生于地，悬命于天，天地合气，命之曰

活动。人如能适应四时的变化，那么自然界的一切，都会成为他生命的泉源。能够知道万物作用的，那就是天子了。天有阴阳，人有十二经脉；天有寒暑，人有虚实。能够效法天地阴阳变化的，就不会违背四时的规律；了解十二经脉的道理，就能明达事理，不会被疾病的现象所迷惑。了解了八风的变动、五行的衰旺，就能通达疾病的虚实变化，有独到的见解和果断的行动。哪怕患者那极其细微的像秋毫那样不容易察觉的痛苦，仍然能够观察得很清楚。黄帝说：人生而有形体，离不开阴阳的变化；天地之气相合以后，别为九野，分为四时，月份有大有小，日行有长短，万物并生，实在是度量不尽的。根据呻吟的细微之情，就能判断出疾病的虚实变化。我想请问怎样用针刺解决他们的痛苦呢？岐伯说：木遇到金，就被折伐；火遇到水，就会熄灭；土遇到木，就会通达；金遇到火，就会熔化；水遇到土，就被遏绝。万物也是这样，不胜枚举。所以用针刺治疗疾病，能够嘉惠天下人民的，有五大关键，但一般百姓只知取用余食，以维持生活，对于针刺的道理及其奥妙是不知道的。第一是要精神专一；第二是知道养身之道；第三是熟悉药物的真正的性能；第四是制取砭石的不同大小，以适应病情的需要；第五是懂得脏腑气血的诊断方法。这五种各有所长，先运用哪个，要视具体情况而定。近世运用针刺，一般的用补法治虚，用泻法治实，这是大家都知道的。如果能够按照天地阴阳的道理，随变化而施针刺，就能取得如响应声、如影随形的疗效。医学并没有什么鬼神，只要懂得这些道理，就能运用自如了。黄帝说：我愿意听你讲一下用针的道理。岐伯说：凡用针的关键，必先集中思想，待五脏虚实已定，脉的九候已明，然后下针。还要注意有没有真脏脉出现，五脏有无败绝的征象，内外形体是否相得，不能仅从

人。人能应四时者，天地为之父母；知万物者，谓之天子。天有阴阳，人有十二节；天有寒暑，人有虚实。能经天地阴阳之化者，不失四时；知十二节之理者，圣智不能欺也；能存八动之变，五胜更立；能达虚实之数者，独出独入，呿吟至微，秋毫在目。

帝曰：人生有形，不离阴阳，天地合气，别为九野，分为四时，月有小大，日有短长，万物并至，不可胜量，虚实呿吟，敢问其方？岐伯曰：木得金而伐，火得水而灭，土得木而达，金得火而缺，水得土而绝，万物尽然，不可胜竭。故针有悬布天下者五，黔首共余食，莫知之也。一曰治神，二曰知养身，三曰知毒药为真，四曰制砭石大小，五曰知腑脏血气之诊。五法俱立，各有所先。今末世之刺也，虚者实之，满者泄之，此皆众工所共知也。若夫法天则地，随应而动，和之者若响，随之者若影，道无鬼神，独来独往。帝曰：愿闻其道。

岐伯曰：凡刺之真，必先治神，五脏已定，九候已备，后乃存针，众

外形上进行观察和诊断病情，更要熟悉经脉血气往来的情况，才可为人治病。患者有虚实之分，见到五虚的患者，不要轻易用针刺治疗；见到五实的患者，也不要轻易地放弃治疗。在应该进行治疗时，就是一刻工夫也不能耽搁。在手捻针时，什么事也不想，针要光净匀称，施针者需静下心来，注意患者的呼吸，观察针气所到达的变化。气之至虽看不见其形状，但如能细心体察，气之至时，好像鸟集合一样，气盛之时，好像稷繁茂一样。气之往来，正如见鸟之飞翔，而无从捉摸它形迹的起落。所以用针之时，当其气尚未至时，应该留针候气，有如横弩待发；当其气至之时，应该迅速起针，正如弩箭之疾出。黄帝说：怎样治疗虚证？怎样治疗实证？岐伯说：刺虚证，须用补法；刺实证，须用泻法。当针下感到经气至，则应慎重掌握，不失时机。针刺或深或浅，取穴或远或近，候针取气的道理都是一样的。针刺时，应集中精神，像面临深渊那样的谨慎，又像手握猛虎那样专一，全神贯注，不为其他事物分心。

相关知识链接／

天地合气，命之曰人　人是自然界的产物，由天地之气和合而生。中医学认为人体是一个小宇宙，身体和外界环境密切关联。外界环境的运动和变化可直接或者间接影响人体，从而产生相应的生理和病理反应。如暑热夏天，雨水较多，湿气较盛，这时观察来看病的患者，其舌苔一般都是偏黄厚腻，伴有口淡无味等。这主要是长夏脾土当令，喜燥恶湿，自然界湿气较盛，则体内脾土受困，不能运化水湿，出现舌苔厚腻等表现；此外，外界气候、昼夜变化及水土等均能影响人的正常生理活动，俗语说“一方水土养一方人”，也是人与自然相统一的表现，因此，就有了人与天地相应的“天人一体观”。在养生方面，更要重视人与自然界相应，春夏养阳，秋冬养阴，顺四时而适寒暑，协调脏腑阴阳气血之间的平衡和联系，才能做到保持健康。

脉不见，众凶弗闻，外内相得，无以形先，可玩往来，乃施于人。人有虚实，五虚勿近，五实勿远，至其当发，间不容瞚。手动若务，针耀而匀，静意视义，观适之变，是谓冥冥，莫知其形，见其乌乌，见其稷稷，从见其飞，不知是谁，伏如横弩，起如发机。帝曰：何如而虚？何如而实？岐伯曰：刺实者须其虚，刺虚者须其实，经气已至，慎守勿失，深浅在志，远近若一，如临深渊，手如握虎，神无营于众物。

八正神明论篇第二十六

八正，指天地八方之正位，天之八正为日月星辰，地之八正为四时四方。本篇介绍了四时八正之气对人体气血盛衰的影响，从而指出针刺时必须结合“四时八正之气”的变化，从三部九候引出“上工救其萌芽”，即早诊断、早治疗的思想，并要求诊断时要把望、闻、问、切四诊结合阴阳四时虚实来加以分析，并要掌握“形”“神”的病证。

黄帝问道：针刺技术必然有它的一定法则，究竟有怎样的方法和准则呢？岐伯回答说：这要取法于天地阴阳，还要结合日月星辰的变化规律。黄帝说：愿意听你详细地讲一下。岐伯说：针刺之法，必须观察日月星辰四时八正之气，根据气候运用针刺方法。所以说，气候温和、日光明亮，人体的血液流行滑润，气浮于表，血容易泻，气容易行。气候寒冷、日光阴翳，人体的血液滞涩不畅，而卫气亦沉于里。月亮初生之时，人体气血随之而生，卫气亦随之畅行；月亮正圆的时候，人体气血充实，肌肉坚实；月黑无光的时候，人体肌肉瘦减，经络空虚，卫气亦随月而衰减，形体独居。所以要随天时变化而调血气。天寒冷时，不要针刺；天温暖时，不要迟疑。月亮初生时，不用泻法；月亮正圆的时候，不用补法；月黑无光时，停止治疗。这就是所说的根据天时的变化而调治。天体运行

原文

黄帝问曰：用针之服，必有法则焉，今何法何则？岐伯对曰：法天则地，合以天光。帝曰：愿卒闻之。岐伯曰：凡刺之法，必候日月星辰，四时八正之气，气定乃刺之。是故天温日明，则人血淖液而卫气浮，故血易泻，气易行；天寒日阴，则人血凝泣而卫气沉。月始生，则血气始精，卫气始行；月郭满，则血气实，肌肉坚；月郭空，则肌肉减，经络虚，卫气去，形独居。是以因天时而调血气也。是以天寒无刺，天温无疑。月生无泻，月满无补，月郭空无治，是谓得时而调之。因天之序，盛虚之时，移光定

有一定规律，月光有盈亏之时，观察日影的长短，可以定四时八正之气。所以说，月亮初生时用泻法，就会使脏气虚弱；月正圆时用补法，就会使血气充溢，经脉中血液留滞，这叫做重实；月黑无光时治疗，就会扰乱经气，这叫做乱经。这些都使阴阳相错，真气和邪气不分，会使邪气沉伏，久留不去，致使络脉空虚，卫气不足，病邪就乘虚而入。黄帝说：星辰八正可以观察些什么呢？岐伯曰：察验星辰的方位，可以测定日月循行的度数；察验八节常气的交替，可以测出八风的病邪什么时候来。知道四时，就可以分别春夏秋冬正常气候的所在，按时序来调养，八方不正之气，要避之而不受其侵袭。如果人体虚弱，再加上自然界虚邪贼风的侵袭，两虚凑在一起，邪气可侵犯筋骨，甚则伤害人体的五脏。医生如果懂得气候变化的规律，就能及时挽救，不至于受到严重的伤害。所以说，天时的宜忌，不可不知。黄帝说：讲得好。关于取法于星辰的道理，我已经知道了，愿意听听你讲讲该如何效法前人。岐伯说：要效法前人，必要懂得《针经》。要想把古人的经验见效于现在，必须知道日之寒温、月之盛衰、四时气候之浮沉，而用以调治于患者，就会看到它确实有效。所谓观于冥冥，就是说血气荣卫的变化虽不显形于外，而医生却能懂得，这是根据日之寒温、月之盛衰、四时气候之浮沉等综合起来考察的结果。因此，医生在疾病尚未显露于外时常能预见病情，叫做观于冥冥。能够用这种方法，通达各种事理，就可以流传于后世，这就是医生与一般人不同的地方。因为疾病不显形于外，所以一般人都看不见。看不到形迹，尝不出味道，所以叫做冥冥，好似神灵一样的似有似无。

位，正立而待之。故曰月生而泻，是谓脏虚；月满而补，血气扬溢，络有留血，命曰重实；月郭空而治，是谓乱经。阴阳相错，真邪不别，沉以留止，外虚内乱，淫邪乃起。帝曰：星辰八正何候？岐伯曰：星辰者，所以制日月之行也。八正者，所以候八风之虚邪以时至者也。四时者，所以分春秋冬夏之气所在，以时调之也。八正之虚邪，而避之勿犯也。以身之虚，而逢天之虚，两虚相感，其气至骨，入则伤五脏，工候救之，弗能伤也，故曰：天忌不可不知也。

帝曰：善。其法星辰者，余闻之矣，愿闻法往古者。岐伯曰：法往古者，先知《针经》也。验于来今者，先知日之寒温，月之虚盛，以候气之浮沉，而调之于身，观其立有验也。观于冥冥者，言形气荣卫之不形于外，而工独知之，以日之寒温，月之虚盛，四时气之浮沉，参伍相合而调之，工常先见之，然而不形于外，故曰观于冥冥焉。通于无穷者，可以传于后世也，是故工之所以异也。然而不形见于外，故俱不能见也。视之无形，尝之无味，故谓冥冥，若神仿佛。

虚邪，就是八方虚邪贼风之气；正邪，就是身体用力劳累汗出，腠理开泄，而遭受虚风侵袭，正邪伤人轻微，所以一般没有明显的感觉，也没有明显的症状可见。高明的医生，知道把疾病消灭在萌芽之时，在三部九候之脉不调和而尚未败坏的时候，就给予及早的治疗，故为高明的医生。技术一般的医生，只有在疾病已形成或已经败坏时才进行治疗，只能救治于疾病于已形成之时，因为他不知道三部九候之脉的相得相失，所以才使疾病拖延败坏。能知道疾病发生的部位，就能诊察三部九候的病脉表现，而予以及时治疗。所以说掌握三部九候，就好像看守门户一样的重要，虽然表面尚未见到病情，而医生就已经知道病邪的形迹了。黄帝说：我听说针法有补有泻，但不懂它的意义。岐伯说：泻法必须掌握一个“方”字。所谓“方”，就是患者之气方盛，月亮正圆，天气正在温和，身体正安定之时，施行泻法，方法是要在患者吸气的时候进针，等到再吸气时进行捻针，再等到患者正呼气时慢慢地拔出针来。所以说，泻法必须掌握一个“方”，才能使邪气泄去而正气运行。补法必须掌握一个“员”字。所谓“员”，就是行的意思；行，就是导引其气以至病所，要求针刺时必须达到荣分，还要在患者吸气时出针。所说的“员”与“方”，并不是指针的形状。善于养神的人，必须明白形体的肥瘦，营卫气血的盛衰。因为血气是人之神气寄存之处，必须谨慎地调养。黄帝说：你所讲的内容妙极了。把人的形体与阴阳四时结合起来，虚实的感应，无形的病况，若不是先生你，还有谁还能讲得清呢！你多次谈到形与神，什么是形呢？什么是神呢？请你详尽地讲一下。岐伯说：请允许我先讲形。所谓形，是反映于外的征象，这只能从外看见其概况，其细微的东西就不易觉察到，

虚邪者，八正之虚邪气也。正邪者，身形若用力汗出，腠理开，逢虚风，其中人也微，故莫知其情，莫见其形。上工救其萌芽，必先见三部九候之气，尽调不败而救之，故曰上工。下工救其已成，救其已败。救其已成者，言不知三部九候之相失，因病而败之也。知其所在者，知诊三部九候之病脉，处而治之，故曰守其门户焉，莫知其情而见邪形也。帝曰：余闻补泻，未得其意。岐伯曰：泻必用方，方者，以气方盛也，以月方满也，以日方温也，以身方定也，以息方吸而内针，乃复候其方吸而转针，乃复候其方呼而徐引针，故曰泻必用方，其气乃行焉。补必用员，员者行也，行者移也，刺必中其荣，复以吸排针也。故员与方，非针也。故养神者，必知形之肥瘦，荣卫血气之盛衰。血气者，人之神，不可不谨养。帝曰：妙乎哉论也！合人形于阴阳四时，虚实之应，冥冥之期，其非夫子孰能通之。然夫子数言形与神，何谓形？何谓神？愿卒闻之。岐伯曰：请言形。形乎形，目冥冥，问其所病，索之于经，慧然在前，按之不得，不知其情，故曰形。

但只要问明有什么痛苦，再诊察于经脉，则病情就清楚地摆在面前，要是寻之而不可得，那么便不容易知道他的病情了，所以叫做形。黄帝说：什么叫神呢？岐伯说：所谓神，就是耳朵虽没有听到，但一见就会明了它的变化，独自明白并领悟其中的道理，巧妙不可以言传。就好像大家都在看，而唯有我能见；如在黑暗之中，大家都看不见，而我却明明白白；好像风吹云散，所以叫做神。临证时，如能以三部九候为根本，就不必拘泥九针的理论了。

帝曰：何谓神？岐伯曰：请言神，神乎神。耳不闻，目明心开而志先，慧然独语，口弗能言，俱视独见，适若昏，昭然独明，若风吹云，故曰神。三部九候为之原，九针之论不必存也。

相关知识链接/

月亮盈缺与人体气血盛衰 本篇具体描述了月亮的阴晴圆缺对人体气血盛衰的影响，这也从一方面体现了“人与天地相应”的思想。我们知道，月亮的阴晴圆缺能影响海水潮涨潮落，形成一定的规律。气血在人体内流动，也能顺应月亮的变化而变化。当月缺之时，人体肌肉消减、经络亏虚、卫气沉伏等均是体表气血衰少，不能濡养形体的表现；月圆之时，气血充盈于肌表，则肌肉坚实、卫气畅行。人体的气血盛衰节律在女性则通过月经而表现出来。在治疗过程中，则需要根据天时而调气血。具体来说，就是在月初生时，不宜用泻法；月正圆时，不宜用补法；月黑时不宜进行针刺。根据月相的变化来调理气血，在治疗中考虑到这一因素，再根据气血盛衰变化采取不同治法，将有利于提高疗效。

离合真邪论篇第二十七

真邪，指真气和邪气；真气，指经络之气。离合真邪，指经络中真气和邪气的盛衰。本篇描述了如何掌握好正邪盛衰而使用针刺补泻疗法，并要求医生运用针刺疗法时一定要懂得三部九候的诊法，结合天地阴阳来分析病情、认识疾病。

黄帝问道：我听说了九针九篇，而先生又从九篇演绎发挥为九九八十一篇，我已经完全领会了它的意义。经中所说的气有盛衰，左右偏胜，取上以调下，取左以调右，有余、不足，在荥输之间进行补泻，这些我已经知道了。这都是荣卫偏盛偏衰而造成的，并不是邪气从外入侵经脉的疾病。我现在希望听听邪气侵入经脉的时候，患者有什么表现，又该怎样进行治疗呢？岐伯回答说：圣人制定法则，必须与天地阴阳的变化相适应。所以天有二十八宿及三百六十五度，地有十二经，人有十二经脉。天地温和，则经水就安静；天地寒冷，则经水就凝结；天气酷热，则经水就会沸腾满溢；狂风暴起的时候，则经水就会波涛汹涌。如病邪侵入经脉，受寒则血脉凝滞；受暑热则血气滑润流利；虚邪贼风侵入后，也像经水遭受到暴风一样，经脉的搏动则出现汹涌隆起的现象。虽然气血同样依次在经脉中流动，但在寸口处诊察脉象，指下感到时大时小，大时表示邪气盛，小时

原文

黄帝问曰：余闻九针九篇，夫子乃因而九之，九九八十一篇，余尽通其意矣。经言气之盛衰，左右倾移，以上调下，以左调右，有余不足，补泻于荥输，余知之矣。此皆荣卫之倾移，虚实之所生，非邪气从外入于经也。余愿闻邪气之在经也，其病人何如？取之奈何？岐伯对曰：夫圣人之起度数，必应于天地，故天有宿度，地有经水，人有经脉。天地温和，则经水安静；天寒地冻，则经水凝泣；天暑地热，则经水沸溢；卒风暴起，则经水波涌而陇起。夫邪之入于脉也，寒则血凝泣，暑则气淖泽，虚邪因而入客，亦如经水之得风也，经之动脉，其至也亦时陇起，其行于脉中循循然，

表示病邪退，邪气侵犯人体后没有固定的部位，或在阴经，或在阳经，不可揣度。要利用三部九候的诊脉方法进行诊察，如察到病邪，就应遏制它的发展，及早治疗。吸气时进针，进针时不要使气逆，进针后要静候其气，以不使邪气布散。吸气时捻针，以得气为目的。在呼气时出针，等呼气尽时，将针取出。这样，邪气尽随针外泄，所以叫做泻。黄帝说：不足的时候，用补法是怎样的呢？岐伯说：必须先用手循着穴位，上下扪摸，再用指按压穴位，使经气布散，然后再推按皮肤，弹动穴位，掐正穴位，右手进针，下针后，候其气至，施以补泻之法而取其疾，出针时，揉按穴位使针孔闭合，从而让真气闭藏。呼气将尽时进针，稍久留针，以得气为目的，要像等待贵客那样，不论时间的早晚。得气后，要谨慎地守护，吸气时出针，真气就不致随针外泄。出针后，揉按穴位，闭阖针孔，使真气内存，经气留止，所以叫做补。黄帝说：候气是怎样的呢？岐伯说：邪气离开络脉而进入经脉，停留在血脉之中。或寒或热，邪正相争，真邪尚未相合。邪气如波浪一样在血脉中起伏，时来时去，尚未有定处。所以在邪气方来之时，必须按住并制止它，取而泻之，以遏其势，但不要当邪气正盛之时用泻法。所谓的真气，就是经脉之气，真气虚的时候，不可用泻法，就是指此而言。所以说，审慎诊候邪气，当邪气已经过去，再泻的话，就会使真气虚脱而不能恢复，邪气就会再来，病邪就更盛而不去。所以说，邪气已随经而去，就不能再追，就是指此而言。使用泻法，必须掌握好时机，要等待邪气到的时候，随即下针而泻。若或先，或后，均可使血气受伤，病也治不好。所以说，懂得用针泻邪的时机，就像拨动弩机一样的迅捷，不懂得用针泻邪的时机，就像叩击木椎一样顽

其至寸口中手也，时大时小，大则邪至，小则平，其行无常处，在阴在阳，不可为度，从而察之，三部九候，卒然逢之，早遏其路。吸则内针，无令气忤；静以久留，无令邪布；吸则转针，以得气为故；候呼引针，呼尽乃去，大气皆出，故命曰泻。帝曰：不足者补之奈何？岐伯曰：必先扪而循之，切而散之，推而按之，弹而怒之，抓而下之，通而取之，外引其门，以闭其神。呼尽内针，静以久留，以气至为故，如待所贵，不知日暮，其气以至，适而自护，候吸引针，气不得出，各在其处，推阖其门，令神气存，大气留止，故命曰补。帝曰：候气奈何？岐伯曰：夫邪去络入于经也，舍于血脉之中，其寒温未相得，如涌波之起也，时来时去，故不常在。故曰方其来也，必按而止之，止而取之，无逢其冲而泻之。真气者，经气也，经气太虚，故曰其来不可逢，此之谓也。故曰候邪不审，大气已过，泻之则真气脱，脱则不复，邪气复至，而病益蓄，故曰其往不可追，此之谓也。不可挂以发者，待邪之至时而发针泻矣。若先若后者，血气已虚，其

钝不灵。所以说，懂机宜的，就是间不容发；不懂机宜的，就是扣机也不能发动，说的就是这个意思。黄帝说：应该怎样进行补泻呢？岐伯说：首先要以攻邪为主。及时刺出盛血，而恢复其正气。因为此时病邪刚刚侵入，流动尚无定处，推之则前进，引之则阻止，迎其气而泻之，刺其出血以后，病就会好了。黄帝说：讲得好。假如病邪与真气已经结合，脉气不表现出波动现象，应如何进行诊察呢？岐伯说：仔细审察循按三部九候的虚实而予调治。诊察其左右上下各部分，有无不相称或减弱的地方，就可以知道病在哪一脏腑。等待气至，再进行针刺。如不知道三部九候，就会阴阳不能分辨，天地也不能分清。地是候下部的，天是候上部的，人是候中部的，结合胃气的多少有无来决定病在哪一部。所以说，针刺时不知道三部九候以了解病脉所在之处，虽有病邪将至，也不能予以防治。不当泻的而用泻法，这叫做“大惑”。这样会扰乱脏腑经脉，使真气不能恢复，把实证当做虚证，把邪气当做真气，用针没有法则，反助邪气为害，损伤人体正气，使顺证变成逆证，荣卫之气散乱，真气消耗，邪气独盛，给患者带来灾祸。因此，不知道三部九候，不能使人长久于人世。不知道配合四时五行，更加相胜的道理，放过了邪气，伤害了正气，以致断送患者性命。病邪刚刚侵入人体，尚没有定处，推之则向前，引之则留止，迎其气而泻之，则疾病立刻痊愈。

相关知识链接／

针刺治疗疾病，虚证者，应用补法，使经气布散，呼气未进针，得气后留针时间稍长，吸气时快速出针，并揉按穴位，关闭针孔。实证者，应用泻法，吸气时快速进针，得气后留针时间较短，呼气时缓慢摇大针孔后出针，导邪气外出。

病不可下，故曰知其可取如发机，不知其取如扣椎，故曰知机道者不可挂以发，不知机者扣之不发，此之谓也。帝曰：补泻奈何？岐伯曰：此攻邪也，疾出以去盛血，而复其真气，此邪新客，溶溶未有定处也，推之则前，引之则止，逆而刺之，温血也。刺出其血，其病立已。帝曰：善。然真邪以合，波陇不起，候之奈何？岐伯曰：审扪循三部九候之盛虚而调之，察其左右上下相失及相减者，审其病脏以期之。不知三部者，阴阳不别，天地不分。地以候地，天以候天，人以候人，调之中腑，以定三部，故曰刺不知三部九候病脉之处，虽有大过且至，工不能禁也。诛罚无过，命曰大惑，反乱大经，真不可复；用实为虚，以邪为真，用针无义，反为气贼，夺人正气；以从为逆，荣卫散乱，真气已失，邪独内著，绝人长命，予人夭殃，不知三部九候，故不能久长；因不知合之四时五行，因加相胜，释邪攻正，绝人长命。邪之新客来也，未有定处，推之则前，引之则止，逢而泻之，其病立已。

通评虚实论篇第二十八

本篇围绕“邪气盛则实，精气夺则虚”讨论病证的虚实及表现，并论述了经络的虚实、重实重虚、脉的虚实等，故称“通评虚实论”。

黄帝问道：什么叫做虚实呢？岐伯对曰：邪气盛就是实证，精气不足就是虚证。黄帝说：虚实的情况是怎样的呢？岐伯说：肺主气，气虚则肺气先虚；气逆的，上实下虚，故两足必寒。假如不是发生在相克的时令，其人可生；假如是发生在相克的时令，其人将死。其他各脏的情况也是这样的。黄帝说：什么叫做重实呢？岐伯说：所说的重实，是说大热患者，邪气甚热，脉盛而满，这就叫做重实。黄帝说：经络俱实是怎样的呢？如何进行治疗呢？岐伯回答说：所谓经络俱实，是指寸口脉急而尺肤弛缓，经和络都应该治疗。所以说，脉象滑利有生机是顺的，脉象涩滞缺少生机是逆的。人体的虚实情况和万物是一样的，凡呈现滑利的为生，呈现枯涩的为死。所以五脏骨肉滑利，是精气充足的表现，生命是可以长久的。黄帝说：络气不足、经气有余的情况是怎样的呢？岐伯说：络气不足、经气有余是指寸口脉滑而尺肤却寒。秋冬季节见之为逆，春夏季节见之为顺。治疗方法，主要根据时令来判断预后和转归。黄帝说：经脉虚、络脉满的情况是怎

原文

黄帝问曰：何谓虚实？岐伯对曰：邪气盛则实，精气夺则虚。帝曰：虚实何如？岐伯曰：气虚者肺虚也，气逆者足寒也，非其时则生，当其时则死。余脏皆如此。帝曰：何谓重实？岐伯曰：所谓重实者，言大热病，气热脉满，是谓重实。帝曰：经络俱实何如？何以治之？岐伯曰：经络皆实，是寸脉急而尺缓也，皆当治之，故曰滑从，涩则逆也。夫虚实者，皆从其物类始，故五脏骨肉滑利，可以长久者。帝曰：络气不足、经气有余何如？岐伯曰：络气不足、经气有余者，脉口热而尺寒也，秋冬为逆，

样的呢？岐伯说：经虚络满的，是指尺肤热而盛满，而寸口脉迟且涩滞。在春夏季节则死，在秋冬季节则生。黄帝说：该怎样进行治疗呢？岐伯说：络满经虚的，灸阴刺阳；经满络虚的，刺阴灸阳。黄帝说：什么叫做重虚？岐伯说：脉、气、尺三者均虚，就叫做重虚。黄帝说：如何治疗呢？岐伯说：所说的气虚，是因精气虚而语言低微，不能连续；所说的尺虚，是尺肤软弱，表现为行步软弱无力；所说的脉虚，是不似有阴的脉象。这种情况，脉象滑利的则生，涩滞的则死。黄帝说：寒气骤然上逆，脉象满而实的，将会怎样呢？岐伯说：脉实而滑利的预后好，脉实而有逆象的预后差。黄帝说：脉象实满，手足寒冷而头热的将会怎样呢？岐伯说：春秋季节则生，冬夏季节则死。脉象浮涩，涩而身又有热的死。黄帝说：身形尽满的将会怎样呢？岐伯说：身形尽满的，脉象急大而坚，而尺肤涩滞，和脉不相应，像这样的情况，从则生，逆则死。黄帝说：什么叫做从则生、逆则死呢？岐伯说：所说的从，是指手足温和；所说的逆，是指手足寒冷。黄帝说：产后哺乳期而患热病，脉象悬小，它的预后是怎样呢？岐伯说：手足温暖的可生，手足寒冷的就要死亡。黄帝说：产后哺乳期感受风邪而患热病，喘息有声，张口抬肩的，脉象是怎样的呢？岐伯说：喘息有声，张口抬肩的，其脉象表现为实大。如有缓和之象的则预后好；如有急象，就要死亡了。黄帝说：肠澼便血，其情况将是怎样的呢？岐伯说：如有发热的则预后不良，身寒不发热的则预后好。黄帝说：肠澼泻下白沫的，其情况将会怎样呢？岐伯说：脉象沉的则预后好，脉象浮的就要死亡。黄帝说：肠澼下脓血的，其情况将会怎样呢？岐

春夏为从，治主病者。帝曰：经虚络满何如？岐伯曰：经虚络满者，尺热满脉口寒涩也，此春夏死秋冬生也。帝曰：治此者奈何？岐伯曰：络满经虚，灸阴刺阳；经满络虚，刺阴灸阳。帝曰：何谓重虚？岐伯曰：脉虚气虚尺虚，是谓重虚。帝曰：何以治之？岐伯曰：所谓气虚者，言无常也。尺虚者，行步恇然。脉虚者，不象阴也。如此者，滑则生，涩则死也。帝曰：寒气暴上，脉满而实何如？岐伯曰：实而滑则生，实而逆则死。帝曰：脉实满，手足寒，头热，何如？岐伯曰：春秋则生，冬夏则死。脉浮而涩，涩而身有热者死。帝曰：其形尽满何如？岐伯曰：其形尽满者，脉急大坚，尺涩而不应也，如是者，故从则生，逆则死。帝曰：何谓从则生，逆则死？岐伯曰：所谓从者，手足温也。所谓逆者，手足寒也。帝曰：乳子而病热，脉悬小者何如？岐伯曰：手足温则生，寒则死。帝曰：乳子中风病热，喘鸣肩息者，脉何如？岐伯曰：喘鸣肩息者，脉实大也，缓则生，急则死。帝曰：肠澼便血何如？岐伯曰：身热则死，寒则生。帝曰：肠澼

伯说：脉象悬绝的则预后不良，脉象滑大的则预后好。黄帝说：肠澼这种病，身不发热，脉象也不悬绝，又怎样呢？岐伯说：脉象滑大的预后好，脉象弦涩的就要死亡。可以根据五脏克胜的时间来判断死亡日期。黄帝说：癫疾的情况是怎样的呢？岐伯说：脉来搏指而滑大的，病会慢慢自愈；脉见小而坚急的，为不治的死症。黄帝说：癫疾脉象虚实变化是怎样的呢？岐伯说：脉象虚缓的可治，脉象坚实的则预后不良。黄帝说：消瘅病的虚实情况是怎样的呢？岐伯说：脉象实大的，病虽久也可自愈；脉象悬小坚的，若病久则不可治。黄帝说：形度、骨度、脉度、筋度是怎样测量出来的呢？黄帝说：春季治病就用络穴，夏季治病就用各经之腧穴，秋季则用六腑的合穴，冬季是闭塞的季节，不宜针刺。在这个季节里，宜用药物治疗而少用针石。所说的少用针石，并不是针对痈疽的，痈疽应用针石治疗，这是顷刻也不许迟疑的。痈毒初起，不知它发生的部位，按之也不应手，痛的部位也不固定，当刺手太阴之旁三次，颈部左右两次。腋间生痈而有高热的，应刺足少阳经五次，如刺后热仍不止，宜刺手厥阴经三次，并刺手太阴经络穴及大骨之会各三次。急性痈肿，因筋肉挛缩而引起分肉之间疼痛，疼痛严重而汗出不止，这是由于膀胱之气不足不能固摄所致，应该刺其经的腧穴。腹部骤然胀满，按之不消，要采用手太阳经的络穴，以及胃的募穴和少阴经腧穴各刺五次，用员利针。霍乱，应刺肾俞之旁的志室穴五次，并刺足阳明胃俞及两旁胃仓穴各三次。治痫惊病，要针刺五条经脉上的穴位，手太阴经穴左右各五次，太阳经穴左右各五次，手少阴经络穴旁一次，足阳明经穴一次，上踝五寸少阳经穴

下白沫何如？岐伯曰：脉沉则生，脉浮则死。帝曰：肠澼下脓血何如？岐伯曰：脉悬绝则死，滑大则生。帝曰：肠澼之属，身不热，脉不悬绝何如？岐伯曰：滑大者曰生，悬涩者曰死，以脏期之。帝曰：癫疾何如？岐伯曰：脉搏大滑，久自已；脉小坚急，死不治。帝曰：癫疾之脉，虚实何如？岐伯曰：虚则可治，实则死。帝曰：消瘅虚实何如？岐伯曰：脉实大，病久可治；脉悬小坚，病久不可治。帝曰：形度骨度脉度筋度，何以知其度也？帝曰：春亟治经络，夏亟治经俞，秋亟治六腑，冬则闭塞，闭塞者，用药而少针石也。所谓少针石者，非痈疽之谓也，痈疽不得顷时回。痈不知所，按之不应手，乍来乍已。刺手太阴傍三痏与缨脉各二。掖痈大热，刺足少阳五，刺而热不止，刺手心主三，刺手太阴经络者大骨之会各三。暴痈筋耎，随分而痛，魄汗不尽，胞气不足，治在经俞。腹暴满，按之不下，取手太阳经络者，胃之募也，少阴俞去脊椎三寸傍五，用员利针。霍乱，刺俞傍五，足阳明及上傍三。刺痫惊脉五，针手太阴各五，刺经太阳五，刺手少

三次。凡诊治消瘅、仆击、偏枯、痿厥、气急而粗、喘逆等疾病，如肥胖权贵之人患之，是由于贪食厚味所致。食饮不下，上下不通，那是暴怒或忧虑所引起的。突然厥逆，耳聋，二便不通，是由于气上迫所致。有的病不从内发，而由于外中风邪，风邪留滞，久而化热，消灼肌肉而使人消瘦。足行不正而偏跛的，是由于感受风寒湿而造成的。黄帝说：黄疸、骤然发生的疼痛、癫病、厥狂等病，是由于经脉之气，久逆于上而不下行所致。五脏不和，是由于六腑闭塞所造成的。头痛耳鸣，九窍不利，是由肠胃病变而引起的。

相关知识链接/

邪气盛则实，精气夺则虚　“邪气盛则实”体现了以邪气偏盛为主要病机，此时正气相对不虚，即邪气的致病能力和正气的抗邪能力均较强，正邪斗争剧烈，则出现了一系列以亢奋、有余、阳热等主要表现的证候，即实证，具体表现有高热、狂躁、亢奋、腹痛拒按、脉实有力等；“精气夺则虚”体现了以正气偏虚为主要病机，此时正气因素体本虚、消耗、丢失等导致虚弱，抗病能力下降，待邪气入侵时，正气虽尚能与邪气斗争，但难以进行剧烈反应，故出现了一系列以虚弱、衰退、不足为主要表现的证候，即虚证，具体表现有少气懒言、乏力、心悸、脉细无力等。

阴经络傍者一，足阳明一，上踝五寸刺三针。凡治消瘅仆击，偏枯痿厥，气满发逆，甘肥贵人，则高梁之疾也。隔塞闭绝，上下不通，则暴忧之病也。暴厥而聋，偏塞闭不通，内气暴薄也。不从内外中风之病，故瘦留著也。跖跛，寒风湿之病也。黄帝曰：黄疸暴痛，癫疾厥狂，久逆之所生也。五脏不平，六腑闭塞之所生也。头痛耳鸣，九窍不利，肠胃之所生也。

太阴阳明论篇第二十九

太阴，指足太阴脾经；阳明，指足阳明胃经。本篇为《内经》中围绕脾胃进行论述的专篇，故称之为“太阴阳明论”。

黄帝问道：太阴、阳明两经，互为表里，也就是脾和胃的经脉，所生的疾病却不相同，这是什么原因呢？岐伯回答说：脾属阴经，胃属阳经，二者经脉循行的部位不同，四时的虚实顺逆亦各不同，病或从内生，或从外入，发病原因不相同，所以病名也就不相同。黄帝说：我想听你讲讲它们的不同情况。岐伯说：属阳的，有如天气，为人体的外卫；属阴的，有如地气，为人体的内护。所以说，阳气常有余，阴气常不足。所以虚邪贼风侵袭，外表阳气先受侵害；饮食没有节制，起居失于规律，内在阴气独受其害。阳分受邪则传入六腑，阴分受邪则传入五脏。传入六腑的，就有身体发热、不得安卧、气逆喘息等症状；传入五脏的，就有胀满、闭塞、大便泄泻，久而成为肠澼。所以喉司呼吸而通天气，咽吞饮食而连地气。阳经易受风邪侵袭，阴经易受湿邪侵袭。所以阴经从足上行于头部，再向下沿手臂至手指之端；阳经从手上行于头部，再向下到足部。所以说，阳经感受病邪，先向上行至极点，再向下行；阴经感受病邪，先向下行至极点，再向上行。外感风邪，上先侵犯上部；外感湿邪，下先侵犯下部。黄帝说：脾病会

原文

黄帝问曰：太阴阳明为表里，脾胃脉也，生病而异者何也？岐伯对曰：阴阳异位，更虚更实，更逆更从，或从内，或从外，所以不同，故病异名也。帝曰：愿闻其异状也。岐伯曰：阳者，天气也，主外；阴者，地气也，主内。故阳道实，阴道虚。故犯贼风虚邪者，阳受之；食饮不节，起居不时者，阴受之。阳受之则入六腑，阴受之则入五脏。入六腑则身热不时卧，上为喘呼；入五脏则䐜满闭塞，下为飧泄，久为肠澼。故喉主天气，咽主地气。故阳受风气，阴受湿气。故阴气从足上行至头，而下行循臂至指端；阳气从手上行至头，而下行至足。故曰阳病者上行极而下，阴病者下行极而上。故伤于风者，上先受之；伤于湿者，下先受之。帝曰：脾病而四肢

引起四肢活动不利，是什么原因呢？岐伯说：四肢都是由胃气来濡养，但其不能直接到达四肢，必须经过脾的运化，才能营养四肢。现在脾有病而不能把胃气输送出来，四肢不能享受水谷之气的营养，经气日渐衰减，经脉不通利，筋骨肌肉都得不到水谷精微的营养，所以四肢不能正常活动。黄帝说：脾不能单独主旺一个季节，是什么原因呢？岐伯说：脾者属土，五方中主治中央，它在四季当中分别旺于四脏主治之时，所以为四脏之长，各于季始暂主十八日，所以脾不专主于一时。脾脏是传输胃土水谷之精华，来发挥其功用的。脾土的这种作用，就和天地生养万物一样，从头至足，无处不到，所以不专主于一时。黄帝说：脾与胃仅仅有一膜相连，为什么能够为胃行津液呢？岐伯说：足太阴脾经，属三阴，其经脉贯胃属脾而络于咽喉，所以足阴脾经能够把胃中精微输送到三阴经。足阳明胃经，是太阴脾经之表，是为五脏六腑提供营养的地方，所以胃经也能运太阴之气输送到三阳经。五脏六腑都通过脾经而接受来自胃中的水谷之气，所以说脾能替胃输布津液。如果四肢不能禀受水谷之气的濡养，日益渐衰，经脉不畅，筋骨肌肉得不到胃气的滋养，就失去其正常功用了。

相关知识链接/

脾病而四肢不用 脾在体主四肢肌肉，四肢依赖脾气的转输作用，才能从胃禀受水谷精气，使筋骨肌肉得到濡养，筋骨强健，肌肉满壮。若脾气虚衰，不能为胃布散津液，肌肉不得濡养，则会出现肢体痿软无力、活动受限的痿证。当然，痿证的病因病机多端，但脾胃虚弱是重要的病机之一，因此在治疗痿证时，补益脾胃非常关键，需重视脾胃在痿证的防治过程中的重大意义。

不用何也？岐伯曰：四肢皆禀气于胃，而不得至经，必因于脾，乃得禀也。今脾病不能为胃行其津液，四肢不得禀水谷气，气日以衰，脉道不利，筋骨肌肉皆无气以生，故不用焉。帝曰：脾不主时何也？岐伯曰：脾者土也，治中央，常以四时长四脏，各十八日寄治，不得独主于时也。脾脏者，常著胃土之精也，土者生万物而法天地，故上下至头足，不得主时也。帝曰：脾与胃以膜相连耳，而能为之行其津液何也？岐伯曰：足太阴者里也，其脉贯胃属脾络嗌，故太阴为之行气于三阴。阳明者表也，五脏六腑之海也，亦为之行气于三阳。脏腑各因其经而受气于阳明，故为胃行其津液。四肢不得禀水谷气，日以益衰，阴道不利，筋骨肌肉无气以生，故不用焉。

阳明脉解篇第三十

本篇主要论述了阳明脉的实热证及其病理变化，故称“阳明脉解”。

黄帝问道：足阳明胃的经脉发生病变，害怕见到人和火，听到木音就惕然惊动，但听到钟鼓声却无动于衷，这是什么道理？我希望听你讲一下。岐伯回答说：足胃阳明之脉，属土，闻到木声就惊怕，是因为木恶土的缘故。黄帝说：讲得好。为什么恶火呢？岐伯说：足阳明主肌肉，其经脉多气多血，外邪侵袭就会发热，热甚所以恶火。黄帝说：恶人是为什么呢？岐伯说：阳明脉经气厥逆而烦闷喘促，心中郁闷所以不喜欢人。黄帝说：有的人厥逆喘促而死，有的人厥逆喘促而生，这是为什么呢？岐伯说：厥逆连及内脏的，就会死亡；厥逆仅连及经脉的，就会生存。黄帝说：讲得好。病重的时候，把衣服扔掉乱跑，登高唱歌，或者连续几天不吃饭，越墙上房，这不是他平素能够做到的，生病时为什么能够做到呢？岐伯说：四肢为诸阳之本，阳气盛则四肢充实，四肢充实所以能够登高。黄帝说：他扔掉衣服乱走，是为什么呢？岐伯说：患者感到身上热得受不了，所以扔掉衣服乱跑。黄帝说：他胡言乱语斥骂人家，不避亲疏，纵情歌唱，这是为什么呢？岐伯说：阳气偏盛，就会使人神志昏乱，所以胡言乱语、斥骂人家、不避亲疏，也不想吃饭。由于不想吃饭，所以到处乱跑。

原文

黄帝问曰：足阳明之脉病，恶人与火，闻木音则惕然而惊，钟鼓不为动，闻木音而惊何也？愿闻其故？岐伯对曰：阳明者胃脉也，胃者土也，故闻木音而惊者，土恶木也。帝曰：善。其恶火何也？岐伯曰：阳明主肉，其脉血气盛，邪客之则热，热甚则恶火。帝曰：其恶人何也？岐伯曰：阳明厥则喘而惋，惋则恶人。帝曰：或喘而死者，或喘而生者，何也？岐伯曰：厥逆连脏则死，连经则生。帝曰：善。病甚则弃衣而走，登高而歌，或至不食数日，逾垣上屋，所上之处，皆非其素所能也。病反能者何也？岐伯曰：四肢者，诸阳之本也，阳盛则四肢实，实则能登高而歌也。帝曰：其弃衣而走者何也？岐伯曰：热盛于身，故弃衣欲走也。帝曰：其妄言骂詈不避亲疏者，何也？岐伯曰：阳盛则使人妄言骂詈，不避亲疏，而不欲食，不欲食故妄走也。

热论篇第三十一

热，指热病，是感受外邪后引起的发热类的外感病。本篇详细讨论了外感热病的传变规律及特点、两感热病的预后、热病遗复的病因病机等，主要研究热病，故称“热论”。

黄帝问道：一般的所谓热病，都是属于伤寒一类，但预后却不一样，有的痊愈了，有的却死亡了，死亡的往往在患病的六七天之间，痊愈的都在发病十天以上，这是为什么呢？我不能理解，希望你能讲讲其中的道理。岐伯回答说：足太阳经，是诸阳会合的地方，它的经脉连于风府，与督脉、阳维相会，循行于巅背之表，所以能够为诸阳主气。人体被寒邪侵袭以后，就会发热，热得虽然厉害但不会死亡；假如阳经、阴经二者同时感受寒邪，就难免于死亡。黄帝说：我想听听伤寒的表现。岐伯说：伤寒第一日，太阳经感受寒邪，所以头项强痛、腰脊牵强不舒。第二日病邪传到阳明，阳明经主肌肉，它的经脉挟鼻络于目，所以出现身热、眼痛、鼻干、不能安卧。第三日病邪传到少阳，少阳经主胆，它循行于两胁、络于两耳，所以胸胁疼痛而耳聋。如果三阳经络都已受病，但还没有传入于脏腑，可以通过发汗的办法来治好。第四天病邪传于太阴，太阴经散布于胃中而

原文

黄帝问曰：今夫热病者，皆伤寒之类也，或愈或死，其死皆以六七日之间，其愈皆以十日以上者何也？不知其解，愿闻其故。岐伯对曰：巨阳者，诸阳之属也，其脉连于风府，故为诸阳主气也。人之伤于寒也，则为热病，热虽甚不死；其两感于寒而病者，必不免于死。帝曰：愿闻其状。岐伯曰：伤寒一日，巨阳受之，故头项痛腰脊强。二日阳明受之，阳明主肉，其脉挟鼻络于目，故身热目疼而鼻干，不得卧也。三日少阳受之，少阳主胆，其脉循胁络于耳，故胸胁痛而耳聋。三阳经络皆受其病，而未入于脏者，故可汗而已。四日太阴受之，太阴脉布胃中络于嗌，故腹满而

络于咽喉，所以腹中胀满而咽喉发干。第五日病邪传到少阴，少阴经贯通肾而络于肺，连系于舌本，所以口燥舌干而渴。第六日病邪传到厥阴，厥阴经环绕阴器而络于肝，所以烦闷而阴囊收缩。如果三阴三阳经及五脏六腑都受到了病害，营卫之气不能流行，五脏不得通畅，那就要死亡了。如果不是两感于寒邪的，第七日太阳病就会减轻，头痛就会稍好一些；第八日阳明病会减轻，身热会稍微消退；第九日少阳病会减轻，耳聋也会好转而能听到点声音；第十日太阴病会减轻，腹部胀满消退至正常，并且食欲变好；第十一日少阴病会减轻，口也不再干渴，舌不再干，且能打喷嚏；第十二日厥阴病会减轻，阴囊松弛而少腹部也渐觉舒畅，邪气消退，病也就好了。黄帝说：怎样治疗呢？岐伯说：治疗上应根据症状随经论治，病就日渐衰退而痊愈了。得病未满三天的，可以通过发汗使其痊愈；得病满三天的，可以通过泻下使其痊愈。黄帝说：热病已经痊愈，常常有余热不清的情况，这是为什么呢？岐伯说：凡是余热不清的，是因为发热重的时候还勉强吃东西，因此余热不能完全清除。像这样，病虽然已经减轻，但余热仍有所残留，于是谷气与余热搏结在一起，两热相合，因此有余热不消的情况。黄帝说：讲得好。那么怎样治疗余热呢？岐伯说：根据疾病的虚实，或补或泻，疾病就可以痊愈了。黄帝说：患了热病有什么禁忌呢？岐伯说：如果患热病刚有所好转，就吃肉类的东西则会复发，进食过多也会使余热不能完全清除，这就是热病的禁忌。黄帝说：两感于寒的患者，其受邪经脉和相应症状是什么呢？岐伯说：两感于寒的患者，第一日太阳和少阴二经同病，表现为头痛

嗌干。五日少阴受之，少阴脉贯肾络于肺，系舌本，故口燥舌干而渴。六日厥阴受之，厥阴脉循阴器而络于肝，故烦满而囊缩。三阴三阳，五脏六腑皆受病，营卫不行，五脏不通，则死矣。其不两感于寒者，七日巨阳病衰，头痛少愈；八日阳明病衰，身热少愈；九日少阳病衰，耳聋微闻；十日太阴病衰，腹减如故，则思饮食；十一日少阴病衰，渴止不满，舌干已而嚏；十二日厥阴病衰，囊纵少腹微下，大气皆去，病日已矣。帝曰：治之奈何？岐伯曰：治之各通其脏脉，病日衰已矣。其未满三日者，可汗而已；其满三日者，可泄而已。帝曰：热病已愈，时有所遗者何也？岐伯曰：诸遗者，热甚而强食之，故有所遗也。若此者，皆病已衰而热有所藏，因其谷气相薄，两热相合，故有所遗也。帝曰：善。治遗奈何？岐伯曰：视其虚实，调其逆从，可使必已矣。帝曰：病热当何禁之？岐伯曰：病热少愈，食肉则复，多食则遗，此其禁也。帝曰：其病两感于寒者，其脉应于其病形何如？岐伯曰：两感于寒者，病一日则巨阳与少阴俱病，则头痛口干

口干而烦满；第二日阳明和太阴二经同病，表现为腹胀满、身体发热、不想吃东西及语无伦次；第三日少阳和厥阴二经同病，就有耳聋、阴囊收缩、厥逆的症状，如出现水浆不入，神志昏迷，那么到第六天就要死亡了。黄帝说：病发展到了五脏受伤，六腑不通，营卫气血流行不畅，出现这些症状以后，三天就会死亡，这是什么原因呢？岐伯说：阳明经，是十二经脉中最重要的，这一经邪气盛，患者就容易出现神志昏迷，三天以后阳明经气已尽，所以就要死亡。凡伤于寒邪而变成温病的，在夏至以前发病的叫做温病，在夏至以后发病的叫做暑病，暑邪应当与汗一同排出，不可止汗。

相关知识链接/ ▼

热病传变的一般规律及特点 文中以一日、二日、三日等来描述热病的传变规律，这仅用来表示热病的传变次序及发展阶段，不是指具体的天数。外感热病侵袭人体后，以太阳→阳明→少阳→太阴→少阴→厥阴的顺序传变，在不同经脉上根据经脉循行部位不同，表现的症状也不一样。首先，热邪侵袭太阳经，足太阳膀胱经循行于项背，故见头项强痛、后背紧张不舒等；邪气入里侵入阳明经，阳明为多气多血之经，正邪交争剧烈，故见身热、眼痛、鼻干等；后传入少阳经，少阳胆经循行于两胁，终止于耳旁，故见胸胁疼痛而耳聋等；三阳经传尽后至三阴经，首先是太阴经，太阴脾络于胃，循行咽喉，故见腹中胀满、咽干等；后传入少阴经，少阴肾经系于舌本，热病传入后则见口舌干燥；若不能治愈则继续传入厥阴经，厥阴肝经绕阴器而络于肝，受热邪后则烦闷而阴囊收缩。因此，在治疗上，提出了热邪在阳经而未入阴经之前治疗上可发汗而已；热邪传入脏后，则需通过泻下来导热外出。在临床上可根据症状等判断疾病的发展情况，及时治疗，尽早痊愈。

而烦满；二日则阳明与太阴俱病，则腹满身热，不欲食谵言；三日则少阳与厥阴俱病，则耳聋囊缩而厥，水浆不入，不知人，六日死。帝曰：五脏已伤，六腑不通，营卫不行，如是之后，三日乃死何也？岐伯曰：阳明者，十二经脉之长也，其血气盛，故不知人，三日其气乃尽，故死矣。凡病伤寒而成温者，先夏至日者为病温，后夏至日者为病暑，暑当与汗皆出，勿止。

刺热篇第三十二

刺热，指用针刺的方法治疗热病。本篇主要论述了五脏热病的症状、预后及如何进行针刺治疗等，故称“刺热”。

肝脏发生的热病，首先出现小便发黄，腹痛喜卧，身体发热。热邪和正气相争就会出现狂言惊骇，胁肋胀满疼痛，手足躁动不安，不能安卧，逢庚辛之日则病加重，逢甲乙之日则会出大汗，如果气机逆乱则庚辛日会死。刺足厥阴、足少阳二经。若肝气上逆则头痛昏晕，这是因于热邪随肝脉上冲于头所致。

心脏发生的热病，首先感觉不愉快，数天后才发热。邪正相争则突然出现心痛，烦闷善呕，头痛面赤无汗，逢壬癸之日病加重，逢丙丁之日则出大汗，若出现气机逆乱则壬癸日会死亡。刺手少阴和手太阳二经。

脾脏发生的热病，首先出现头重面颊痛，心中烦闷，颜面发青，想要呕吐，身体发热。正邪相争则腰痛剧烈而不能前后俯仰，腹中胀满泄泻，两颔疼痛，逢甲乙之日病就加重，逢戊己之日会出大汗，气机逆乱则甲乙日就会死亡。刺足太阴、足阳明二经。

肺脏发生的热病，首先有恶寒皮肤粟起，汗毛直竖，恶风寒，舌上发黄，身体发热。邪正相争则出现喘咳，疼痛在胸膺背部走窜，不能大口喘气，头痛难以

原文

肝热病者，小便先黄，腹痛多卧身热。热争则狂言及惊，胁满痛，手足躁，不得安卧，庚辛甚，甲乙大汗，气逆则庚辛死。刺足厥阴、少阳。其逆则头痛员员，脉引冲头也。

心热病者，先不乐，数日乃热。热争则猝心痛，烦闷善呕，头痛面赤无汗，壬癸甚，丙丁大汗，气逆则壬癸死。刺手少阴、太阳。

脾热病者，先头重颊痛，烦心颜青，欲呕身热。热争则腰痛不可用俯仰，腹满泄，两颌痛，甲乙甚，戊己大汗，气逆则甲乙死。刺足太阴、阳明。

肺热病者，先淅然厥，起毫毛，恶风寒，舌上黄身热。热争则喘咳，痛走胸膺背，不得大息，头痛不堪，

忍受，汗出怕冷，丙丁日病就会加重，庚辛日会出大汗，气机逆乱则丙丁日会死亡。刺手太阴和手阳明二经，刺出如豆大的血滴，病就会立刻痊愈。

肾脏发生的热病，首先出现腰痛腿酸，口渴常欲饮水且身体发热。正邪相争则出现颈项僵痛，小腿发凉而酸，足下发热，不愿说话，肾气上逆则出现颈项疼痛头晕、动摇不定，逢戊己日病加重，壬癸日出大汗，气机逆乱则戊己之日就会死亡。刺足少阴和足太阳二经。以上所说的诸脏汗出，是在五脏各自当旺之日使之汗出，正胜邪却，即汗出而病愈。

相关知识链接/

五脏在面部归属 肝候左颊、心候额头、脾候鼻、肺候右颊、肾候下颌，根据“有诸内必形诸外”，五脏的疾患可在相对应的部位显现出来，如左颊发红，则提示肝火较盛，右颊发红，则提示有肺热，在平常的生活中，可观察一下，有助于发现疾病。

肝脏发生的热病，首先表现在左面颊红赤，心热患者颜面部先见赤色，脾热患者鼻部先见赤色，肺热患者右颊先见赤色，肾热患者下颌处先见赤色，在疾病还没发作时，见颜面部出现赤色就给予针刺治疗，这就叫做治未病。如果热病是从一定的部位所起的，至其所胜之日病就会好；如果针刺错误，则需要延至第三个旺日才能好；如果再误治就会死亡。热病应当发汗，到其所胜之日，就能够汗出而愈。

凡治疗热病，应先给患者喝清凉的水然后再行刺法，并且要求患者少穿衣服，住的地方也要凉快，待身上的热消退，病就好了。热病如果先出现胸胁疼痛，手足躁扰不安，应刺足少阳经，补足太阴经，病情严重的就用五十九刺的方法。热病开始时手臂痛的，刺手阳明和手太阴二经得汗出而热止。热病起于头部的，则刺足太

汗出而寒，丙丁甚，庚辛大汗，气逆则丙丁死。刺手太阴、阳明，出血如大豆，立已。

肾热病者，先腰痛骱酸，苦渴数饮身热。热争则项痛而强，骱寒且酸，足下热，不欲言，其逆则项痛员员淡淡然，戊己甚，壬癸大汗，气逆则戊己死。刺足少阴、太阳。诸汗者，至其所胜日汗出也。

肝热病者左颊先赤，心热病者颜先赤，脾热病者鼻先赤，肺热病者右颊先赤，肾热病者颐先赤。病虽未发，见赤色者刺之，名曰治未病。热病从部所起者，至期而已；其刺之反者，三周而已；重逆则死。诸当汗者。至其所胜日，汗大出也。

诸治热病，以饮之寒水乃刺之，必寒衣之，居止寒处，身寒而止也。热病先胸胁痛，手足躁，刺足少阳，补足太阴，病甚者为五十九刺。热病始手臂痛者，刺手阳明太阴而汗出止。热病始于头首者，刺项太阳而汗出止。

阳经得汗出而热止。热病起于足胫的，刺足阳明经得汗出而热止。热病若先出现身体重、骨节痛、耳聋、嗜唾，应刺足少阴经，病情严重的应当用五十九刺的方法。热病先出现头昏目眩而后发热，胸胁胀满的，应刺足少阴和足少阳两经。太阳经的热病，若赤色显露于颧骨部位，是热病的征象。如果荣色未失，应使它得汗，待到其所胜之时病自然会好。但如果同时又见少阴经的脉证，死期不会超过三天，是因热病内连于肾脏。少阳经的热病，赤色显露在面颊的前方，是热病的象征。如果荣色未失，应使它得汗，待到其所胜之时病自然就会好，但如果同时又见少阴经的脉证，死期不会超过三天。治疗热病的气穴：第三脊椎下主治胸中热，第四脊椎下主治膈中热，第五脊椎下主治肝热，第六脊椎下主治脾热，第七脊椎下主治肾热。度量脊椎从颈项第三椎以下凹陷处的中央。赤色从颊下上逆于颧为泄泻之病，赤色见于颊车的为腹部胀满之病，赤色见于颧骨后部的为胁痛之病，赤色见于颊上的为病在膈上。

热病始于足胫者，刺足阳明而汗出止。热病先身重骨痛，耳聋好瞑，刺足少阴，病甚为五十九刺。热病先眩冒而热，胸胁满，刺足少阴少阳。太阳之脉，色荣颧骨，热病也，荣未夭，曰今且得汗，待时而已。与少阴脉争见者，死期不过三日，其热病内连肾，少阳之脉色也。少阳之脉，色荣颊前，热病也，荣未夭，曰今且得汗，待时而已，与少阴脉争见者，死期不过三日。

热病气穴：三椎下间主胸中热，四椎下间主膈中热，五椎下间主肝热，六椎下间主脾热，七椎下间主肾热，荣在骶也。项上三椎，陷者中也。颊下逆颧为大瘕，下牙车为腹满，颧后为胁痛，颊上者膈上也。

评热病论篇第三十三

评，指评论、论述。本篇承《素问·热论篇》《素问·刺热篇》之后详细论述了热性疾病如阴阳交、风厥、劳风、肾风、风水等的病因病机、临床表现、预后等，故称“评热病论”。

黄帝问道：患温病的，汗出之后而又发热，而且脉象躁动不因汗出而衰减，言语狂乱而不能进食，这叫什么病呢？岐伯回答说：病名叫阴阳交，阴阳交是一种死症。黄帝说：我想听听其中的道理。岐伯说：人体之所以能够出汗，是由于水谷入胃，化生精微，胜过邪气而能够出汗，这是由于邪气退而精气盛的缘故，精气盛则能吃东西而不再发热。再发热的是邪气旺盛所致，汗是由精气所化；现在汗出而复发热，是邪气胜于正气；不能饮食，是因为胃中精气缺乏。病势若是再逗留不退，患者的生命就危在旦夕了。而且《素问·热论篇》说过：汗出而脉仍躁盛的是死征。现在脉象与汗出不相对应，是精气不能胜其病邪，死亡的征象很明显。言语狂乱是神志失常的表现，神志失常是死亡的征象。现在死征有三种，却不见一点生机，即使有好转的现象也是终究要死亡的。黄帝说：有的人身体发热、汗出烦闷，烦闷不因汗出而解，这是什么病呢？岐伯说：汗出而身体发热的是由于感受风邪，汗出而烦闷不解的是由于下气上逆，病名叫风厥。黄

原文

黄帝问曰：有病温者，汗出辄复热，而脉躁疾不为汗衰，狂言不能食，病名为何？岐伯对曰：病名阴阳交，交者死也。帝曰：愿闻其说。岐伯曰：人所以汗出者，皆生于谷，谷生于精，今邪气交争于骨肉而得汗者，是邪却而精胜也，精胜则当能食而不复热。复热者邪气也，汗者精气也，今汗出而辄复热者，是邪胜也，不能食者，精无俾也。病而留着，其寿可立而倾也。且夫《热论》曰：汗出而脉尚躁盛者死。今脉不与汗相应，此不胜其病也，其死明矣。狂言者是失志，失志者死。今见三死，不见一生，虽愈必死也。帝曰：有病身热汗出烦满，烦满不为汗解，此为何病？岐伯曰：汗出而身热者风也，汗出而烦满不解者厥也，病名曰风厥。帝曰：愿

帝说：请你详细地讲一讲。岐伯说：太阳经主宰诸阳之气在表，所以先受病邪，而少阴和太阳为表里，少阴受太阳发热的影响则从而上逆，上逆便成为厥。黄帝说：怎样治疗呢？岐伯说：刺太阳、少阴两经，并且内服汤药。黄帝说：劳风病是怎样的呢？岐伯说：劳风发病在肺下，这种病的症状，使人头项强直，目视不明，唾出黏痰如鼻涕，恶风而身体寒战，这就是劳风病。黄帝说：怎样治疗呢？岐伯说：首先要使胸中通畅，俯仰自如，引太阳经的阳气。精壮之人三日可愈，中年人五日可愈，精气不足的七日可愈。咳出青黄痰，其状如脓，凝结成块，大如弹丸，这种痰应从口中或鼻中排除，如不能排出则会伤肺，伤肺就会死亡。黄帝说：有患肾风的患者，面部足背水肿、目下肿起如卧蚕，妨碍言语，这种病可以刺吗？岐伯说：若为肾虚则不能用刺法，不应当用刺法而误刺，五日之后病气必然来至。黄帝说：病气来了会怎样呢？岐伯说：病气来至必然感到气短，时常发热，热从胸背上至头部，汗出手热，口干而渴，小便色黄，目下水肿，腹中肠鸣，身体沉重行动困难，若是妇女则月经就会停止，胸中烦闷不能进食，不能仰卧，仰卧则咳嗽加重。这种病叫风水，在《素问·刺法篇》里有详细的论述。黄帝说：希望听你说说其中的道理。岐伯说：邪气的聚集，必定出于正气的不足。肾阴不足风阳便乘虚侵入，所以出现短气、时时发热、汗出。小便色黄，是少腹中有热。不能仰卧，是胃中不和。仰卧后咳嗽加重，是水气上迫于肺。凡是有水气的患者，目下必先见微肿。黄帝说：这是为什么呢？岐伯说：水属阴，目下也

卒闻之。岐伯曰：巨阳主气，故先受邪，少阴与其为表里也，得热则上从之，从之则厥也。帝曰：治之奈何？岐伯曰：表里刺之，饮之服汤。帝曰：劳风为病何如？岐伯曰：劳风法在肺下，其为病也，使人强上瞑视，唾出若涕，恶风而振寒，此为劳风之病。帝曰：治之奈何？岐伯曰：以救俯仰。巨阳引精者三日，中年者五日，不精者七日，咳出青黄涕，其状如脓，大如弹丸，从口中若鼻中出，不出则伤肺，伤肺则死也。帝曰：有病肾风者，面胕痝然壅，害于言，可刺不？岐伯曰：虚不当刺，不当刺而刺，后五日其气必至。帝曰：其至何如？岐伯曰：至必少气时热，时热从胸背上至头，汗出手热，口干若渴，小便黄，目下肿，腹中鸣，身重难以行，月事不来，烦而不能食，不能正仰，正仰则咳甚，病名曰风水，论在《刺法》中。帝曰：愿闻其说。岐伯曰：邪之所凑，其气必虚。阴虚者阳必凑之，故少气时热而汗出也。小便黄者，少腹中有热也。不能正仰者，胃中不和也。正仰则咳甚，上迫肺也。诸有水气者，微肿先见于目下也。帝曰：何以言？岐伯曰：

是属阴的部位，腹部为至阴之处，所以腹中有水，必使目下微肿。真气上逆，所以口苦舌干，不能仰卧，仰卧就会咳出清水。凡是有水气患者，都不能仰卧，仰卧则感到惊恐，惊恐就会使咳嗽加重。腹中肠鸣，是胃中有水气的关系，影响到脾脏则烦闷不能进食。食不能下咽，是胃中有物阻隔。身体沉重影响行动，是因胃的经脉行于足部。妇女月经不来，是因为胞脉闭塞，胞脉属于心脏而络于胞中，现在水气上逆迫于肺脏，心气不得下通，所以胞脉闭而月经就不来了。黄帝说：讲得好。

相关知识链接/

邪之所凑，其气必虚 这句话与“正气存内，邪不可干”相对，从另一个方面提出正气不足是人体疾病发生的重要病机之一。人体正常的形态及生理活动，均依赖正气的充足。如因先天禀赋不足、后天调养失宜、疾病所伤或者自然衰老，导致正气相对不足，机体功能紊乱，抗病能力下降，则邪气就会趁虚而侵入人体，造成疾病。比如，非过敏体质的人突然出现对多种东西过敏的情况，这主要就是因为某些原因导致机体正气不足，抵抗力下降。因此，在治疗上，就要注重调养正气，使邪正对抗中正气处于优势地位，则邪气就不会入侵人体，也就不会产生疾病。

水者阴也，目下亦阴也，腹者至阴之所居，故水在腹者，必使目下肿也。真气上逆，故口苦舌干，卧不得正仰，正仰则咳出清水也。诸水病者，故不得卧，卧则惊，惊则咳甚也。腹中鸣者，病本于胃也。薄脾则烦不能食，食不下者，胃脘隔也。身重难以行者，胃脉在足也。月事不来者，胞脉闭也，胞脉者属心而络于胞中，今气上迫肺，心气不得下通，故月事不来也。帝曰：善。

逆调论篇第三十四

调，指调和、和顺。逆调则指不调和、不和顺。本篇从阴阳失衡、营卫虚弱、经络之气上下不相调和等方面论述逆调的表现，并且指出了肺络之逆、胃气之逆及肾水之逆的病理表现，故称为“逆调论”。

黄帝问道：人体感受异常的温邪，以及异常的热邪，而出现发热烦闷的现象，这是为什么呢？岐伯回答说：这是由于阴气少而阳气盛，故热而烦闷。黄帝说：人体不是因为衣服单薄，体内也无寒气，却觉得似寒气从内部产生，这是什么原因呢？岐伯说：这种人患有痹证，阳气少，阴气多，所以身体寒冷像从冷水中出来一样。黄帝说：有人四肢发热，遇到风寒，热得像烤于火上一样，这是什么缘故呢？岐伯说：这种人阴气虚，阳气盛。四肢属阳，两阳相合而致阴气虚少，虚少的阴气不能抑制亢盛的阳火，形成阳气独旺于外，独旺于外便不能生长，阳独盛则生长停止，遇风如炙于火的患者，必然形体逐渐消瘦。黄帝说：有的患者身体寒冷，热汤近火仍不觉热，穿厚衣服也不觉得温暖，但却无战栗，这是什么病呢？岐伯说：这种人平素肾气偏盛，却在从事与水相关的工作，导致太阳气衰，肾阴枯耗不长，肾为水脏，而主骨，肾阴不生则骨髓就不能充满，所以寒冷至骨。其之所以不战栗，是因肝是一阳，心是二阳，而肾是孤脏，一个肾水不能制约肝、心二阳之

原文

黄帝问曰：人身非常温也，非常热也，为之热而烦满者何也？岐伯对曰：阴气少而阳气胜，故热而烦满也。帝曰：人身非衣寒也，中非有寒气也，寒从中生者何？岐伯曰：是人多痹气也，阳气少，阴气多，故身寒如从水中出。帝曰：人有四肢热，逢风寒如炙如火者何也？岐伯曰：是人者，阴气虚，阳气盛，四肢者阳也，两阳相得而阴气虚少，少水不能灭盛火，而阳独治，独治者不能生长也，独胜而止耳，逢风而如炙如火者，是人当肉烁也。帝曰：人有身寒，汤火不能热，厚衣不能温，然不冻栗，是为何病？岐伯曰：是人者，素肾气胜，以水为事，太阳气衰，肾脂枯不长，一水不能胜两火，肾者水也，而生于骨，肾不生则髓不能满，故寒甚至骨也。所以不能冻栗者，肝一阳也，心二阳也，肾孤脏也，一水不能胜二火，故不能

火，所以不发生战栗，这种病叫做骨痹。患这种病的人必然会骨节拘挛。黄帝说：有的患者肌肉麻木，就是接触到衣被，也毫无知觉，这是什么病呢？岐伯说：荣气虚弱，卫气充实。荣气虚弱则会肌肉麻木不仁，卫气虚弱肢体就不能举动，营卫都虚弱，那就会麻木不仁且不能举动，肌肉更加麻木。若人的形体与神志不相适应，那就要死亡了。黄帝说：患逆气的患者有的不能平卧且呼吸有声音的，有的虽然不能平卧但呼吸没有声音，有的起居如常但呼吸有声音，有的能平卧但却行动气喘的，有的不能卧也不能行动且气喘的，有的不能平卧、卧则气喘的，所有这些情况是哪个脏腑的病变所导致的呢？希望听你讲讲其中的缘故。岐伯说：不能平卧而呼吸有声音的，是阳明经气上逆。足之阳经气下行，现在逆而上行，所以呼吸有声音。阳明经是胃脉，胃是六腑之海，胃气也是下行的，若阳明气逆胃气就不能顺着它的道路下行，所以就不能平卧。《下经》认为胃不和则卧不安，就是这个意思。如果起居如常而呼吸有声音的，这是肺的络脉不顺，络脉之气不能随着经脉之气上下流通，其气留于经脉而不行络脉，但络脉的病比较轻，所以起居如常而呼吸有声音。不能平卧且卧则气喘的，是水气侵犯的缘故，水气是循着津液而流行的，肾是水脏，主司津液，喘不能卧是肾脏的病变。黄帝说：讲得好。

相关知识链接 /

胃不和则卧不安　脾胃不和是导致失眠的机制之一。中医学认为，脾胃居于中焦，为气血生化之源，化源充足，则心神得养，阴阳调和，睡眠正常。在平常的生活中，也经常可以见到患有消化系统疾病的人，如消化性溃疡、功能性消化不良的人被失眠所困扰。治疗上就需要从脾胃出发，或补益、或祛邪，使脾胃功能恢复正常。

冻栗，病名曰骨痹，是人当挛节也。帝曰：人之肉苛者，虽近衣絮，犹尚苛也，是谓何疾？岐伯曰：荣气虚，卫气实也，荣气虚则不仁，卫气虚则不用，荣卫俱虚，则不仁且不用，肉如故也，人身与志不相有，曰死。帝曰：人有逆气不得卧而息有音者，有不得卧而息无音者，有起居如故而息有音者，有得卧行而喘者，有不得卧不能行而喘者，有不得卧卧而喘者，皆何脏使然？愿闻其故。岐伯曰：不得卧而息有音者，是阳明之逆也，足三阳者下行，今逆而上行，故息有音也。阳明者胃脉也，胃者六腑之海，其气亦下行，阳明逆不得从其道，故不得卧也。《下经》曰：胃不和则卧不安。此之谓也。夫起居如故而息有音者，此肺之络脉逆也，络脉不得随经上下，故留经而不行，络脉之病人也微，故起居如故而息有音也。夫不得卧卧则喘者，是水气之客也，夫水者循津液而流也，肾者水脏，主津液，主卧与喘也。帝曰：善。

疟论篇第三十五

本篇为专门论述疟疾的篇章，文中详细论述了疟疾、间日疟、寒疟、温疟、瘅疟等的病因、病机、主要表现及治疗时机，故称为“疟论”。

黄帝问道：一般来说，疟疾都是由于感受了风邪，它的休作有一定的时间，这是什么道理呢？岐伯回答说：疟疾开始发作的时候，先以毫毛战栗开始，继而四肢不舒，欲得伸展，呵欠连连，乃至寒冷发抖、下颌鼓动、腰脊疼痛；等寒冷过去，便开始身体内外发热，头痛欲裂，口渴，喜欢冷饮。黄帝问道：到底是什么邪气，使疾病出现这样的表现，请说明它的道理。岐伯说：这是由于阴阳之气上下交争，虚实更替，阴阳虚实相互转化的关系。阳气并于阴分，使阴气充实而阳气虚衰，阳明经气虚，则表现为寒冷发抖乃至两颌鼓动；太阳经气虚，则出现腰背头项疼痛；三阳都虚，则阴气更胜，阴气胜则出现骨节寒冷疼痛，寒从内生，所以内外都觉得寒冷。阳盛则发生外热，阴虚则发生内热，内外都发热，则气喘而口渴，所以喜欢冷饮。这是由于夏天伤于暑气，致使热气留藏于皮肤之内、肠胃之外、荣气居留的地方，由于暑热的影响，使人汗孔疏松，腠理开泄，一遇秋凉，汗出而又感受风邪，或者洗澡之后，感受水气，风邪水气停留于皮肤之内，也就是并居于卫气流行的地方；而卫气白天行于阳分，夜里行于阴分，这

原文

黄帝问曰：夫痎疟皆生于风，其蓄作有时者何也？岐伯对曰：疟之始发也，先起于毫毛，伸欠乃作，寒栗鼓颔，腰脊俱痛，寒去则内外皆热，头痛如破，渴欲冷饮。帝曰：何气使然？愿闻其道。岐伯曰：阴阳上下交争，虚实更作，阴阳相移也。阳并于阴，则阴实而阳虚，阳明虚则寒栗鼓颔也；巨阳虚则腰背头项痛；三阳俱虚则阴气胜，阴气胜则骨寒而痛；寒生于内，故中外皆寒；阳盛则外热，阴虚则内热，外内皆热则喘而渴，故欲冷饮也。此皆得之夏伤于暑，热气盛，藏于皮肤之内，肠胃之外，此荣气之所舍也。此令人汗空疏，腠理开，因得秋气，汗出遇风，及得之以浴，水气舍于皮肤之内，与卫气并居。卫气者，昼行于阳，夜行于阴，此气

时邪气若并于阳则外出，并于阴则内搏，阴阳内外相搏，所以每日发作。

黄帝说：疟疾有隔日发作的，这是为什么呢？岐伯说：因为邪气滞留的地方较深，向内迫于阴分，致使阳气独行，而阴分之邪留于里，阴与阳相争不能外出，所以隔一天才发作一次。黄帝道：讲得好。有些疟疾发作有逐日推迟的，也有逐日提前的，是何原因呢？岐伯说：邪气从风府侵入后，循脊骨逐节下移，卫气是一昼夜会于风府，而邪气却每日向下移行一节，所以其发作时间也就一天迟一天，与邪气先侵袭于脊骨相关。每因卫气至于风府，则腠理开发，腠理开发则邪气侵入，邪气侵入则病就发作，因邪气日下一节，所以发病就推迟。这种邪气侵袭风府，逐日下移一节而发病的，约经二十五日，邪气下行至骶骨；二十六日又入于脊内，而流注于伏膂之脉；再循伏膂之脉上行，至九日至于缺盆。因为邪气日见上升，所以发病的时间也就一天早一天。至于隔一天发病一次的，是因为邪气内迫于五脏，横连于膜原，它的道路较长，邪气深藏，循环较慢，不能和卫气并行，邪气和卫气不能同时皆出，所以隔一天才发作一次。黄帝道：你说因卫气每至于风府，则腠理开发，邪气因而袭入，邪气入则病发作。现在又说卫气与邪气相遇之处日下一节，那么当其发病的时候就不恰好相遇于风府，而能每日发作，这是何道理？岐伯说：以上是邪气侵入头项，循着脊骨往下者说的，但人体各部分虚实不同，而邪中的地方也不同，所以就不能恰好在风府相遇了。例如，邪中于头项的，卫气行至头项而发病；邪中于背部的，卫气行至背部而发病；邪中于腰脊的，卫气行至腰脊而发病；邪中于手足的，卫气行至手足而发病。卫气

得阳而外出，得阴而内薄，内外相薄，是以日作。

帝曰：其间日而作者何也？岐伯曰：其气之舍深，内薄于阴，阳气独发，阴邪内著，阴与阳争不得出，是以间日而作也。帝曰：善。其作日晏与其日早者，何气使然？岐伯曰：邪气客于风府，循膂而下，卫气一日一夜大会于风府，其明日日下一节，故其作也晏，此先客于脊背也，每至于风府则腠理开，腠理开则邪气入，邪气入则病作，以此日作稍益晏也。其出于风府，日下一节，二十五日下至骶骨，二十六日入于脊内，注于伏膂之脉，其气上行，九日出于缺盆之中，其气日高，故作日益早也。其间日发者，由邪气内薄于五脏，横连膜原也，其道远，其气深，其行迟，不能与卫气俱行，不得皆出，故间日乃作也。帝曰：夫子言卫气每至于风府，腠理乃发，发则邪气入，入则病作。今卫气日下一节，其气之发也不当风府，其日作者奈何？岐伯曰：此邪气客于头项，循膂而下者也，故虚实不同，邪中异所，则不得当其风府也。故邪中于头项者，气至头项而病；

所行之处，与邪气相合，那么病就会发作。所以风邪的侵袭没有一定的地方，只要与卫气相合，腠理开发，邪气就得以侵入，这就是邪气袭入的地方，也就是发病的所在。黄帝道：说得好。风病和疟病相似而同属一类，那为什么风病的症状就持续常在，而疟疾却发作有时并有休止呢？岐伯说：风邪为病是留于所中之处，所以症状会持续存在；而疟疾则随着经络循行，依次内传的，必须与卫气相遇，病才发作。

黄帝说：疟疾发作有先恶寒而后发热的，这是为什么呢？岐伯说：夏天感受了严重的暑气，因而大汗出，腠理开泄，汗孔松弛的时候，遇着寒凉水湿之气，便留藏在腠理皮肤之中，到秋天又感受风邪就成为疟疾了。所以水寒是一种阴气，风邪是一种阳气。先伤于水寒之气，而后伤于风邪，所以先恶寒而后发热，病的发作有一定的时间，这叫做寒疟。黄帝说：有一种先发热而后恶寒的，这是为什么？岐伯说：这是先伤于风邪，后伤于水寒之气，所以先发热而后恶寒，发作也有一定的时间，这叫做温疟。还有一种只发热而不恶寒的，这是由于患者的阴气本已不足，阳气独旺，病发作时，表现为少气烦闷、手足发热、想要呕吐，这叫做瘅疟。黄帝说：医经上说有余的应当用泻法，不足的应当用补法，今发热是有余，发冷是不足。疟疾的寒冷，虽然用热水或用火，亦不能使其温暖；至于发热，即使用冰水，也不能使其退热，这种寒热都是有余、不足之类。但当其发冷、发热的时候，技术好的医生也束手无策，必须待其自行衰退之后，

相关知识链接/

中医学认为，疟病产生的主要病因为暑热汗出后感受风邪或者沐浴后感受水气，风邪水气停留于皮肤之内，随营卫之气出入于体内外阴阳相搏，而出现寒热交作。根据寒热的程度及发作时间的不同，可分为寒疟、温疟和瘅疟。

中于背者，气至背而病；中于腰脊者，气至腰脊而病；中于手足者，气至手足而病。卫气之所在，与邪气相合，则病作。故风无常府，卫气之所发，必开其腠理，邪气之所合，则其府也。帝曰：善。夫风之与疟也，相似同类，而风独常在，疟得有时而休者何也？岐伯曰：风气留其处，故常在；疟气随经络沉以内薄，故卫气应乃作。帝曰：疟先寒而后热者何也？岐伯曰：夏伤于大暑，其汗大出，腠理开发，因遇夏气凄沧之水寒，藏于腠理皮肤之中，秋伤于风，则病成矣。夫寒者阴气也，风者阳气也，先伤于寒而后伤于风，故先寒而后热也，病以时作，名曰寒疟。帝曰：先热而后寒者何也？岐伯曰：此先伤于风而后伤于寒，故先热而后寒也，亦以时作，名曰温疟。其但热而不寒者，阴气先绝，阳气独发。则少气烦冤，手足热而欲呕，名曰瘅疟。

帝曰：夫经言有余者泻之，不足者补之。今热为有余，寒为不足。夫疟者之寒，汤火不能温也，及其热，冰水不能寒也，此皆有余不足之类。当此之时，良工不能止，必须其自衰乃刺之，

才可施以刺法治疗，请告诉我这是为什么呢？岐伯说：医经上说过的，高热时不能刺，脉象纷乱时不能刺，汗出不止时不能刺，因为这是正当邪盛气逆的时候，所以不可治疗。疟疾刚开始发作，阳气并于阴分，此时阳虚而阴盛，外表阳气虚，所以先寒冷发抖；至阴气逆乱至极，势必复出阳分，于是阳气与阴气相并于外，此时阴虚而阳盛，所以先热而口渴。因为疟疾并于阳分，则阳气盛，并于阴分则阴气盛。阴气盛则发寒，阳气盛则发热。疟疾发作是由于风寒之气变化无常，其发作至于阴阳之气俱逆极，则寒热休止，过一段时间，则又重复发作。当其病发作的时候，像火一样猛烈，如狂风暴雨，迅不可挡。所以医经上说，邪气盛极的时候，不可攻邪，攻则正气必然受伤，应乘邪气开始衰退的时候而攻之，治疗就成功了，便是这个意思。因此治疗疟疾，应在未发的时候，便进行适当的治疗，那时阴气尚未并于阳气，阳气尚未并于阴分，则正气不至于受伤，而邪气也可以消灭。所以医生不能在患者疟疾发作的时候进行治疗，就是因为这时正当正气和邪气逆乱。黄帝说：讲得对。疟疾究竟该如何治疗？时间的早晚应如何掌握？岐伯说：疟疾将发，正是阴阳相移之时，它必须从四肢开始，若阳气已被邪伤，则阴分必将受到邪气的影响，所以只有在未发病的时候，以绳索牢缚其四肢末端，使邪气不得入、阴气不得出，两者不能相移；牢缚之后，审察络脉的情况，见其孙络充实而有瘀血的部分，都刺出其血，这是当真气尚未与邪气相并之前的一种“迎而夺之”的治法。

黄帝说：疟疾不发作的时候，它的情况是怎样呢？岐伯说：疟疾在于人体，必然使阴阳虚实更替而作。当邪气所在的地方是在阳分，则发热而脉搏躁急；邪在阴分，则发冷而脉搏较静；病到极期，则阴阳二气都已衰惫，卫气和邪气相互

其故何也？愿闻其说。岐伯曰：经言无刺熇熇之热，无刺浑浑之脉，无刺漉漉之汗，故为其病逆，未可治也。夫疟之始发也，阳气并于阴，当是之时，阳虚而阴盛，外无气，故先寒栗也。阴气逆极，则复出之阳，阳与阴复并于外，则阴虚而阳实，故先热而渴。夫疟气者，并于阳则阳胜，并于阴则阴胜，阴胜则寒，阳胜则热。疟者，风寒之气不常也，病极则复。至病之发也，如火之热，如风雨不可当也。故经言曰：方其盛时，勿敢毁伤，因其衰也，事必大昌。此之谓也。夫疟之未发也，阴未并阳，阳未并阴，因而调之，真气得安，邪气乃亡。故工不能治其已发，为其气逆也。帝曰：善。攻之奈何？早晏何如？岐伯曰：疟之且发也，阴阳之且移也，必从四末始也。阳已伤，阴从之，故先其时坚束其处，令邪气不得入，阴气不得出，审候见之，在孙络盛坚而血者皆取之，此真往而未得并者也。帝曰：疟不发，其应何如？岐伯曰：疟气者，必更盛更虚，当气之所在也。病在阳，则热而脉躁；在阴，则寒而脉静；极则阴阳俱衰，卫气相离，故病得休；卫气集，则复病也。

离开，病就休止；但在卫气和邪气再相遇时，则病又发作。

黄帝说：有些疟疾发作时间，隔二日或甚至隔数日；发作时，有的口渴，有的不口渴，是何原因呢？岐伯说：它之所以隔几天再发作，是因为邪气与卫气相会于风府，有时不能相遇，不得皆出，所以隔几天再发作。疟疾发病，是由于阴阳更替相胜，但其中程度上也有轻重的不同，所以有的口渴，有的不口渴。

黄帝说：医经上说，夏伤于暑，秋发痎疟，而有些疟疾，并不是这样，这是为什么呢？岐伯说：夏伤于暑，秋必病疟，这是指和四时发病规律相应而言。亦有些疟疾，与四时发病规律是相反的。如发于秋天的，寒冷较重；发于冬天的，寒冷不太厉害；发于春天的，多恶风；发于夏天的，出汗多。

黄帝说：有病温疟和寒疟，邪气是如何侵入的？逗留在哪一脏？岐伯说：温疟是由于冬天感受风寒，邪气留藏于骨髓之中，虽到春天阳气升发活跃的时候，邪气仍不能自行外出，及至夏天，因暑热炽盛，使人精神倦怠，脑髓销铄，肌肉消瘦，腠理开泄，皮肤空疏，或由于劳力，邪气才乘虚与汗一齐外出。这种病邪伏藏于肾，发作的时候，邪气从内而外发出。这样的病，阴气先虚，而阳气偏盛，阳盛就发热了，及至病极的时候，邪气又入于阴，邪入于阴则阳气又虚，阳气虚则又发寒冷，这种病是先热后寒，所以名叫温疟。黄帝说：瘅疟是怎样的呢？岐伯说：瘅疟是由于肺脏素来有热，肺气壅盛，气逆而上冲，以致胸中气实，不能发泄。又因劳力之后，腠理开泄，风寒便乘机侵袭于皮肤之内、肌肉之间，因而发病。发病则阳气偏盛，阳气盛而不见衰减，邪气不入于阴，所以病就只热不寒了。这种病邪内伏于心脏，而外出则流连于肌肉之间，能使人肌肉消瘦，所以名叫瘅疟。黄帝道：说得好。

帝曰：时有间二日或至数日发，或渴或不渴，其故何也？岐伯曰：其间日者，邪气与卫气客于风府，而有时相失，不能相得，故休数日乃作也。疟者，阴阳更胜也，或甚或不甚，故或渴或不渴。帝曰：论言夏伤于暑，秋必病疟。今疟不必应者何也？岐伯曰：此应四时者也。其病异形者，反四时也。其以秋病者寒甚，以冬病者寒不甚，以春病者恶风，以夏病者多汗。帝曰：夫病温疟与寒疟而皆安舍？舍于何脏？岐伯曰：温疟者，得之冬中于风，寒气藏于骨髓之中，至春则阳气大发，邪气不能自出，因遇大暑，脑髓烁，肌肉消，腠理发泄，或有所用力，邪气与汗皆出，此病藏于肾，其气先从内出之于外也。如是者，阴虚而阳盛，阳盛则热矣；衰则气复反入，入则阳虚，阳虚则寒矣，故先热而后寒，名曰温疟。帝曰：瘅疟何如？岐伯曰：瘅疟者，肺素有热气盛于身，厥逆上冲，中气实而不外泄，因有所用力，腠理开，风寒舍于皮肤之内、分肉之间而发，发则阳气盛，阳气盛而不衰则病矣。其气不及于阴，故但热而不寒，气内藏于心，而外舍于分肉之间，令人消烁脱肉，故命曰瘅疟。帝曰：善。

刺疟篇第三十六

本篇承接《素问·疟论篇》进一步描述了足六经脉及五脏发生疟病的临床表现及治疗方法，因治疗上均选用针刺或放血的方法，故本篇名为“刺疟”。

发于足太阳经的疟疾，使人腰痛头重，先寒后热，寒冷从脊背而起，热势很盛，热止汗出，这种疟疾，不易痊愈；治疗方法是刺委中穴出血。发于足少阳经的疟疾，使人身倦无力，冷和热都不甚厉害，怕见人，看见人就感到恐惧，发热的时间比较长，汗出亦很多；治疗方法是刺足少阳经。发于足阳明经的疟疾，使人先觉怕冷，逐渐发冷加重，很久才发热，热退便汗出，这种患者喜欢光亮，喜欢靠火取暖，见到光亮及火气，就感到爽快；治疗方法是刺足阳明经足背上的冲阳穴。发于足太阴经的疟疾，使人闷闷不乐，常叹息，不想吃东西，寒热多发，汗出亦多，病发作时容易呕吐，呕吐后病就好些；治疗方法是刺足太阴经的孔穴。发于足少阴经的疟疾，使人剧烈呕吐，寒热多发，热多寒少，常常喜欢紧闭窗户而居，这种病不易痊愈。发于足厥阴经的疟疾，使人腰痛，少腹胀满，小便不利，似癃病，而实非癃病，只是小便次数多而不爽；患者心里很恐惧，气分不足，腹中很不畅快；治疗方法是刺足厥阴经。肺疟，使人心里感到发冷，冷甚

原文

足太阳之疟，令人腰痛头重，寒从背起，先寒后热，熇熇暍暍然，热止汗出，难已，刺郄中出血。足少阳之疟，令人身体解㑊，寒不甚，热不甚，恶见人，见人心惕惕然，热多汗出甚，刺足少阳。足阳明之疟，令人先寒洒淅，洒淅寒甚，久乃热，热去汗出，喜见日月光火气乃快然，刺足阳明跗上。足太阴之疟，令人不乐，好太息，不嗜食，多寒热汗出，病至则善呕，呕已乃衰，即取之。足少阴之疟，令人呕吐甚，多寒热，热多寒少，欲闭户牖而处，其病难已。足厥阴之疟，令人腰痛少腹满，小便不利如癃状，非癃也，数便，意恐惧，气不足，腹中悒悒，刺足厥阴。肺疟者，

则发热，热的时候很易惊悸，好像见到了可怕的事物，治疗方法是刺手太阳、手阳明二经。心疟，使人心中烦热，想喝冷水，但反而恶寒多而不太热，治疗方法是刺手少阴经。肝疟，使人面色苍青，时欲太息，厉害的时候，状态如死，治疗方法是刺足厥阴经络出血。脾疟，使人发冷，腹中痛，待到转热，则脾气行而肠鸣，肠鸣后则阳气外达，即汗出，治疗方法是刺足太阴经。肾疟，使人洒淅寒冷，腰脊疼痛，转侧勉强，大便困难，目珠转动不灵活，手足冷，治疗方法是刺足太阳、足少阴二经。胃疟，使人易觉饥饿，但又不能吃东西，吃了东西，就会腹部胀满而膨大，治疗方法是取足阳明、足太阴二经横行的络脉刺其出血。

疟疾在刚要发热的时候，刺足背上的动脉，开其孔穴，刺出其血，可立即退热；如疟疾刚要发冷的时候，刺手阳明、手太阴、足阳明、足太阴。如疟疾患者的脉搏满大而急，刺背部腧穴，用五脏俞、背俞各一穴，根据患者体质，刺其出血。如疟疾患者的脉搏缓大而虚的，就应该斟酌用药，不宜用针刺。大凡治疗疟疾，应在病发作之前约一顿饭的时候予以治疗，过了这个时间，就失去治疗时机。凡疟疾患者脉沉不见的，急刺丨指间出血，血出病必止；若先见皮肤上出现像赤小豆的红点，应用针刺。上面十二种疟疾，其发作各有不同，观察患者的症状，就可以了解病属于哪一经脉。在发作以前约一顿饭的时候就给以针刺的话，刺第一次，就可获得了效果；刺第二次，病就显著减退；刺第三次，病就痊愈；如不愈，可刺舌下两脉出血；如再不愈，可取委中血盛的经络，刺出其血，并刺颈部以下夹脊的经穴，这样，病一定会痊愈。上面所说的舌下两脉指的是廉

令人心寒，寒甚热，热间善惊，如有所见者，刺手太阴阳明。心疟者，令人烦心甚，欲得清水，反寒多，不甚热，刺手少阴。肝疟者，令人色苍苍然，太息，其状若死者，刺足厥阴见血。脾疟者，令人寒，腹中痛，热则肠中鸣，鸣已汗出，刺足太阴。肾疟者，令人洒洒然，腰脊痛宛转，大便难，目眴眴然，手足寒，刺足太阳少阴。胃疟者，令人且病也，善饥而不能食，食而支满腹大，刺足阳明太阴横脉出血。

疟发身方热，刺跗上动脉，开其空，出其血，立寒。疟方欲寒，刺手阳明太阴、足阳明太阴。疟脉满大急，刺背俞，用中针，傍伍胠俞各一，适肥瘦出其血也。疟脉缓大虚，便宜用药，不宜用针。凡治疟，先发如食顷乃可以治，过之则失时也。诸疟而脉不见，刺十指间出血，血去必已，先视身之赤如小豆者尽取之。十二疟者，其发各不同时，察其病形，以知其何脉之病也。先其发时如食顷而刺之，一刺则衰，二刺则知，三刺则已，不已刺舌下两脉出血，不已刺郄中盛经出血，又刺项已下侠脊者，必已。舌

泉穴。

刺法治疗疟疾，必先问明患者发作时最先有症状的部位，给予先刺。如先发是头痛、头重的，就先刺头上、两额、两眉间出血，先发是项背部痛的，就先刺颈部和背部。先发是腰脊痛的，就先刺委中出血。先发是手臂痛的，就先刺手少阴、手阳明的十指间的孔穴。先发是足胫酸痛的，就先刺足阳明十指间出血。风疟，发作时是汗出怕风，刺三阳经背部的腧穴出血。小腿酸痛得厉害的，甚至是接触不得，名为胕髓病，可用镵针刺绝骨穴出血，其痛就可以止住。如只是觉得轻微身痛，刺至阴穴。但应注意，凡刺阴经的井穴，不可出血，应间日刺一次。疟疾口不渴而间日发作的，刺足太阳经；口渴而间日发作的，刺足少阳经。温疟而汗不出的，用五十九刺的方法。

下两脉者，廉泉也。

刺疟者，必先问其病之所先发者，先刺之。先头痛及重者，先刺头上及两额两眉间出血。先项背痛者，先刺之。先腰脊痛者，先刺郄中出血。先手臂痛者，先刺手少阴阳明十指间。先足胫酸痛者，先刺足阳明十指间出血。风疟，疟发则汗出恶风，刺三阳经背俞之血者。骺酸痛甚，按之不可，名曰胕髓病，以镵针针绝骨出血，立已。身体小痛，刺至阴。诸阴之井，无出血，间日一刺。疟不渴，间日而作，刺足太阳。渴而间工作，刺足少阳。温疟汗不出，为五十九刺。

气厥论篇第三十七

本篇讨论了寒热之气厥逆，在脏腑之间相互转移，变生多种疾病，并最早提出了消渴病“肺消、膈消”的概念及症状，对后世研究消渴病有一定的指导意义。

黄帝问道：五脏六腑的寒热互相转移是怎样的呢？岐伯说：肾移寒于脾，则病肿痛和少气。脾移寒于肝，则病痈肿和筋挛急。肝移寒于心，则病发狂和胸中阻塞。心移寒于肺，则肺气消素，成为肺消；肺消病的症状是饮水一分，而小便要排二分，这种病是死症，无法治疗的。肺移寒于肾，成为涌水，涌水病就是患者的腹部并不坚硬，但因水气侵犯于大肠之间，走得快时，可以听到腹中水声濯濯，好像皮囊里裹着水一样，这是水气致病。脾移热于肝，成为惊恐和鼻出血。肝移热于心，则死。心移热于肺，日久会变成膈消。肺移热于肾，日久变为柔痓。肾移热于脾，日久渐成虚损，若再患肠澼，便死不可治了。胞移热于膀胱，则小便不利而尿血。膀胱移热于小肠，使肠道隔塞，大便不通，热气上行，以至口舌糜烂。小肠移热于大肠，热结不散，成为伏瘕，或成为痔疮。大肠移热于胃，使人饮食增加而反消瘦，叫做食亦；胃移热于胆，也叫做食亦。胆移热于脑，则鼻内觉得辛辣而成为鼻渊；鼻渊症状就是经常流浊涕不止，日久可致鼻中

原文

黄帝问曰：五脏六腑寒热相移者何？岐伯曰：肾移寒于脾，痈肿少气。脾移寒于肝，痈肿筋挛。肝移寒于心，狂，隔中。心移寒于肺，肺消，肺消者饮一溲二，死不治。肺移寒于肾，为涌水，涌水者，按腹不坚，水气客于大肠，疾行则鸣濯濯，如囊裹浆，水之病也。脾移热于肝，则为惊衄。肝移热于心，则死。心移热于肺，传为膈消。肺移热于肾，传为柔痓。肾移热于脾，传为虚，肠澼死，不可治。胞移热于膀胱，则癃溺血。膀胱移热于小肠，膈肠不便，上为口糜。小肠移热于大肠，为虙瘕，为沉。大肠移热于胃，善食而瘦，谓之食亦。胃移热于胆，亦曰食亦。胆移热于脑，则辛頞鼻渊，鼻渊者，浊涕下不止

流血，目不明。以上各种症状，都是由于寒热之气厥逆，在脏腑中相移传化而发生的病变。

也，传为衄蔑瞑目。故得之气厥也。

相关知识链接/

1. 肺消、膈消 文中认为心移寒于肺，则肺气消素，形成肺消；移热于肺，则形成膈消。肺消、膈消均为消渴病上消的范畴。消渴病即今之糖尿病。其主要表现为多饮、多尿，即文中所提及的“饮一溲二”，由心肺热炽所致。因肺主气为水之上源，主输布津液。心主火，心火上移于肺，肺受燥热所伤，热灼津液，不能上承于口，故见口渴多饮，肺热不能输布津液，而直趋下行膀胱，故见多尿。治宜清心肺之火，常用方剂有麦门冬汤、消渴方、人参白虎汤等。

2. 鼻渊 鼻渊指以鼻中流浊涕不止为主要表现的一种病证，常同时伴有头痛、鼻塞、鼻窦区疼痛等，相当于西医的化脓性鼻窦炎。文中提出本病主要因胆腑郁热、上移于脑所致，故治疗上应清泻胆腑郁热，临床上常选龙胆泻肝汤加减治疗。

咳论篇第三十八

本篇详细论述了咳嗽的病因、病机、五脏六腑咳的表现及治疗原则，为论述咳嗽的专篇，故本篇称为“咳论”。

黄帝问道：肺脏有了病，使人咳嗽，这是什么道理呢？岐伯回答：五脏六腑有病，都会使人咳嗽，不单是肺病如此。黄帝道：请告诉我各种咳嗽的症状。岐伯说：皮毛在表，和肺是相应的，皮毛先感受了外邪，邪气就会影响到肺脏；再加上吃了寒冷的食物，寒气从胃循着肺脉上行于肺，肺亦因此而受寒，这样就使内外的寒邪相结合，而停留于肺脏，就成为肺咳。这是肺咳的情况。至于五脏六腑的咳嗽，是五脏各在所主的时令受病，并非肺的主时受病，而是各脏之病传给肺的。

因为人和自然界是相应的，所以五脏在其所主时令受了寒邪，便会得病。轻微的，则发为咳嗽；严重的，寒气入里就成为泄泻、腹痛。所以秋天的时候，肺先受邪；春天的时候，肝先受邪；夏天的时候，心先受邪；长夏的时候，脾先受邪；冬天的时候，肾先受邪。黄帝道：这些咳嗽怎样鉴别呢？岐伯说：肺咳的症状，咳而气喘，呼吸有声，甚至唾血；心咳的症状，咳则心痛，喉头好像有东西梗塞一样，甚至咽喉肿痛而闭塞；肝咳的症状，咳则两侧胁肋下疼痛，甚至痛得

原文

黄帝问曰：肺之令人咳何也？岐伯对曰：五脏六腑皆令人咳，非独肺也。帝曰：愿闻其状。岐伯曰：皮毛者，肺之合也，皮毛先受邪气，邪气以从其合也。其寒饮食入胃，从肺脉上至于肺则肺寒，肺寒则外内合邪因而客之，则为肺咳。五脏各以其时受病，非其时，各传以与之。

人与天地相参，故五脏各以治时感于寒则受病，微则为咳，甚者为泄为痛。乘秋则肺先受邪，乘春则肝先受之，乘夏则心先受之，乘至阴则脾先受之，乘冬则肾先受之。帝曰：何以异之？岐伯曰：肺咳之状，咳而喘息有音，甚则唾血。心咳之状，咳则心痛，喉中介介如梗状，甚则咽肿

不能转侧，转侧则胁下胀满；脾咳的症状，咳则右胁下疼痛，隐隐痛牵引肩背，甚至不可以动，一动就会使咳嗽加重；肾咳的症状，咳则腰背互相牵引作痛，甚至咳吐涎沫。

黄帝道：六腑咳嗽的症状是如何呢？是怎样受病的呢？岐伯说：五脏咳嗽日久不愈，就要转移于六腑。例如，脾咳不愈，则胃就受病；胃咳的症状，咳则呕吐，甚至呕吐蛔虫。肝咳不愈，则胆就受病；胆咳的症状，咳而呕吐胆汁。肺咳不愈，则大肠就受病；大肠咳的症状，咳而大便失禁。心咳不愈，则小肠就受病；小肠咳的症状，咳嗽而矢气，而且是多为上面咳嗽、下面矢气同时发作。肾咳不愈，则膀胱就受病；膀胱咳的症状，咳而遗尿。以上各种咳嗽，如经久不愈，则会使三焦受病；三焦咳的症状，咳而腹满，不欲饮食。凡此咳嗽，不论是由于哪一脏腑的病变，其邪必聚于胃，并循着肺的经脉上行而影响于肺，才能使人多痰涕、面部浮肿、咳嗽气逆。

黄帝道：怎样治疗呢？岐伯说：治五脏的咳，取其腧穴；治六腑的咳，取其合穴；凡浮肿的，可取各脏腑的经穴而分治之。黄帝说：讲得好。

相关知识链接／

五脏六腑皆令人咳，非独肺也 咳嗽的病因病机不仅与肺有关，而且与其他脏腑的关系也比较密切，咳嗽的根本病机在于肺失宣降、肺气上逆。这主要是因肺的生理结构及特性决定的。人体是一个统一的整体，任何脏腑都是在其他脏腑的支持下发挥正常的生理功能。不管哪一脏腑的病变，最终都会影响到肺的功能失常，产生咳嗽。治疗上应当遵守“急则治其标、缓则治其本”的原则，驱邪扶正，恢复肺脏宣降功能，则咳嗽自愈。

喉痹。肝咳之状，咳则两胁下痛，甚则不可以转，转则两胠下满。脾咳之状，咳则右胁下痛阴阴引肩背，甚则不可以动，动则咳剧。肾咳之状，咳则腰背相引而痛，甚则咳涎。帝曰：六腑之咳奈何？安所受病？岐伯曰：五脏之久咳，乃移于六腑。脾咳不已，则胃受之，胃咳之状，咳而呕，呕甚则长虫出。肝咳不已，则胆受之，胆咳之状，咳呕胆汁。肺咳不已，则大肠受之，大肠咳状，咳而遗失。心咳不已，则小肠受之，小肠咳状，咳而失气，气与咳俱失。肾咳不已，则膀胱受之，膀胱咳状，咳而遗溺。久咳不已，则三焦受之，三焦咳状，咳而腹满，不欲食饮，此皆聚于胃，关于肺，使人多涕唾而面浮肿气逆也。帝曰：治之奈何？岐伯曰：治脏者治其俞，治腑者治其合，浮肿者治其经。帝曰：善。

举痛论篇第三十九

举，指列举、举例；痛，指疼痛。本篇阐述了十四种疼痛的病因病机及临床特点，指出了寒邪致痛的病理机制，以及九气致病的特点，因主要讲述疼痛，故本篇称为“举痛论”。

黄帝问道：我听说善于讨论天地四时变化的，必定能够参验于人的形气五脏；善于谈论上古医学之道的，必定能与现在的情况相结合；善于谈论人身形骸皮肉五脏六腑的，必定具有足够的认识。这样，才能了解所有事物，掌握其道理，也才能明达事理。现在我想请教你，把言而可知、视而可见、扪而可得的病情，举例告诉我，使我有所体验，启发蒙昧，解除疑惑，能否听听你的见解？岐伯郑重地回答：你想知道哪些道理？黄帝道：我希望了解人体的五脏突然作痛，是受了什么邪气所致？岐伯回答说：人体经脉中的气血，是周流全身，循环不止的。寒气若侵入了经脉，则气血循行就会留滞，凝滞而不畅行，假如寒邪侵袭在经脉之外，则外部的血液减少；若侵入于脉中，则脉气不能畅通，不通则痛，这样就会猝然作痛。

黄帝说：有的腹痛会忽然自己停止；有的剧痛不止；有的痛得厉害，不可揉按；有的得到揉按其痛就会停止；有揉按亦无效；有的腹痛跳动应手；有的疼痛表

原文

黄帝问曰：余闻善言天者，必有验于人；善言古者，必有合于今；善言人者，必有厌于己。如此则道不惑而要数极，所谓明也。今余问于夫子，令言而可知，视而可见，扪而可得，令验于已而发蒙解惑，可得而闻乎？岐伯再拜稽首对曰：何道之问也？帝曰：愿闻人之五脏猝痛，何气使然？岐伯对曰：经脉流行不止，环周不休，寒气入经而稽迟，泣而不行，客于脉外则血少，客于脉中则气不通，故猝然而痛。帝曰：其痛或猝然而止者，或痛甚不休者，或痛甚不可按者，或按之而痛止者，或按之无益者，或喘

现为心与背牵引作痛；有的为胁肋和少腹牵引作痛；有的腹痛牵引阴股；有的痛久不愈而形成积块；有的忽然剧痛，昏厥如死，不知人事，少停片刻才苏醒；有的痛而兼呕；有的腹痛而泄泻；有的痛而大便秘结不通。以上这些疼痛，性质各不相同，如何加以区别？岐伯说：寒气侵犯于脉外则经脉受寒，受寒则经脉收缩，经脉收缩则屈曲拘急，因而牵引在外的细小脉络，内外引急所以忽然发生疼痛，但只要得到热气，痛就会立刻停止；假使再受寒气侵袭，则疼痛便要变成久病，不易痊愈。寒气侵犯经脉之中，和人体热气相互交迫，则经脉满盛，满盛则实，所以疼痛不休。寒气稽留，热气从而上迫，则经脉就变得充溢，气血混乱于中，所以痛得厉害，不可揉按。寒气侵入肠胃之间、膜原之下，以致血气聚集不能散行，细小的脉络紧急牵引而痛；以手按之，则血气可以散行，所以按之则疼痛就停止。因热气应手而至，热气至则疼痛就停止。寒气侵入夹脊之脉，由于病位较深，重按也不能达到病所，所以按之也无济于事。寒气侵入冲脉，冲脉循行从关元穴起，随腹直上，如寒气侵入，则冲脉的血脉不得通畅，血脉不通，则气亦随之不通，因此，腹痛而腹中跳动应手。寒气侵入背俞之脉，则血脉流行凝涩，脉涩则血虚，血虚不能濡养则疼痛，因为背俞和心相连，所以痛时牵引到心。寒气侵入厥阴经脉，厥阴脉环络阴器，并系于肝，寒气侵入脉中，血涩不得通畅，脉道紧急，所以胁肋和少腹牵引作痛。寒气侵入阴股，寒气上行少腹，血滞于下，互相牵

相关知识链接／

疼痛发生的机制 指出“寒气客于脉外则血少，客于脉中则气不通”的寒邪致病机制。寒性收引，入侵人体后易导致气血凝滞而不通，不通则痛；血脉不畅，脏腑组织得不到充足的气血濡养，也会出现疼痛，此为不荣则痛。

动应手者，或心与背相引而痛者，或胁肋与少腹相引而痛者，或腹痛引阴股者，或痛宿昔而成积者，或猝然痛死不知人有少间复生者，或痛而呕者，或腹痛而后泄者，或痛而闭不通者，凡此诸痛，各不同形，别之奈何？岐伯曰：寒气客于脉外则脉寒，脉寒则缩踡，缩踡则脉绌急，绌急则外引小络，故猝然而痛，得炅则痛立止；因重中于寒，则痛久矣。寒气客于经脉之中，与炅气相薄则脉满，满则痛而不可按也。寒气稽留，炅气从上，则脉充大而血气乱，故痛甚不可按也。寒气客于肠胃之间，膜原之下，血不得散，小络急引故痛，按之则血气散，故按之痛止。寒气客于挟脊之脉则深，按之不能及，故按之无益也。寒气客于冲脉，冲脉起于关元，随腹直上，寒气客则脉不通，脉不通则气因之，故喘动应手矣。寒气客于背俞之脉则脉泣，脉泣则血虚，血虚则痛，其俞注于心，故相引而痛，按之则热气至，热气至则痛止矣。寒气客于厥阴之脉，厥阴之脉者，络阴器系于肝，寒气客于脉中，则血泣脉急，故胁肋与少腹相引痛矣。厥气客于阴股，寒

引，所以腹痛连阴股。寒气侵入小肠膜原之间、血络之中，小络的血脉滞涩，不能贯注到大的经脉里去，因而血气稽留，不能循行，日久便成积块。寒气侵入五脏，迫使五脏之气逆而上行，阴气内竭，阳气未入，阴阳相离，所以忽然痛死，不知人事；如果阳气复返，阴阳平和，就可苏醒。寒气侵入肠胃，肠胃之气上行，所以疼痛而呕吐。寒气侵入小肠，小肠不能受盛，所以泄泻而腹痛。如果热气留蓄于小肠，则肠中亦发生疼痛，并且发热消渴，大便坚硬不得出，所以痛而大便秘结不通。

黄帝说：以上病情都是从问诊中得知的。至于望而可知的是怎样的呢？岐伯说：五脏六腑在面部各有所属的部位，观察面部五色，可以推测病情，如黄色和赤色为热，白色为寒，青色和黑色为痛，这就是望而可知的。黄帝说：扪而可得的是怎样呢？岐伯说：看他主病的脉象。坚实的，提示有外邪结聚；血留的，会见络脉冲盛起；陷下的，多为血气不足，属阴证。这些都是可以用手扪切而得知的。黄帝说：讲得好。我知道许多疾病是由于气的反常运动而发生的。如暴怒则气上逆，大喜则气舒缓，悲哀则气消沉，恐惧则气下却，遇寒则气收敛，受热则气外泄，受惊则气混乱，过劳则气耗散，思虑则气郁结。九气的病机不同，会发生什么疾病呢？岐伯说：大怒则气上逆，严重者可引起呕血及飧泄，所以说“怒则气上”。大喜则气和顺而志意舒畅，营气和卫气通利，所以说“喜则气缓”。悲哀过甚，则心系急，肺叶张大，以致上焦不通，荣气和卫气不得散布，热气郁于胸中，所以说“悲则气消”。恐惧则使精气下却，精气下却则上焦闭塞，上焦闭

气上及少腹，血泣在下相引，故腹痛引阴股。寒气客于小肠膜原之间，络血之中，血泣不得注于大经，血气稽留不得行，故宿昔而成积矣。寒气客于五脏，厥逆上泄，阴气竭，阳气未入，故猝然痛死不知人，气复反则生矣。寒气客于肠胃，厥逆上出，故痛而呕也。寒气客于小肠，小肠不得成聚，故后泄腹痛矣。热气留于小肠，肠中痛，瘅热焦渴则坚干不得出，故痛而闭不通矣。

帝曰：所谓言而可知者也，视而可见奈何？岐伯曰：五脏六腑固尽有部，视其五色，黄赤为热，白为寒，青黑为痛，此所谓视而可见者也。帝曰：扪而可得奈何？岐伯曰：视其主病之脉，坚而血及陷下者，皆可扪而得也。帝曰：善。余知百病生于气也，怒则气上，喜则气缓，悲则气消，恐则气下，寒则气收，炅则气泄，惊则气乱，劳则气耗，思则气结，九气不同，何病之生？岐伯曰：怒则气逆，甚则呕血及飧泄，故气上矣。喜则气和志达，荣卫通利，故气缓矣。悲则心系急，肺布叶举，而上焦不通，荣卫不散，热气在中，故气消矣。恐则

塞则气还下焦，所以说“恐则气下”。寒冷之气，能使腠理闭塞，荣卫之气不得流行，所以说“寒则气收”。热则腠理开发，荣卫大通，汗液外泄，所以说“炅则气泄”。受惊则心悸动荡如无所归宿，神志无所依靠，心中疑虑不定，所以说“惊则气乱”。劳役过度则气喘汗出，内见喘息，外见汗出，内外之气皆越出常度，所以说“劳则气耗”。思虑过多，则心思常常存于事物，精神亦归宿在一处，以致正气停留而不能运行，所以说“思则气结”。

相关知识链接／

百病生于气也 体现了气病的广泛性，指出疾病发生的原因是各种因素导致气机失调所致。首先，在生理上，气是构成人体最基本的物质，它在体内不断的运动，无处不到。藏于脏腑，为脏腑之气；流于经脉，则为经脉之气。气的运动称为气机，可有多种方式，其中最基本的是升、降、出、入四种，可以说升、降、出、入是人体生命活动的根本，一旦止息，也就意味着生命活动的终止。在治疗上，气机失调要扶正祛邪，补其不足、泻其有余，使气的升、降、出、入恢复正常，从而达到治愈疾病的目的。

精却，却则上焦闭，闭则气还，还则下焦胀，故气不行矣。寒则腠理闭，气不行，故气收矣。炅则腠理开，荣卫通，汗大泄，故气泄。惊则心无所倚，神无所归，虑无所定，故气乱矣。劳则喘息汗出，外内皆越，故气耗矣。思则心有所存，神有所归，正气留而不行，故气结矣。

腹中论篇第四十

本篇主要论述了鼓胀、血枯、伏梁、热中等疾病的病因病机及治疗方法，因这些疾病病位主要集中在腹部，故本篇称为“腹中论”。

黄帝问道：有一种脘腹胀满的病，早上吃了食物，到晚上便不能再吃，这是什么病呢？岐伯回答说：这种病名叫鼓胀。黄帝又问道：怎样治疗呢？岐伯说：治疗用鸡矢醴，一剂就见效，两剂病就可以好了。黄帝道：此病有时还会复发，是什么缘故呢？岐伯说：这是由于饮食不注意。事实上，这种病经过治疗，虽在表面上已接近痊愈，但病根未除，只要饮食不节，病气就会再次聚于腹中，因此，过一时期就又复发了。

黄帝问道：有一种胸胁胀满的病，妨碍饮食，发病时先闻到腥臊气味，口泛清水，然后吐血，逐渐四肢清冷、两目眩晕、大小便时常出血，这个病名叫什么呢？是什么原因造成的呢？岐伯说：这种病名叫血枯。是在年少的时候，有过大出血以后，留下了病根。或者酒醉以后进行房事，使精气耗竭，肝脏损伤，以致月经衰少，甚至闭经。黄帝问道：怎样治疗呢？要用什么方法才能恢复？岐伯说：用四分乌贼骨，一分芦茹，二物合并，用雀卵为丸，制成如小豆大的丸药；食前服五丸，鲍鱼汁送下，可以通利肠道和补益受伤的肝脏。

原文

黄帝问曰：有病心腹满，旦食则不能暮食，此为何病？岐伯对曰：名为鼓胀。帝曰：治之奈何？岐伯曰：治之以鸡矢醴，一剂知，二剂已。帝曰：其时有复发者何也？岐伯曰：此饮食不节，故时有病也。虽然其病且已，时故当病，气聚于腹也。帝曰：有病胸胁支满者，妨于食，病至则先闻腥臊臭，出清液，先唾血，四肢清，目眩，时时前后血，病名为何？何以得之？岐伯曰：病名血枯。此得之年少时，有所大脱血，若醉入房，中气竭，肝伤，故月事衰少不来也。帝曰：治之奈何？复以何术？岐伯曰：以四乌鲗骨一藘茹、二物并合之，丸以雀卵，大如小豆，以五丸为后饭，饮以

黄帝道：有一种小腹坚硬盛满的病，上下左右都有根蒂，这是什么病？能不能治疗？岐伯说：病名叫做伏梁。黄帝道：伏梁病的病因是什么？岐伯说：是小腹中裹着大量脓血，盘踞在肠胃的外面，是不可能治愈的。在诊治时不宜重按，重按则会致死。黄帝道：何以如此？岐伯说：此向下为小腹二阴，必定引起脓血下出，向上迫近胃脘，使横膈与胃脘之间发生内痈，这是根深蒂固的久病，难以治疗。这种病如果发生在脐上，更为危险，生在脐下，相对要好些，切不可急切按摩，以使其下行。对这种病的详细讨论，见《素问·刺法篇》。

黄帝道：有人患髀、股、胫、骱都发肿，而且环脐疼痛，这是什么病？岐伯说：这种病名叫伏梁，这是因为感受风寒而引起的。风寒之气充溢于大肠，留着于肓膜，肓之原在脐下，所以绕脐疼痛。不可用攻下方法，振动其气，如果误用攻下，就会使小便涩滞。

相关知识链接/

“血枯”在现代疾病是指妇女的闭经，主要病因为年少时失血过多，或者是醉酒后行房事，导致精气衰竭，气血亏损。治疗上用的是《内经》首方四乌贼骨一藘茹丸；“伏梁”是因秽浊之邪结伏肠道，阻滞气血运行，秽浊与气血搏结日久而成的积聚类疾病；“热中”指因热邪于内，消耗津液出现的病证，类似现代的糖尿病。

黄帝道：你屡次说患热中、消中病的，不可以吃肥甘厚味，也不可以用芳香药草和金石药物，因为金石药物能使人发癫，芳香药物能使人发狂。但是生热中、消中之病的，多是富贵之人，现在禁忌肥甘厚味，不能适合他的心理，不用芳香药草和金石药物，病又不能治愈，这种两难之事，如何处理？希望听听你的见解。岐伯说：芳香药草之气多辛窜，金石药物之气多猛悍，这两种药物都有一

鲍鱼汁，利肠中及伤肝也。帝曰：病有少腹盛，上下左右皆有根，此为何病？可治不？岐伯曰：病名曰伏梁。帝曰：伏梁何因而得之？岐伯曰：裹大脓血，居肠胃之外，不可治，治之每切按之致死。帝曰：何以然？岐伯曰：此下则因阴，必下脓血，上则迫胃脘出膈，侠胃脘内痈，此久病也，难治。居脐上为逆，居脐下为从，勿动亟夺。论在《刺法》中。

帝曰：人有身体髀股骱皆肿，环脐而痛，是为何病？岐伯曰：病名伏梁，此风根也。其气溢于大肠而著于肓，肓之原在脐下，故环脐而痛也。不可动之，动之为水溺涩之病。

帝曰：夫子数言热中消中，不可服高梁芳草石药，石药发瘨，芳草发狂。夫热中消中者，皆富贵人也，今禁高梁，是不合其心，禁芳草石药，是病不愈，愿闻其说。岐伯曰：夫芳

种急疾坚劲之气，若非性情和缓之人，是不可以轻易服用的。

黄帝道：不可以服用这两种药物，是为什么呢？岐伯说：热气本身是慓悍的，药物之气又是这样，两者遇在一起，恐要损伤脾气。脾气属土，土恶木克，如服此类药物，逢甲乙的那天，病情就会更加严重了。黄帝道：讲得好。有一种患膺肿颈痛，胸满腹胀的，这是什么病呢？岐伯说：病为厥逆。黄帝道：怎样治疗呢？岐伯说：用灸法便要失音，用砭石就要发狂，须待其阴阳之气交合，才可以进行治疗。黄帝道：为什么呢？岐伯说：阳气重逆于上，则上部有余，才生此病，若再用灸法，是以火济火，阳极乘阴，就将发生失音之症了；若用砭石刺之，则阳气随刺外泄，阳气泄，则会神志失常而发狂。治疗时机必须候其阴阳之气上下交合治疗，才可以使其痊愈。黄帝道：讲得对，如何知道妇人怀孕且要生产呢？岐伯说：看她身上似乎有病，但不见有病脉，就可以诊断为妊娠。

黄帝道：有一种病表现为发热而又疼痛，这是什么病呢？岐伯说：凡热病属阳，皆得阳脉。见三阳之脉动盛，如人迎大一倍于寸口，病在少阳；大两倍于寸口，病在太阳，大三倍于寸口，病在阳明。如病在三阳，则发热头痛，今传入三阴，故又出现腹满，病牵涉头部和腹部，所以见到腹胀和头痛。黄帝道：讲得好。

草之气美，石药之气悍，二者其气急疾坚劲，故非缓心和人，不可以服此二者。

帝曰：不可以服此二者，何以然？岐伯曰：夫热气慓悍，药气亦然，二者相遇，恐内伤脾，脾者土也而恶木，服此药者，至甲乙日更论。帝曰：善。有病膺肿颈痛胸满腹胀，此为何病？何以得之？岐伯曰：名厥逆。帝曰：治之奈何？岐伯曰：灸之则喑，石之则狂，须其气并，乃可治也。帝曰：何以然？岐伯曰：阳气重上，有余于上，灸之则阳气入阴，入则喑；石之则阳气虚，虚则狂；须其气并而治之，可使全也。

帝曰：善。何以知怀子之且生也？岐伯曰：身有病而无邪脉也。

帝曰：病热而有所痛者何也？岐伯曰：病热者，阳脉也，以三阳之动也，人迎一盛少阳，二盛太阳，三盛阳明，入阴也。夫阳入于阴，故病在头与腹，乃䐜胀而头痛也。帝曰：善。

刺腰痛篇第四十一

本篇全面论述了太阳、少阳、阳明、少阴、厥阴等正经腰痛，以及督脉、带脉、阳维脉等奇经腰痛的特点及针刺方法和针刺部位，因主要围绕针刺治疗腰痛论述，故称之为“刺腰痛”。

病发生于足太阳经脉而使人腰痛，痛的时候牵引项脊背臀，像担负着重物一般，应当刺太阳经的郄中穴，如在春季则不要见血。病发生于足少阳经脉而使人腰痛的，痛势如针刺皮中，逐渐加重使人不能俯仰，并且不能转动回视，应刺足少阳经成骨的起点出血，成骨在膝外侧骨突起处，如在夏季则不要见血。病发生于足阳明经脉而使人腰痛的，痛起来就不能转动回顾，若要回顾，则眼花如有所见，并且容易悲伤，应刺阳明经，在䯒骨前刺三次，使其上下调和，刺之出血，如在秋季则不要见血。病发生于足少阴经脉而使人腰痛的，疼痛牵引到脊骨的内侧，应刺足少阴经，在内踝上刺二次，如在春天则不要见血；如果出血太多，病就不容易康复。病发生于足厥阴经脉而使人腰痛的，腰部僵硬，如弩张的弓弦形状，应刺足厥阴经脉，在腿肚与足跟中间，鱼腹突出地方的外侧，用手抚摸觉得有累累样的地方，使用针刺。如果患者多言语，或者沉默不爽朗的，应针刺三次。

病发生在解脉而使人腰痛的，痛时会牵引到肩部，眼睛看东西模糊不清，常

原文

足太阳脉令人腰痛，引项脊尻背如重状，刺其郄中太阳正经出血，春无见血。少阳令人腰痛，如以针刺其皮中，循循然不可以俯仰，不可以顾，刺少阳成骨之端出血，成骨在膝外廉之骨独起者，夏无见血。阳明令人腰痛，不可以顾，顾如有见者，善悲，刺阳明于䯒前三痏，上下和之出血，秋无见血。足少阴令人腰痛，痛引脊内廉，刺少阴于内踝上二痏，春无见血。出血太多，不可复也。厥阴之脉令人腰痛，腰中如张弓弩弦，刺厥阴之脉，在腨踵鱼腹之外，循之累累然，乃刺之，其病令人善言默默然不慧，刺之三痏。

解脉令人腰痛，痛引肩，目𥆨𥆨

常会遗尿，针刺解脉，在膝弯筋肉分界处，郄中穴外廉的横脉，要刺得它出血，待到血色由紫黑变赤才停止。解脉使人腰痛，好像有带子牵引一样，常常有腰部似折断之感，容易发生恐惧，宜刺解脉在郄中部分，有络脉结如黍米大，刺的时候会有黑血射出，见到血色变赤为止。

病发生于同阴之脉，使人腰痛，痛起来好像小锤在里面敲击，并且筋脉突然肿胀。应刺同阴之脉，在外踝上绝骨尽头处，刺三次。

病发生于阳维之脉，使人腰痛，痛处的脉突然肿胀。应刺阳维之脉，因为阳维脉与太阳经互相会合在足腨肚下的中间，距离地面一尺许的部位。

病发生于衡络之脉，使人腰痛，疼痛起来不可以俯仰，仰就要跌倒。这是由于用力举重，伤及腰部，横络阻塞不通，瘀血凝滞在里面。应刺委阳及殷门二穴，这两穴横居郄中上面数寸，刺两次使之出血。

病发生于会阴之脉，使人腰痛，痛则汗出，汗止则欲饮水，并表现出行动不安的状态。应刺直阳脉上三次，在跻上郄下五寸横居其中的，血络盛满的，刺之出血。

病发生于飞阳之脉，使人腰痛，痛处的筋络突然肿胀，甚则情志显出悲恐。应刺飞阳之脉，在内踝上五寸，少阴之前，与阴维相会之处。

病发生于昌阳之脉，使人腰痛，痛起来牵引胸膺部，并且使眼睛昏花，严重的腰痛反折，舌短卷缩，不能言语。应刺内筋两次，其穴在内踝上大筋之前、太阴脉之后，足内踝上二寸处。

然，时遗溲，刺解脉，在膝筋肉分间郄外廉之横脉出血，血变而止。解脉令人腰痛如引带，常如折腰状，善恐，刺解脉，在郄中结络如黍米，刺之血射以黑，见赤血而已。

同阴之脉，令人腰痛，痛如小锤居其中，怫然肿，刺同阴之脉，在外踝上绝骨之端，为三痏。

阳维之脉令人腰痛，痛上怫然肿，刺阳维之脉，脉与太阳合腨下间，去地一尺所。

衡络之脉令人腰痛，不可以俯仰，仰则恐仆，得之举重伤腰，衡络绝，恶血归之，刺之在郄阳筋之间，上郄数寸，衡居为二痏出血。

会阴之脉令人腰痛，痛上漯漯然汗出，汗干令人欲饮，饮已欲走，刺直阳之脉上三痏，在跻上郄下五寸横居，视其盛者出血。

飞阳之脉令人腰痛，痛上拂拂然，甚则悲以恐，刺飞阳之脉，在内踝上五寸，少阴之前，与阴维之会。

昌阳之脉令人腰痛，痛引膺，目䀮䀮然，甚则反折，舌卷不能言，刺内筋为二痏，在内踝上大筋前、太阴后，上踝二寸所。

病发生于散脉，使人腰痛，痛时会发热，热势厉害的，精神烦扰而不得安宁，腰的下面好像有横木梗阻在里面，甚至发生遗尿。应当刺散脉，这条脉在膝前骨与肉的分间，横络于外廉，看到青筋缠束的脉，针刺三次。

病发生于肉里之脉，使人腰痛，痛得不能咳嗽，因为咳嗽时，筋脉会紧急蜷缩。应针刺肉里脉两次，这条脉在太阳经的外侧，少阳经绝骨穴的后面。

腰痛牵连到脊背而痛的，上至头项牵强不舒，眼睛昏花，好像要跌倒，宜针刺足太阳郄中出血。腰痛时感觉寒冷的，宜针刺足太阳、阳明经脉；如有热的感觉，宜刺足厥阴经；如果不可以俯仰，宜刺足少阳经；如果内部热得气喘的，宜刺足少阴经，并且要刺得郄中出血为止。

腰痛时感觉上部寒冷，头项强急，不能转头，宜刺足阳明；痛时如觉上部发热，宜刺足太阴；如果腰痛而内热气喘，宜刺足少阴。

大便困难，可刺足少阴。少腹满，可刺足厥阴。腰痛如折不能俯仰，不能举动，可刺足太阳。如牵引脊骨内侧，可刺足少阴。腰痛牵连少腹，引动季胁之下，不可以仰，可刺在腰尻处的下髎穴，其穴在两髁胂上。刺法是以每月的上半月或下半月的日子计算痏数，这些疾病施用针法，会立即见效。采用左痛刺右、右痛刺左的方法。

相关知识链接/

耳穴压豆治疗腰痛：选两侧对耳轮上的腰痛点、神门、肾、腰骶点，用王不留行籽贴敷，每日自行按压数次，每次每穴按压0.5~1分钟，双耳交替，有良好的效果。

散脉令人腰痛而热，热甚生烦，腰下如有横木居其中，甚则遗溲，刺散脉，在膝前骨肉分间，络外廉，束脉为三痏。

肉里之脉令人腰痛，不可以咳，咳则筋缩急，刺肉里之脉为二痏，在太阳之外，少阳绝骨之后。

腰痛侠脊而痛，至头几几然，目䀮䀮然欲僵仆，刺足太阳郄中出血。腰痛上寒，刺足太阳、阳明；上热，刺足厥阴；不可以俯仰，刺足少阳；中热而喘，刺足少阴，刺郄中出血。

腰痛上寒，不可顾，刺足阳明；上热，刺足太阴；中热而喘，刺足少阴。大便难，刺足少阴。少腹满，刺足厥阴。如折，不可以俯仰，不可举，刺足太阳。引脊内廉，刺足少阴。

腰痛引少腹控䏚，不可以仰，刺腰尻交者，两髁胂上。以月生死为痏数，发针立已。左取右，右取左。

风论篇第四十二

本篇描述了寒热、热中、寒中、疠风、偏枯、首风、漏风、泄风、五脏风等疾病的特点、病机及诊察要点，且提出了“风为百病之长”“风者善行而数变”理论，因这些疾病病因皆为风邪，故称之为“风论”。

黄帝问道：风邪侵犯人体，有的发为寒热，有的发为热中，有的发为寒中，有的成为疠风，有的成为偏枯，有的成为风病，所引起的病变各不同。病名也不同，有的甚至侵入到五脏六腑，我不知其中的道理，希望你谈谈。岐伯回答：风气侵入到人体的皮肤里面，内部不能通于经脉，外面又不能发泄；但它来去迅速，变化多端，如果腠理开而疏松，就觉得洒洒然而感到寒冷；腠理闭塞而阳气内郁，就觉得发热而烦闷。发寒就会饮食减少，发热就会肌肉消瘦，所以使人振寒而不能饮食，这种病叫寒热病。风气由阳明经入于胃，循经脉向上行到目内眦，假使这个人是肥胖的，风邪就不能向外发泄，稽留在人体内部，成为热中，症见目珠发黄。如是肌肉瘦弱之人，阳气容易向外发泄，因而感到寒冷，发为寒中，症见目中不时流泪。风气由太阳经脉侵入，行走到各经脉腧穴，散布在分肉之间，与卫气相搏结，使卫气运行的道路不通利，所以使肌肉肿胀高起而生疮疡，如因卫气有所凝滞，而不能运行，则感觉肌肤麻木而不知痛痒。疠风是由于

原文

黄帝问曰：风之伤人也，或为寒热，或为热中，或为寒中，或为疠风，或为偏枯，或为风也，其病各异，其名不同，或内至五脏六腑，不知其解，愿闻其说。岐伯对曰：风气藏于皮肤之间，内不得通，外不得泄，风者善行而数变，腠理开则洒然寒，闭则热而闷，其寒也则衰食饮，其热也则消肌肉，故使人怢栗而不能食，名曰寒热。风气与阳明入胃，循脉而上至目内眦，其人肥则风气不得外泄，则为热中而目黄；人瘦则外泄而寒，则为寒中而泣出。风气与太阳俱入，行诸脉俞，散于分肉之间，与卫气相干，其道不利，故使肌肉愤䐜而有疡，卫气有所凝而不行，故其肉有不仁也。

风邪侵入经脉，使荣气有热，甚至腐坏，血气污浊不清，所以使鼻柱损坏而颜色衰败，皮肤生疡溃烂。因为风寒久留于经脉而不去，所以叫做疠风，又因为先有寒热的症状，故又叫寒热。

春季和甲乙都属木，不慎而伤于风，为肝风；夏季和丙丁都属火，不慎而伤于风，为心风；长夏和戊己都属土，不慎而伤于风，为脾风；秋季和庚辛都属金，不慎而伤于风，为肺风；冬季和壬癸都属水，不慎而伤于风，为肾风。

风邪侵入到五脏六腑的腧穴，传入到内部，也可成为五脏六腑的风，各以其血气衰弱场所侵入，偏着于一处，或左或右，乃为偏风病。

风气侵入风府，循经脉而向上行入到脑，称为脑风；风入目系而至于头，称为目风，两目当畏惧风寒；饮酒以后风气侵入，称为漏风；如当入房时汗出而中风，称为内风；刚洗头时中风，称为头风；风邪久居肌腠，若一旦内入于肠中，称为肠风泄泻；其外在腠理之间的，不时出汗，称为泄风。所以风邪是引起各种疾病的首要因素，至于侵入人体以后的变化而发为各种不同的疾病，就没有一定的规律了，但是致病原因，都是风气的侵入。

黄帝道：五脏风病所表现的症状有哪些不同？希望你把诊察的重点和疾病的表现告诉我。岐伯说：肺风的症状，多汗怕风，面色淡白，时或咳嗽气短，白昼较轻，傍晚较重，诊察的重点在眉上，当见白色。心风的症状，多汗怕风，唇舌焦躁，毫无津液，好怒以吓人，面有赤色，病重则言语不爽快，诊察的重点在口，当见口唇赤色。肝风的症状，多汗怕风，好悲伤，面色微青，咽喉干燥，易怒，时而厌恶女人，诊察的重点在目下，当见青色。脾风的症状，多汗怕风，身

疠者，有荣气热胕，其气不清，故使其鼻柱坏而色败，皮肤疡溃，风寒客于脉而不去，名曰疠风，或名曰寒热。

以春甲乙伤于风者为肝风，以夏丙丁伤于风者为心风，以季夏戊已伤于邪者为脾风，以秋庚辛中于邪者为肺风，以冬壬癸中于邪者为肾风。风中五脏六腑之俞，亦为脏腑之风，各入其门户所中，则为偏风。风气循风府而上，则为脑风。风入系头，则为目风，眼寒。饮酒中风，则为漏风。入房汗出中风，则为内风。新沐中风，则为首风。久风入中，则为肠风飧泄。外在腠理，则为泄风。故风者百病之长也，至其变化乃为他病也，无常方，然致有风气也。

帝曰：五脏风之形状不同者何？愿闻其诊及其病能。岐伯曰：肺风之状，多汗恶风，色皏然白，时咳短气，昼日则差，暮则甚，诊在眉上，其色白。心风之状，多汗恶风，焦绝善怒吓，赤色，病甚则言不可快，诊在口，其色赤。肝风之状，多汗恶风，善悲，色微苍，嗌干善怒，时憎女子，诊在

体疲倦，四肢不愿活动，面色微微发黄，不思饮食，诊察的重点在鼻上，当见黄色。肾风的症状，多汗怕风，面目痝然而肿，脊痛不能正立，面色黑如烟煤，阴部不通利，诊察的重点在肌肉上，当见黑色。胃风的症状，颈部多汗怕风，饮食不下，隔塞不通，腹部时常胀满，如少穿衣服，腹如膜胀，吃寒冷的饮食，则大便泄泻，诊察的重点是形体瘦削而腹部胀大。头风的症状，头面多汗怕风，每当起风的前一日，头痛特别严重，并且不能外出，到发风之日则痛势较轻。漏风的症状，有时汗出甚多，有时不甚汗出，有怕风的感觉，所以不能穿单薄的衣服，一吃饭就会出汗，病情严重的，经常全身自汗，喘息怕风，衣服常常被汗液浸湿，口干易渴，不耐劳动。泄风的症状，多汗，汗出湿衣，口中干燥，皮肤湿如水渍，患这种风病的人，不耐劳动，周身疼痛而发冷。黄帝道：讲得好。

相关知识链接／

风者善行而数变 风邪为阳邪，善行走窜，致病也具有病位游移、行无定处的特点。如游走性的关节疼痛，风疹皮肤瘙痒无定处、此起彼伏，外感风邪头痛走窜疼痛等，均病位不固定，体现了风性善行的特点；数变，指风邪致病具有发病迅速、变化无常的特点。以风邪为先导的疾病，常夹有其他病邪，如风寒、风热、风湿等，起病多急促，发病快，传变也快。风邪包含内风和外风，无论哪种，在日常生活中都要注意防护。

目下，其色青。脾风之状，多汗恶风，身体怠惰，四肢不欲动，色薄微黄，不嗜食，诊在鼻上，其色黄。肾风之状，多汗恶风，面痝然浮肿，脊痛不能正立，其色炲，隐曲不利，诊在肌上，其色黑。胃风之状，颈多汗恶风，食欲不下，隔塞不通，腹善满，失衣则䐜胀，食寒则泄，诊形瘦而腹大。首风之状，头面多汗恶风，当先风一日则病甚，头痛不可以出内，至其风日则病少愈。漏风之状，或多汗，常不可单衣，食则汗出，甚则身汗，喘息恶风，衣常濡，口干善渴，不能劳事。泄风之状，多汗，汗出泄衣上，口中干，上渍，其风不能劳事，身体尽痛则寒。帝曰：善。

痹论篇第四十三

痹者，闭塞不通也，是指经络营卫气血阻滞、运行不畅而导致的病证称为痹证。本篇系统论述了痹证的病因、病机、分类、治则、预后等，提出“风寒湿三气杂至合而为痹”。

黄帝问道：痹病是怎样形成的呢？岐伯说：风、寒、湿三种邪气错杂侵袭人体，形成痹病。其中风气偏重的，叫做行痹；寒气偏重的，叫做痛痹；湿气偏重的，叫做着痹。

黄帝问道：痹病又可分为五种，是哪五种？岐伯说：在冬天得病的为骨痹；在春天得病的为筋痹；在夏天得病的为脉痹；在长夏得病的为肌痹；在秋天得病的为皮痹。

黄帝问道：痹病的病邪又有内侵五脏六腑的，是什么原因呢？岐伯说：五脏与五体是内外相合的，病邪久留于体表而不去，便侵入其所合的内脏。所以骨痹不愈，而再重复感受邪气，就内藏于肾；筋痹不愈，再重复感受邪气，就内藏于肝；脉痹不愈，再重复感受邪气，就内藏于心；肌痹不愈，再重复感受邪气，就内藏于脾；皮痹不愈，再重复感受邪气，就内藏于肺。因此，各种痹病是在各脏

原文

黄帝问曰：痹之安生？岐伯对曰：风寒湿三气杂至，合而为痹也。其风气胜者为行痹，寒气胜者为痛痹，湿气胜者为著痹也。

帝曰：其有五者何也？岐伯曰：以冬遇此者为骨痹，以春遇此者为筋痹，以夏遇此者为脉痹，以至阴遇此者为肌痹，以秋遇此者为皮痹。

帝曰：内舍五脏六腑，何气使然？岐伯曰：五脏皆有合，病久而不去者，内舍于其合也。故骨痹不已，复感于邪，内舍于肾。筋痹不已，复感于邪，内舍于肝。脉痹不已，复感于邪，内舍于心。肌痹不已，复感于邪，内舍于脾。皮痹不已，复感于邪，内舍于肺。所谓痹者，各以其时重感

所主季节里重复感受了风、寒、湿三气造成的。

凡痹病侵入五脏，症状各有不同。肺痹的症状是烦闷而满，喘息而呕。心痹的症状是血脉不通，烦而心下鼓动，暴气上冲而喘，咽喉干燥，嗳气，逆气上乘于心，便产生恐惧。肝痹的症状是夜眠多惊，好饮水，尿频，痛势从上而下引到少腹，腹部膨满如怀孕。肾痹的症状是腹部容易胀满，骨痿弱不能行走，行动的时候臀部着地，身卷曲不能伸直，脊高于头。脾痹的症状是四肢倦怠无力，咳嗽，呕吐清涎，甚至胸膈上闭塞。肠痹的症状，虽常常要饮水而小便不畅，腹中肠鸣，有时泻出不消化的食物。膀胱痹的症状，手按少腹内有痛感，好像灌了热汤一样，小便涩滞不爽，上部鼻流清涕。

五脏的阴气，安静则精神内藏，躁动则易于耗散。如果饮食过量，肠胃就要受到损伤。淫邪之气引起呼吸喘促的，是痹聚在肺；淫邪之气引起忧愁思虑的，是痹聚在心；淫邪之气引起遗尿的，是痹聚在肾；淫邪之气引起疲乏衰竭的，是痹聚在肝；淫邪之气引起肌肉消瘦的，是痹聚在脾；各种痹病日久不愈，病变就会进一步向内侵入。凡痹证而风气较胜的，比较容易治愈。

黄帝道：生了痹病，有死亡的，有疼痛长久不愈的，也有很快就痊愈的，这是什么缘故呢？岐伯说：痹病而传入于五脏则死；稽留于筋骨间的，则疼痛延久不愈；稽留于皮肤间的，容易痊愈。

黄帝道：痹病侵入六腑，是怎样呢？岐伯说：这是由于饮食不节、起居失度，为疾病的根本原因。六腑也各有腧穴，风、寒、湿三气外中其腧，而内更伤于饮食，内外相凑，病邪即循着腧穴而入，各舍于其本腑。

于风寒湿之气也。

凡痹之客五脏者，肺痹者，烦满喘而呕。心痹者，脉不通，烦则心下鼓，暴上气而喘，嗌干善噫，厥气上则恐。肝痹者，夜卧则惊，多饮数小便，上为引如怀。肾痹者，善胀，尻以代踵，脊以代头。脾痹者，四肢解墯，发咳呕汁，上为大塞。肠痹者，数饮而出不得，中气喘争，时发飧泄。胞痹者，少腹膀胱按之内痛，若沃以汤，涩于小便，上为清涕。

阴气者，静则神藏，躁则消亡。饮食自倍，肠胃乃伤。淫气喘息，痹聚在肺；淫气忧思，痹聚在心；淫气遗溺，痹聚在肾；淫气乏竭，痹聚在肝；淫气肌绝，痹聚在脾。诸痹不已，亦益内也。其风气胜者，其人易已也。

帝曰：痹，其时有死者，或疼久者，或易已者，其故何也？岐伯曰：其入脏者死，其留连筋骨间者疼久，其留皮肤间者易已。

帝曰：其客于六腑者何也？岐伯曰：此亦其食饮居处，为其病本也。六腑亦各有俞，风寒湿气中其俞，而食饮应之。循俞而入，各舍其腑也。

黄帝道：针刺治疗是怎样呢？岐伯说：针对五脏的腧穴，六腑的下合穴，循着经脉所属的部分，各有发病的所在，各随其病的所在而刺之，病就痊愈了。

黄帝问道：荣气和卫气也可使人发生痹病吗？岐伯说：荣气是水谷精微所化成的精气，平和地协调于五脏，输布于六腑，然后行于脉中，循着经脉，上下贯通五脏，联络六腑。卫气是水谷精微所化成的悍气，此气急速滑利，不能入于脉中，而循行于皮肤之中，腠理之间，熏蒸于肓膜，敷布于胸腹。如果荣卫二气，失去正常的平衡协调，就会生病，但只要顺其气，病就会痊愈。总的来说，荣卫之气，不和风、寒、湿之气相合，是不会发生痹病的。黄帝说：讲得好。

痹病，有的疼痛，有的不痛，有肌肤麻木不知痛痒，有发寒，有发热，有皮肤干燥，有皮肤湿润，这是什么缘故呢？岐伯说：痛是寒气偏多，寒气收引故痛。其不痛而肌肤麻木，是日久病邪深入，荣卫的运行不流利，以致经络有时空虚，故不痛，皮肤失去营养，故麻木不仁。发寒是由于阳气少，阴气多，阴气与病气相互结合而加剧，所以为多寒。发热是由于阳气多，阴气少，阳气与病气互相结合而加剧，阳气遭遇阴气，但阴气不能胜阳气，所以为热痹。有多汗而湿润的，是感受湿气太甚，体内阳气不足、阴气有余，阴气和湿气相感，所以汗出而湿润。

黄帝道：痹病有不痛的，是什么缘故呢？岐伯说：痹在骨则身重；痹在脉则血行不畅；痹在筋则屈而不伸；痹在肌肉则麻木不仁；痹在皮肤则发寒。有这五种症状的痹病，就不会有疼痛的感觉。大凡痹病之类，遇到寒气则挛急，遇到热气则弛缓。黄帝道：讲得好。

帝曰：以针治之奈何？岐伯曰：五脏有俞，六腑有合，循脉之分，各有所发，各随其过，则病瘳也。

帝曰：荣卫之气亦令人痹乎？岐伯曰：荣者，水谷之精气也，和调于五脏，洒陈于六腑，乃能入于脉也，故循脉上下，贯五脏，络六腑也。卫者，水谷之悍气也，其气慓疾滑利，不能入于脉也，故循皮肤之中，分肉之间，熏于肓膜，散于胸腹，逆其气则病，从其气则愈，不与风寒湿气合，故不为痹。帝曰：善。

痹或痛，或不痛，或不仁，或寒，或热，或燥，或湿，其故何也？岐伯曰：痛者，寒气多也，有寒故痛也。其不痛不仁者，病久入深，荣卫之行涩，经络时疏，故不痛；皮肤不营，故为不仁。其寒者，阳气少，阴气多，与病相益，故寒也。其热者，阳气多，阴气少，病气胜，阳遭阴，故为痹热。其多汗而濡者，此其逢湿甚也，阳气少，阴气盛，两气相感，故汗出而濡也。

帝曰：夫痹之为病，不痛何也？岐伯曰：痹在于骨则重，在于脉则血凝而不流，在于筋则屈不伸，在于肉则不仁，在于皮则寒，故具此五者，则不痛也。凡痹之类，逢寒则急，逢热则纵。帝曰：善。

痿论篇第四十四

痿，指痿弱无力。痿证是指肢体痿弱无力、不能随意运动的一类病证。本篇全面讨论了痿证的分类、病因、病机及治疗，是专门论述痿证的篇章，故称为“痿论”。

黄帝问道：五脏都能使人痿弱，这是什么道理呢？岐伯说：肺管理全身的皮毛，心管理全身的血脉，肝管理全身的筋膜，脾管理全身的肌肉，肾管理全身的骨髓。所以肺热亢盛灼伤津液，以致肺叶枯萎，皮毛虚弱干枯，热气久留，则发生痿躄之病；心亢盛而上炎，以致上盛而下虚，血虚下肢失去血之濡养便产生脉痿，关节如折断般不能随意举动，足胫弛纵不能着地行路；肝脏有热，可使胆汁上泛而见口苦，筋膜失去濡养而干枯，以致筋挛拘急，发生筋痿；脾脏有热，可使胃内津液干枯而口渴，肌肉知觉减退，发生不知痛痒的肉痿；肾脏有热，则精液耗竭，髓减骨枯而腰脊佝偻难伸，发生骨痿。

黄帝道：痿证是怎样引起的呢？岐伯说：肺是各脏之长，又是心脏的华盖。遇有失意的事情，或个人的要求不能达到，使肺气不畅，而发生病变，因此，肺热而叶焦，所以说肺热叶焦是五脏发生痿证的基础，就是这个道理。极度悲伤会耗损包络，而致心气上下不通，阳气在内妄动，病发则心脏行血功能受损，故常

原文

黄帝问曰：五脏使人痿何也？岐伯对曰：肺主身之皮毛，心主身之血脉，肝主身之筋膜，脾主身之肌肉，肾主身之骨髓。故肺热叶焦，则皮毛虚弱急薄，著则生痿躄也。心气热，则下脉厥而上，上则下脉虚，虚则生脉痿，枢折挈，胫纵而不任地也。肝气热，则胆泄口苦筋膜干，筋膜干则筋急而挛，发为筋痿。脾气热，则胃干而渴，肌肉不仁，发为肉痿。肾气热，则腰脊不举，骨枯而髓减，发为骨痿。

帝曰：何以得之？岐伯曰：肺者，脏之长也，为心之盖也，有所失亡，所求不得，则发肺鸣，鸣则肺热叶焦。故曰：五脏因肺热叶焦，发为痿躄。此之谓也。悲哀太甚，则胞络绝，胞络绝则阳气内动，发则心下崩，数溲血也。故《本病》曰：大经空虚，发为肌痹，传

常小便出血。所以《本病》上说：“大的经脉空虚，发为肌痹，最后变为脉痿。”思虑过度，不能得偿所愿，意志淫失于外，房事过频，致使宗筋弛缓，发为筋痿，或为带下遗精之病。所以《下经》说：“筋痿是生于肝病，并由于房事过度，内伤精气所致。”久处湿地，如从事水中工作者，水湿内留；或居住于潮湿之地，肌肉受湿邪浸润，以致麻木不仁，成为肉痿。所以《下经》说：“肉痿是久居湿地所致。”如果远行或身体疲乏，适逢气候大热，因而口渴，渴则阳气妄行，侵入到肾脏，肾为水脏，今水不能胜火热，则骨枯槁而髓空虚，以致两足不能支持身体，病发为骨痿。所以《下经》说：“骨痿是由于大热所致。”

黄帝道：怎样鉴别五痿证？岐伯说：肺脏有热的，面色白而毛发干枯；心脏有热的，面色红而脉络充盈；肝脏有热的，面色青而指甲枯槁；脾脏有热的，面色黄而肌肉蠕动；肾脏有热的，面色黑而牙齿枯槁。

黄帝道：如你以上听说的痿证，可以分经而治，但《医论》上说：“治痿证应独取阳明。”这是什么道理呢？岐伯说：阳明经是五脏六腑营养的大源，能滋养宗筋，宗筋主管约束全身骨骼关节而使关节滑利。冲脉是十二经的大源，它以渗透灌溉分肉肌腠，与阳明经会合于宗筋，凡阴经、阳经总会于诸筋总汇之处，再复合于气街，而阳明经则是它们的统领者，都连属于带脉，而系络于督脉。所以阳明经脉不足，则宗筋便要弛纵，带脉也不能收引，就使两足痿弱活动受限。

黄帝道：究竟该怎样治疗呢？岐伯说：用补益荥穴和疏通输穴的方法，来调整虚实，和其顺逆；无论筋脉骨肉，各以四时当旺的月份进行治疗，病就会好了。黄帝道：讲得好。

为脉痿。思想无穷，所愿不得，意淫于外，入房太甚，宗筋弛纵，发为筋痿，及为白淫。故《下经》曰：筋痿者，生于肝，使内也。有渐于湿，以水为事，若有所留，居处相湿，肌肉濡渍，痹而不仁，发为肉痿。故《下经》曰：肉痿者，得之湿地也。有所远行劳倦，逢大热而渴，渴则阳气内伐，内伐则热舍于肾，肾者水脏也，今水不胜火，则骨枯而髓虚，故足不任身，发为骨痿。故《下经》曰：骨痿者，生于大热也。

帝曰：何以别之？岐伯曰：肺热者色白而毛败，心热者色赤而脉络溢，肝热者色苍而爪枯，脾热者色黄而肉蠕动，肾热者色黑而齿槁。

帝曰：如夫子言可矣，《论》言治痿者独取阳明何也？岐伯曰：阳明者，五脏六腑之海，主润宗筋，宗筋主束骨而利机关也。冲脉者，经脉之海也，主渗灌溪谷，与阳明合于宗筋，阴阳总宗筋之会，会于气街，而阳明为之长，皆属于带脉，而络于督脉。故阳明虚则宗筋纵，带脉不引，故足痿不用也。

帝曰：治之奈何？岐伯曰：各补其荥而通其俞，调其虚实，和其逆顺，筋脉骨肉各以其时受月，则病已矣。帝曰：善。

厥论篇第四十五

厥，气机逆乱之意。厥证，是指因阴阳气血不相顺接，脏腑经络气血逆乱而导致以四肢厥冷或热，以及猝然昏倒不省人事为主要表现的一类病证。本篇专门讨论了寒厥、热厥、十二经厥等各种厥证的病因病机、临床表现、治疗原则及预后等，故称之为“厥论”。

黄帝问道：厥病有寒有热，是怎样形成的呢？岐伯说：阳气衰竭于下，发为寒厥；阴气衰竭于下，发为热厥。黄帝问道：热厥的发热，必先起于足底，这是什么道理呢？岐伯说：阳气起于足五趾的表面，阴脉汇集在足下，聚会于足心，热厥是阴气衰竭于下，而阳气偏胜，所以足下发热。黄帝问道：寒厥的寒冷，先从足五趾向上而到膝部，又是什么道理呢？岐伯说：阴气起源于五趾的内侧，聚集在膝的上下，寒厥是阳气衰竭于下，而阴气偏盛，所以逆冷就先起于足趾，上行到膝部；这种逆冷，不是从体外侵入的寒气，而是由于内里的阳虚所致。

黄帝道：寒厥是什么缺乏引起的呢？岐伯说：前阴是宗筋所聚集的地方，也是足太阴脾经和足阳明胃经的会合场所，一般来说，春夏是阳气多而阴气少，秋冬是阴气盛而阳气衰。倘若有人自恃体质壮实，在阳气已衰的秋冬时令，妄加克

原文

黄帝问曰：厥之寒热者何也？岐伯对曰：阳气衰于下，则为寒厥；阴气衰于下，则为热厥。帝曰：热厥之为热也，必起于足下者何也？岐伯曰：阳气起于足五指之表，阴脉者集于足下而聚于足心，故阳气胜则足下热也。帝曰：寒厥之为寒也，必从五指而上于膝者何也？岐伯曰：阴气起于五指之里，集于膝下而聚于膝上，故阴气胜则从五指至膝上寒，其寒也，不从外，皆从内也。

帝曰：寒厥何失而然也？岐伯曰：前阴者，宗筋之所聚，太阴阳明之所合也。春夏则阳气多而阴气少，秋冬则阴气盛而阳气衰。此人者质壮，以

伐，则下部潜藏的肾气，向上浮越，遂与上焦之气相争，而阳气不能自复，阴精之气泄漏下夺，由于阳虚阴胜，所以阴寒之气上逆，便为寒厥。脏腑经络之气，是赖于中焦脾胃来资生，今克伐过度，寒从中发，则中焦腐熟无火，脾胃不足，水谷之气不能濡养经络，以致形成阳气日损、阴气独存的局面，所以手足为之发冷。

黄帝道：热厥是怎样形成的呢？岐伯说：酒入于胃，是不从脾以行于经脉，而从卫气行皮肤络脉的，所以饮酒以后，能使络脉中血液充满，而经脉却见空虚。脾的功能是帮助胃输送津液，饮酒过多，脾无所输则阴气虚；阴气虚则阳邪乘虚而入，阳邪入则胃气不和，胃不和则后天资源匮乏，资源无继则精气衰竭，精气衰竭则不能营养四肢。这种患者，必定经常酒醉、饱食后行房事，使阴气虚而阳邪聚于脾中不得宣散，酒气与谷气相搏结，酝酿成热，热盛于中，所以周身发热，因为内热，则小便色赤。酒气是阳盛而性烈的，肾气必受其损伤，阴虚阳盛，形成阳气独盛于内的局面，所以手足发热了。

黄帝道：厥病有的使人腹满，有的使人突然不知人事，或者半日、甚至一日，才清醒过来，这是什么道理呢？岐伯说：阴气偏盛于上则下部虚，下部虚则腹部胀满；阳气偏盛于上则下部之气并行于上，而失常之气上逆，上逆则阳气紊乱，阳气紊乱、神明失养则突然不省人事了。黄帝道：讲得好。我希望听听六经厥病的症状。岐伯说：太阳经的厥病，上为头肿发重，下为足不能行走，发作时眼花跌倒。阳明经的厥病，则为癫疾，欲狂走呼叫，腹部胀满，不得安卧，面红发热，神志不清，幻视妄言。少阳经的厥病，突然耳聋，颊部肿而发热，胁疼痛，两腿不能运动。太阴经的厥病，肚腹胀满，大便不爽，不思饮食，食则呕

秋冬夺于所用，下气上争不能复，精气溢下，邪气因从之而上也，气因于中，阳气衰，不能渗营其经络，阳气日损，阴气独在，故手足为之寒也。

帝曰：热厥何如而然也？岐伯曰：酒入于胃，则络脉满而经脉虚，脾主为胃行其津液者也，阴气虚则阳气入，阳气入则胃不和，胃不和则精气竭，精气竭则不营其四肢也。此人必数醉若饱以入房，气聚于脾中不得散，酒气与谷气相薄，热盛于中，故热遍于身，内热而溺赤也。夫酒气盛而慓悍，肾气有衰，阳气独胜，故手足为之热也。

帝曰：厥或令人腹满，或令人暴不知人，或至半日远至一日乃知人者何也？岐伯曰：阴气盛于上则下虚，下虚则腹胀满；阳气盛于上，则下气重上而邪气逆，逆则阳气乱，阳气乱则不知人也。帝曰：善。愿闻六经脉之厥状病能也。岐伯曰：巨阳之厥，则肿首头重，足不能行，发为眴仆。阳明之厥，则癫疾欲走呼，腹满不得卧，面赤而热，妄见而妄言。少阳之厥，则暴聋颊肿而热，胁痛，骱不可以运。太阴之厥，则腹满䐜胀，后不利，不欲食，食则呕，不得卧。少阴

吐，不能安卧。少阴经的厥病，口干，小便色赤，腹满，心痛。厥阴经的厥病，小腹胀痛，大腹胀满，二便不利，喜欢屈膝而睡，前阴萎缩而肿，足胫内侧发热。所有这些厥病，实证用泻法，虚证用补法，本经自生病，不是受他经虚实影响的，就刺所病的本经腧穴。太阴厥逆，小腿拘挛，心痛连及腹部，当治其主病之经。少阴厥逆，腹部虚满，呕逆，泄利，泻下的粪便清冷，当治其主病之经。厥阴厥逆，腰痛拘急，腹部虚满，小便不通，胡言乱语，当治其主病之经。如若太阴、少阴、厥阴俱厥逆，大小便不通，并且手足逆冷，则三天就要死亡。太阳厥逆，身体僵直仆倒，呕血，容易鼻出血，当治其主病之经。少阳厥逆，筋骨关节不利，则出现腰部不能活动，项强不能向后回顾，如若兼发肠痈，则为不可治的严重证候，如若发惊，就会死亡。阳明厥逆，喘促咳嗽，身发热，易惊，鼻衄，呕血。手太阴经的厥逆，胸腹虚满而咳嗽，常常呕吐涎沫，当治其主病之经。心主包络和手少阴心经厥逆，则心痛连及咽喉，身体发热，是不可治的死症。手太阳经厥逆，耳聋不聪，眼中流泪，头项不能向后回顾，腰不能前后俯仰，当治其主病之经。手阳明经和手少阳经厥逆，发为喉痹，咽肿，颈项强直，当治其主病之经。

相关知识链接/

《内经》认为厥证的形成与外感时邪、内伤情志、饮食劳倦及房事太过等诸多因素有关，一般说来阴虚阳盛多为热厥；阳虚阴盛多为寒厥。由于厥证的形成在于阴阳气血的逆乱，故治疗当以调顺阴阳气血为要，无论针刺或药治，必须准确及时，一旦失去治疗机会，有的甚至可能导致死亡。除此之外，更需要患者调节情绪活动，切忌情绪过于激动。

之厥，则口干溺赤，腹满心痛。厥阴之厥，则少腹肿痛，腹胀泾溲不利，好卧屈膝，阴缩肿，骱内热。盛则泻之，虚则补之，不盛不虚以经取之。太阴厥逆，骱急挛，心痛引腹，治主病者。少阴厥逆，虚满呕变，下泄清，治主病者。厥阴厥逆，挛腰痛，虚满前闭谵言，治主病者。三阴俱逆，不得前后，使人手足寒，三日死。太阳厥逆，僵仆呕血善衄，治主病者。少阳厥逆，机关不利，机关不利者，腰不可以行，项不可以顾，发肠痈不可治，惊者死。阳明厥逆，喘咳身热，善惊衄呕血。手太阴厥逆，虚满而咳，善呕沫，治主病者。手心主少阴厥逆，心痛引喉，身热。死不可治。手太阳厥逆，耳聋泣出，项不可以顾，腰不可以俯仰，治主病者。手阳明少阳厥逆，发喉痹嗌肿痓，治主病者。

病能论篇第四十六

能，通“态”，病能，即疾病的临床表现。本篇论述了胃脘痛、失眠、腰痛、酒风等多种疾病的临床表现，故称之为“病能论”。

黄帝问道：患者患胃脘痈的，该如何诊断？岐伯说：诊断此病，应先检查患者的胃脉，其脉搏必然沉细，沉细表示胃气上逆，上逆则人迎部跳动过盛，跳动过盛就是有热。人迎是胃之动脉，跳动得过盛，就说明热气聚结于胃口而不得散发，所以胃脘发生痈肿。黄帝道：讲得好。

黄帝说：人有病睡眠不安宁，是什么缘故呢？岐伯说：这是因为五脏受七情劳倦等原因而有所损伤，要等到功能恢复，精神有所寄托，方能安睡，所以一般人不能测知他是什么病。黄帝问：人不能仰卧，是什么缘故呢？岐伯说：肺脏位居最高，为五脏六腑的华盖，肺内邪气充盛，则脉络胀大，肺的脉络胀大，肺气不利，就不能仰卧。关于其论述在《奇恒阴阳》中。

黄帝问道：有因气逆而病的，诊得右手脉搏沉而紧，左手脉搏浮而迟，不知道主要病变何在呢？岐伯说：在冬天，右手脉搏沉紧，这是和四时相适应的；左手脉搏浮而迟，这是和四时相逆的。今浮迟之脉见于左手，当是肾脏有病，与肺脏颇有关系，腰为肾之府，故腰部当有疼痛。黄帝又问道：为什么这样说呢？岐

原文

黄帝问曰：人病胃脘痈者，诊当何如？岐伯对曰：诊此者当候胃脉，其脉当沉细，沉细者气逆，逆者人迎甚盛，甚盛则热，人迎者胃脉也，逆而盛，则热聚于胃口而不行，故胃脘为痈也。帝曰：善。

人有卧而有所不安者何也？岐伯曰：脏有所伤，及情有所倚则安，故人不能悬其病也。帝曰：人之不得仰卧者何也？岐伯曰：肺者脏之盖也，肺气盛则脉大，脉大则不得仰卧，论在《奇恒阴阳》中。

帝曰：有病厥者，诊右脉沉而紧，左脉浮而迟，不知病主安在？岐伯曰：冬诊之，右脉固当沉紧，此应四时；左脉浮而迟，此逆四时，在左当主病在肾，颇关在肺，当腰痛也。帝曰：何以善之？岐伯曰：少阴脉贯

伯说：少阴肾脉贯穿肾脏、并络肺脏。今冬天诊得肺脉为浮迟脉，是肾气不足，肾脏有病，所以腰痛。黄帝道：讲得好。患有颈痈的患者，或用砭石治疗，或用针灸治疗，而都能治愈，它的道理何在呢？岐伯答道：这是因为病名虽同，而病的程度不同。若气机郁滞而成的痈肿，当用针刺开导除去它；若气盛壅结而血液随之郁聚的痈肿，当用砭石来泻其瘀血。这就是所谓的同病异治。

黄帝问道：发怒狂妄的病，是怎样产生的呢？岐伯说：发生于阳气异常。黄帝又问：阳气为何能使人发狂？岐伯说：阳气因突然受到强烈的刺激，难以平消，所以容易发怒，病名称为阳厥。黄帝又问：怎样知道的呢？岐伯说：正常人阳明经脉是跳动的，而太阳、少阳经脉是不甚搏动的，不甚搏动的经脉却搏动得大而快，这就是阳厥的证候。黄帝又问：如何治疗呢？岐伯说：禁止饮食，即可痊愈。因为饮食入于肠胃，经过消化吸收，就能助长阳气，因此，禁止饮食，便会痊愈。再给他服生铁落饮，因为生铁落有降气开结的作用。黄帝道：讲得好。有周身发热，四肢倦怠，汗出得像洗澡一般，怕风，呼吸短而不畅，这是什么病呢？岐伯回答说：病名称为酒风。黄帝又问道：如何治疗呢？岐伯说：用泽泻和白术各十分，麋衔五分，配合研末，每次服用三指撮，在饭前服下。

所谓深按而得细小的脉，其脉形在指下细小如针，如按摩之，推动之，脉气聚而不散的，是坚脉；搏击于指下的，是大脉。《上经》是讨论自然界与人体活动关系的书籍；《金匮》是诊断疾病决定死生的专著；《下经》是说明疾病

肾络肺，今得肺脉，肾为之病，故肾为腰痛之病也。帝曰：善。有病颈痈者，或石治之，或针灸治之，而皆已，其真安在？岐伯曰：此同名异等者也。夫痈气之息者，宜以针开除去之；夫气盛血聚者，宜石而泻之，此所谓同病异治也。

帝曰：有病怒狂者，此病安生？岐伯曰：生于阳也。帝曰：阳何以使人狂？岐伯曰：阳气者，因暴折而难决，故善怒也，病名曰阳厥。帝曰：何以知之？岐伯曰：阳明者常动，巨阳少阳不动，不动而动大疾，此其候也。帝曰：治之奈何？岐伯曰：夺其食即已。夫食入于阴，长气于阳，故夺其食即已。使之服以生铁洛为饮，夫生铁洛者，下气疾也。帝曰：善。有病身热解憧，汗出如浴，恶风少气，此为何病？岐伯曰：病名曰酒风。帝曰：治之奈何？岐伯曰：以泽泻、术各十分，麋衔五分，合以三指撮为后饭。

所谓深之细者，其中手如针也，摩之切之，聚者坚也，博者大也。《上经》者，言气之通天也。《下经》者，言病之变化也。《金匮》者，决

成因及其变化的书籍；《揆度》就是切按脉象以判断疾病预后的书；《奇恒》就是鉴别异于寻常病的书。不受四时季节的影响而死亡的，为奇病。随着四时气候变化而死亡的，是常病。揆就是切按脉象，以推求疾病的所在及其病理；度就是诊断得其病处并结合四时气候对人体的影响，进行分析判断，以知道疾病的轻重、宜忌。

相关知识链接/

“夺其食”是治疗“阳厥”证的措施之一，目前对其解释主要集中于禁食，或者是泻下法夺取肠胃中的水谷。两者各有其可取之处，前者认为禁食可以衰其阳，阳衰则怒狂消；后者认为通腑泻下可以荡涤肠胃中水谷，通过泻阳明祛热，阳邪衰则狂躁自已。但是，“夺其食”之治仅适于怒狂发作之当日，体壮者次日亦可；若已发作数日或十余日，气阴多虚，若再“夺其食”，食不入于阴而不长气于阳，甚易导致肝气虚性、慢性、反应性精神病之抑郁。对于狂证的治疗，尤其需要重视生活调理、社会环境、精神安慰及必要的安全护理，在治愈后还需要巩固疗效，以散剂或者丸药再服用一段时间。

死生也。《揆度》者，切度之也。《奇恒》者，言奇病也。所谓奇者，使奇病不得以四时死也。恒者，得以四时死也。所谓揆者，方切求之也，言切求其脉理也。度者，得其病处，以四时度之也。

奇病论篇第四十七

奇，奇怪的。本篇论述了子喑、息积、伏梁、脾瘅、胆瘅、厥、胎病（癫疾）、肾风等十种疾病的病因、病机、症状、治法及预后。由于这几种疾病都比较怪异，故名“奇病论”。

黄帝问道：妇人怀孕九月，说话却发不出声音，这是什么缘故呢？岐伯说：因为胞中的络脉，被胎儿压迫而阻塞不通所致。黄帝又问：怎样解释呢？岐伯说：胞中的络脉连系于肾脏，少阴肾脉是通过肾脏而连系于舌根的，所以胞中络脉被阻，说话就没有声音了。黄帝问道：如何治疗呢？岐伯说：不需要治疗，等到十月胎满分娩后，自己会复原的。针刺法则上说：“正气不足的不可用泻法，邪气有余的不可用补法。”免得因误治而造成疾病，必须审察其有余还是不足，然后给以适当的处理。所谓“无损不足”，指怀孕九月而身体疲倦瘦弱的，不可用针石治疗伤其正气；“无益有余”，指腹中已有孕，而妄用攻下，结果只会使精气耗散，胎受伤而反增疾病，所以说盲目处理，是会造成疾病的。

黄帝问道：有胸胁下胀满，气逆喘促，二三年都不好的，是什么病呢？岐伯说：这个病名叫息积，不妨碍饮食，切不可用艾灸或针刺治疗，必须以导引法疏通气血，结合药物慢慢调治，单纯依靠药物也是不能治愈的。

原文

黄帝问曰：人有重身，九月而喑，此为何也？岐伯对曰：胞之络脉绝也。帝曰：何以言之？岐伯曰：胞络者系于肾，少阴之脉贯肾系舌本，故不能言。帝曰：治之奈何？岐伯曰：无治也，当十月复。《刺法》曰：无损不足，益有余，以成其疹，然后调之。所谓无损不足者，身羸瘦，无用镵石也。无益其有余者，腹中有形而泄之，泄之则精出，而病独擅中，故曰疹成也。

帝曰：病胁下满，气逆，二三岁不已，是为何病？岐伯曰：病名曰息积，此不妨于食，不可灸刺，积为导引服药，药不能独治也。

黄帝问：人身体髀部、大腿、小腿都肿胀，并环绕肚脐周围而疼痛，这是什么病呢？岐伯说：病名为伏梁，这是由于病邪久留于体内所致。这种邪气满布在大肠的外面，留着于肓膜，肓膜的起源在脐下，所以环绕着脐部作痛。不可以轻易按摩，否则会变成小便不利。

黄帝问道：患者的尺脉跳动很快，筋肉拘急收缩，从外面就可以看到，这是什么病呢？岐伯说：病名叫疹筋，此人腹部必定胀急，假如皮肤上出现白或黑的颜色，病情则更加严重。

黄帝又问：有人患头痛数年不愈，这是什么病呢？怎样得的呢？岐伯说：由于受了很厉害的寒气，寒气向内侵入骨髓，脑为髓海，寒气向上侵犯到头脑，就会发生头痛和牙痛的症状，病名叫厥逆。黄帝说：讲得好。

黄帝问道：有的患者嘴里发甜，是什么病呢？怎样得的呢？岐伯说：此为饮食五味的精气向上泛溢，病名为脾瘅。虽然食物入口后贮藏于胃，但必须再由脾脏运化，传输食物的精华于五脏。今脾脏因热而不能发挥正常功能，因此津液停留在脾，向上泛滥使人嘴里有甜味。这是饮食过于肥美而诱发的。生此病的人，大都喜欢吃肥甘厚味的食物。厚味能使人内热，甜味能使人胸腹满闷，所以脾运失常，精气上溢，而成消渴病。治疗这种病用兰草，以排除蓄积郁热之气。

黄帝问道：有人患口里发苦的病，针刺阳陵泉穴而口苦仍然不愈，病名叫什么呢？是怎样得的呢？岐伯说：病名为胆瘅。肝脏是将军之官，它取决于胆，咽喉受肝的支配。患胆瘅的人，因经常思虑不决，情绪苦闷，所以胆失去正常的功能，胆汁向上泛溢，因此口中发苦。必须针刺胆募日月穴、胆俞穴两穴。治疗方

帝曰：人有身体髀股胻皆肿，环脐而痛，是为何病？岐伯曰：病名曰伏梁，此风根也。其气溢于大肠而著于肓，肓之原在脐下，故环脐而痛也。不可动之，动之为水溺涩之病也。

帝曰：人有尺脉数甚，筋急而见，此为何病？岐伯曰：此所谓疹筋，是人腹必急，白色黑色见，则病甚。

帝曰；人有病头痛以数岁不已，此安得之？名为何病？岐伯曰：当有所犯大寒，内至骨髓，髓者以脑为主，脑逆故令头痛，齿亦痛，病名曰厥逆。帝曰：善。

帝曰：有病口甘者，病名为何？何以得之？岐伯曰：此五气之溢也，名曰脾瘅。夫五味入口，藏于胃，脾为之行其精气，津液在脾，故令人口甘也，此肥美之所发也，此人必数食甘美而多肥也，肥者令人内热，甘者令人中满，故其气上溢，转为消渴。治之以兰，除陈气也。

帝曰：有病口苦，取阳陵泉，口苦者病名为何？何以得之？岐伯曰：病名曰胆瘅。夫肝者中之将也，取决于胆，咽为之使。此人者，数谋虑不决，故胆虚气上溢，而口为之苦。治之以胆

法，记载于古医书《阴阳十二官相使》里面。

黄帝问道：有小便淋漓不畅，一天数十次，这是正气不足的表现。身上热得像火炭，颈部和胸膺之间，有格拒不通的感觉，人迎脉躁盛，呼吸喘促，其气上逆，这是正气有余的表现。寸口脉细如头发，这是正气不足的表现。此病的原因究竟在哪里呢？叫什么病名呢？岐伯答说：其病本在太阴，由于胃热亢盛所致，症状却偏重在肺脏，病名叫做厥，是无法治疗的死症。这就是所谓的"五有余、二不足"的病证。黄帝问道：怎样叫做"五有余、二不足"呢？岐伯说：所谓五有余就是喘促、气逆等五种正气有余的病态；二不足是脉细等正气不足之症。现在一病而外见五有余，内见二不足，既不能依有余攻其表，又不能从不足而补其里，所以必死无疑了。

黄帝问道：生下来就患有癫痫病的人，病名叫什么呢？怎么得的呢？岐伯说：病名为胎病。这是因为胎儿在母腹中时，母亲曾受到很大的惊恐，气逆于上而不下，精气聚不散，影响到胎儿，所以使孩子下来就患有癫痫病。

黄帝又问：面目浮肿像有水状，脉搏大而坚紧，身体不痛，形体并不消瘦，但不能够饮食，或者吃得很少，叫做什么病呢？岐伯说：病发生在右肾，病名叫肾风。患有肾风的人，到了不能饮食、容易惊悸的阶段，往往易在惊悸之后心气衰竭而死亡。黄帝说：说得好。

相关知识链接／

"脾瘅"者，病位在脾，病性为热，是饮食劳倦所致脾热之病。可予以芳香化湿之品以祛除体内陈腐之浊气，恢复脾胃正常的升降功能。另外，本篇中对于口味的改变论述了较大的篇幅，口中的异常味觉常常是脏腑病变尤其是脾胃功能失常的一种反应，可根据口味的变化来反推疾病的病位，辨证施治。

募俞，治在《阴阳十二官相使》中。

帝曰：有癃者，一日数十溲，此不足也。身热如炭，颈膺如格，人迎躁盛，喘息，气逆，此有余也。太阴脉微细如发者，此不足也。其病安在？名为何病？岐伯曰：病在太阴，其盛在胃，颇有肺，病名曰厥，死不治。此所谓得五有余二不足也。帝曰：何谓五有余二不足？岐伯曰：所谓五有余者，五病之气有余也，二不足者，亦病气之不足也。今外得五有余，内得二不足，此其身不表不里，亦正死明矣。

帝曰：人生而有病癫疾者，病名曰何？安所得之？岐伯曰：病名为胎病，此得之在母腹中时，其母有所大惊，气上而不下，精气并居，故令子发为癫疾也。

帝曰：有病痝然如有水状，切其脉大紧，身无痛者，形不瘦，不能食，食少，名为何病？岐伯曰：病生在肾，名为肾风。肾风而不能食，善惊，惊已心气痿者死。帝曰：善。

大奇论篇第四十八

本篇从脉象着手，分析了疝、瘕、肠澼、偏枯等疾病的病机及预后，由于所论述的病证比较少见，故称之为“大奇论”。

肝脉、肾脉、肺脉为邪气壅滞而满实，当即发生壅肿的征象。如果肺脉壅塞，发为喘息、两胁胀满。肝脉壅塞，则两胁胀满，睡眠差且惊骇不宁，小便不通。肾脉壅塞，脚下至少腹胀满，两侧胫部大小不同，髀和胫部肿大，以致行走不便，而成跛状，日久容易发为半身不遂等病证。心脉满大，体内热甚，易出现手足搐搦，筋脉拘挛，以及癫痫等症状。肝脉小而急，是肝脏虚寒，亦会发生癫痫，或手足搐搦、筋脉拘挛等病状。肝脉快有急速奔驰之状，或肝脉在指下按不到，症见突然失音，是因为受了惊恐，此时不需要治疗，待其自行恢复。肾、肝、心三脉细小而急，浮取不击于手指下，是气聚在腹内，发为瘕病。

肝肾脉搏均见沉脉，易发生为石水的病证，若均见浮脉，便为风水的病证；肝肾脉搏如果都虚，是为死症，若小而如弓弦状的，则要发生惊病。肾脉大而急疾且沉，或肝脉大而急疾且沉的，都是疝气。心脉急流利而滑，是心疝；肺脉沉而搏击于指下是肺疝。膀胱和小肠脉来急疾，是血液凝聚而为瘕病；脾肺脉来急疾，则寒邪集结为疝病；心肾脉来急疾，则病痫厥；胃和大肠脉来急疾，则为惊

原文

肝满肾满肺满皆实，即为肿。肺为雍，喘而两胠满。肝雍，两胠满，卧则惊，不得小便。肾雍，胠下至少腹满，胫有大小，髀骺大跛，易偏枯。心脉满大，痫瘛筋挛。肝脉小急，痫瘛筋挛。肝脉骛暴，有所惊骇，脉不至若喑，不治自已。肾脉小急，肝脉小急，心脉小急，不鼓皆为瘕。

肾肝并沉为石水，并浮为风水，并虚为死，并小弦欲惊。肾脉大急沉，肝脉大急沉，皆为疝。心脉搏滑急为心疝，肺脉沉搏为肺疝。三阳急为瘕，三阴急为疝，二阴急为痫厥，二阳急为惊。脾脉外鼓沉为肠澼，久自已。

骇。脾脉见沉而又有向外鼓动之象的，是痢疾，日子虽久，是里邪出表的脉象，可自行恢复。肝脉小而缓慢，为痢疾，尚易治疗。肾脉小而沉为痢疾，或大便出血，如兼见血分热，甚至全身壮热，是预后不良的死症。心肝二脏病痢疾，亦见大便出血，如果二脏同病，可以治疗。若其脉小沉涩滞的痢疾，再有身发高热的，预后不良，高热持续七天以上，便会死亡。

胃脉沉而应指涩滞，或者浮在表面，应指甚大的，以及心脉小急而强硬的，都是气血阻隔不通之征，当病半身不遂的偏枯。男子发病在左侧，女子发病在右侧，发病时说话正常，舌运动灵活的，可以治疗，大约经过三十天可以痊愈；如果男病在右、女病在左的，说话发不出声音，大约需要三年才能痊愈；如果年龄不满二十岁，大约三年就要死亡。失血、衄血的患者，却脉来大而有力，并且发热，就有死亡的危险。如脉来浮如悬钩的，则是失血的常见之脉。暴厥的脉象，脉来喘急，暴厥就是一时昏厥，不省人事，不能言语。突然受到惊吓，则脉搏似有数象，大约经过三四天便自行恢复。

脉来迅速，好像江河之水后浪推前浪一样，在一呼一吸之间，跳动十次以上，这是人身十二经脉的精气均已不足的表现，从开始见到这种脉象起，大约经过九十日便要死亡；脉来如火燃薪，热势甚盛，这是心脏的精气已经虚衰，至秋尽冬初野草干枯的时候便要死亡；脉来如风吹叶散，是肝脏精气虚极，大约至秋天树木叶落时便要死亡；脉来如省亲之客，或来或去，脉去似乎闭塞欲绝，但忽又应指有力，是肾脏精气已经不足，大约死亡在枣树花开花落之间；脉来如泥土

肝脉小缓为肠澼，易治。肾脉小搏沉为肠澼下血，血温身热者死。心肝澼亦下血，二脏同病者可治；其脉小沉涩为肠澼，其身热者死，热见七日死。

胃脉沉鼓涩，胃外鼓大，心脉小坚急，皆隔偏枯。男子发左，女子发右，不喑舌转，可治，三十日起；其从者喑，三岁起；年不满二十岁者，三岁死。脉至而搏，血衄身热者死，脉来悬钩浮为常脉。脉至如喘，名曰暴厥，暴厥者不知与人言。脉至如数，使人暴惊，三四日自已。

脉至浮合，浮合如数，一息十至以上，是经气予不足也，微见九十日死。脉至如火薪然，是心精之予夺也，草干而死。脉至如散叶，是肝气予虚也，木叶落而死。脉至如省客，省客者，脉塞而鼓，是肾气予不足也，悬

的弹丸，虽有圆象，但不滑利，是胃腑的精气不足，大约死亡在春末夏初榆荚脱落的时候；脉来长而坚硬，如有横木在指下，是胆腑的精气不足，到深秋稻谷成熟的时候便要死亡；脉来紧张如弦，细小如缕，是胞络的精气已经不足，其病反多言语，大约死亡在下霜的季节，若静而不言，则尚可以治疗；脉来如绞滤渣汁四面流散的，开始见到这种脉象后，大约经过三十日便要死亡；脉来如喷泉，有升无降，浮而有力，鼓动在肌肉中，是太阳经脉的精气已经不足，症状是呼吸气短，到春天尝到新韭菜的时候便要死亡。

相关知识链接/

《内经》首提“癥瘕”病名，症瘕是出现在腹腔内的疾患，男女皆有，但由于妇女具有“以血为本”的生理特点，所以比较容易发生本病。“癥”“瘕”两者症状颇相类似，所以在临证上常以癥瘕并称。癥瘕固然以破血消坚、理气行滞治疗，但最后必须补益正气、调养气血，以除滞邪留痹之患。

脉来如倾颓的朽木虚大无力、重按即无，是肌肉的精气已经不足，皮肤上如见黑色，是土崩水溢的现象，到春天白垒发生的时候，即木旺土衰时就要死亡；脉来如悬壅之上大下小，浮取揣摩则愈觉其大，这是十二腧穴的精气不足，在天寒水结冰的时候就要死亡；脉来如仰卧的刀口，浮取脉小而急，重按脉大而坚，由于五脏有郁热，寒热交并于肾脏，患者仅能睡卧，不能坐起，至立春阳盛阴衰就要死亡；脉来如弹丸，滑小无根，按之即无，是大肠的精气已经不足，死于初夏枣树生叶的时候，此时火旺则金衰；脉来轻浮软弱如花，其人坐卧不安，并易生恐惧和疑惑，行动小心翼翼，时常侧耳倾听人家的语言，是小肠的精气亏虚，至深秋就要死亡。

去枣华而死。脉至如丸泥，是胃精予不足也，榆荚落而死。脉至如横格，是胆气予不足也，禾熟而死。脉至如弦缕，是胞精予不足也，病善言，下霜而死；不言可治。脉至如交漆，交漆者左右傍至也，微见之三十日死。脉至如涌泉，浮鼓肌中，太阳气予不足也，少气味，韭英而死。

脉至如颓土之状，按之不得，是肌气予不足也，五色先见黑，白垒发死。脉至如悬雍，悬雍者浮揣切之益大，是二十俞之气予不足，水凝而死。脉至如偃刀，偃刀者浮之小急，按之坚大急，五脏菀熟，寒热独并于肾也，如此其人不得坐，立春而死。脉至如丸，滑不直手，不直手者，按之不可得也，是大肠气予不足也，枣叶生而死。脉至如华者，令人善恐，不欲坐卧，行立常听，是小肠气予不足也，季秋而死。

脉解篇第四十九

脉，指三阴三阳脉。本篇主要论述了太阳、少阳、阳明、太阴、少阴、厥阴经脉所循行部位发病出现的症状及其原因，目的是阐释症状产生的原因，故称之为“脉解”。

太阳经有所谓腰和臀部肿胀疼痛的病证，因为正月是一年阳气升发之首，而月建在寅，所以正月属太阳，正月虽是阳气升发的季节，然而阴寒之气尚盛，以致阳气未能依正常的次序逐渐旺盛，所以腰和臀部肿胀疼痛。病有阳气偏虚发为跛足的，因为正月里是阳气促使冰冻解散，地气上出，由于寒冬的影响，体内阳气颇感不足，所以阳气偏虚在一侧，而发生跛足的症状。所谓头项僵硬并牵引背脊等症状，是因为阳气上升互相争扰而发生的。所谓有病耳鸣的症状，是因为人体的阳气好像自然界的万物都向上生长而活跃的那样，所以发生耳鸣。所谓阳气亢盛会发生癫痫狂妄的疾病，是因为阳气尽在上部，阴气却在下面，阴阳不相调和，成为下虚上实的状况，所以发生癫狂病。所谓气逆上浮而耳聋，原因是气分失调。所谓阳气进入内部而音哑不能言语，是因为阳气本来不足，所以不能言语。色欲过度使精气耗散而出现厥逆，甚则发展为不能讲话和四肢痿软的喑痱

原文

太阳所谓肿腰脽痛者，正月太阳寅，寅太阳也，正月阳气出在上而阴气盛，阳未得自次也，故肿腰脽痛也。病偏虚为跛者，正月阳气冻解地气而出也，所谓偏虚者，冬寒颇有不足者，故偏虚为跛也。所谓强上引背者，阳气大上而争，故强上也。所谓耳鸣者，阳气万物盛上而跃，故耳鸣也。所谓甚则狂颠疾者，阳尽在上而阴气从下，下虚上实，故狂癫疾也。所谓浮为聋者，皆在气也。所谓入中为喑者，阳盛已衰，故为喑也。内夺而厥，则为

病，这是因为肾脏衰弱，少阴经气不能达到四肢的缘故。

少阳经有所谓心胁疼痛不能反侧的症状，因为少阳经邪盛所致。少阳经邪气盛，病本在胆，而发病则影响心经，九月是阳气将尽、阴气方盛的时候，所以心胁部发生疼痛。所谓不能反侧，是由于阴气渐盛，万物开始收藏，则有静而不动的状态，人体的少阳经气亦受其影响，所以不能转侧。所谓甚则跳跃者，是因为九月的季节万物衰败，草木凋零，人体的阳气也由表而入里，阴气旺盛在上部，阳气向下而生长，活动于两足，所以容易发生躁动的症状。

阳明经有所谓洒洒振寒的症状，因为阳明经旺于五月，月建在午，此时是阳盛阴生，阳明经病正如时令之阳气旺盛而有阴气相加，所以洒洒然振寒。所谓足胫肿而两腿活动无力，正如五月气候阳气盛极而阴气始生，阳气始衰，而一阴三气上升，阴阳相争，阳明经气不和，便发生足胫肿而两腿不能活动了。所谓上气喘逆由于水，是因为阴气从下部重新上升的时候，水邪也随着向上布散于脏腑之间，水液停聚在上部，所以发生喘息的症状。若胸部疼痛、呼吸短浅的，也是由于水气停积在脏腑之间，水液属阴气，停留在体内，上逆于心肺所以出现胸痛、呼吸短浅等症状。所谓病甚则厥逆，喜欢安静，不欲见人，甚至灯火的光亮也怕，听见木击的声音就显出很惊恐的样子，是由于阳气和阴气相争、水火不相协调，所以出现恐惧的症状。所谓欲独闭户牖而处者，是由于阴气和阳气相争，结果阳气衰，阴气盛，阴气盛则喜静，所以患者要关闭门窗，喜欢独居。所谓病至则欲登高而歌、弃衣而走，乃是由于阴阳二气重复相争，结果阳气盛则邪气并于阳经，而发生登高歌唱、脱掉衣服四处乱走等神志失常的表现。所谓“客孙脉则

喑俳，此肾虚也，少阴不至者，厥也。

少阳所谓心胁痛者，言少阳盛也，盛者心之所表也，九月阳气尽而阴气盛，故心胁痛也。所谓不可反侧者，阴气藏物也，物藏则不动，故不可反侧也。所谓甚则跃者，九月万物尽衰，草木毕落而堕，则气去阳而之阴，气盛而阳之下长，故谓跃。

阳明所谓洒洒振寒者，阳明者午也，五月盛阳之阴也，阳盛而阴气加之，故洒洒振寒也。所谓胫肿而股不收者，是五月盛阳之阴也，阳者衰于五月，而一阴气上，与阳始争，故胫肿而股不收也。所谓上喘而为水者，阴气下而复上，上则邪客于脏腑间，故为水也。所谓胸痛少气者，水气在脏腑也，水者阴气也，阴气在中，故胸痛少气也。所谓甚则厥，恶人与火，闻木音则惕然而惊者，阳气与阴气相薄，水火相恶，故惕然而惊也。所谓欲独闭户牖而处者，阴阳相薄也，阳尽而阴盛，故欲独闭户牖而居。所谓

头痛鼻鼽腹肿者”，是由于阳明经的邪气，并行于上的细小络脉和太阴脉，邪气入上部的细小络脉，所以头痛鼻塞流涕；邪入太阴脉，所以腹部肿胀。

太阴经脉有所谓腹胀的症状，因太阴为阴中之至阴，在月份属子月十一月，十一月是万物收藏的季节，人体的阳气退藏收聚在中，脾脉入腹，属脾络胃，如邪气隐藏在中，则发生腹部胀满的症状。所谓上走心为噫，因为阴气旺盛向上侵入足阳明胃经，阳明胃经的络脉上属于心，所以阴气上犯心脏，就发生嗳气。所谓食入而呕吐，因为食物过多，不能消化，胃中盛满而上溢所致。所谓得后与气则快然如衰者，正如十二月阴气盛极而下衰、阳气出动，人体腹中阴邪得以下行所以说得大便通利或放矢气，就感到舒服，好像腹胀已经痊愈了。

少阴有所谓腰痛的症状，是指足少阴肾经，肾病而腰痛，正如十月里天地间万物的阳气，被抑制而不降一样，阳气被约束而衰弱，腰为肾之府，所以发生腰痛。所谓呕咳上气喘者，是因阴气盛于下，阳气浮越于上而无所依附，所以气上逆而成呕吐、咳嗽、喘息等症状。心慌意乱，坐立不安，起立则眼花缭乱，看不清东西，因为天地间万物生长及阴阳交替都不安定，未有主裁，而秋天肃杀之气已经降临，微霜开始下降，万物因受肃杀之气而衰退，人体阴阳之气的盛衰，正和这种情况相同，所以眼睛模糊，视物不明。所谓少气善怒者，因为秋天阳气下降，失去调节作用，所以少阳经气不能外出，肝气郁结而不得疏泄，应当主管的而不能约束，所以容易发怒，病名叫做煎厥。所谓恐如人将捕之者，正如秋天肃杀之气初降，万物之阳气还未尽去，阴气初生，而阳气入内，阴阳相争，所以好像犯了罪害怕被逮捕一样的恐惧不安。所谓恶闻食臭者，是胃的消化功能已经失

病至则欲乘高而歌，弃衣而走者，阴阳复争，而外并于阳，故使之弃衣而走也。所谓客孙脉则头痛鼻衄腹肿者，阳明并于上，上者则其孙络太阴也，故头痛鼻衄腹肿也。

太阴所谓病胀者，太阴子也，十一月万物气皆藏于中，故曰病胀。所谓上走心为噫者，阴盛而上走于阳明，阳明络属心，故曰上走心为噫也。所谓食则呕者，物盛满而上溢，故呕也。所谓得后与气则快然如衰者，十二月阴气下衰，而阳气且出，故曰得后与气则快然如衰也。

少阴所谓腰痛者，少阴者肾也，十月万物阳气皆伤，故腰痛也。所谓呕咳上气喘者，阴气在下，阳气在上，诸阳气浮，无所依从，故呕咳上气喘也。所谓邑邑不能久立，久坐起则目䀮䀮无所见者，万物阴阳不定未有主也，秋气始至，微霜始下，而方杀万物，阴阳内夺，故目䀮䀮无所见也。所谓少气善怒者，阳气不治，阳气不治则阳气不得出，肝气当治而未得，故善怒，善怒者名曰煎厥。所谓恐如人将捕之者，秋气万物未有毕去，阴气少，阳气入，阴阳相薄，故恐也。所

去，所以不欲进食，且厌闻食物的气味。所谓面色发黑，如泥土的颜色，因秋天的肃杀之气耗散内脏精华，精气内夺而肾虚所以颜色变黑。所谓咳则有血者，是上部的络脉受了损伤，并不是阳气充盛于上，而是血液充满于脉管，上部脉满则肺气不利，故咳嗽，所以发生咳嗽及鼻衄的症状。

厥阴经脉有所谓㿗疝妇人少腹肿的症状，厥阴主辰月，辰月就是三月，三月为阳气方虚、阴气不尽的季节，为阳中有阴，阴邪积聚于中，循厥阴肝经发病，所以多发疝气疼痛、入腹肿胀等证候。所谓腰脊痛不可以俯仰者，三月里阳气鼓动，则万物华荣，草木茂盛，然而余寒未尽，若阳气受寒邪抑制，就不能鼓动，所以腰脊疼痛而不能俯仰。所谓㿗癃疝肤胀者，也是因为阴邪旺盛，以致厥阴经脉闭塞不通，所以发为㿗疝、癃淋、肤胀等病。所谓甚则咽干热中者，是由于阴阳相争而产生内热，所以咽喉发干。

谓恶闻食臭者，胃无气，故恶闻食臭也。所谓面黑如地色者，秋气内夺，故变于色也。所谓咳则有血者，阳脉伤也，阳气未盛于上而脉满，满则咳，故血见于鼻也。

厥阴所谓㿗疝妇人少腹肿者，厥阴者辰也，三月阳中之阴，邪在中，故曰㿗疝、少腹肿也。所谓腰脊痛不可以俯仰者，三月一振，荣华万物，一俯而不仰也。所谓㿗癃疝肤胀者，曰阴亦盛而脉胀不通，故曰㿗癃疝也。所谓甚则嗌干热中者，阴阳相薄而热，故嗌干也。

刺要论篇第五十

刺要，指针刺的要点。本篇主要论述了针刺过程中要依据疾病所在部位确定适宜的进针深度，针刺深浅不当则易产生各种疾病。

黄帝问道：我想听听针刺方面的要点。岐伯回答说：病有轻重的不同，刺法也有浅深的区别，各须达到一定的部位，不能超过应刺的准则。刺得过深就会伤及在内的脏气，刺得过浅就会使外在的气机壅滞，气机壅滞邪气就会乘机侵入。如果针刺得浅深不得当，反而会给身体带来大的危害，在内里会伤害五脏，而后会产生大病。所以说，病有在毫毛腠理浅表部位的，有在皮肤的，有在肌肉的，有在脉的，有在筋的，有在髓的。因此，在刺毫毛腠理时不要刺伤皮肤，皮肤伤就会影响到在内的肺脏，肺脏功能受到影响，到秋天就会患温疟病，表现为淅淅然恶寒、战栗、怕冷的症状。刺皮时不要刺伤肌肉，肌肉受伤就会影响内部脾脏的功能，脾脏功能受到影响就会在每一季节的最后十八天中，发生腹胀、烦满、不思饮食的症状。刺肉时不要刺伤经脉，经脉伤会影响内部心脏的功能，心脏功能受到影响夏天就会发生心痛病。刺经脉时不要刺伤经筋，经筋伤会影响内部肝脏的功能，肝脏功能受影响到春天就会患热性病而筋缓弛纵。刺经筋时不要刺伤骨，骨伤会影响内部肾脏的功能，肾脏功能受到影响冬

原文

黄帝问曰：愿闻刺要。岐伯对曰：病有浮沉，刺有浅深，各至其理，无过其道。过之则内伤，不及则生外壅，壅则邪从之。浅深不得，反为大贼，内动五脏，后生大病。故曰：病有在毫毛腠理者，有在皮肤者，有在肌肉者，有在脉者，有在筋者，有在骨者，有在髓者。是故刺毫毛腠理无伤皮，皮伤则内动肺，肺动则秋病温疟，泝泝然寒栗。刺皮无伤肉，肉伤则内动脾，脾动则七十二日四季之月病腹胀，烦不嗜食。刺肉无伤脉，脉伤则内动心，心动则夏病心痛。刺脉无伤筋，筋伤则内动肝，肝动则春病热而筋弛。

天会患胀满腰痛病。刺骨不要刺伤髓，髓伤会使髓日渐消减不能充养骨骼而致足胫发酸无力，身体倦怠无力，不愿行动。

刺筋无伤骨，骨伤则内动肾，肾动则冬病胀腰痛。刺骨无伤髓，髓伤则销铄胻酸，体解㑊然不去矣。

相关知识链接／

针刺的深浅是针灸取效的关键，本篇就是强调的这一点。当然对于特定腧穴的针刺深度会因人、因时、因病而有变化，并不是固定不变的，都是以得气为度，而不是针刺越深效果越好。一般而言，寒证、实证、阴证宜深刺，热证、虚证、阳证宜浅刺。体质壮实、肌肉丰满者宜深刺，体质瘦弱、年老、年幼者宜浅刺；春夏宜浅刺，秋冬宜深刺。久病痼疾要深刺，新病病轻宜浅刺。

刺齐论篇第五十一

齐，辨别。本篇主要论述了针刺时要辨别病位在筋、脉、肉、皮、骨部位的深浅不同，从而确定适宜的针刺深度，不能违反针刺原则来治疗。

黄帝问道：我想听你谈一下如何区分针刺的深浅。岐伯回答说：比如针刺骨时不要伤着筋，针刺筋时不要伤着肉，针刺肉时不要伤着脉，针刺脉时不要伤着皮，针刺皮时不要伤着肉，针刺肉时不要伤着筋，针刺筋时不要伤着骨。黄帝说：我不明白你这些话的意思，请你详细地解释一下。岐伯说：所谓刺骨时不要伤着筋，指不要仅刺到筋，而未到骨就停针。刺筋时不要伤着肉，指刺到肉停针，而没到达筋的部位。刺肉时不要伤着脉，指刺到脉停针，而没到达肉的部位。刺脉不要伤着皮，指刺到皮停针，而没到达脉的部位。刺皮时不要伤着肉，指病在皮中的，应当刺到皮中而止不要伤及肌肉。刺肉时不要伤着筋，指应当刺到肌肉而止不应过深伤及筋。刺筋时不要伤着骨，指应当刺到筋而止不应过深伤及骨。违背这些就是违反了针刺深浅的原则。

原文

黄帝问曰：愿闻刺浅深之分。岐伯对曰：刺骨者无伤筋，刺筋者无伤肉，刺肉者无伤脉，刺脉者无伤皮，刺皮者无伤肉，刺肉者无伤筋，刺筋者无伤骨。帝曰：余未知其所谓，愿闻其解。岐伯曰：刺骨无伤筋者，针至筋而去，不及骨也。刺筋无伤肉者，至肉而去，不及筋也。刺肉无伤脉者，至脉而去，不及肉也。刺脉无伤皮者，至皮而去，不及脉也。所谓刺皮无伤肉者，病在皮中，针入皮中，无伤肉也。刺肉无伤筋者，过肉中筋也。刺筋无伤骨者，过筋中骨也。此之谓反也。

刺禁论篇第五十二

禁，禁忌。本篇主要论述了针刺中禁刺的部位，以及机体几种禁刺的情况，并详细阐明了误刺后可能出现的危害，借以指导临床。

黄帝问道：我想听你讲讲针刺禁忌的部位有哪些。岐伯回答说：必须要清楚五脏各要害部位，肝脏生在左边，肺脏生在右边，心气布于表，肾气治于里，脾脏像个差役，输送水谷精微，营养各个脏器；胃像个集市，为水谷聚集之地。膈肓的上面，有心肺两脏，第七椎旁，有心包络，针刺时遵循禁刺的法则就有疗效，违反禁刺原则就有可能误刺。如果误刺中心脏，一天内就会死亡，其变动症状为嗳气。刺中肝脏，五天内就会死亡，其变动症状为多言语。刺中肾脏，六日内就会死亡，其变动症状为打喷嚏。刺中肺脏，三天内即死，其变动症状为咳嗽。刺中脾脏，十天内即死，其变动症状为吞咽异常。刺中胆，一天半即死，其变动症状为呕吐。刺足背误伤动脉，出血不止也可令人死亡。刺面部误伤溜脉，会使人眼睛失明。刺头部的脑户穴，误入脑中可使人立即死亡。刺舌下廉泉穴误刺过深，血出不止可使人不能言语。刺足下布散的络脉，血留于内可使局部肿胀。刺委中穴过深误伤大脉，可令人仆倒面色变白。刺气街穴误伤血脉，血液淤聚流不出来，可使局部肿胀，像伏着老鼠一样。刺脊椎间隙误伤脊髓，可使

原文

黄帝问曰：愿闻禁数。岐伯对曰：脏有要害，不可不察，肝生于左，肺藏于右，心部于表，肾治于里，脾为之使，胃为之市。膈肓之上，中有父母，七节之傍，中有小心，从之有福，逆之有咎。刺中心，一日死，其动为噫。刺中肝，五日死，其动为语。刺中肾，六日死，其动为嚏。刺中肺，三日死，其动为咳。刺中脾，十日死，其动为吞。刺中胆，一日半死，其动为呕。刺跗上中大动，血出不止死。刺面中溜脉，不幸为盲。刺头中脑户，入脑立死。刺舌下中脉太过，血出不止为喑。刺足下布络中脉，血不出为肿。刺郄中大脉，令人仆脱色。刺气街中脉，血不出，为肿鼠仆。刺脊间

人脊背佝偻。刺乳部，误伤乳房，可使局部肿胀而内部溃烂腐蚀。刺缺盆穴太深，会致肺气外泄，可使人喘息咳逆。刺手上鱼际太深，可使局部肿胀。不可针刺饮酒大醉的人，刺则使人气血紊乱。不可针刺正在大怒的人，刺则使人气逆。不可针刺过于疲劳的人，不可针刺刚吃饱饭的人，不可针刺极度饥饿的人，不可针刺过分口渴的人，也不可针刺受了极大惊吓的人。针刺大腿内侧的穴位时如误伤大脉，血出不止可使人死亡。刺客主人穴时太深误伤络脉，会使耳底生脓使人耳聋。刺膝髌骨时如流出液体，会使人腿跛。刺臂上手太阴经，出血太多可使人立即死亡。针刺足少阴经脉，使肾气更虚出血，可使舌体转动不灵从而言语不利。刺胸膺部太深伤及肺脏，发为气喘上逆仰面呼吸。针刺肘弯部过深，则气结聚于局部，会使肘关节不得屈伸。刺大腿内侧下三寸的部位太深，使大小便失禁。刺腋下胁肋间太深，使人咳嗽。刺少腹部误伤膀胱，小便流入腹腔，使人少腹胀满。刺小腿肚太深，使人局部肿胀。刺眼眶骨上深陷骨间伤及络脉，使人流泪不止，甚至失明。针刺关节之中流出液体，使关节不能屈伸运动。

相关知识链接／

人体禁刺的部位与穴位及在大醉、大劳、大饥等机体气血紊乱的情况下也需禁刺，误刺后可能引起危害。各脏器在刺中后有关死期的记载在理论上是根据五行、五数与五脏的关系推导而来的，越是重要的或者娇嫩的脏器越是容易死亡。当然，这其中要有一些禁刺的穴位现在经临床多次实践均有较好的疗效，临床上可根据实际情况合理选用。这些都是前人总结出来的经验，同道可以借鉴。

中髓，为伛。刺乳上，中乳房，为肿根蚀。刺缺盆中内陷，气泄，令人喘咳逆。刺手鱼腹内陷，为肿。无刺大醉，令人气乱。无刺大怒，令人气逆。无刺大劳人，无刺新饱人，无刺大饥人，无刺大渴人，无刺大惊人。刺阴股，中大脉，血出不止死。刺客主人内陷中脉，为内漏为聋。刺膝膑出液，为跛。刺臂太阴脉，出血多立死。刺足少阴脉，重虚出血，为舌难以言。刺膺中陷中肺，为喘逆仰息。刺肘中内陷，气归之，为不屈伸。刺阴股下三寸内陷，令人遗溺。刺腋下胁间内陷，令人咳。刺少腹中膀胱溺出，令人少腹满。刺腨肠内陷，为肿。刺眶上陷骨中脉，为漏为盲。刺关节中液出，不得屈伸。

刺志论篇第五十三

志，指牢记。本篇主要论述了如何辨别虚、实的要点及针刺补泻手法，这些都是针刺中非常重要的内容，应当牢记心里，所以篇名为“刺志论”。

黄帝问道：我想了解有关虚实的道理。岐伯说：气充实的形体也充实，气不足的形体也虚弱，这是正常的现象，与此相反的就是病态。纳食多的气盛，纳食少的气虚，这是正常的现象，与此相反的就是病态。脉搏大有力的血液也充盛，脉搏小而细弱的血液也就不足，这是正常的现象，与此相反的就是病态。黄帝说：怎样才是相反的表现呢？岐伯说：气盛而身体反发寒的，这就是反常现象。气虚而身体反发热的，这就是反常现象。饮食多反而正气不足，是反常的现象。饮食少而气反盛，是反常的现象。脉搏盛而血少的，是反常的现象。脉搏小而血多的，也是反常现象。气充盛身体寒冷，是受了寒邪的伤害。气虚而身体反感发热，是受了暑邪的伤害。纳食多而气反少的，是由于失血，或是因湿邪聚居于下部。饮食少而气反盛的，是因邪在胃和肺。脉搏小而血多的，是留饮病中焦有热。脉搏大而血反少的，是因为感受风邪而汤水不进。就是这个道理。所谓实，是由于邪气亢盛侵入人体；虚，是由于正气外泄。邪气实，就会有热。正气虚，就会有寒。针刺治疗实证，应左手开针以泻其邪气。治疗虚证，应左手闭合针孔使正气不得外泄。

原文

黄帝问曰：愿闻虚实之要。岐伯对曰：气实形实，气虚形虚，此其常也，反此者病。谷盛气盛，谷虚气虚，此其常也，反此者病。脉实血实，脉虚血虚，此其常也，反此者病。帝曰：如何而反？岐伯曰：气盛身寒，此谓反也。气虚身热，此谓反也。谷入多而气少，此谓反也。谷不入而气多，此谓反也。脉盛血少，此谓反也。脉小血多，此谓反也。气盛身寒，得之伤寒。气虚身热，得之伤暑。谷入多而气少者，得之有所脱血，湿居下也。谷入少而气多者，邪在胃与肺也。脉小血多者，饮中热也。脉大血少者，脉有风气，水浆不入。此之谓也。夫实者，气入也；虚者，气出也。气实者，热也；气虚者，寒也。入实者，左手开针空也；入虚者，左手闭针空也。

针解篇第五十四

解，解释、解析。本篇主要介绍了针刺补泻手法中针下寒热感觉与针刺疗效的关系，强调医生要集中精神运用合适的手法来进行针刺治疗，并阐述了九针的作用与适应范围。这些都是针刺中需要掌握的，故称之为“针解”。

黄帝问道：想听你讲讲九针与虚实治疗的道理。岐伯回答说：针刺虚证使正气充实，就是应当针下产生热感，因为正气充实针下才能产生热感。治疗实证泄其实邪，针不应当有凉感，因为病气衰才有凉感。血液瘀积日久，应该放出恶血。针刺邪盛的患者，应使邪气外泄，出针后不要按闭针孔。所谓徐而疾则正气充实，就是徐徐将针起出，出针后疾速按闭针孔。疾而徐则邪气衰退，就是迅速将针起出针后揉按针孔。所说的虚实，指气至后凉感与热感的多少。所谓若无若有，是气至来去疾速不细心明辨不易察知。察后与先，指诊病时要查明疾病的标本先后，辨别疾病的虚实，医生治病不可违背这个原则。如果病是实证误用补法，虚证误用泻法，这就背离了正确的治法。针刺治疗虚实的主要关键在于对九针的巧妙运用，这是因为九针各有其不同的适应证。针刺补泻时，应该与气的来去开阖相配合。九针的名称不同，其形状也各不相同，九针能根据虚实补泻的不同而各尽其用。针刺实证须使

原文

黄帝问曰：愿闻九针之解，虚实之道。岐伯对曰：刺虚则实之者，针下热也，气实乃热也。满而泄之者，针下寒也，气虚乃寒也。菀陈则除之者，出恶血也。邪胜则虚之者，出针勿按。徐而疾则实者，徐出针而疾按之。疾则徐则虚者，疾出针而徐按之。言实与虚者，寒温气多少也。若无若有者，疾不可知也。察后与先者，知病先后也。为虚为实者，工勿失其法。若得若失者，离其法也。虚实之要，九针最妙者，为其各有所宜也。补泻之时以针为之者，与气开阖相合也。九针之名，各不同形者，针穷其所当补泻也。刺实须其虚者，留

邪气虚衰，下针后留针待阴气隆盛，针下有寒凉的感觉，这时才可出针。针刺虚证须使正气充实，下针后留针待阳气隆盛，针下有温热的感觉，这时才可出针。若已经得气，应该谨慎守候，不要随意变更手法。应根据疾病的病位决定针刺的深浅。病深的深刺，病浅的浅刺，针刺虽有深浅的不同，但候气之法都是一样的。行针时好似面临深渊，不得松懈。持针要像握虎，必须坚定有力。针刺时思想要集中，不被外界事物分散精神，用冷静的头脑来观察患者，不东张西望。下针时要准确，不可使针左右歪斜。下针后必须注意患者的眼神，以控制患者的精神活动，使经气易行。所说的足三里穴，是在膝下外侧三寸处。所说的跗上，是说抬膝则肌肉微陷而易显现之处。巨虚穴，在胫骨之外廉将足翘起则肌肉凹陷之处。下廉穴，在小腿外侧肌肉凹陷中。黄帝说：我听说九针，它能与天地四时阴阳相应合，想听你讲讲其中的道理，使其流传后世作为治病的常规。岐伯说：一天、二地、三人、四时、五音、六律、七星、八风、九野，人的形体是与自然界相对应的，针是为了适应各种不同的疾病而制成的，所以有九针之名。人的皮肤应天，人的肌肉应地，人的血脉应人，人的筋应四时，人的声音以应五音，人的脏腑阴阳相合应六律，人面部的目窍和牙齿应七星，人的呼吸出入之气应八风，人的九窍和三百六十五络应九野。所以一针刺皮，二针刺肌肉，三针刺血脉，四针刺筋，五针刺骨，六针调和阴阳，七针补益精气，八针驱除风邪，九针通过九窍，驱除三百六十五节的邪气，这就是所谓九针各有不同的用途。人的心意变化无常以应八风，人体之气运行不息以应天，人的齿更发长耳聪目明语声阴阳以应五音六律，人的阴阳经脉是气血运行的通路以应地，人的肝开窍于目以应九。

针阴气隆至，乃去针也。刺虚须其实者，阳气隆至，针下热乃去针也。经气已至，慎守勿失者，勿变更也。深浅在志者，知病之内外也。近远如一者，深浅其候等也。如面临深渊者，不敢墯也。手如握虎者，欲其壮也。神无营于众物者，静志观病人，无左右视也。义无邪下者，欲端以正也。必正其神者，欲瞻病人目，制其神，令气易行也。所谓三里者，下膝三寸也。所谓跗之者，举膝分易见也。巨虚者，蹻足骱独陷者。下廉者，陷下者也。帝曰：余闻九针，上应天地四时阴阳，愿闻其方，令可传于后世以为常也。岐伯曰：夫一天、二地、三人、四时、五音、六律、七星、八风、九野，身形亦应之，针各有所宜，故曰九针。人皮应天，人肉应地，人脉应人，人筋应时，人声应音，人阴阳合气应律，人齿面目应星，人出入气应风，人九窍三百六十五络应野。故一针皮，二针肉，三针脉，四针筋，五针骨，六针调阴阳，七针益精，八针除风，九针通九窍，除三百六十五节气，此之谓各有所主也。人心意应八风，人气应天，人发齿耳目五声应五音六律，人阴阳脉血气应地，人肝目应之九。

长刺节论篇第五十五

长，广；节，法度。本篇简要地论述各种疾病，如头痛、寒热、疝、狂、马蜂等的针刺法度，所以篇名为“长刺节论”。

精通针术的医生在尚未诊脉之前，应认真听取患者的自诉。病在头部而头痛时，就给他针刺，深刺到骨部，病即能痊愈而停止针刺，并没有伤及骨肉与皮肤，皮是针刺出入的道路。阳刺的手法，是正中刺一针左右斜刺四处。治寒热病邪深入于脏的，应刺治五脏，邪迫于五脏应当刺背部，背部是指背部五脏的腧穴，邪气迫脏而针刺背俞穴，因背俞穴是脏气汇聚的所在，刺至腹中寒热已去为止，针刺的要点是，拔针时应稍微出点血。治疗痈肿时，针刺痈肿的部位，察看痈的大小深浅而刺，刺大的痈肿必多脓血，刺小痈要刺到应刺的深度，一定要端直进针，达到病所为止。少腹有积聚的疾病，应取腹部皮肉较厚处以下的部位，向下至少腹为止，并刺第四椎间两旁的孔穴，髂骨两侧的居髎穴和季胁肋间的穴位，引导腹中热气下行，病就痊愈了。少腹有病，腹部疼痛而不能大小便，病名叫疝，这是因感受寒邪所致，可针刺少腹两侧和两股间的腧穴，再针刺腰部和髁骨间的腧穴，应多刺几次，少腹部有热感时，病就痊愈了。病邪在筋，筋肉拘挛致关节疼痛，不能行动，病名叫筋痹，针时应刺到筋上，从分肉间刺入，不可刺

原文

刺家不诊，听病者言。在头头疾痛，为藏针之，刺至骨，病已止，无伤骨肉及皮，皮者道也。阳刺，入一傍四处。治寒热深专者，刺大脏，迫脏刺背俞也，刺之迫脏，脏会，腹中寒热去而止，与刺之要，发针而浅出血。治痈肿者则刺痈上，视痈大小深浅刺，刺大者多血，小者深之，必端内针为故止。病在少腹有积，刺皮髓以下至少腹而止，刺侠脊两傍四椎间，刺两髂髎季胁肋间，导腹中气热下已。病在少腹，腰痛不得大小便，病名曰疝，得之寒，刺少腹两股间，刺腰髁骨间，刺而多之，尽炅病已。病在筋，筋挛节痛，不可以行，名曰筋痹，刺筋上为故，刺分肉间，不可中

伤骨，有病的筋处感到发热时停止针刺，病就痊愈了。病在肌肤，皮肤和骨肉都疼痛的，病名叫肌痹，这是受了寒湿的侵犯引起的，应刺大小分肉之间，须多下针而且须深刺，以产生热感为原则，不要伤及筋骨，若刺伤筋骨，病就会发生变化而成痈，若针刺到大小分肉就有热感时停止针刺，病就痊愈了。病邪在骨，感到沉重而举动困难，骨髓酸痛，像寒气侵入一样感到寒冷，病名叫骨痹，应深刺，以不伤脉和肉为原则，选择在大小分肉之间进针，骨部感到发热时停止针刺，病就痊愈了。病邪在手足诸阳经，发生或寒或热的证候，其大小分肉之处亦有或寒或热的感觉，病名叫狂病，刺用泻法，泻其实邪使其脉虚，各处分肉均有热感时停止针刺，病就痊愈了。这种病初发时每年发一次，如果不治疗则发展为一月一发，再不治疗每月发作四五次，这叫做癫病，应当针刺大小分肉和各部经脉，不伴有寒冷的证候时用针刺调理，直到病愈为止。因于风邪而病出现或冷或热的症状，热则汗出，一日可出现数次的，应首先刺其大小分肉腠理和络脉；如果仍出汗发冷发热的，应三天针一次，到一百天才能痊愈。病因为大风，周身骨节沉重，胡须眉毛脱落，名叫大风病，应以针刺肌肉为原则，使之出汗连续治疗一百天，共治疗两百天，胡须眉毛重新生长后方可停止针刺。

相关知识链接/

本篇简要地阐述了包括头痛、寒热、痈肿、疝、积、痹、狂、麻风等各种疾病的针刺部位和针刺方法。篇首提及“刺家不诊”，引起后学研究者的疑问，目前教科书上比较认同的解释就是，医家医术高明，不待于诊，听取患者的主诉即可治愈疾病，被认为是上医。还有少数人认为这里的“不”字本身没有意义的虚词，仅是与下句句式对称，这种解释符合临床实际，也有可取之处。

骨也，病起筋炅，病已止。病在肌肤，肌肤尽痛，名曰肌痹，伤于寒湿，刺大分小分，多发针而深之，以热为故，无伤筋骨，伤筋骨，痈发若变，诸分尽热，病已止。病在骨，骨重不可举，骨髓酸痛，寒气至，名曰骨痹。深者刺，无伤脉肉为故，其道大分小分，骨热病已止。病在诸阳脉，且寒且热，诸分且寒且热，名曰狂，刺之虚脉，视分尽热，病已止。病初发，岁一发，不治月一发，不治月四五发，名曰癫病，刺诸分诸脉，其无寒者以针调之，病已止。病风且寒且热，炅汗出，一日数过，先刺诸分理络脉；汗出且寒且热，三日一刺，百日而已。病大风，骨节重，须眉堕，名曰大风，刺肌肉为故，汗出百日，刺骨髓，汗出百日，凡二百日，须眉生而止针。

皮部论篇第五十六

皮部，是指十二经脉在体表的分布范围。本篇主要论述了不同皮部症状所提示的脏腑疾病，并阐述了病邪从表入里的顺序，此篇为专门论述皮部的篇章，故称“皮部论”。

黄帝问道：我听说皮肤上有十二经脉分属的部位，脉络的分布有纵有横，筋有系结有连络，骨有大小长短，它们所发生的疾病各不相同，辨别其皮肤分部，左右上下，阴阳的所在，就可知道疾病的开始和预后，我想听听其中的道理。岐伯回答说：要知道皮肤上的分属部位是以经脉循行为联系的，各经都是这样。阳明经的阳络，叫做害蜚，手足阳明经都是一样的，观察它上下分属部位中所有的浮络，都是属于阳明的络脉。它的络脉多青色的，主病痛；多黑色，主病痹；多黄赤色，主病热；多白色，主病寒；若五种颜色兼见，则主寒热相兼之病；若络脉邪气盛，就会内传入于本经，络属阳主外，经脉属阴主内。少阳经的阳络，叫做枢持，手足少阳经都是一样的，观察它上下分部中所有的浮络，都属少阳经的络脉。络脉邪气盛，就会内传本经，所以阳分之邪内传入于经，阴分之邪外出于经，而渗入于内脏，各经的内外出入都一样。太阳经的阳络，名叫关枢，手足太阳经都是一样的，观察它上下分部中所有的

原文

黄帝问曰：余闻皮有分部，脉有经纪，筋有结络，骨有度量，其所生病各异，别其分部，左右上下，阴阳所生，病之始终，愿闻其道。岐伯对曰：欲知皮部以经脉为纪者，诸经皆然。阴明之阳，名曰害蜚，上下同法。视其部中有浮络者，皆阳明之络也。其色多青则痛，多黑则痹，黄赤则热，多白则寒，五色皆见，则寒热也。络盛则入客于经，阳主外，阴主内。少阳之阳，名曰枢持，上下同法。视其部中有浮络者，皆少阳之络也。络盛则入客于经，故在阳者主内，在阴者主出，以渗于内，诸经皆然。太阳之阳，名曰关枢，上下同法。视其部中有浮络者，皆太阳之络也。络盛

浮络，都属太阳经的络脉，络脉的邪气盛就会内传入本经。少阴经的阴络，名叫枢儒，手足少阴经都是一样的，观察它上下部分中所有的浮络，都是属于少阴经的络脉，络脉中的邪气盛，就会向内传入本经，邪气传入于经，先从属阳的络脉入于经脉，从属阴的经脉出，向内灌注于骨。心主手厥阴经的阴络，叫做害肩，手足厥阴经都是一样的，观察它上下分部所有的浮络，都属于厥阴经的络脉，络脉中的邪气盛，就会向内传入于本经。以上所述十二经络脉，都是属于皮肤各个部分的。因此，百病的发生，必先从皮毛开始，病邪侵袭皮毛则腠理开；腠理开则邪气入侵于络脉，留而不去，就会向内传于经脉；留而不去，就会传入于腑，聚积于肠胃。当病邪开始侵入皮毛时，使人恶寒而毫毛竖起，腠理开泄；病邪侵入络脉，使络脉盛满色变异常；病邪侵入经脉，经气先虚，病邪深入；病邪留连于筋骨之间，若寒邪盛时筋挛急而骨节疼痛，热邪盛时则筋弛缓骨软无力、皮肉败坏、毛发枯槁。黄帝说：先生说的皮肤的十二部，它发生的疾病是怎样的呢？岐伯说：皮肤是络脉分属的部分，邪气侵入于皮肤则腠理开泄，腠理开则邪入于络脉，络脉的邪气盛满则内注于经脉，经脉的邪气盛满则入舍于脏腑，所以说皮肤上有十二经脉之分部，见到病变若不加治疗则邪气将内传于脏腑而生大病。黄帝说：讲得很好。

相关知识链接/

皮部是脏象经络学说的重要内容之一，它通过经络与脏腑直接联系，是外邪侵入的途径。十二经的络脉在肌表所通过的地方即分属于该经的皮部，其功能也是经脉功能的一部分。也就是说皮部也分属于相应的脏腑，这提示脏腑功能发生障碍时在相应的十二皮部上的穴位也有所反应，针刺或者按摩这些穴位可以治疗相应的脏腑疾病。

则入客于经。少阴之阴，名曰枢儒，上下同法。视其部中有浮络者，皆少阴之络也。络盛则入客于经，其入经也，从阳部注于经；其出者，从阴内注于骨。心主之阴，名曰害肩，上下同法。视其部中有浮络者，皆心主之络也。络盛则入客于经。凡十二经络脉者，皮之部也。是故百病之始生也，必先客于皮毛，邪中之则腠理开，开则入客于络脉，留而不去，传入于经，留而不去，传入于腑，廪于肠胃。邪之始入于皮也，泝然起毫毛，开腠理；其入于络也，则络脉盛，色变；其入客于经也，则感虚乃陷下；其留于筋骨之间，寒多则筋挛骨痛，热多则筋弛骨消，肉烁䐃破，毛直而败。帝曰：夫子言皮之十二部，其生病皆何如？岐伯曰：皮者脉之部也，邪客于皮则腠理开，开则邪入客于络脉，络脉满则注于经脉，经脉满则入舍于腑脏也，故皮者有分部，不与而生大病也。帝曰：善。

经络论篇第五十七

本篇主要阐述了望诊中望色分为经色与络色，根据外在经络颜色的变化来诊断疾病的变化，丰富了中医望诊的内容。

黄帝问道：络脉显见于外，有青黄赤白黑五色的不同，这是什么缘故呢？岐伯回答说：经脉的颜色不变，而络脉没有常色，容易随四时之气变而变动。黄帝道：经脉的常色是怎样的呢？岐伯说：心主赤，肺主白，肝主青，脾主黄，肾主黑，这都是与其经脉的主色相应的。黄帝说：阴络与阳络，也与其经脉的主色相应吗？岐伯说：阴络的颜色是与其经脉相应的，而阳络的颜色变化无常，它是随四时的变更而变化的，寒气多时气血运行凝滞，凝滞则多出现青黑的颜色；热气多时气血运行滑利，滑利则多出现黄赤的颜色，这都是正常的色泽，是无病的表现。如果五种颜色全部显现，那就是因过寒过热所引起的变化。黄帝说：讲得好。

原文

黄帝问曰：夫络脉之见也，其五色各异，青黄赤白黑不同，其故何也？岐伯对曰：经有常色而络无常变也。帝曰：经之常色何如？岐伯曰：心赤，肺白，肝青，脾黄，肾黑，皆亦应其经脉之色也。帝曰：络之阴阳，亦应其经乎？岐伯曰：阴络之色应其经，阳络之色变无常，随四时而行也。寒多则凝泣，凝泣则青黑，热多则淖泽，淖泽则黄赤，此皆常色，谓之无病。五色俱见者，谓之寒热。帝曰：善。

气穴论篇第五十八

本篇以治疗胸背部疼痛为例，介绍了人体三百六十五个腧穴的名称，并论述了孙络、溪谷的生理功能和病理变化及其之间的相互关系。因为脏腑经络之气与腧穴相通，所以称为“气穴论”。

黄帝问道：我听说人身上有三百六十五个孔穴与一年的三百六十五日相对应，但我不知它们所在的部位，我想听你详尽地讲讲。岐伯再次鞠躬回答说：你提出的这个问题太重要了！如果不是圣帝，谁能穷究这些深奥的道理，因此请允许我说明这些气穴的所在。黄帝拱手谦逊退让说：先生对我讲的道理，使我很受启发，虽然我没有看到其具体的部位，没听到其具体的数字，然而已经使我眼睛可以看清，耳朵可以听明了。岐伯说：这真是所谓“圣人易语，良马易御”了。黄帝说：我并不是易语的圣人，世人说气穴之数可以开阔人的眼界，现在我向你询问的是气穴的数理，是想要得到启发解除疑惑，还谈不上讨论它的精深道理。然而我希望你把气穴的部位尽量全部讲出，使我能了解它的意义，并把它详细记录并藏在金匮里，不敢轻易传授于人。岐伯再次拜后起身说：那我现在就谈谈吧，背部与心胸互相牵引而痛，其治疗方法是取任脉的天突穴和督脉的中枢穴，上纪就是胃脘部的中脘穴，下纪就是关元穴。背部和胸部的经脉斜系着前

原文

黄帝曰：余闻气穴三百六十五以应一岁，未知其所，愿卒闻之。岐伯稽首再拜对曰：窘乎哉问也！其非圣帝，孰能穷其道焉，因请溢意尽言其处。帝捧手逡巡而却曰：夫子之开余道也，目未见其处，耳未闻其数，而目以明，耳以聪矣。岐伯曰：此所谓圣人易语，良马易御也。帝曰：余非圣人易语也，世言真数开人意，今余所访问者真数，发蒙解惑，未足以论也。然余愿闻夫子溢志尽言其处，令解其意，请藏之金匮，不敢复出。岐伯再拜而起曰：臣请言之，背与心相控而痛，所治天突与十椎及上纪下纪，上纪者胃脘也，下纪者关元也。背胸邪系阴阳左右，如此其病前后痛涩，

后左右，因而其病胸部与背部相引而痛，胸胁疼痛不敢呼吸，不能平卧，下气喘息，呼吸短促，或者一侧偏痛，如果经脉的邪气盛满则溢于从臂部斜出的络脉，而络于胸胁部，支心贯穿横膈，上肩而至天突，再向下斜行经肩而交会于背部第十椎节之下。脏俞五十个穴位，腑俞七十二个穴位，热俞五十九个穴位，水俞五十七个穴位，在头上五行每行五穴，五五其二十五穴。在脊椎两旁各五，共计十穴，大椎上面两旁各一穴，共二穴位，目瞳子浮白二穴，再侧髀厌中的环跳二穴，犊鼻二穴，听宫二穴，攒竹二穴，完骨二穴，风府一穴，枕骨二穴，上关二穴，大迎二穴，下关二穴，天柱二穴，巨虚上下廉四穴，颊车二穴，天突一穴，天府二穴，天牖二穴，扶突二穴，天窗二穴，肩井二穴，关元一穴，委阳二穴，肩贞二穴，哑门一穴，神阙一穴，胸俞十二穴，背俞二穴，膺俞十二穴，分肉二穴，踝上横二穴，阴阳跻四穴，沿水之俞在诸分肉之间，泻热之俞在经气聚会之处，沿寒热之俞在骨骸中有二穴，大禁穴五里穴二十五刺，五里穴在天府下五寸。以上三百六十五穴，都是针刺时所用的穴位。黄帝说道：我已经知道气穴的部位就是施行针刺的处所，还想听听孙络与溪谷，是否也与一岁相应呢？岐伯说：孙络与三百六十五穴相会，也与一岁相应，孙络能驱散邪气，以畅通营卫，若邪客之则营卫稽留，致卫气外散营血内溢，卫气散竭而营血留着，在外则表现为发热，在内则少气，治疗时应

相关知识链接/

气穴，是经络之气内外出入的空隙。“人与天地相应”是贯彻于《内经》中的基本理论思想，作为腧穴理论也应一岁以三百六十五日为度，腧穴总数以取象比类为法，故以三百六十五穴应之。提示当时的医者已经认识到腧穴并不是孤立于体表的一个点，而是与脏腑组织器官紧密相连的体表部位。

胸胁痛而不得息，不得卧，上气短气偏痛，脉满起斜出尻脉，络胸胁支心贯膈，上肩加天突，斜下肩交十椎下。脏俞五十穴，腑俞七十二穴，热俞五十九穴，水俞五十七穴，头上五行行五，五五二十五穴。中膂两傍各五，凡十穴。大椎上两傍各一，凡二穴。目瞳子浮白二穴。两髀厌分中二穴，犊鼻二穴，耳中多所闻二穴，眉本二穴，完骨二穴，项中央一穴，枕骨二穴，上关二穴，大迎二穴，下关二穴，天柱二穴，巨虚上下廉四穴，曲牙二穴，天突一穴，天府二穴，天牖二穴，扶突二穴，天窗二穴，肩解二穴，关元一穴，委阳二穴，肩贞二穴，喑门一穴，脐一穴，胸俞十二穴，背俞二穴，膺俞十二穴，分肉二穴，踝上横二穴，阴阳跻四穴，水俞在诸分，热俞在气穴，寒热俞在两骸厌中二穴，大禁二十五，在天府下五寸。凡三百六十五穴，针之所由行也。帝曰：余已知气穴之处，游针之居，愿闻孙络溪谷，亦有所应乎？岐伯曰：孙络三百六十五穴会，亦以应一岁，以溢奇邪，以通营卫，营卫稽留，卫散荣溢，气竭血著，外为发热，

迅速用针泻之，以通畅营卫，凡是见到营卫稽留就行泻法，不必问其是否为穴会之处。黄帝曰：讲得好。我还想听听溪谷的会合是怎样的。岐伯说：肌肉的大会合处叫谷，小会合叫溪，分肉之间，溪谷会合之处，能通行营卫，会合宗气。外邪满溢则正气壅滞，出现脉发热、肌肉败坏，营卫不能畅行，必定要腐肉成脓，内部可使骨髓销铄，外表则可使大肉破溃，若邪气留于骨节之间，定会使筋骨败坏。如果寒邪留积下去，营卫不能正常循行，而致肌肉筋脉蜷缩，肋肘不能伸展，内则发生骨痹，外则肌肤麻木不仁，这是正气不足的证候，这是因大寒留于溪谷所致。溪谷与三百六十五穴相会，亦与一岁相应。如果是小痹，邪随脉往来无定，用微针就可以治疗，治法与一般刺孙络的方法一样。黄帝遣开左右站起，再拜说道：今天承蒙你的启发解除了疑惑，会把它藏在金匮之中，不敢轻易拿出传人。随即藏于金兰之室，题名叫做穴位所在。岐伯说：孙络之脉之所以别于经脉，因其血盛就能够泻注，亦有三百六十五脉，它们都贯注于十二络脉，不仅是与十四经脉相贯通，骨解之中经络受邪也能内注泻于五脏左右十经脉中。

内为少气，疾泻无怠，以通营卫，见而泻之，无问所会。帝曰：善。愿闻溪谷之会也。岐伯曰：肉之大会为谷，肉之小会为溪，肉分之间，溪谷之会，以行荣卫，以会大气。邪溢气壅，脉热肉败，荣卫不行，必将为脓，内销骨髓，外破大腘，留于节凑，必将为败。积寒留舍，荣卫不居，卷肉缩筋，肋肘不得伸，内为骨痹，外为不仁，命曰不足，大寒留于溪谷也。溪谷三百六十五穴会，亦应一岁。其小痹淫溢，循脉往来，微针所及，与法相同。帝乃辟左右而起，再拜曰：今日发蒙解惑，藏之金匮，不敢复出。乃藏之金兰之室，署曰气穴所在。岐伯曰：孙络之脉别经者，其血盛而当泻者，亦三百六十五脉，并注于络，传注十二络脉，非独十四络脉也，内解泻于中者十脉。

气府论篇第五十九

气府，即穴位。本篇主要论述了手足阳经脉及督、任、冲脉之气所发的穴位，专篇论述腧穴，故称“气府论”。

足太阳膀胱经脉气所发的有七十八穴：两眉头的陷中各有一穴，自眉头上行入发至前顶穴，其中有神庭、上星、囟会三穴计长三寸五分，其左右分次两行、外两行共为五行，中行至外行相距三寸，其上浮于头部的经脉之气运行在头皮中也有五行，每行五个穴，五五计二十五个穴位，在项中大筋两侧左右各有一穴，风府穴的两旁也各有一个穴位，夹脊由上而下至骶尾骨共二十一节其中有十五个椎间左右各有一个穴位，五脏的腧穴左右各有五个，六腑的腧穴左右各有六个，从委中穴以下到足小趾左右各有六个腧穴。

足少阳胆经脉气所发的有六十二穴：两头角上各有二穴，自眼睛正中上至发际内各有五穴，耳前角上各有一穴，耳前角下各有一穴，耳前锐发下各有一穴，客主人穴左右各有一穴，两耳后的凹陷中各有一穴，下关穴左右各有一穴，耳下颊车之后各有一穴，缺盆穴左右各有一穴，腋下三寸、从胁下到季肋八肋之间各有一穴，髀枢中左右各有一穴，膝以下至足第四趾小趾侧各有六个腧穴。

足阳明胃经脉气所发的有六十八穴：额颅发际旁各有三穴，颧骨骨空中间各

原文

足太阳脉气所发者七十八穴：两眉头各一，入发至顶三寸半，傍五，相去三寸，其浮气在皮中者凡五行，行五，五五二十五，项中大筋两傍各一，风府两傍各一，侠脊以下至尻尾二十一节十五间各一，五脏之俞各五，六腑之俞各六，委中以下至足小指傍各六俞。

足少阳脉气所发者六十二穴：两角上各二，直目上发际内各五，耳前角上各一，耳前角下各一，锐发下各一，客主人各一，耳后陷中各一，下关各一，耳下牙车之后各一，缺盆各一，掖下三寸，胁下至胠八间各一，髀枢中傍各一，膝以下至足小指次指各六俞。

足阳明脉气所发者六十八穴：额颅发际傍各三，面鼽骨空各一，大迎

有一穴，大迎穴在骨空凹陷中左右各一穴，人迎穴左右各有一穴，缺盆外骨空陷中各有一穴，膺中骨骨中间各有一穴，鸠尾穴之外、正当乳下三寸、胃脘左右各有五穴，脐横开三寸左右各有三穴，脐下二寸左右各有三穴，气街穴动脉跳动处左右各一穴，在伏兔穴上各有一穴，三里以下到足中趾左右各有八个穴位，以上皆阳明所在部分的穴位。

手太阳小肠经脉气所发的三十六穴：目内眦各有一穴，目外眦各有一穴，颧骨下各有一穴，耳郭上各有一穴，耳中各有一穴，巨骨穴在左右各一，曲掖上各有一穴，柱骨上陷中各有一穴，天窗上四寸处各有一穴，肩解部各有一穴，肩解下三寸处各有一穴，肘部以下至手小指端处各有六个腧穴。

手阳明大肠经脉气所发的有二十二穴：鼻孔的外侧及项上各有二穴，大迎穴在骨空中各有一穴，柱骨之会各有一穴，髃骨之会各有一穴，肘部以下至手大指侧的次指间各有六个腧穴。

手少阳三焦经脉气所发的有三十二穴：髃骨下各有一穴，眉后各有一穴，耳前角上各有一穴，耳后完骨后各有一穴，项中足太阳经之前各有一穴，扶突之外侧各有一穴，肩贞穴左右各一穴，肩贞穴下三寸分肉之间各有一穴，肘以下到手小指侧的次指端左右各有六个腧穴。

督脉经气所发的有二十八穴：项中央有二穴，前发际中行向后有八穴，面部中央有三穴，自大椎以下至尻尾旁有十五个穴位，从大椎至尾骶骨共二十一节、各有一穴，这是脊椎穴位的取穴方法。

任脉经气所发的有二十二穴：喉中央有二穴，膺中骨骨陷中各有一穴，鸠尾

之骨空各一，人迎各一，缺盆外骨空各一，膺中骨间各一，侠鸠尾之外、当乳下三寸、侠胃脘各五，侠脐广三寸各三，下脐二寸侠之各三，气街动脉各一，伏兔上各一，三里以下至足中指各八俞，分之所在穴空。

手太阳脉气所发者三十六穴：目内眦各一，目外各一，鼽骨下各一，耳郭上各一，耳中各一，巨骨穴各一，曲掖上骨穴各一，柱骨上陷者各一，上天窗四寸各一，肩解各一，肩解下三寸各一，肘以下至手小指本各六俞。

手阳明脉气所发者二十二穴：鼻空外廉、项上各二，大迎骨空各一，柱骨之会各一，髃骨之会各一，肘以下至手大指次指本各六俞。

手少阳脉气所发者三十二穴：髃骨下各一，眉后各一，角上各一，下完骨后各一，项中足太阳之前各一，侠扶突各一，肩贞各一，肩贞下三寸分间各一，肘以下至手小指次指本各六俞。

督脉气所发者二十八穴：项中央二，发际后中八，面中三，大椎以下至尻尾及傍十五穴，至骶下凡二十一节，脊椎法也。

任脉之气所发者二十八穴：喉中

下三寸是上脘穴，上脘穴至脐中是五寸，脐中至横骨毛际是六寸半，每寸各有一穴，共计十四穴，这是腹部取穴的方法，下部前后二阴的中间有会阴穴，两目下各一穴，下唇下有一穴，还有龈交一穴。

冲脉经气所发的有二十二穴：鸠尾外两旁横开五分向下至脐一寸一穴左右共十二穴，自脐旁开五分向下至横骨一寸一穴左右共十穴，这是腹部经脉取穴的方法。

足少阴肾经脉气所发的舌下有二穴，厥阴在毛际中各有一急脉穴，阴跻阳跻各有一穴，手足诸鱼际也是脉气所发的，以上共计三百六十五穴。

央二，膺中骨陷中各一，鸠尾下三寸、胃脘五寸、胃脘以下至横骨六寸半一，腹脉法也。下阴别一，目下各一，下唇一，龂交一。

冲脉气所发者二十二穴：侠鸠尾外各半寸至脐寸一，侠脐下傍各五分至横骨寸一，腹脉法也。

足少阴舌下、厥阴毛中急脉各一，手少阴各一，阴阳跻各一，手足诸鱼际脉气所发者，凡三百六十五穴也。

骨空论篇第六十

骨空，顾名思义就是周身骨节的穴孔，是经气出入之处。本篇所论疾病均在骨孔之中，故名“骨空论”。

黄帝问道：我听说风邪是一切疾病的起因，如何用针刺治疗呢？岐伯回答道：风邪由外侵入人体，令人寒战，汗出头痛，身体发重怕冷，治疗时应取风府穴，以调和阴阳，如果正气不足就用补法，邪气有余就用泻法。假如感受风邪较重而出现颈项疼痛，应当针刺风府穴，风府穴位于项部的第一颈椎上。若感受风邪较重而出现汗出时，应当灸譩譆穴，譩譆穴在背部第六胸椎下旁开三寸处，用手按压此处时令患者呼譩譆声。因于风邪病恶风，应刺眉头攒竹穴。颈项僵痛的疾患应在肩上横骨间取穴治疗，取穴时使患者曲臂并使两肘尖相合在一处的姿势，正当脊背中央的位置给以灸法。从络季胁牵引少腹而疼胀，刺譩譆穴。腰部疼痛不能转侧动摇，痛重则下引睾丸，可刺八髎穴与疼痛的部位。鼠瘘寒热病，应当刺寒府，寒府在膝髌外旁的骨缝中。取膝上外侧骨缝穴时，应当使膝微屈成拜的姿势，若取足心涌泉穴时则应使患者采取跪的体位。任脉起源于中极穴的下面，向上行到毛际处，再上行到关元穴，直到咽喉，再上行颐循面入于目。冲脉起源于气街穴，与足少阴经并，挟脐左右上行，到胸中而散。任脉发生病变，在男子则腹内结为七疝，在女子则有

原文

黄帝问曰：余闻风者百病之始也，以针治之奈何？岐伯对曰：风从外入，令人振寒，汗出头痛，身重恶寒，治在风府，调其阴阳，不足则补，有余则泻。大风颈项痛，刺风府，风府在上椎。大风汗出，灸譩譆，譩譆在背下侠脊傍三寸所，厌之令病者呼譩譆，譩譆应手。从风憎风，刺眉头。失枕在肩上横骨间。折使揄臂齐肘，正灸脊中。胁络季胁引少腹而痛胀，刺譩譆。腰痛不可以转摇，急引阴卵，刺八髎与痛上，八髎在腰尻分间。鼠瘘寒热，还刺寒府，寒府在附膝外解营。取膝上外者使之拜，取足心者使之跪。任脉者，起于中极之下，以上毛际，循腹里，上关元，至咽喉，上颐循面入目。冲脉者，起于气街，并少阴之经，侠脐上行，至胸中而散。任脉为病，男子内结七疝，

带下和瘕聚。冲脉发生病变，则气逆上冲腹内拘急疼痛。督脉发生了病变，会引起脊柱强直、腰背反折的症状。督脉的循行，起源于小腹横骨的中央，在女子则内系廷孔，所谓廷孔，就是尿道的外口，它分出的络脉循阴器会合于会阴部，再绕行于肛门的后面，别行绕臀部，至少阴经脉处与太阳经中的络脉相合，足少阴经脉沿股内后廉上行，贯穿脊柱而连属于肾脏，又与足太阳经起于目内眦，上行于额交于巅顶，内入络于脑，复再出分别下行至项，沿肩髆内，夹脊向下到达腰中，内入循膂联络于肾脏，在男子则循阴茎至会阴，与女子相同；其从少腹直上的，贯穿肚脐中央，再上贯心入喉，上行到颐并环绕口唇，再上行系于两目中央之下。督脉发生病变，症状是气从少腹上冲心胸而痛，不能大小便，称为冲疝。如果是女子就不能怀孕，或为小便不利、痔疾、遗尿、嗌干等症。总之，督脉有病应治疗督脉，轻者可取横骨上的曲骨穴，重者可取肚脐下的阴交穴治疗。若病气上逆而呼吸喘鸣有声的应当治其喉部中央的天突穴，天突穴在两缺盆的中间。如有逆气上冲于喉部应当取夹颐处的大迎穴。膝关节能伸不能屈的患者应当选取股部经穴治疗。坐而膝关节疼痛的应当选环跳穴。站立时膝关节疼痛牵引到骨缝时，应当取膝关节处的阳关穴治疗。膝关节疼痛，并牵引到踇趾时应当取腘窝部委中穴治疗。坐下来膝痛如有物隐藏在内的，应当取承扶穴。膝关节疼痛不能屈伸的，治疗时可取背部足太阳经的腧穴。若疼痛牵连小腿像折断时似的，治疗时可取阳明经的足三里穴。若是膝痛如与骱骨别离，应当取足太阳和足少阴的荥穴治疗。如果膝胫酸软无力，不能久立，应取足少阳络穴光明穴治疗，此穴在足外踝上五寸。辅骨之上横骨以下的骨叫楗，与髋骨相接的部位叫机，膝部的关节叫骸关，膝两旁的高骨叫连骸，连骸下的叫辅

女子带下瘕聚。冲脉为病，逆气里急。督脉为病，脊强反折。督脉者，起于少腹以下骨中央，女子入系廷孔，其孔溺孔之端也，其络循阴器合篡间，绕篡后，别绕臀，至少阴与巨阳中络者，合少阴上股内后廉，贯脊属肾，与太阳起于目内眦，上额交巅上，入络脑，还出别下项，循肩髆内，侠脊抵腰中，入循膂，络肾；其男子循茎下至篡，与女子等；其少腹直上者，贯脐中央，上贯心，入喉，上颐环唇，上系两目之下中央。此生病，从少腹上冲心而痛，不得前后，为冲疝。其女子不孕，癃痔遗溺嗌干。督脉生病治督脉，治在骨上，甚者在脐下营。其上气有音者，治其喉中央，在缺盆中者。其病上冲喉者，治其渐，渐者上侠颐也。蹇膝伸不屈，治其楗。坐而膝痛，治其机。起而引解，治其骸关。膝痛，痛及拇指，治其腘。坐而膝痛如物隐者，治其关。膝痛不可屈伸，治其背内。连骱若折，治阳明中俞髎。若别，治巨阳、少阴荥。淫泺胫酸，不能久立，治少阳之络，在外踝上五寸。辅骨上横骨下为楗，侠髋为机，膝解为骸关，侠膝之骨为连骸，骸下为辅，辅上为腘，腘上为

骨，辅骨上面是腘，腘上关节活动处叫关，头后部的横骨叫枕骨。

治疗诸水病的腧穴有五十七个，尻骨上有五行，每行五穴，伏兔上有两行，每行五穴，又左右各一行，每行五穴，足内踝上各一行，每行六穴。髓空在脑后三分，在颅骨边际锐骨的下面，有一孔在龂基的下面，有一孔在项后复骨的下面，有一孔在脊骨上空的风府穴上面。脊骨下端之孔，位于尻骨下面的髓空。有髓孔是在面部和鼻孔的两旁，有的孔是在口下面恰当于两肩。两肩髆骨的骨空，在肩髆的外侧。臂骨的骨空在臂骨的外侧，离手腕四寸两骨空之间。股骨上的骨空，在股骨的外侧膝上四寸的地方。骭骨的骨空在辅骨的上端。股际的骨空在腹部的阴毛中的动脉下面。尻骨空是在髀骨的后面，离髀骨四寸。扁骨有血脉渗灌的纹理，而没有髓孔，其渗灌纹理而代髓之用所以无空。

用灸法治疗寒热证，应先灸项后的大椎穴，根据患者的年龄决定应灸的壮数，其次灸尾骨的尾闾穴，也是以患者的年龄作为应灸的壮数的依据。观察背部有凹陷的地方用灸法，举臂时肩上有凹陷的部位用灸法，两季胁间的京门穴用灸法，足外踝上绝骨端的阳辅穴用灸法，足小趾次趾间的侠溪穴用灸法，小腿下凹陷处的承山穴用灸法，外踝后的昆仑穴用灸法，缺盆骨上按之坚硬如筋疼痛处用灸法，膺中陷骨间的天突穴用灸法，掌横骨下的阳池穴用灸法，脐下三寸的关元穴用灸法，毛际边缘有动脉跳动处的气冲穴用灸法，头顶上的百会穴用灸法。被犬咬伤的部位灸三壮，按照犬咬伤的方法灸之。以上灸寒热病的部位共二十九处。因伤食发寒热的也可用灸法，如用灸法治疗不愈，一定要察知其经脉所过阳邪之盛处，多刺其腧穴同时再用药物调治。

关，头横骨为枕。

水俞五十七穴者，尻上五行、行五；伏兔上两行、行五，左右各一行、行五；踝上各一行、行六穴。髓空在脑后三分，在颅际锐骨之下，一在龂基下，一在项后中复骨下，一在脊骨上空，在风府上。脊骨下空，在尻骨下空。数髓骨在面侠鼻，或骨空在口下当两肩。两髆骨空，在髆中之阳。臂骨空在臂阳，去踝四寸两骨空之间。股骨上空在股阳，出上膝四寸。骭骨空在辅骨之上端。股际骨空在毛中动脉下。尻骨空在髀骨之后相去四寸。扁骨有渗理凑，无髓孔，易髓无空。

灸寒热之法，先灸项大椎，以年为壮数，次灸橛骨，以年为壮数。视背俞陷者灸之，举臂肩上陷者灸之，两季胁之间灸之，外踝上绝骨之端灸之，足小指次指间灸之，腨下陷脉灸之，外踝后灸之，缺盆骨上切之坚痛如筋者灸之，膺中陷骨间灸之，掌束骨下灸之，脐下关元三寸灸之，毛际动脉灸之，膝下三寸分间灸之，足阳明跗上动脉灸之，巅上灸之。犬所啮之处灸之三壮，即以犬伤病法灸之。凡当灸二十九处。伤食灸之，不已者，必视其经之过于阳者，数刺其俞而药之。

水热穴论篇第六十一

水热穴，顾名思义就是指治疗水病和热病的穴位。本篇主要论述了水肿病、热病的病因病机和针刺治疗的穴位。

黄帝问道：少阴为什么主肾？肾又为什么主水？岐伯回答说：肾脏位置居于最下为阴中之阴，所以称为至阴之脏，至阴属水，所以肾是主水的脏器，肺脏属太阴，肾脏属少阴，少阴之脏旺于冬令，因此，水肿病其根本在肾，其标末在肺，肺肾两脏都可聚水而为病。黄帝说：肾为什么能聚水而生病呢？岐伯说：肾脏居下焦而开窍于二阴，为胃的关门，关闭不顺畅，所以水液就要停留而生病了。水液上下不通从而泛溢于皮肤之间，故发生水肿。水肿的原因，就是水液积聚而成病。黄帝问道：一切水病都是与肾脏有关吗？岐伯说：肾是阴脏，向上蒸腾的地气都属于肾脏，因而化生水液，所以叫做至阴。若其人逞勇而劳力（或房劳）过度则汗出于肾，当汗出的时候遇到风邪，汗孔骤闭使汗出不尽，向内不能入于脏腑，向外又不能排泄于皮肤，而停留于玄府，流行于皮肤之中，以致成为水肿，此病的根源还是肾，又因感受了风邪，所以叫做风水。所说的玄府，就是汗孔。黄帝说：治水病的腧穴有五十七个，究竟都是哪一脏所主的呢？岐伯说：

原文

黄帝问曰：少阴何以主肾？肾何以主水？岐伯对曰：肾者至阴也，至阴者盛水也，肺者太阴也，少阴者冬脉也，故其本在肾，其末在肺，皆积水也。帝曰：肾何以能聚水而生病？岐伯曰：肾者胃之关也，关闭不利，故聚水而从其类也。上下溢于皮肤，故为浮肿。浮肿者，聚水而生病也。帝曰：诸水皆生于肾乎？岐伯曰：肾者牝脏也，地气上者属于肾，而生水液也，故曰至阴。勇而劳甚则肾汗出，肾汗出逢于风，内不得入于脏腑，外不得越于皮肤，客于玄府，行于皮里，传为浮肿，本之于肾，名曰风水。所谓玄府者，汗空也。帝曰：水俞五十七处者，是何主也？岐伯曰：肾

肾的腧穴五十七穴，是阴气积聚的部位，也是水液出入的地方。尻骨上五行，每行五穴，五五二十五穴，这些都是肾脏所主的腧穴。所以水液泛滥之病在下则见水肿腹大，在上则呼吸喘急、不能平卧，这是标本同病，喘呼属肺，水肿属肾，肺为上逆之气所迫所以不能平卧，肺肾同病，水气相互输应，是水气稽留的关系。伏兔上各有两行，每行有五穴，这是肾气通行的道路，而与肝脾二经相交于足上，足内踝上各有一行，每行六个穴，这是肾脉下行的部分，名叫太冲。以上五十七个穴位，都是肾脏的阴络，也是水液停留的地方。

黄帝说：春天针刺时浅取脉络分肉是为什么呢？岐伯说：春天木气开始主时，人的肝气开始生发，肝气性急，其变动如风气一样迅速，经脉深藏，而风气始发尚少，不能深入经脉，所以只需浅取络脉分肉之间。黄帝说：夏天针刺时取盛经分肉是为什么呢？岐伯说：夏天是火气开始主时，心气开始生长，脉瘦气弱，而阳气流溢，热气熏蒸于分腠之间，向内入于经脉，所以应取盛经分腠，针刺透过皮肤，病邪就可外泄，这是因为邪居于浅表部位的缘故。这里所说的盛经，是指阳经经脉。黄帝说：秋天针刺时取经输是为什么呢？岐伯说：秋天是金气开始主时，肺脏属金与秋天肃杀之气相应将收敛肃杀，金旺火衰，阳气在经脉的合穴，阴气初生，阳气始衰，湿气侵犯人体，但阴气未盛，还不能深入经脉，所以应取输穴来泻除阴邪，取合穴以虚其阳邪，因阳气初衰，所以要取合穴。黄帝说：冬天针刺时取井荥是为什么呢？岐伯说：冬季是水气开始主时，肾气开始闭藏，阳气已经衰少，阴气坚盛，太阳之气沉伏于里，其阳脉亦随沉伏，所以取

俞五十七穴，积阴之所聚也，水所从出入也。尻上五行、行五者，此肾俞。故水病下为浮肿大腹，上为喘呼不得卧者，标本俱病，故肺为喘呼，肾为水肿，肺为逆不得卧，分为相输俱受者，水气之所留也。伏兔上各二行、行五者，此肾之街也，三阴之所交结于脚也。踝上各一行、行六者，此肾脉之下行也，名曰太冲。凡五十七穴者，皆脏之阴络，水之所客也。

帝曰：春取络脉分肉何也？岐伯曰：春者木始治，肝气始生，肝气急，其风疾，经脉常深，其气少，不能深入，故取络脉分肉间。帝曰：夏取盛经分腠何也？岐伯曰：夏者火始治，心气始长，脉瘦气弱，阳气留溢，热熏分腠，内至于经，故取盛经分腠，绝肤而病去者，邪居浅也。所谓盛经者，阳脉也。帝曰：秋取经俞何也？岐伯曰：秋者金始治，肺将收杀，金将胜火，阳气在合，阴气初盛，湿气及体，阴气未盛，未能深入，故取俞以泻阴邪，取合以虚阳邪，阳气始衰，故取于合。帝曰：冬取井荥何也？岐伯曰：冬者水始治，肾方闭，阳气衰少，阴气坚盛，巨阳伏沉，阳脉乃去，

井穴以降阴气之上逆，取荥穴以充实阳气之不足。因此，冬天刺井穴荥穴，春天就不会患鼻塞和鼻出血的疾病，就是这个道理。

黄帝说：先生说过治疗热病的五十几个腧穴，我已基本了解，但尚不能识别清楚它的具体位置，现在想请你讲清这些腧穴的位置，以及能治疗热病的道理。岐伯说：头上五行，每行五穴，能泄越诸阳经上逆的热邪。大杼、膺俞、缺盆、背俞，左右共八穴，可以清泻胸中的热。气街、三里、巨虚上下廉，左右共八穴，可以泻除胃中的热。云门、髃骨、委中、髓空左右共八穴，可以泻四肢的热。五脏腧穴之旁有五穴，左右共十穴，可以泻五脏的热邪。以上五十九个腧穴，是治疗热病的腧穴。黄帝说：人伤于寒邪会传变为发热是什么原因呢？岐伯说：寒邪盛极就会郁而发热。

故取井以下阴逆，取荥以实阳气。故曰：冬取井荥，春不鼽衄。此之谓也。帝曰：夫子言治热病五十九俞，余论其意，未能领别其处，愿闻其处，因闻其意。岐伯曰：头上五行、行五者，以越诸阳之热逆也。大杼、膺俞、缺盆、背俞，此八者，以泻胸中之热也。气街，三里，巨虚上下廉，此八者，以泻胃中之热也。云门、髃骨、委中、髓空，此八者，以泻四肢之热也。五脏俞傍五，此十者，以泻五脏之热也。凡此五十九穴者，皆热之左右也。帝曰：人伤于寒而传为热何也？岐伯曰：夫寒盛则生热也。

调经论篇第六十二

调经，即调治经脉气血失调。血气不和，阴阳失调，影响经脉脏腑，便可出现虚实病变，必随其所在之经而调之，故曰“调经论”。

黄帝问：我听到刺法上说，病属有余的用泻法，病属不足的就用补法，但怎样是有余？怎样是不足呢？岐伯回答说：有余的有五种，不足的也有五种，你要问的是哪一种呢？黄帝说：请你全部讲给我听听。岐伯说：神有有余有不足，气有有余有不足，血有有余有不足，形有有余有不足，志有有余有不足。这十种，其气各不相等。黄帝说：人有精气津液，四肢九窍，五脏十六部，三百六十五节，而能发生各种疾病，疾病又各有虚实的不同。现在先生说病属有余的有五种，病属不足的也有五种，究竟是怎样的呢？岐伯说：都是生于五脏。如心藏神，肺藏气，肝藏血，脾藏肉，肾藏志，因而组成形体。但必须人的志意通达，与内部的骨髓相联系，才能使人体的形体与五脏成为一个整体。五脏相互间联系的道路，都是出于经脉，通过经脉以运行血气，如果气血不能调和，就会产生各种疾病，所以诊断、治疗均以经脉为依据。黄帝说：神有余和不足会出现什么症状呢？岐伯说：神有余则喜笑不止，神不足则悲哀。如果病邪尚未与血气相并，

原文

黄帝问曰：余闻刺法言，有余泻之，不足补之，何谓有余？何谓不足？岐伯对曰：有余有五，不足亦有五，帝欲何问？帝曰：愿尽闻之。岐伯曰：神有余有不足，气有余有不足，血有余有不足，形有余有不足，志有余有不足，凡此十者，其气不等也。帝曰：人有精气津液，四肢九窍，五脏十六部，三百六十五节，乃生百病，百病之生，皆有虚实。今夫子乃言有余有五，不足亦有五，何以生之乎？岐伯曰：皆生于五脏也。夫心藏神，肺藏气，肝藏血，脾藏肉，肾藏志，而此成形。志意通，内连骨髓，而成身形五脏。五脏之道，皆出于经隧，以行血气，血气不和，百病乃变化而生，是故守经隧焉。帝曰：神有余不足何如？岐伯曰：神有余则笑不休，神不足则悲。血气未并，五脏安定，邪客于形，洒淅起于毫毛，未入经络也，故命曰神之微。帝曰：补泻奈何？岐伯曰：神有余，则泻其小络

五脏安定，这时病邪只是客于形体，患者感觉恶寒只是起于肌表，尚未入于经络，这就叫神病微邪。黄帝说：怎样应用补泻的方法呢？岐伯说：这时神有余的应刺其小络使其出血，但不要推针深刺，更不要刺伤大的经脉，这样神气就自然平调了。神不足的应用补法，选择虚络，先用手按摩，然后刺络以疏利血气，不要使其出血，也不使其气外泄，只是疏通他的经脉，神气就可以平调了。黄帝又问说：针刺微邪应该怎么做呢？岐伯说：应多加按摩，针刺时不要向里深推，使气移于不足之处，神气就可以恢复。黄帝说：讲得好。气有余和不足会出现什么症状呢？岐伯说：气有余则气上逆喘咳，气不足就呼吸少气。当邪气尚未与气血相并，五脏安定之时，这只是皮肤微病，叫肺气微虚。黄帝说：怎样进行补泻呢？气有余就泻他的经隧，但不要伤其经脉，也不要使之出血，不能使其气泄。气不足，就要补他的经隧，不能使他生气。黄帝又问道：怎样针刺皮肤微病呢？岐伯说：应多加按摩，同时拿针给患者看，并说我要深刺，到时还是适中病处即止，这样可使其精气深伏于内，邪气散乱于外表，无所留止，从而从腠理外泄，真气自然就恢复正常了。黄帝说：讲得好。血有余和不足的情况是怎样的呢？岐伯说：血有余就易怒，血不足则易悲恐。当邪气尚未与血气相并，五脏安定时，只是邪气盛于孙络，邪盛外溢于经脉，血行不利，经脉内就会有留血现象。黄帝说：补泻的方法是怎样的呢？岐伯说：血有余，就刺其血盛的经脉使其出血。血不足，就选择它的虚经刺而留针；留针后观察患者的脉搏，如脉搏转大时，要立刻拔针，不能使其出血。黄帝问道：怎样刺留血？岐伯说：择其有留血的脉络，刺出其血，使恶血不能入于经脉，从而不致引起其他的疾病。黄帝说：讲得

之脉出血，勿之深斥，无中其大经，神气乃平。神不足者，视其虚络，按而致之，刺而利之，无出其血，无泄其气，以通其经，神气乃平。帝曰：刺微奈何？岐伯曰：按摩勿释，著针而斥，移气于不足，神气乃得复。帝曰：善。气有余不足奈何？岐伯曰：气有余则喘咳上气，不足则息利少气。血气未并，五脏安定，皮肤微病，命曰白气微泄。帝曰：补泄奈何？岐伯曰：气有余，则泻其经隧，无伤其经，无出其血，无泄其气。不足，则补其经隧，无出其气。帝曰：刺微奈何？岐伯曰：按摩勿释，出针视之，曰我将深之，适人必革，精气自伏，邪气散乱，无所休息，气泄腠理，真气乃相得。帝曰：善。血有余不足奈何？岐伯曰：血有余则怒，不足则恐。血气未并，五脏安定，孙络外溢，则经有留血。帝曰：补泻奈何？岐伯曰：血有余，则泻其盛经出其血。不足，则补其虚经，内针其脉中，久留而视，脉大，疾出其针，无令血泄。帝曰：刺留血奈何？岐伯曰：视其血络，刺出其血，无令恶血得入于经，以成其疾。帝曰：善。形有余不

好。形体有余和不足的情况是怎样的呢？岐伯说：形体有余的就腹部胀满、小便不利，形体不足的则四肢不能运动。若未与血气相并，五脏安定的时候，仅仅肌肉有些蠕动，这叫做微风。黄帝说：怎样进行补泻呢？岐伯说：形有余就泻足阳明胃经之气，形不足就补足阳明胃经络脉之气。黄帝又问：针刺微风之病应当怎样做呢？岐伯说：刺其分肉之间，不要刺中经脉，也不要伤其络脉，使卫气得以恢复，邪气就可以消散。黄帝说：讲得好。志有余和不足会出现怎样的症状呢？岐伯说：志有余就会出现腹胀飧泄，不足的则足厥冷。当邪气尚未与血气相并，五脏安定的时候，反觉骨节间有震动的感觉。黄帝又说：补泻的方法是怎样呢？岐伯说：志有余就刺然谷出血，志不足就补复溜穴。黄帝又问道：邪气与血气尚未相并时应该怎样刺呢？岐伯说：就在骨节微动时刺，不要中其经脉，邪气自然就去了。黄帝说：讲得好。我已听闻了关于虚实的情形，但不知道是怎样产生的。岐伯说：气血相并，是因为阴阳失去协调而有所偏颇，致气乱于卫，血逆于经，血气各离其所，形成一实一虚的现象。如血并于阴，气并于阳，就会出现惊狂。如果血并于阳，气并于阴，就产生热中。血并于上部，气并于下部，就会使人发生心中烦闷、易于发怒。血并于下部，气并于上部，就会出现精神散乱而善忘。黄帝说：血并于阴，气并于阳，像这样气血离了本位的情况，怎样才算实？怎样才算虚呢？岐伯说：血和气都是喜温暖而恶寒冷的，寒冷会使血

相关知识链接/

“血气不和，百病乃变化而生”，气血充盛运行畅达则经脉、脏腑、四肢百骸滑利通畅，百病不生，反之则疾病乃生。保持好心态，节制饮食，适度运动，则气血和，也可以增强肌肉的弹性和张力，预防心脑血管疾病的发生。

足奈何？岐伯曰：形有余则腹胀泾溲不利，不足则四肢不用。血气未并，五脏安定，肌肉蠕动，命曰微风。帝曰：补泻奈何？岐伯曰：形有余则泻其阳经，不足则补其阳络。帝曰：刺微奈何？岐伯曰：取分肉间，无中其经，无伤其络，卫气得复，邪气乃索。帝曰：善。志有余不足奈何？岐伯曰：志有余则腹胀飧泄，不足则厥。血气未并，五脏安定，骨节有动。帝曰：补泻奈何？岐伯曰：志有余则泻然筋血者，不足则补其复溜。帝曰：刺未并奈何？岐伯曰：即取之，无中其经，以去其邪，乃能立虚。帝曰：善。余已闻虚实之形，不知其何以生。岐伯曰：气血以并，阴阳相倾，气乱于卫，血逆于经，血气离居，一实一虚。血并于阴，气并于阳，故为惊狂。血并于阳，气并于阴，乃为炅中。血并于上，气并于下，心烦惋善怒。血并于下，气并于上，乱而喜忘。帝曰：血并于阴，气并于阳，如是血气离居，何者为实？何者为虚？岐伯曰：血气者，喜湿而恶寒，寒则泣不能流，温

气凝滞不能畅通，温暖则可使凝滞的气血消散而易于运行，所以气所并之处则血少而为血虚，血所并之处则气少而为气虚。黄帝说：人体最重要的就是血和气了。现在先生说血并的是虚，气并的也是虚，难道就没有实了吗！岐伯说：多余的就叫实，不足的就叫虚，因此气并入之处则血虚，血并入之处则气虚，现在血和气各离其所，失去相互联系，所以都成虚了。人体经脉和孙脉的气血都是输送到经脉去的，如果血与气相并，那就成为实了。如果血与气并而循经上逆，就会发生大厥，出现突然昏死的症状。如果气血得以及时下行则可以生，如果不能及时下行就要死亡了。黄帝说：实是从什么地方来的呢？虚又是从什么渠道去的呢？关于虚实的关键，希望能听你讲一讲。岐伯说：阴经和阳经都有输入和会合的腧穴，阳经的气血灌注于阴经，阴经的气血充盛则充溢于外，这样阴阳得以平衡，以充实人的形体，九候的脉象也表现一致，这就是正常人。凡邪气的发生，或使人病生于阴，或使人病生于阳。病生于阳经在表的，是由于受了风雨寒暑邪气的侵袭；病生于阴经在里的，是因为饮食不节、起居不时及阴阳失调喜怒无常所致。黄帝说：风雨之邪是怎样伤人的呢？岐伯说：风雨之邪伤人，首先侵入皮肤，然后传入孙脉，孙脉满则传于络脉，络脉满则输注于经脉，血气与邪气并聚于分肉腠理之间，表现为脉象坚大，所以说是实证。实证受邪的部位表面多坚实充满，不可触按，按之则痛。黄帝说：寒湿之邪伤人是怎样的呢？岐伯说：寒湿邪气伤人，会使人皮肤收缩，肌肉坚紧，营血滞涩，卫气循行失常，所以叫做虚证。虚证多见皮肤皱褶而卫气不足，按之则使气足并感到温暖，所以觉得舒服而

则消而去之，是故气之所并为血虚，血之所并为气虚。帝曰：人之所有者，血与气耳。今夫子乃言血并为虚，气并为虚，是无实乎！岐伯曰：有者为实，无者为虚，故气并则无血，血并则无气，今血与气相失，故为虚焉。络之与孙脉俱输于经，血与气并，则为实焉。血之与气并走于上，则为大厥，厥则暴死，气复反则生，不反则死。帝曰：实者何道从来？虚者何道从去？虚实之要，愿闻其故。岐伯曰：夫阴与阳皆有俞会，阳注与阴，阴满之外，阴阳匀平，以充其形，九候若一，命曰平人。夫邪之生也，或生于阴，或生于阳。其生于阳者，得之风雨寒暑；其生于阴者，得之饮食居处，阴阳喜怒。帝曰：风雨之伤人奈何？岐伯曰：风雨之伤人也，先客于皮肤，传入于孙脉，孙脉满则传入于络脉，络脉满则输于大经脉，血气与邪并客于分腠之间，其脉坚大，故曰实。实者外坚充满，不可按之，按之则痛。帝曰：寒湿之伤人奈何？岐伯曰：寒湿之中人也，皮肤不收，肌肉坚紧，营血泣，卫气去，故曰虚。虚者聂辟气不足，按之则气足以温之，

不痛了。黄帝说：讲得好。阴分所发生的实证是怎样的呢？岐伯说：如果喜怒不加节制则使阴气上逆，阴气上逆则下必虚，下部的阴气虚，阳气就会凑之，所以叫做实证。黄帝说：阴分发生的虚证是怎样的呢？岐伯说：如喜乐过度就会使气下陷，悲哀太过就会使气消散，气消散则血脉空虚，若再吃寒凉的饮食，寒气伤动了脏气，就会使血滞涩而气耗散，所以叫做虚证。黄帝说：古经上所说阳虚则生外寒，阴虚则生内热，阳盛则产生外热，阴盛则产生内寒，这是什么原因产生的呢？岐伯说：诸阳都是受气于上焦，以温养皮肤腠理之间，现寒气侵袭于外，使上焦之气不能通达于肤腠之间，上焦之气不能宣通，以致寒气独留于外表，所以发生恶寒战栗的症状。黄帝又说：阴虚产生内热是怎样的呢？岐伯说：如劳倦过度，会使形气衰少，消耗脾胃之气，结果上焦不能宣五谷味，下脘也不能受水谷之精。胃气郁而生热，热气上熏胸中，所以阴虚会产生内热。黄帝说：阳盛产生外热是怎样的呢？岐伯说：如果上焦不通利，可使皮肤致密，腠理闭塞，汗孔也就不通，卫气因此不能发散外越，所以就发生外热。黄帝又问道：阴盛产生内寒是怎样的呢？岐伯说：由于厥逆之气向上，寒气积于胸中而不泻，不泻则阳气衰耗，而寒气独留，进而营血滞涩，脉行不畅，其脉盛而涩，所以就产生内寒。黄帝说：阴与阳并，血与气并，疾病已经形成，刺治的方法应该是怎样的呢？岐伯说：刺治这样的疾病应该取其经脉，病在血刺治其营，病在气刺治其卫，同时应观察患者形体的不同及四时气候的差异，以决定针刺次数的多少与取穴的高下。黄帝说：血气和邪气相并，疾病已经形成，阴阳失去平衡，这时补法和泻法

故快然而不痛。帝曰：善：阴之生实奈何？岐伯曰：喜怒不节则阴气上逆，上逆则下虚，下虚则阳气走之，故曰实矣。帝曰：阴之生虚奈何？岐伯曰：喜则气下，悲则气消，消则脉虚空，因寒饮食，寒气熏满，则血泣气去，故曰虚矣。帝曰：经言阳虚则外寒，阴虚则内热，阳盛则外热，阴盛则内寒，余已闻之矣，不知其所由然也。岐伯曰：阳气受于上焦，以温皮肤分肉之间，今寒气在外，则上焦不通，上焦不通，则寒气独留于外，故寒栗。帝曰：阴虚生内热奈何？岐伯曰：有所劳倦，形气衰少，谷气不盛，上焦不行，下脘不通。胃气热，热气熏胸中，故内热。帝曰：阳盛生外热奈何？岐伯曰：上焦不通利，则皮肤致密，腠理闭塞，玄府不通，卫气不得泄越，故外热。帝曰：阴盛生内寒奈何？岐伯曰：厥气上逆，寒气积于胸中而不泻，不泻则温气去，寒独留，则血凝泣，凝则脉不通，其脉盛大以涩，故中寒。帝曰：阴与阳并，血气以并，病形以成，刺之奈何？岐伯曰：刺此者取之经隧，取血于营，取气于卫，用形哉，因四时多少高下。帝曰：血气以并，病形以成，阴阳相倾，补泻奈

怎样运用呢？岐伯说：泻实的方法是在邪气盛时进针，使针与气同时入内，开放邪气外泄的门户，拔针时应使针与气同时外出，这样可使精气不受损伤，邪气就会消退，针孔不能闭塞，以排泄邪气，应摇大针孔，通利邪气外出的通道，这叫做大泻，出针时以左手轻轻切按针孔，这样亢盛的邪气就被制服了。黄帝又说：补虚的方法又是怎样呢？岐伯说：拿着针时不要立即刺入，首先应安神定志，等候患者呼气时进针，呼气出而针入，针刺后不要摇动使针孔周围组织紧密与针体接触，使精气无隙外泄，当气至针下时迅速拔针，气入而针出，使针下所致的热气不能还内，扪闭其针孔，邪气就会散去，精气就可以保存了，留针候气需要一定的时间，这样可使已至之气不致散失，未至之气可以续来，这叫做补法。黄帝说：先生说虚证和实证共有十种，都是产生于五脏，但五脏只有五条经脉，而人体有十二条经脉且都能发生疾病，先生何以单独只谈五脏？人体十二经脉都联络三百六十五节，每节有病必然波及经脉，经脉所发生的疾病又都有虚有实，怎样与五脏的虚实相应合呢？岐伯说：五脏和六腑相表，经络和支节，各有虚实之病证，应根据其病变所在，随其虚实变化给予适当的调治。病在脉，可以调治其血；病在血，可以调治其络；病在气，可以调治其卫气；病在肌肉，可以调治其分肉；病在筋，可以调治其筋；病在骨，可以调治其骨。病在筋亦可用燔针劫刺其病处及筋脉挛急之处；病在骨，亦可用焠针和药物温熨病处；病不知疼痛，以针刺阳跻阴跻二脉为好；身有疼痛，而九候之脉没有变化，就用缪刺法治之；如果疼痛在左侧而右脉有病象，就用巨刺法治之。所以必定要谨慎审察患者九候脉象，然后进行刺治，这样针刺的技术才算完备。

何？岐伯曰：泻实者气盛乃内针，针与气俱内，以开其门，如利其户，针与气俱出，精气不伤，邪气乃下，外门不闭，以出其疾，摇大其道，如利其路，是谓大泻，必切而出，大气乃屈。帝曰：补虚奈何？岐伯曰：持针勿置，以定其意，候呼内针，气出针入，针空四塞，精无从去，方实而疾出针，气入针出，热不得还，闭塞其门，邪气而散，精气乃得存，动气候时，近气不失，远气乃来，是谓追之。帝曰：夫子言虚实者有十，生于五脏，五脏五脉耳。夫十二经脉皆生其病，今夫子独言五脏。夫十二经脉者，皆络三百六十五节，节有病必被其经脉，经脉之病皆有虚实，何以合之？岐伯曰：五脏者，故得六腑与为表里，经络支节，各生虚实，其病所居，随而调之。病在脉，调之血；病在血，调之络；病在气，调之卫；病在肉，调之分肉；病在筋，调之筋；病在骨，调之骨。燔针劫刺其下及与急者；病在骨，焠针药熨；病不知所痛，两跻为上；身形有痛，九候莫病，则缪刺之；病在于左而右脉病者，巨刺之。必谨察其九候，针道备矣。

缪刺论篇第六十三

缪刺，即络病而右痛取左、左痛取右的一种针刺方法。本篇主要论述缪刺法的原理、适应病证、针刺部位等内容。

黄帝问道：我听说有一种缪刺法，但不知它的意义，究竟什么叫缪刺？岐伯回答说：邪气侵袭人体时，必定先侵入皮毛，如果停留不去，就会进入孙络；如果再停留而不去，那就进入络脉；如果还停留不去，则要进入经脉，内连于五脏，分散在肠胃，如果阴经和阳经都感受邪气，则五脏就要受伤，这是邪气先从皮毛而入，最终到达五脏的顺序，像这样的情况就应当治其经穴。假如邪气侵入皮毛，到了孙络后，邪气留而不去，络脉闭塞不通，邪气不能入于经脉，就会流溢于大络，而发生异常的疾病。邪气侵入大络时，从左侧流注到右侧，从右侧流注到左侧，邪气上下左右流注，并与经脉相关联，循大络流布于四肢，邪气流窜没有固定的地方，也不流入经穴，这就需要缪刺法。黄帝说：我希望听听缪刺法左病取右、右病取左是什么道理呢？如何与巨刺法相区别呢？岐伯说：邪气侵入经脉，左侧邪气盛就影响到右侧发病，右侧邪气盛就影响到左侧发病，但是也有左右互相转移的，如左侧疼痛没好而右侧就会开始有病，这样的病，必须用巨刺

原文

黄帝问曰：余闻缪刺，未得其意，何谓缪刺？岐伯对曰：夫邪之客于形也，必先舍于皮毛，留而不去，入舍于孙脉，留而不去，入舍于络脉，留而不去，入舍于经脉，内连五脏，散于肠胃，阴阳俱感，五脏乃伤，此邪之从皮毛而入，极于五脏之次也，如此则治其经焉。今邪客于皮毛，入舍于孙络，留而不去，闭塞不通，不得入于经，流溢于大络，而生奇病也。夫邪客大络者，左注右，右注左，上下左右与经相干，而布于四末，其气无常处，不入于经俞，命曰缪刺。帝曰：愿闻缪刺，以左取右，以右取左奈何？其与巨刺何以别之？岐伯曰：邪客于经，左盛则右病，右盛则左病，亦有移易者，左痛未已而右脉先病，如此者，必巨刺之，必中其经，

法，但是运用巨刺时邪气必定要中于经脉，而不是络脉。因为络脉病，其痛与经脉病疼痛的部位不同，所以叫做缪刺。黄帝说：希望听你讲讲怎样是缪刺，该如何运用？岐伯说：邪气侵入足少阴肾经的络脉，使人突然发生心痛腹胀、胸胁部胀满，如果患者没有积聚，可刺然谷穴出血，大约一顿饭的时间病就好了；如果不好，就左病刺右、右病刺左，如果是新发的病，五天就可以痊愈。邪气侵入手少阳的络脉，使人喉痹舌卷、口干心烦、手臂外侧疼痛且不能上举到头部，应当刺手小指次指爪甲上，距离爪甲约韭菜叶宽处的关冲穴，左右各刺一次，身体强壮的人立刻就好，老年人稍等片刻就会好，病在左刺右边，病在右刺左边，新得的病几天就可以好。邪气侵入足厥阴经的络脉，使人突然疝气疼痛，应刺足大趾爪甲上和肉相接处的大敦穴，左右各一次，采取左病取右、右病取左的方法，男子可以立即痊愈，女子稍过片刻就会好。邪气侵入足太阳经的络脉，使人头项肩部疼痛，应刺足小趾爪甲上和肉相交处的至阴穴各一次，立刻就好；如果不好，改刺外踝下的金门穴各三次，左病刺右，右病刺左，约一顿饭的时间病就可以好了。邪气侵入手阳明经的络脉，使人胸中气满、喘息而两胁支满、胸中发热，应刺手大指次指爪甲上，距离爪甲如韭菜叶宽处的商阳穴，左右各一次，左病取右，右病取左，约一顿饭的时间就可痊愈了。邪气侵入于掌臂之间，使人关节屈伸不利，应刺其腕踝关节后，先用手指按住压痛之处，然后进针，根据月亮的圆缺来决定用针的次数，月亮向圆的初一是一针，初二是两针，逐日增加一针至初十五时增至十五针为止，下半月月亮向缺应逐日渐少一针故初十六时刺十四针。

非络脉也。故络病者，其痛与经脉缪处，故命曰缪刺。帝曰：愿闻缪刺奈何？取之何如？岐伯曰：邪客于足少阴之络，令人卒心痛暴胀，胸胁支满，无积者，刺然骨之前出血，如食顷而已，不已，左取右，右取左，病新发者，取五日已。邪客于手少阳之络，令人喉痹舌卷，口干心烦，臂外廉痛，手不及头，刺手小指次指爪甲上去端如韭叶各一痏，壮者立已，老者有顷已，左取右，右取左，此新病，数日已。邪客于足厥阴之络，令人卒疝暴痛，刺足大指爪甲上，与肉交者各一痏，男子立已，女子有顷已，左取右，右取左。邪客于足太阳之络，令人头项肩痛，刺足小指爪甲上与肉交者各一痏，立已；不已，刺外踝下三痏，左取右，右取左，如食顷已。邪客于手阳明之络，令人气满胸中，喘息而支胠，胸中热，刺手大指次指爪甲上去端如韭叶各一痏，左取右，右取左，如食顷已。邪客于臂掌之间，不可得屈，刺其踝后，先以指按之痛，乃刺之，以月死生为数，月生一日一痏，二日二痏，十五日十五痏，十六日十四痏。邪客于足阳跻之

邪气侵入足阳明经、跻脉，使人从目内眦开始发生目痛，应当刺足外踝下面约半寸处的申脉穴各二次，用左病取右、右病取左的方法，约当有走十里路的时间就可以好了。人由于堕坠跌伤，瘀血停留体内，使人腹中胀满，大小便不通，这时应先服逐瘀通便的药物，这是由于堕坠上面伤了厥阴经脉，下面伤了少阴络脉，应当刺足内踝下面，然骨之前的血脉出血，并刺足背动脉处的冲阳穴，如果不效，再刺足大趾毫毛上面的大敦穴，左右各一次，见血之后病即痊愈，用左病刺右、右病刺左的方法。若出现善悲善惊、郁郁不乐，也是和上述的刺法一样。邪气侵入手阳明经的络脉，使人耳聋，常常失去听觉，应刺手大指次指爪甲上面，距离爪甲上如韭菜叶宽处的商阳穴，左右各一次，马上可恢复听觉；如不见效，再刺中指爪甲上与肉交界处的中冲穴，可立即听到声音；如果完全失去听觉，则不可用针刺治疗。若耳鸣如风声的，也可采取与上述刺法的同等次数，用左病刺右、右病刺左的方法。凡是痹证疼痛往来游走无固定部位的，就针刺疼痛部位的分肉间，以月亏月盈的日期为次数标准，也要考虑邪气的盛衰，若超过了应刺的日数就使正气耗散，如果达不到应刺的日数病气就不能泻除，用左病刺右、右病刺左的方法，病好了就停止；若病仍不愈，仍采用上面的刺法，月亮开始向圆的初一刺一针，初二日刺两针，以后逐日增一针，到十五日达十五针，十六日刺十四针，以后逐日减少一针。邪气侵入足阳明胃经的络脉，使人发生流涕、流鼻血和上齿寒冷，应刺足大趾次趾爪甲上，就是爪甲与肉交界处的厉兑穴，左右各一次，左病刺右，右病刺左。邪气侵入足少阳经的络脉，使人胁痛、呼吸不畅快、咳嗽汗出，应当刺足小趾次趾爪甲上，趾甲和肌肉分界处的足窍阴穴各一

脉，令人目痛从内眦始，刺外踝之下半寸所各二痏，左刺右，右刺左，如行十里顷而已。人有所堕坠，恶血留内，腹中满胀，不得前后，先饮利药。此上伤厥阴之脉，下伤少阴之络，刺足内踝之下、然骨之前血脉出血，刺足跗上动脉，不已，刺三毛上各一痏，见血立已，左刺右，右刺左。善悲惊不乐，刺如右方。邪客于手阳明之络，令人耳聋，时不闻音，刺手大指次指爪甲上去端如韭叶各一痏，立闻；不已，刺中指爪甲上与肉交者，立闻，其不时闻者，不可刺也。耳中生风者，亦刺之如此数。左刺右，右刺左。凡痹往来行无常处者，在分肉间痛而刺之，以月生死为数；用针者，随其盛衰，以为痏数，针过其日数则脱气，不及日数则气不泻。左刺右，右刺左，病已止；不已，复刺之如法。月生一日一痏，二日二痏，渐多之；十五日十五痏，十六日十四痏，渐少之。邪客于足阳明之经，令人鼽衄上齿寒，刺足中指次指爪甲上与肉交者各一痏，左刺右，右刺左。邪客于足少阳之络，令人胁痛不得息，咳而汗出，刺足小指次指爪甲上，与肉交者各一痏，不

次，呼吸不畅快的症状立即就好了，汗出也会立刻停止，有咳嗽的要注意衣服、饮食的温暖，一天就可以痊愈，左病刺右，右病刺左，病可立愈；如果不愈，可再按上法进行针刺。邪气侵入足少阴经的络脉，使人咽痛、不能进食、无故发怒、气上逆至胸膈等症状，应当刺足心的涌泉穴各刺三次，共六针，左病刺右，右病刺左，立刻就可见效。咽喉肿痛，不能下咽，口有涎沫也不能吐出，应用缪刺法刺然骨前面的然骨穴，咽痛可立即痊愈，用左病右刺、右病左刺的方法。邪气侵入足太阴经的络脉，使人腰痛牵引到少腹部和季胁之下，并且使人不能挺胸呼吸，应当刺腰尻部的骨缝中，脊两旁肌肉上的下髎穴，应根据月的盈亏日数决定针刺的次数，出针后病可立即痊愈，用左病刺右、右病刺左的方法。邪气侵入足太阳经的络脉，使人背部拘急牵引胸胁部疼痛，应当沿着项后脊骨的两旁，突然按到患者感到疼痛的地方，针刺脊骨旁三针，会立即见效。邪气侵入足少阳经的络脉，会使环跳穴部位长期疼痛，大腿不能抬起，这应当用极细的毫针针刺环跳穴，如寒气太重留针时间要长些，应以月的盈亏日数决定针刺的次数，立刻就会见效。治疗各经的疾病用针刺的方法，如果经脉未生病，而病在络脉就应当用缪刺法。耳聋，可刺手阳明经的商阳穴；如不效，就要改刺手阳明经脉走向耳前的听宫穴。龋齿病，刺手阳明经的商阳穴；如不效，就再刺通向齿中的经脉，可立即收效。邪气侵入到五脏之间，使其发生病变，经脉络脉牵引而痛的，时痛时止，应视病脉所在部位，在手足上的爪甲上进行缪刺，并择其有瘀血的络脉，刺之出血，隔日针刺一次；一次不见好，连刺五次就能痊愈。手阳明经有病而邪气牵引上齿，发生唇齿寒痛的症状，应察其

得息立已，汗出立止，咳者温衣饮食，一日已。左刺右，右刺左，病立已；不已，复刺如法。邪客于足少阴之络，令人嗌痛不可内食，无故善怒，气上走贲上，刺足下中央之脉各三痏，凡六刺，立已，左刺右，右刺左。嗌中肿，不能内唾，时不能出唾者，缪刺然骨之前，出血立已，左刺右，右刺左。邪客于足太阴之络，令人腰痛，引少腹控眇，不可以仰息，刺腰尻之解、两胂之上，以月死生为痏数，发针立已，左刺右，右刺左。邪客于足太阳之络，令人拘挛背急，引胁而痛，内引心而痛，刺之从项始数脊椎侠脊，疾按之应手如痛，刺之傍三痏，立已。邪客于足少阳之络，令人留于枢中痛，髀不可举，刺枢中以毫针，寒则久留针，以月死生为数，立已。治诸经刺之，所过者不病，则缪刺之。耳聋，刺手阳明，不已，刺其通脉出耳前者。齿龋，刺手阳明，不已，刺其脉入齿中，立已。邪客于五脏之间，其病也，脉引而痛，时来时止，视其病，缪刺之于手足爪甲上，视其脉，出其血，间日一刺，一刺不已，五刺已。缪传引上齿，齿唇

手背上的络脉有瘀血的地方刺其出血，然后刺足阳明经的中指爪甲上的内庭穴和手大指次指爪甲上的商阳穴，各刺一次，病可立即痊愈，左病取右，右病取左。邪气侵入到手少阴、足少阴、足太阴、足阳明的络脉，这五经的络脉都相会于耳中，并上绕左耳上面的额角，假使五种络脉的脉气全部衰竭，就会使人全身的经脉皆动，但形体却失去知觉，像死尸一样，这种现象也称为尸厥，应当刺足大趾内侧爪甲上距离爪甲角如韭菜叶处的隐白穴，然后刺足心的涌泉穴，再刺足中趾爪甲上厉兑穴各一针，而后再刺手大指内侧距爪甲角如韭菜叶宽处的少商穴，再刺手心主之中冲穴，以及掌后锐骨端少阴的神门穴各一针，病可立即痊愈。如不愈，再用竹管吹患者的两耳，把患者左边头角上剃下一寸见方的头发用火烧研末，用好酒一杯冲服，如患者因失去知觉而不能饮服，就把酒灌入患者的口中，立即可以挽救过来。

相关知识链接／

本篇中所选取的缪刺之处为四肢末端的井穴，也有人认为是四肢末端或靠近末端的腧穴包括井穴，却不单单是井穴，但是关于缪刺之于痛证、面瘫等疾病肯定的临床疗效多次被证实。缪刺和巨刺都是通过交叉针刺，调整人体气血的偏盛偏衰，恢复人体原有的平衡状态，即“以平为期”。巨刺是相对缪刺而言的，都是通过“左刺右，右刺左”的交叉针刺方法来治疗疾病。临床可以酌情借鉴。

大凡针刺之法，首先应观察患者的经脉，循经切按，详细辨明其属虚属实而给以适当的调治，经脉不调的就用巨刺法刺其经穴，身体疼痛而病不在经的就用缪刺法治疗，并且要看皮部有无瘀血。若络有瘀血则尽刺之以出其血。这就是缪刺的大法。

寒痛，视其手背脉血者去之，足阳明中指爪甲一痏，手大指次指爪甲上各一痏，立已，左取右，右取左。邪客于手足少阴、太阴、足阳明之络，此五络皆会于耳中，上络左角，五络俱竭，令人身脉皆动，而形无知也，其状若尸，或曰尸厥，刺其足大指内侧爪甲上去端如韭叶，后刺足心，后刺足中指爪甲上各一痏，后刺手大指内侧去端如韭叶，后刺手少阴锐骨之端各一痏，立已；不已，以竹管吹其两耳，剃其左角之发方一寸燔治，饮以美酒一杯，不能饮者灌之，立已。

凡刺之数，先视其经脉，切而从之，审其虚实而调之。不调者经刺之，有痛而经不病者缪刺之，因视其皮部有血络者尽取之。此缪刺之数也。

四时刺逆从论篇第六十四

四时，春夏秋冬季节变化；刺，针刺。本章主要介绍了经脉之气与四时变化之间的关系，指出人的经气顺应四时而表现各不同，强调了针刺应当顺应四时经气的变化及早进行调治，逆之则危机重重。

厥阴之气太过会发为阴痹，而不足则会发为热痹；如见滑脉就会发生狐疝风，如见涩脉就会发生少腹中有积气。少阴之气太过会出现皮痹和隐疹，而不足则会发生肺痹；如见滑脉就会患肺风疝，如见涩脉则会患积聚和尿血。太阴之气太过就会出现肉痹和寒中，而不足则会发生脾痹；如见滑脉就会患脾风疝，如见涩脉则会患积聚使人心腹时时胀满。阳明之气太过可发生脉痹、身体常发热，而不足则会出现心痹；如见滑脉就要患心风疝，如见涩脉则会患积聚和时常惊恐。太阳之气太过会发生骨痹和身体沉重，而不足则会出现肾痹；如见滑脉就要患肾风疝，如见涩脉则主积聚及经常发生头部疾患。少阳之气有余会发生筋痹胁部胀满，而不足则会发生肝痹；如见滑脉则患肝风疝，如见涩脉则主积聚及筋脉拘急和目痛。这是因为春天风木之气在经脉，夏天君火之气在孙络，长夏湿土之气在肌肉，秋天燥金之气在皮肤，冬天寒水之气在骨髓中的缘故。黄帝说：我希望听听这其中的道理。岐伯说：春天，天之阳气开始升发，地之阴气开始发泄，冰释

原文

厥阴有余病阴痹，不足病生热痹，滑则病狐疝风，涩则病少腹积气。少阴有余病皮痹隐疹，不足病肺痹，滑则病肺风疝，涩则病积溲血。太阴有余病肉痹寒中，不足病脾痹，滑则病脾风疝，涩则病积心腹时满。阳明有余病脉痹身时热，不足病心痹，滑则病心风疝，涩则病积时善惊。太阳有余病骨痹身重，不足病肾痹，滑则病肾风疝，涩则病积时善巅疾。少阳有余病筋痹胁满，不足病肝痹，滑则病肝风疝，涩则病积时筋急目痛。是故春气在经脉，夏气在孙络，长夏气在肌肉，秋气在皮肤，冬气在骨髓中。帝曰：余愿闻其故。岐伯曰：春者，天气始开，地气始泄，冻解冰释，水

冻解，水流江河通畅，与此相应人身之气亦在经脉。夏天，经脉中的血气充足则流入孙络，皮肤得以滋养而充实。长夏，经脉与络脉中的气血都很旺盛，内溢充润于肌肉之中。秋天，天气开始收敛，人的腠理闭塞，皮肤亦开始收缩紧密。冬季，主闭藏，人的气血收藏在内，内着于骨髓，通于五脏。所以邪气常常随着四时气血的不同变化而侵入人体，至于它们的具体变化则是不可预测的，必须根据四时经气的变化进行治疗，以祛除邪气，若邪气被除，逆乱之气就不会产生了。黄帝说：如果违反了四时之气的变化规律而产生气血逆乱的情况是怎样的呢？岐伯说：如春季误刺络脉，气血就会向外散溢，使人发生气短；误刺肌肉，则气血循环发生逆乱，使人气上逆；误刺筋骨，气血留着于内，使人发生腹胀。夏季误刺经脉，血气就会衰竭，使人发生倦惰；误刺肌肉，则血气内虚，使人容易惊恐；误刺筋骨，血气逆行而上，使人容易发怒。秋季误刺经脉，则气血上逆，令人善忘；误刺络脉，气就会虚损而不能卫外，使人嗜卧不想活动；误刺筋骨，就会使气血散乱于内，使人恶寒战栗。冬季误刺经脉，则气血虚脱，使人目视不明；误刺络脉，体内之气向外发泄，使人发为大痹；误刺肌肉，则阳气竭绝，使人健忘。凡是逆于四时之气的针刺，都可使气血逆乱而产生大病，所以应遵循四时之气的变化规律进行针刺，反之，则使人气血紊乱为病。因此，如果不懂得四时经气的所在及疾病发生的情况，针刺时以顺为逆，就会使正气内乱，邪气与精气相迫而生大病。因此，在针刺治疗时必须详审三部九候之脉，从而做出正确的诊断，方可使正气不乱、精气不致逆转。黄帝说：讲得好。如果针刺五脏，刺中心脏一天就要死亡，其变动的症状是噫气。刺中肝脏五天就要死亡，其变动症状

行经通，故人气在脉。夏者，经满气溢，入孙络受血，皮肤充实。长夏者，经络皆盛，内溢肌中。秋者，天气始收，腠理闭塞，皮肤引急。冬者盖藏，血气在中，内著骨髓，通于五脏。是故邪气者，常随四时之气血而入客也，至其变化不可为度，然必从其经气，辟除其邪，除其邪则乱气不生。帝曰：逆四时而生乱气奈何？岐伯曰：春刺络脉，血气外溢，令人少气；春刺肌肉，血气环逆，令人上气；春刺筋骨，血气内著，令人腹胀。夏刺经脉，血气乃竭，令人解㑊；夏刺肌肉，血气内却，令人善恐；夏刺筋骨，血气上逆，令人善怒。秋刺经脉，血气上逆，令人善忘；秋刺络脉，气不外行，令人卧不欲动；秋刺筋骨，血气内散，令人寒栗。冬刺经脉，血气皆脱，令人目不明；冬刺络脉，内气外泄，留为大痹；冬刺肌肉，阳气竭绝，令人善忘。凡此四时刺者，大逆之病，不可不从也，反之则生乱气相淫病焉。故刺不知四时之经，病之所生，以从为逆，正气内乱，与精相薄，必审九候，正气不乱，精气不转。帝曰：善。刺五脏，中心一日死，其动为噫。中

为多语。刺中肺脏三天就要死亡，其变动症状为咳嗽。刺中肾脏六天就要死亡，其变动症状为打喷嚏和呵欠。刺中脾脏十天就要死亡，其变动症状为有吞物之状。针刺时若误伤五脏必然导致死亡，刺后根据五脏变动发生的证候各有不同，因此根据变动的情况可以预测其死亡的日期。

肝五日死，其动为语。中肺三日死，其动为咳。中肾六日死，其动为嚏欠。中脾十日死，其动为吞。刺伤人五脏必死，其动则依其脏之所变候知其死也。

标本病传论篇第六十五

标本，指标病和本病。本篇主要论述了治病时需要辨别标病和本病，辨明其阴阳属性及前后关系，然后决定治疗的前后顺序，恰当地运用逆治和从治，灵活处理标本关系，这样才能取得较好的效果。篇中列举了几种常见的标本传变关系，故称“标本病传论”。

黄帝问道：病有标病本病的分别，刺法有逆刺从刺的不同，这是什么原因呢？岐伯回答说：大凡针刺治疗的原则，必须辨明疾病阴阳属性，联系其前后关系，然后确定施行逆治还是施行从治，标本先后就可以随机应变。所以说，有的标病而治标，有的本病而治本，有的本病而治标，有的标病而治本。因此，在治疗上有治标而奏效的，有治本而奏效的，有反治而奏效的，有正治而奏效的。所以知道了逆治与从治的法则，就可以掌握正确的治疗方法而无所疑虑，懂得了治标治本的法则，就能屡治屡愈，如果不知标本先后，就是妄行乱施盲目治疗。关于阴阳、逆从、标本的道理，看起来比较简单，而实际应用却很广泛，掌握了其中的道理就可以知道许多疾病的危害，即由少而知多、由浅而到深、言一而知百。从浅便能知深，察近便能知远，说起标与本的道理是比较容易的，但真正掌握却并非易事。相反而治的为逆治，相顺而治的为从治。先患某病而后气血逆乱

原文

黄帝问曰：病有标本，刺有逆从奈何？岐伯对曰：凡刺之方，必别阴阳，前后相应，逆从得施，标本相移，故曰有其在标而求之于标，有其在本而求之于本，有其在本而求之于标，有其在标而求之于本，故治有取标而得者，有取本而得者，有逆取而得者，有从取而得者。故知逆与从，正行无问，知标本者，万举万当，不知标本，是谓妄行。夫阴阳逆从标本之为道也，小而大，言一而知百病之害。少而多，浅而博，可以言一而知百也。以浅而知深，察近而知远，言标与本，易而勿及。治反为逆，治得为从。先病而

的要治其本病，若先因气血逆乱而后患病的也应先治其本；先因寒邪致病而后发生其他疾病的应当先治其本，先患寒病而后生寒变的应当先治其本病；先患热病而后发生其他疾病的应当治其本病，先患热病而后发生中满的应当先治其中满的标病，先患某病而后发生泄泻的当先治其本病，先患泄泻而后又发生其他病的当先治疗泄泻，一定得先把泄泻调治好，才可治疗其他病证，先患病而后发生中满的应当先治标病中满，先患中满而后又有心烦不舒的则应当先治其中满本病。人有由新感外邪生病的，也有因体内原来之邪生病的。凡是出现大小便不利的均当先治大小便不利之标病，大小便通利的则先治其本病。如果发生邪气有余的实证，则邪气为本而其他病证为标，当先治疗其本病之邪然后再调治其他证候。如果发生正气不足的虚证，当先治其正气不足的标，然后再治其他病邪之本。要谨慎地观察病情的轻重浅深，细心地辨别标本先后，然后进行适当的调治，病轻的可以标本兼治，病重的则必须单独治本或治标。关于疾病的传变，心病是先发心痛，大约一日病传于肺而发生咳嗽，大约三日病传于肝而胁肋痛，大约五日病传于脾而痞闷闭塞不通、身体沉重疼痛，如果再过三天时间仍不好，就会死亡。冬天是死于半夜的时候，夏天是死于中午的时候。肺病先表现为咳喘，大约三天病传于肝就会使胁肋部胀满疼痛，大约一天病传于脾而身体沉重疼痛，大约五日病传于胃而出现胀满，如再过十日不好，就会死亡。冬天死于日落的时候，夏天死于日出的时候。肝病先是表现为头目眩晕、胁肋胀满，大约三天病传于脾而产生身体沉重疼痛，大约五日病传于胃而出现胀满，大约再三日后病传于肾就产生腰脊少腹疼痛腿胫发酸，如果再过三天不好，就会死亡。冬天是死于日落的时候，

后逆者治其本，先逆而后病者治其本，先寒而后生病者治其本，先病而后生寒者治其本，先热而后生病者治其本，先热而后生中满者治其标，先病而后泄者治其本，先泄而后生他病者治其本，必且调之，乃治其他病。先病而后生中满者治其标，先中满而后烦心者治其本。人有客气，有固气。小大不利治其标，小大利治其本。病发而有余，本而标之，先治其本，后治其标。病发而不足，标而本之，先治其标，后治其本。谨察间甚，以意调之，间者并行，甚者独行。先小大不利而后生病者治其本。夫病传者，心病先心痛，一日而咳，三日胁支痛，五日闭塞不通，身痛体重，三日不已死，冬夜半，夏日中。肺病喘咳，三日而胁支满痛，一日身重体痛，五日而胀，十日不已死，冬日入，夏日出。肝病头目眩，胁支满，三日体重身痛，五日而胀，三日腰脊少腹痛，胫酸，三日不已死，冬日入，夏早食。脾病身痛体重，一日而胀，二日少腹腰脊痛，胫酸，三日背胎筋痛，小便闭，十日不已死，冬人定，夏晏食。肾病少腹腰脊痛，骬酸，三日背胎筋痛，小便

夏天死于吃早饭的时候。脾病先是身体疼痛沉重，大约一天病传于胃而发生胀闷，大约两天病传于肾而发生少腹腰脊疼痛、腿胫发酸，大约三天病传于膀胱而产生背脊筋痛小便不通，如果再过十天不好就会死亡。冬天死于申时后，夏天死于寅时后。肾病先是少腹腰脊疼痛、胫部发酸，大约三日病传入膀胱发生脊背筋骨疼痛、小便不通，大约再过三日病传入胃产生腹胀，大约又三日病传于肝而出现两胁胀满疼痛，如果再过三天不好，就会死亡。冬天死于天亮的时候，夏天死于黄昏的时候。胃病先是腰部胀满，大约五日病传于肾而产生少腹腰脊疼痛、胫部发酸，大约三天病传于膀胱而产生背部腰脊疼痛、小便不通，大约又五日病传于脾而身体沉重，如果再过六天不好，就会死亡。冬天死于半夜以后，夏天死于午后。膀胱病先表现为小便不通，大约五天病传于肾而产生少腹胀满腰脊痛、胫部发酸，大约一日后病传于胃而生腹胀，大约又一日后病传于脾而身体疼痛，大约再过二日不愈，就会死亡。冬天是死在鸡叫的时候，夏天死在下午。各种病证按照一定的规律依次相传，按上述次序相传的，都有一定的死期，不可用刺法。如果是间脏相传或隔三四脏相传的，方可进行针刺治疗。

相关知识链接/

小大不利治其标，小大利治其本 这句话体现了二便的通利在治病的过程中的重要性。小大不利指大小便不通畅，这间接反映了人体下焦气机不畅，升降气机失常。即使大小便不畅因其他疾病引起，治疗的时候也要先通利大小便，此为标病，先治标，若不然，即使运用治本的药物，因气机壅塞，气血不能较好地循行全身，也达不到治疗的效果。因此，在治病过程中，若出现大小便不利的情况，要急则治标，先治疗大小便，然后固本。

闭，三日腹胀，三日两胁支痛，三日不已死，冬大晨，夏晏晡。胃病胀满，五日少腹腰脊痛，䯒酸，三日背䏚筋痛，小便闭，五日身体重，六日不已死，冬夜半后，夏日昳。膀胱病小便闭，五日少腹胀，腰脊痛，䯒酸，一日腹胀，一日身体痛，二日不已死，冬鸡鸣，夏下晡。诸病以次相传，如是者，皆有死期，不可刺。间一脏止，及至三四脏者，乃可刺也。

天元纪大论篇第六十六

本篇主要提出了五运六气的基本概念，指出天地阴阳形气相互感应，化生万物，五运六气配合，天地上下之气感应变化出六十年运气的盛衰，为后面进一步详细论述运气学说做铺垫。

黄帝问道：天有五行，主五方之位，从而产生寒暑燥湿风的气候变化，人有五脏化生五气，因而产生喜怒思忧恐等情志的变化。经论所谓五运之气递相承袭而各有它的主治季节，到了一年终结的时候，又重新开始循环，这些道理我已经知道了。希望再听你讲讲五运与三阴三阳是怎样结合的？鬼臾区恭敬行礼回答说：你问的这个问题很高明啊。五运阴阳，是自然界变化的一般规律，是一切事物的纲领，是事物千变万化的起源，是生长与毁灭的根本，是神明的所在，不可以不了解它！万物的开始发生叫做化，生长发展到极点叫做变，阴阳变化不可探测叫做神，神的作用变化无穷叫做圣。神明变化的作用，在宇宙空间表现为深远无穷，在人则表现为识达事物的自然规律，在地表现为万物的化生。万物的化生而产生五味，认识了自然规律而产生智慧，从而在宇宙空间产生无穷无尽的变化。神明变化在天为风，在地为木，在天为热，在地为火，在天为湿，在地为土，在天为燥，在地为金，在天为寒，在地为水。所以在天为无形的气，在地为

原文

黄帝问曰：天有五行御五位，以生寒暑燥湿风；人有五脏化五气，以生喜怒思忧恐。论言五运相袭而皆治之，终期之日，周而复始，余已知之矣，愿闻其与三阴三阳之候奈何合之？鬼臾区稽首再拜对曰：昭乎哉问也！夫五运阴阳者，天地之道也，万物之纲纪，变化之父母，生杀之本始，神明之府也，可不通乎！故物生谓之化，物极谓之变，阴阳不测谓之神，神用无方谓之圣。夫变化之为用也，在天为玄，在人为道，在地为化，化生五味，道生智，玄生神。神在天为风，在地为木，在天为热，在地为火，在天为湿，在地为土，在天为燥，在地为金，在天为寒，在地为水。故

有形的五行，形气相互感应就能变化和产生万物。天覆于上，地载于物，所以天地是万物的上下；左与右，是阴阳的升降道路；水与火，是阴阳的象征；万物发于春属木，成实于秋属金，所以金与木，是生成的终始。气有多少的不同，形有盛衰的区别，形气相互影响，于是有余和不足的现象就都显露出来了。黄帝说：我想听你讲一下五运分主四时是怎样的？鬼臾区回答说：五气运行，每气各主一年，并不单独只主于四时。黄帝说：请你讲清其中的道理。鬼臾区说：我考查了《太始天元册》上说：广阔无垠的天空，是万物化生的基础，是万物滋生的开始，使五运循行于天道，可以布施真灵之气，总统天地万物的本元，使九星悬照天空，使七曜有规律地环绕旋转，于是就有了阴阳的不断变化、刚柔的不同性质、幽暗和光明交替出现、寒冷暑热按一定的季节往来，这样生化不息，万物的不同形象就都表现出来了。我家十世相传，就是以上所讲的这些道理。

黄帝说：讲得好。什么叫做气有多少、形有盛衰呢？鬼臾区说：阴气和阳气各有多少的不同，因此说有三阴三阳的区别。形有盛衰，是说五行主岁运，各有太过与不及。所以在开始的时候为太过，那下一年便是不及；开始是不及的，下一年便是太过，懂得了有余与不足的道理，便可以推知运气的盛衰。凡运气与司天之气相应而符合的叫做天符，与该岁的年支相符的叫做岁直，若运气与天气年支均相符合就为治了。黄帝说：天地阴阳相互感应是怎么回事呢？鬼臾区说：寒暑燥湿风火，是天的阴阳，三阴三阳与其相应。木火土金水，是地的阴阳，与生长化收藏相应。天是阳生阴长的，地是阳杀阴藏的。天有阴阳，地也有阴阳。因

在天为气，在地成形，形气相感而化生万物矣。然天地者，万物之上下也；左右者，阴阳之道路也；水火者，阴阳之征兆也；金木者，生成之终始也。气有多少，形有盛衰，上下相召，而损益彰矣。帝曰：愿闻五运之主时也何如？鬼臾区曰：五气运行，各终期日，非独主时也。帝曰：请闻其所谓也。鬼臾区曰：臣积考《太始天元册》文曰：太虚寥廓，肇基化元，万物资始，五运终天，布气真灵，总统坤元，九星悬朗，七曜周旋，曰阴曰阳，曰柔曰刚，幽显既位，寒暑弛张，生生化化，品物咸章。臣斯十世，此之谓也。

帝曰：善。何谓气有多少，形有盛衰？鬼臾区曰：阴阳之气各有多少，故曰三阴三阳也。形有盛衰，谓五行之治，各有太过不及也。故其始也，有余而往，不足随之，不足而往，有余从之，知迎知随，气可与期。应天为天符，承岁为岁直，三合为治。帝曰：上下相召奈何？鬼臾区曰：寒暑燥湿风火，天之阴阳也，三阴三阳上奉之。木火土金水火，地之阴阳也，生长化收藏下应之。天以阳生阴长，地以阳杀阴藏。天有阴阳，地亦有阴

此，阳中有阴，阴中有阳。所以天地阴阳的变化是这样的，与六气相应的五运，是运动不息的，所以五年就右迁一次；与五运相应的六气，是较为静止的，所以六年才循环一周。动静相互感应，天气与地气相互影响，阴阳相互交错，于是变化就产生了。黄帝说：天地周旋循环的变化有没有定数呢？鬼臾区说：天以六气为节，地以五行为制。六气司天，需要六年方能循环一周；五运制地，需要五年方能循环一周。君火有名而不主运，相火代君火的位而主运。五运和六气相合总计三十年中有七百二十个节气，称为一纪，共三十年；一千四百四十节气，共六十年，称为一周，气和运的不及与太过，都可以显现出来了。黄帝说：你以上所讲的，上则说完了天气，下则讲尽了地纪，可以说是很详尽了！我要把听到的都留存下来，上以治疗百姓的疾苦，下以保养自己的身体，并使百姓们都明白这些道理，和睦相爱，德泽广泛流行，使子孙后世无所忧虑，世代相传，永无止境，能不能再听你讲一讲呢？鬼臾区说：气运相合的规律，可以说是非常微妙的，其未来是可以预知的，其以往也是可以寻求的，遵从这些规律则能昌盛，违背这些规律则要衰亡，违背了这些规律而一意孤行，必然会遭到灾祸，所以必须谨慎地遵守运气的自然规律，请允许我讲讲它的真正要旨吧。黄帝说：善于讲起源的，必然会领悟到结果；善于讲浅近的，也必然知道其深远，这样五运六气相合的道理才算达到深刻而不会被迷惑，这就是所谓明了的意思。请先生把这些道理再进一步加以推演，使它更有条理，简要而有内涵，使其能久传不衰，容易掌握而不会忘记，提纲挈领，至理而扼要，我想听听它的全部道理。鬼臾区说：你

阳。故阳中有阴，阴中有阳。所以欲知天地之阴阳者，应天之气，动而不息，故五岁而右迁；应地之气，静而守位，故六期而环会。动静相召，上下相临，阴阳相错，而变由生也。帝曰：上下周纪，其有数乎？鬼臾区曰：天以六为节，地以五为制。周天气者，六期为一备；终地纪者，五岁为一周。君火以名，相火以位。五六相合，而七百二十气为一纪，凡三十岁；千四百四十气，凡六十岁，而为一周，不及太过，斯皆见矣。帝曰：夫子之言，上终天气，下毕地纪，可谓悉矣。余愿闻而藏之，上以治民，下以治身，使百姓昭著，上下和亲，德泽下流，子孙无忧，传之后世，无有终时，可得闻乎？鬼臾区曰：至数之机，迫迮以微，其来可见，其往可追，敬之者昌，慢之者亡，无道行私，必得天殃，谨奉天道，请言真要。帝曰：善言始者，必会于终，善言近者，必知其远，是则至数极而道不惑，所谓明矣。愿夫子推而次之，令有条理，简而不匮，久而不绝，易用难忘，为之纲纪，至数之要，愿尽闻之。鬼臾区曰：昭乎哉问！明乎哉道！如鼓之应桴，响之

问的是相当高明啊！而运气的道理又是那么清楚！就像鼓槌敲在鼓上一样，发出的声音得到了回响。我曾听说：甲年己年，都由土运治理；乙年庚年，都由金运治理；丙年辛年，都由水运治理；丁年壬年，都由木运治理；戊年癸年，都由火运治理。黄帝说：五运六气与三阴三阳，它们是怎样相结合的呢？鬼臾区说：子午年是少阴司天，丑未年是太阴司天，寅申年是少阳司天，卯酉年是阳明司天，辰戌年是太阳司天，巳亥年是厥阴司天。年支阴阳的顺序是以子年为开始，亥年为终点。厥阴司天，风气主令；少阴司天，热气主令；太阴司天，湿气主令；少阳司天，相火主令；阳明司天，燥气主令；太阳司天，寒气主令。因为风热湿火燥寒是三阴三阳的本气，所以称之为六元。黄帝说：你论述的道理清晰而伟大！你谈得很详细！我将把它刻在玉版上，藏在金匮里，题上书名叫做《天元纪》。

相关知识链接/ ▼

五运六气 五运指木、火、土、金、水五行的运转；六气指风、寒、暑、湿、燥、火六种气候的变化。暑和火的属性类似，故五行临御五方，合应五时，就产生了寒、暑、燥、湿、风五时气候更迭的主气，反映出一年中气候寒、热、温、凉的变化。运气学说认为自然界有五运六气的变化，人体相应的也有五行和运气的变化，并且认为两者相通，自然界运气变化可影响人体脏腑气血的运行。并根据此进行疾病规律的预测，采取相应的预防措施，确定治疗法则等。

应声也。臣闻之，甲己之岁，土运统之；乙庚之岁，金运统之；丙辛之岁，水运统之；丁壬之负，木运统之；戊癸之岁，火运统之。帝曰：其于三阴三阳，合之奈何？鬼臾区曰：子午之岁，上见少阴；丑未之岁，上见太阴；寅申之岁，上见少阳；卯酉之岁，上见阳明；辰戌之岁，上见太阳；巳亥之岁，上见厥阴。少阴所谓标也，厥阴所谓终也。厥阴之上，风气主之；少阴之上，热气主之；太阴之上，湿气主之；少阳之上，相火主也；阳明之上，燥气主之；太阳之上，寒气主之。所谓本也，是谓六元。帝曰：光乎哉道！明乎哉论！请著之玉版，藏之金匮，署曰《天元纪》。

五运行大论篇第六十七

五，指五行；运行，指运动变化。本篇从五运六气的物质基础及运动变化规律出发，论述了运气与万物生长变化方面的关系，故名为“五运行大论”。

黄帝坐在明堂里，校正天文，观察八方地理，研究五行运气变化的道理，请教岐伯：从前的医论中说天地的动静，以自然界变化莫测的物象为纲纪，阴阳的升降，由寒暑显出其征兆。我曾听你讲过五运的规律，但你所讲的仅是五运之气各主一岁，从甲年开始定运，我也曾与鬼臾区讨论过这个问题。鬼臾区说：土运主甲己年，金运主乙庚年，水运主丙辛年，木运主丁壬年，火运主戊癸年。子午年是少阴司天，丑未年是太阴司天，寅申年是少阳司天，卯酉年是阳明司天，辰戌年是太阳司天，巳亥年是厥阴司天。这与你所讲的阴阳之例不相符合，是什么缘故呢？岐伯说：这个道理是很明显的，因为五运六气是天地的阴阳。阴阳之数是可以数的，人体中的阴阳，它与天地的阴阳相合，并可用类推的方法求得。关于阴阳的变化，可以从十推至百，由千而及万。所以天地间的阴阳，是不能够以数字来推算的，而只能从自然物象的变化中推求。黄帝说：我想听你讲讲运气

原文

黄帝坐明堂，始正天纲，临观八极，考建五常，请天师而问之曰：论言天地之动静，神明为之纪，阴阳之升降，寒暑彰其兆。余闻五运之数于夫子，夫子之所言，正五气之各主岁尔，首甲定运，余因论之。鬼臾区曰：土主甲己，金主乙庚，水主丙辛，木主丁壬，火主戊癸。子午之上，少阴主之；丑未之上，太阴主之；寅申之上，少阳主之；卯酉之上，阳明主之；辰戌之上，太阳主之；巳亥之上，厥阴主之。不合阴阳，其故何也？岐伯曰：是明道也，此天地之阴阳也。夫数之可数者，人中之阴阳也，然所合，数之可得者也。夫阴阳者，数之可十，推之可百，数之可千，推之可万。天地阴阳者，不以数推，以象之谓也。帝曰：愿闻其所始也。岐伯曰：昭乎

学说是怎样开始的。岐伯说：你问得很高明啊！我阅览《太始天元册》，文中记载，天空中赤色的气经过牛女二宿西北方的戊分，黄色的气经过心尾二宿东南方的己分，青色的气经过危室二宿与柳鬼二宿之间，白色的气经过亢氐与昴毕二宿之间，黑色的气经过张翼二宿与娄胃二宿之间。所谓戊位，就是奎壁二宿的所在；己位，就是角轸二宿的所在，所以是天地的门户。这是气候推演的开始，天地阴阳之道的发端，不可以不了解。黄帝说：讲得好。《素问·天元纪大论篇》上说过，天地是万物的上下，左右是阴阳升降的道路，但是没有明白它的意义。岐伯说：这里所说的上下，指的是该年的司天在泉位置上的阴阳。而左右，指的是司天的左右。凡是厥阴司天，少阴在左而太阳在右；少阴司天，太阴在左而厥阴在右；太阴司天，少阳在左而少阴在右；少阳司天，阳明在左而太阴在右；阳明司天，太阳在左而少阳在右；太阳司天，厥阴在左而阳明在右。这里所说的左右是指面向北方时所在的位置。黄帝说：什么叫做下？岐伯说：厥阴司天则少阳在泉，在泉的左是阳明右是太阴；少阴司天则阳明在泉，在泉的左是太阳右是少阳；太阴司天则太阳在泉，在泉的左是厥阴右是阳明；少阳司天则厥阴在泉，在泉的左是少阴右是太阳；阳明司天则少阴在泉，在泉的左是太阴右是厥阴；太阳司天则太阴在泉，在泉的左是少阳右是少阴。这里说的左右是面向南方所在的位置。上下相互交合，寒暑相互加临，其气相生的就属和平，其气相克的就要生病。黄帝说：有气彼此相生而生病是什么原因呢？岐伯说：这是由于以下位加临于上位，位置不恰当而引起的。黄帝说：天地的动静是如何的呢？岐伯说：天在

哉问也！臣览《太始天元册》文，丹天之气经于牛女戊分，黅天之气经于心尾己分，苍天之气经于危室柳鬼，素天之气经于亢氐昴毕，玄天之气经于张翼娄胃。所谓戊己分者，奎壁角轸，则天地之门户也。夫候之所始，道之所生，不可不通也。帝曰：善。《论》言天地者，万物之上下；左右者，阴阳之道路。未知其所谓也。岐伯曰：所谓上下者，岁上下见阴阳之所在也。左右者，诸上见厥阴，左少阴，右太阳；见少阴，左太阴，右厥阴；见太阴，左少阳，右少阴；见少阳，左阳明，右太阴；见阳明，左太阳，右少阳；见太阳，左厥阴，右阳明。所谓面北而命其位，言其见也。帝曰：何谓下？岐伯曰：厥阴在上则少阳在下，左阳明，右太阴；少阴在上则阳明在下，左太阳，右少阳；太阴在上则太阳在下，左厥阴，右阳明；少阳在上则厥阴在下，左少阴，右太阳；阳明在上则少阴在下，左太阴，右厥阴；太阳在上则太阴在下，左少阳，右少阴。所谓面南而命其位，言其见也。上下相遘，寒暑相临，气相得则和，不相得则病。帝曰：气相得而病者何也？岐伯曰：以下临上，不当位也。

上自东而西向右运行，地在下自西而东向左运行，左右循行一周年，又回归到原来的位置。黄帝说：我听鬼臾区说，天地之气是静止不动的。现在你说在下者向左行，不知道是什么道理，想听听是怎么会动的呢？岐伯说：天地在运转和静止，五行也在迁移往复，鬼臾区虽然知道了天的运行情况，但是没有全面的了解。在自然的变化作用中，天显示出星象，地形成了万物的形态，日月五星循行于天空，五行附着于大地。所以大地是负载它所生成的有形物质，天空则是分布日月五星。地上的物体与天空上日月五星的运动，就像根本和枝叶的关系，仰观天象，距离虽远但仍然可以了解它们的情况。黄帝说：大地是不是在下面呢？岐伯说：大地在人的下面，在太空的中间。黄帝说：它在太空中间依靠什么呢？岐伯说：是空间的大气把它托举起来的。燥气使它干燥，暑气使它蒸发，风气使它运动，湿气使它润泽，寒气使它坚实，火气使它温和。所以风寒在下，燥热在上，湿气位于中央，火气游行于上下，一年之中六气分别侵入大地，大地受其影响而化生万物。所以燥气太过地就干燥，暑气太过地就炽热，风气太过地就动荡，湿气太过地就湿润，寒气太过地就冻裂，火气太过地就坚固。黄帝说：司天在泉之气在脉搏上怎样表现呢？岐伯说：天地间的六气，胜复变化，不表现在人的脉搏上。《脉法》说：天地的变化，不能根据脉来诊察，就是这个意思。黄帝说：间气在脉搏上如何反映呢？岐伯说：根据间气

相关知识链接/

气有余，则制己所胜而侮所不胜；气不及，则己所不胜侮而乘之，己所胜轻而侮之 本句话根据五行生克原理解释了脏气有余时，就会相乘自己所克制的脏器，而反侮克制自己的脏器；反之，如果，脏气不足，则克制自己的脏器就会相乘本脏，而被自己克制的脏器相侮。

帝曰：动静何如？岐伯曰：上者右行，下者左行，左右周天，余而复会也。帝曰：余闻鬼臾区曰：应地者静。今夫子乃言下者左行，不知其所谓也。愿闻何以生之乎？岐伯曰：天地动静，五行迁复，虽鬼臾区其上候而已，犹不能遍明。夫变化之用，天垂象，地成形，七曜纬虚，五行丽地。地者，所以载生成之形类也。虚者，所以列应天之精气也。形精之动，犹根本之与枝叶也，仰观其象，虽远可知也。帝曰：地之为下否乎？岐伯曰：地为人之下，太虚之中者也。帝曰：冯乎？岐伯曰：大气举之也。燥以干之，暑以蒸之，风以动之，湿以润之，寒以坚之，火以温之。故风寒在下，燥热在上，湿气在中，火游行其间，寒暑六入，故令虚而生化也。故燥胜则地干，暑胜则地热，风胜则地动，湿胜则地泥，寒胜则地裂，火胜则地固矣。帝曰：天地之气，何以候之？岐伯曰：天地之气，胜复之作，不形于诊也。《脉法》曰：天地之变，无以脉诊，此之谓也。帝曰：间气何如？岐伯曰：随气所在，期于左右。帝曰：期之

的位置，可以诊察左右的脉搏。黄帝说：怎样诊察呢？岐伯说：脉与气相应的为平和，脉与气相违的会生病，脉不当其位的会生病，左右脉互移其位的也会生病，见到相克之脉病就危险，两手尺脉和寸脉相反的就会死亡，左右手脉互相交见的也要死亡。首先要确定该年的运气，以知岁气与脉气相应的情况，了解左右间气应在的位置，然后才可以推测病的生死和病的逆顺。

黄帝说：寒暑燥湿风火六气，怎样与人体相应呢？对于万物的生化又有什么关系呢？岐伯说：东方应春而生风气，风气能使木气生长，木气能生酸味，酸味能养肝，肝血能滋养筋膜，木能生火所以筋又能养心。六气在天变化深远无边，在人则为认识事物变化的规律，在地为万物的生化。生化然后能生成五味，认识了事物规律而产生智慧，深远无边的宇宙生成变化莫测的神，变化而生成万物的气机。神的变化在天为风，在地为木，在人体为筋，在物体生化为柔软，在五脏中为肝。它的性质属于温暖，它的本质属于平和，它的功能属于运动，它的颜色属于青，它的变化属于荣美，它在动物中属于毛虫，它的作用属于升散，它在时令上属于宣发阳和，它的变动属于摧折，它的灾害表现为陨坠，它在气味上属于酸，它在情志上属于忿怒。怒则伤肝，悲哀能够抑制忿怒；风气能伤肝，燥气能克制风气；酸味太过能伤筋，辛味能够克制酸味。

南方应夏而生热，热盛则生火，火气能够产生苦味，苦味入心，心能生血，血能养脾。它在天的六气中为热，在地的五行中为火，在人体为血脉，在功用上能使阳气生长，在五脏为心。它的性质属于暑热，它的本质属于显明，它的功能属于燥急，它的颜色属于赤，它的变化属于繁荣，它在动物中属于鸟类，它在作用属于明

奈何？岐伯曰：从其气则和，违其气则病。不当其位者病，迭移其位者病，失守其位者危，尺寸反者死，阴阳交者死。先立其年，以知其气，左右应见，然后乃可以言死生之逆顺。

帝曰：寒暑燥湿风火，在人合之奈何？其于万物何以生化？岐伯曰：东方生风，风生木，木生酸，酸生肝，肝生筋，筋生心。其在天为玄，在人为道，在地为化。化生五味，道生智，玄生神，化生气。神在天为风，在地为木，在体为筋，在气为柔，在脏为肝。其性为暄，其德为和，其用为动，其色为苍，其化为荣，其虫毛，其政为散，其令宣发，其变摧拉，其眚为陨，其味为酸，其志为怒。怒伤肝，悲胜怒；风伤肝，燥胜风；酸伤筋，辛胜酸。

南方生热，热生火，火生苦，苦生心，心生血，血生脾。其在天为热，在地为火，在体为脉，在气为息，在脏为心。其性为暑，其德为显，其用为燥，其色为赤，其化为茂，其虫羽，其政为明，其令郁蒸，其变炎烁，其

显，它在时令上属于热盛，它在变动属于炎热灼铄，它的灾害表现为燔灼焚烧，它在气味上属于苦类，它在情志上属于喜乐。喜乐太过则伤心，恐惧能抑制喜乐；热能伤气，寒能够克制热气；苦味太过也能伤气，咸味能克制苦味。

中央应长夏而生湿，湿能生土，土气能产生甘味，甘味入脾，脾气能够滋养肌肉，肌肉丰满则肺气旺盛。所以它在六气中属于湿，在五行中为土，在人体为肌肉，在功用上能使形体充实，在五脏应于脾。它的性质安静能兼化万物，它的本质属于濡润，它的功能属于化生万物，它的颜色属于黄，它的变化属于盈满，它在动物中属于倮虫类，它的作用属于安静，它在时令上属于施云布雨，它的变动属于久雨不止，它的灾害表现为久雨溃堤，它在气味上属于甘类，它在情志上属于思虑。思虑太过则伤脾，忿怒能抑制思虑；湿能伤害肌肉，风能克制湿气；甘味太过会伤脾，酸味能克制甘味。

西方应秋生燥，燥能生金，金能生辛味，辛味能滋养肺气，肺能滋养皮毛，皮毛润泽又能滋养肾脏。它在六气属于燥，在五行属于金，在人体为皮毛，在功用上能使万物成熟，在五脏属于肺。它的性质属于清凉，它的本质属于洁静，它的功能属于坚固，它的颜色属于白，它的变化属于收敛，它在动物中属于介虫，它的作用属于强劲有力，它在时令上属于雾生露降，它的变动能使万物肃杀，它的灾害表现为青干而凋落，它在气味上属于辛，它在情志上属于忧愁。忧愁太过会伤肺，喜乐能克制忧愁；热气太过会伤害皮毛，寒气能够克制热气；辛味能伤皮毛，苦味能克制辛味。

北方应冬而生寒，寒能生水，水气能生咸味，咸味入肾而能滋养肾脏，肾能

眚燔焫，其味为苦，其志为喜。喜伤心，恐胜喜；热伤气，寒胜热；苦伤气，咸胜苦。

中央生湿，湿生土，土生甘，甘生脾，脾生肉，肉生肺。其在天为湿，在地为土，在体为肉，在气为充，在脏为脾。其性静兼，其德为濡，其用为化，其色为黄，其化为盈，其虫倮，其政为谧，其令云雨，其变动注，其眚淫溃，其味为甘，其志为思。思伤脾，怒胜思；湿伤肉，风胜湿；甘伤脾，酸胜甘。

西方生燥，燥生金，金生辛，辛生肺，肺生皮毛，皮毛生肾。其在天为燥，在地为金，在体为皮毛，在气为成，在脏为肺，其性为凉，其德为清，其用为固，其色为白，其化为敛，其虫介，其政为劲，其令雾露，其变肃杀，其眚苍落，其味为辛，其志为忧。忧伤肺，喜胜忧；热伤皮毛，寒胜热；辛伤皮毛，苦胜辛。

北方生寒，寒生水，水生咸，咸

滋养骨髓，骨髓充实而能养肝。它在六气里为寒，在五行里为水，在人体为骨，在功用上使物体坚实，在五脏为肾。它的性质属于冷，它的本质属于寒，它的功能属于闭藏，它的颜色属于黑，它的变化属于万物肃静，它在动物中属于鳞片类，它的作用属于静止，它在时令属于霜雪，它的变动属于冰冻气寒，它的灾害表现为冰雹非时而降，它在气味上属于咸类，它在情志上属于恐惧。恐惧太过会伤害肾，思虑能够克制恐惧；寒气太过会伤害血脉，燥气能够克制寒气；咸味能伤血脉，甘味能克制咸味。

五方之气交替更换，各有先期而至的气候，如果气来于不应主时之方位的则为邪气，于主时方位相合的则为正气。黄帝说：邪气致病所发生的变化是怎样的呢？岐伯说：来气与主时方位相合则病情轻微，来气与主时方位不相合则病情严重。黄帝说：五气主岁怎样？岐伯说：凡气有余，则能克制自己所不胜的气而又能欺侮自己所胜过的气；气不足，则自己所不能胜的气趁其不足而来欺侮，自己所能胜的气，也对其轻易地进行欺侮。凡是欺侮人、侵犯人的，他自己就会受到邪气的侵袭，是因为它无所畏忌而导致的。黄帝说：讲得好。

生肾，肾生骨髓，髓生肝。其在天为寒，在地为水，在体为骨，在气为坚，在脏为肾。其性为凛，其德为寒，其用为藏，其色为黑，其化为肃，其虫鳞，其政为静，其令霰雪，其变凝冽，其眚冰雹，其味为咸，其志为恐。恐伤肾，思胜恐；寒伤血，燥胜寒；咸伤血，甘胜咸。五气更立，各有所先，非其位则邪，当其位则正。

帝曰：病生之变何如？岐伯曰：气相得则微，不相得则甚。帝曰：主岁何如？岐伯曰：气有余，则制己所胜而侮所不胜；气不及，则己所不胜侮而乘之，己所胜轻而侮之。侮反受邪，侮而受邪，寡于畏也。帝曰：善。

六微旨大论篇第六十八

六，指风、寒、暑、湿、燥、火六气；微旨，指精微的道理。本篇对六气运动变化规律及原理做了精微深刻的论述，系在前两篇论述六气变化的基础上做进一步阐释，故称“六微旨大论”。

黄帝问道：关于天的规律，真是太深远了！好像仰观浮云，又像俯视深渊，渊深尚还可以被测知，而天上浮云却不能知道它的终极之处。先生屡次说过应该谨慎地奉行天道，我听了以后都记在心里，但心里又充满了疑惑，不知其所以然。请你详细地讲讲其中的道理吧，使它永不泯灭、永久流传，像这样的天道能讲给我听吗？岐伯再次行礼回答说：你提的问题很高明啊！所谓天道，就是自然的变化所显示出来的时序变更，以及自然界气象的盛衰变化。黄帝说：我想听听关于天道六六之节的盛衰情况是怎样的呢？岐伯回答说：上下六步有一定的位置，左右升降有一定的次序。所以少阳的右间，是阳明主治；阳明的右间，是太阳主治；太阳的右间，是厥阴主治；厥阴的右间，是少阴主治；少阴的右间，是太阴主治；太阴的右间，是少阳主治。这就是所说的六气之标，是面向南方所定的位置。所以说，应根据自然变化的顺序、时令盛衰的不同，以及日影移动来确定位置，面向南方正立而进行观察。说的就是这个道理。少

原文

黄帝问曰：呜呼远哉天之道也！如迎浮云，若视深渊，视深渊尚可测，迎浮云莫知其极。夫子数言谨奉天道，余闻而藏之，心私异之，不知其所谓也。愿夫子溢志尽言其事，令终不灭，久而不绝，天之道可得闻乎？岐伯稽首再拜对曰：明乎哉问天之道也！此因天之序，盛衰之时也。帝曰：愿闻天道六六之节盛衰何也？岐伯曰：上下有位，左右有纪。故少阳之右，阳明治之；阳明之右，太阳治之；太阳之右，厥阴之治；厥阴之右，少阴治之；少阴之右，太阴治之；太阴之右，少阳治之。此所谓气之标，盖南面而待也。故曰：因天之序，盛衰之时，移光定位，正立而待之。此之谓也。

阳司天，火气主治，它的中气便是厥阴；阳明司天，燥气主治，它的中气便是太阴；太阳司天，寒气主治，它的中气便是少阴；厥阴司天，风气主治，它的中气便是少阳；少阴司天，热气主治，它的中气便是太阳；太阴司天，湿气主治，它的中气便是阳明。以上所说的就是所谓的本元之气，本气之下是中见之气，中见之下是气之标。本标不同，所反映的现象也是不一致的。黄帝说：六气有时至而气亦至的，有时至而六气不至的，有六气先时而至的，这是什么原因呢？岐伯说：时至而六气至的，是平和之气；时至而六气不至的，是应至之气有所不及；时未至而六气已至，是应至之气有余。黄帝说：时至而气不至、时未至而气先至的都是怎样的呢？岐伯说：时与气相应的是顺，时与气不相应的是逆，逆则就要发生反常的变化，反常的变化就能致病。黄帝说：讲得好。请你再讲讲其相应的情况。岐伯说：万物对气的相应，表现于其生长的情况，气对人体的影响，则可以从脉象反映出来。

黄帝说：讲得好。想听你讲讲六气主时的地理位置是怎样的呢？岐伯说：春分之后是少阴君火的位置；君火的右边，再退一步，为相火主治之位；再退一步，为土气主治之位；再退一步，为金气主治之位；再退一步，为水气主治之位；再退一步，为木气主治之位；再退一步，为君火主治之位。相火主治之位的下面，有水气来制约它；水气主治之位的下面，有土气来制约它；土气主治之位的下面，有风气来制约它；风气主治之位的下面，有金气来制约它；金气主治之位的下面，有火气来制约它；君火主治之位的下面，有阴精来制约它。黄帝问：这是为什么呢？岐伯说：六气亢盛时就会为害，相承之气可以制约它，只有递相

少阳之上，火气治之，中见厥阴；阳明之上，燥气治之，中见太阴；太阳之上，寒气治之，中见少阴；厥阴之上，风气治之，中见少阳；少阴之上，热气治之，中见太阳；太阴之上，湿气治之，中见阳明。所谓本也，本之下中之见也，见之下气之标也。本标不同，气应异象。帝曰：其有至而至，有至而不至，有至而太过，何也？岐伯曰：至而至者和；至而不至，来气不及也；未至而至，来气有余也。帝曰：至而不至、未至而至如何？岐伯曰：应则顺，否则逆，逆则变生，变生则病。帝曰：善。请言其应。岐伯曰：物生其应也，气脉其应也。

帝曰：善。愿闻地理之应六节气位何如？岐伯曰：显明之右，君火之位也；君火之右，退行一步，相火治之；复行一步，土气治之；复行一步，金气治之；复行一步，水气治之；复行一步，木气治之；复行一步，君火治之。相火之下，水气承之；水位之下，土气承之；土位之下，风气承之；风位之下，金气承之；金位之下，火气承之；君火之下，阴精承之。帝曰：何也？岐伯曰：亢则害，承乃

制约才能维持正常的生化，四时之气中表现为气盛者必衰、衰者必盛，从而败坏生化之机，必然产生大病。黄帝说：气的盛衰是怎样的呢？岐伯说：不当其位的是邪气，恰当其位的是正气，邪气致病变化多，正气致病则比较轻微。黄帝说：怎样叫做恰当其位呢？岐伯说：例如，木运遇到卯年，火运遇到午年，土运遇到辰戌丑未年，金运遇到酉年，水运遇到子年，就是所称的岁会，也就是平气。黄帝说：不当其位是怎样的呢？岐伯说：就是中运不与年支方位的五行之气相会。黄帝说：土运之气，遇到太阴司天；火运之年，遇到少阳、少阴司天；金运之年，遇到阳明司天：木运之年，遇到厥阴司天；水运之年，遇到太阳司天，这些是怎样分的呢？岐伯说：这是司天之气与主岁的运气相合。在《天元册》里叫做天符。黄帝说：既是天符又是岁会的是怎样的呢？岐伯说：这叫做太乙天符的会合。黄帝说：它们之间有什么贵贱的不同吗？岐伯曰：天符如同执法，岁会好比行令，太乙天符就如同贵人。黄帝又问道：如果感受邪气而发病，这三者又有什么区别呢？岐伯说：中于执法之邪，发病急而危重；中于行令之邪，发病缓慢而持之；中于贵人之邪，发病急骤并且容易死亡。黄帝说：六气的位置相互变换会怎么样呢？岐伯说：君居臣位是顺的，臣居君位是逆的。逆则发病就会很急，它的危害较大；顺则发病就会较慢，它的危害也小。所说的气位移易是针对君火与相火说的。黄帝说：讲得好。我能否听听关于六步的情况？岐伯说：一步就是六十日有零，所以二十四步以后其奇数积满一百刻就成为一日。

黄帝说：六气应于五行的变化是怎样的呢？岐伯说：每一气所占的位置都是有始有终的，一气之中又分为初气和中气，由于天气和地气的不同，所以推求

制，制则生化，外列盛衰，害则败乱，生化大病。帝曰：盛衰何如？岐伯曰：非其位则邪，当其位则正，邪则变甚，正则微。帝曰：何谓当位？岐伯曰：木运临卯，火运临午，土运临四季，金运临酉，水运临子，所谓岁会，气之平也。帝曰：非位何如？岐伯曰：岁不与会也。帝曰：土运之岁，上见太阴；火运之岁，上见少阳、少阴；金运之岁，上见阳明；木运之岁，上见厥阴；水运之岁，上见太阳，奈何？岐伯曰：天之与会也。故《天元册》曰天符。帝曰：天符岁会何如？岐伯曰：太一天符之会也。帝曰：其贵贱何如？岐伯曰：天符为执法，岁位为行令，太一天符为贵人。帝曰：邪之中也奈何？岐伯曰：中执法者，其病速而危；中行令者，其病徐而持；中贵人者，其病暴而死。帝曰：位之易也何如？岐伯曰：君位臣则顺，臣位君则逆，逆则其病近，其害速；顺则其病远，其害微。所谓二火也。帝曰：善。愿闻其步何如？岐伯曰：所谓步者，六十度而有奇，故二十四步积盈百刻而成日也。

帝曰：六气应五行之变何如？岐伯曰：位有终始，气有初中，上下

起来也就有了差异。黄帝说：怎样推求呢？岐伯说：天气以甲为开始，地气以子为开始，子与甲相互结合，称为岁立。谨慎地推测四时的变化，就可以推求六气终始的会合。黄帝说：我想听听关于每年的六气终始早晚是怎样的呢？岐伯说：问得高明啊！甲子之年，初之气，天时的刻数始于漏水的下一刻，终止于八十七刻半；二之气，开始于八十七刻六分，终止于七十五刻半；三之气，开始于七十六刻，终止于六十二刻半；四之气，开始于六十二刻六分，终止于五十刻；五之气，开始于五十一刻，终止于三十七刻半；六之气，开始于三十七刻六分，终止于二十五十刻。这就是所说的第一个六步，即天时终始的刻数。乙丑的年份，初之气，天时的刻数开始于二十六刻，终止于十二刻半；二之气，开始于十二刻六分，终止于水下百刻；三之气，开始于一刻，终止于八十七刻半；四之气，开始于八十七刻六分，终止于七十五刻；五之气，开始于七十六刻，终止于六十二刻半；六之气，开始于六十二刻六分，终止于五刻。这就是所说的第二个六步，即天时终始的刻数。丙寅之年，初之气，天时的刻数开始于五十一刻，终止于三十七刻半；二之气，开始于三十七刻六分，终止于二十五刻；三之气，开始于二十六刻，终止于十二刻半；四之气，开始于

相关知识链接／

天符是指主一年的中运之气与司天之气相符合的年份。岁会是指值年大运与同年年支之气的五行属性相同的年份。当天符之年与岁会之年相遇时，便为太乙天符，天符和太乙天符之年，气候专一，易形成太过之气为病；岁会之年，气候则多和平，故天符之年容易发生危重的急性病；太乙天符之年容易出现死亡率极高的爆发性疾病；岁会之年罹病后，多为病情轻而病势缓。

不同，求之亦异也。帝曰：求之奈何？岐伯曰：天气始于甲，地气治于子，子甲相合，命曰岁立，谨候其时，气可与期。帝曰：愿闻其岁，六气始终，早晏何如？岐伯曰：明乎哉问也！甲子之岁，初子气，天数始于水下一刻，终于八十七刻半；二之气，始于八十七刻六分，终于七十五刻半；三之气，始于七十六刻，终于六十二刻半；四之气，始于六十二刻六分，终于五十刻；五之气，始于五十一刻，终于三十七刻半；六之气，始于三十七刻六分，终于二十五刻。所谓初六，天之数也。乙丑岁，初之气，天数始于二十六刻，终于一十二刻半；二之气，始于一十二刻六分，终于水下百刻；三之气，始于一刻，终于八十七刻半；四之气，始于八十七刻六分，终于七十五刻；五之气，始于七十六刻，终于六十二刻半；六之气，始于六十二刻六分，终于五十刻。所谓六二，天之数也。丙寅岁，初之气，天数始于五十一刻，终于三十七刻半；二之气，始于三十七刻六分，终于二十五刻；三之气，始于二十六刻，终于一十二刻半；

十二刻六分，终止于水下百刻；五之气，开始于一刻，终止于八十七刻半；六之气，开始于八十七刻六分，终止于七十五刻。这就是所说的第三个六步，天时终始的刻数。丁卯之年，初之气，天时的刻数开始于七十六刻，终止于六十二刻半；二之气，开始于六十二刻六分，终止于五十刻；三之气，开始于五十一刻，终止于三十七刻半；四之气，开始于三十七刻六分，终止于二十五刻；五之气，开始于二十六刻，终止于十二刻半；六之气，开始于十二刻六分，终止于水下百刻。这就是所说的第四个六步，天时终始的时刻。依次相推便是戊辰年，初之气，又开始于一刻、终止于一刻，时时循着上述次序，周而复始地循环不已。黄帝说：我想听听以年来计算循行又该怎样呢？岐伯说：你问得真详细啊！太阳循行第一周，天时开始于一刻；太阳循行第二周，天时开始于二十六刻；太阳循行第三周，天时开始于五十一刻；太阳循行第四周，天时开始于七十六刻；太阳循行第五周，天时又开始于一刻，太阳循行四周就叫做一纪。所以寅午戌三年岁时与六气会同，卯未亥三年岁时与六气会同，辰申子三年岁时与六气会同，巳酉丑三年岁时与六气会同，如此周流不息，终而复始循环不已。黄帝说：我想听你讲讲六气的作用。岐伯说：说天当推求于六气，说地当推求于六气应五行之位，说人当推求于天地气交。黄帝说：什么叫做气交？岐伯说：天地气分别居于上位与下位，两气相交之处，就是人类

相关知识链接／

根据天干地支纪年，例如，2012年是壬辰年，中运是木运太过，司天之气为太阳寒水，在泉之气为太阴湿土。因此2012年全年风气偏盛，上半年偏寒，下半年偏湿，上半年易发流感、感冒、心脏病、中风等疾病，下半年易发中暑、风湿、类风湿等疾病，要注意做好防范。

四之气，始于一十二刻六分，终于水下百刻；五之气，始于一刻，终于八十七刻半；六之气，始于八十七刻六分，终于七十五刻。所谓六三，天之数也。丁卯岁，初之气，天数始于七十六刻，终于六十二刻半；二之气，始于六十二刻六分，终于五十刻；三之气，始于五十一刻，终于三十七刻半；四之气，始于三十七刻六分，终于二十五刻；五之气，始于二十六刻，终于一十二刻半；六之气，始于一十二刻六分，终于水下百刻。所谓六四，天之数也。次戊辰岁，初之气，复始于一刻，常如是无已，周而复始。帝曰：愿闻其岁候何如？岐伯曰：悉乎哉问也！日行一周，天气始于一刻；日行再周，天气始于二十六刻；日行三周，天气始于五十一刻；日行四周，天气始于七十六刻；日行五周，天气复始于一刻。所谓一纪也。是故寅午戌岁气会同，卯未亥岁气会同，辰申子岁气会同，巳酉丑岁气会同，终而复始。帝曰：愿闻其用也。岐伯曰：言天者求之本，言地者求之位，言人者求之气交。帝曰：何谓气交？岐伯曰：上下之位，气交之中，人之居也。故曰：天枢之

所居之处。所以说，天枢的上面，是属于天气所主；天枢的下面，是属于地气所主；在气交之处，人顺从天地之气的变化，万物就由此而化生。就是这个意思。黄帝说：什么是初气和中气呢？岐伯说：初气三十度有零，中气也是如此。黄帝又问：那为什么要分初气、中气呢？岐伯说：这是区分天气与地气的根据。黄帝说：请你详尽地讲讲。岐伯说：初气就是地气，中气就是天气。黄帝说：它们的升降是怎样的呢？岐伯说：气的升降，是天气和地气相互作用的结果。黄帝说：希望你讲讲它们的作用。岐伯说：地气升到极点就要下降，下降是天气的作用；天气降至极点就要上升，上升是地气的作用。天气下降，气就下流于大地；地气上升，气就蒸腾于天空。由于天气和地气的相互吸引，上升和下降则相互为因，变化由此产生。

黄帝说：讲得好。寒气与湿气相遇，燥气与热气相接，风气与火气相逢，会有什么变化吗？岐伯说：六气中有胜有复，而胜复的变化中，又使气有正常的功用及生化的性能，有作用及异常的变化，异常变化就会导致邪气的留连。黄帝说：什么是邪气？岐伯说：万物的生长都由于化，万物的终结都由于变，变与化的相互斗争，是成与败的根本原因，所以气有往有返，作用有慢有快，从往返快慢里，就会出现化与变的过程，这就是六气变化的由来。黄帝说：气有快慢往返，所以发生六气变化，六气有化有变，是随着气的盛衰变化而进行的。成败潜伏的因素都是从变化中来，这是什么原因呢？岐伯说：成败关键在于运动，不断的运动，就会发生不断的变化。黄帝说：变化有一定的时间吗？岐伯说：不生不化，就是相对稳定的时期。黄帝说：物有不生不化的吗？岐伯说：凡动物类如果

上，天气主之；天枢之下，地气主之；气交之分，人所从之，万物由之。此之谓也。帝曰：何谓初中？岐伯曰：初凡三十度而有奇，中气同法。帝曰：初中何也？岐伯曰：所以分天地也。帝曰：愿卒闻之。岐伯曰：初者地气也，中者天气也。帝曰：其升降何如？岐伯曰：气之升降，天地之更用也。帝曰：愿闻其用何如？岐伯曰：升已而降，降者谓天；降已而升，升者谓地。天气下降，气流于地；地气上升，气腾于天。故高下相召，升降相因，而变作矣。

帝曰：善。寒湿相遘，燥热相临，风火相值，其有间乎？岐伯曰：气有胜复，胜复之作，有德有化，有用有变，变则邪气居之。帝曰：何谓邪乎？岐伯曰：夫物之生从于化，物之极由乎变，变化之相薄，成败之所由也。故气有往复，用有迟速，四者之有，而化而变，风之来也。帝曰：迟速往复，风所由生，而化而变，故因盛衰之变耳。成败倚伏游乎中何也？岐伯曰：成败倚伏生乎动，动而不已则变作矣。帝曰：有期乎？岐伯曰：不生不化，静之期也。帝曰：不生化乎？岐伯曰：出入废则神机化灭，升

呼吸停止那么生命就会立即消灭，凡植矿物类如果阴阳升降停止则其活力立即萎颓。因此说没有出入，也就不会有发生、成长、壮实、衰老与灭亡；没有升降，也就不会有生发、成长、变化、收敛与闭藏。所以升降出入，任何物体都具备，因而物体就像是生化之器，如果器物的形体不存在了，则升降出入就要分离，生化也就停止了。因此任何具有形体的东西，都存在出入升降之机。不过化有大小的不同，时间有远近的区别，不管大小远近，贵在保持正常，如果反常则就要发生灾害。所以说，无形的东西才无灾患。就是这个意思。黄帝说：讲得好。有没有不生不化的呢？岐伯说：问得真详细啊！能够结合自然规律而适应其变化的，只有圣人。黄帝说：讲得好。

降息则气立孤危。故非出入，则无以生长壮老已；非升降，则无以生长化收藏。是以升降出入，无器不有。故器者生化之宇，器散则分之，生化息矣。故无不出入，无不升降。化有小大，期有近远，四者之有，而贵常守，反常则灾害至也。故曰：无形无患。此之谓也。帝曰：善。有不生不化乎？岐伯曰：悉乎哉问也！与道合同，惟真人也。帝曰：善。

气交变大论篇第六十九

气，指天气和地气；交变，指上下交通产生的变化。本篇主要讨论了自然环境对人和万物的影响，提出由于天地之气交互作用而出现太过、不及，从而出现了自然界气候的异常变化，在人体相应地也出现不同的疾病，并结合星辰做了详细说明，故称为“气交变大论”。

黄帝问道：五运之气交替主治，与天之六气相应，阴阳往复，寒暑往来，正气与邪气相争，使人体的表里分离，六经气血动荡不安，五脏之气偏倾转移，而出现太过与不及，相胜及互相兼并，我想知道它的起始及一般规律，能讲给我听吗？岐伯行礼后答道：您问得很好！这是应该明白的道理，也是历代帝王所重视的，老师传授下来的问题，我虽不聪敏，但曾经听说过其中的道理。黄帝说：我听说遇到适当的人而不传授，就会使学术失传；而传授之人不当，就会轻易丢失宝贵的学术。我固然是才德菲薄，不足以使这些珍贵道理永远留传，但传授学术道理是由我主管，我会按规则去做，怎么样呢？岐伯说：我尽量地讲给你听吧。《上经》说：所谓道，要上知天文，下知地理，中知人事，并能保持长久。说的就是这个意思。黄帝说：怎么讲呢？岐伯说：就是推求天地人三气的位置啊。位于天是天文，位于地是地理，通晓人气变化的是人事。所以太过的气先天时而

原文

黄帝问曰：五运更治，上应天期，阴阳往复，寒暑迎随，真邪相薄，内外分离，六经波荡，五气倾移，太过不及，专胜兼并，愿言其始，而有常名，可得闻乎？岐伯稽首再拜对曰：昭乎哉问也！是明道也。此上帝所贵，先师传之，臣虽不敏，往闻其旨。帝曰：余闻得其人不教，是谓失道，传非其人，慢泄天宝。余诚菲德，未足以受至道，然而众子哀其不终，愿夫子保于无穷，流于无极，余司其事，则而行之奈何？岐伯曰：请遂言之也。《上经》曰：夫道者，上知天文，下知地理，中知人事，可以长久。此之谓也。帝曰：何谓也？岐伯曰；本气位也。位天者，天文也。位地者，地理

至，不及的气后天时而至，天地的运动有正常和改变，人体的活动也随着相应地变化。黄帝说：五运气化太过会怎样呢？岐伯说：木运太过之年，风气流行，脾土受到伤害。人们易患飧泄而饮食减少，肢体沉重，烦闷抑郁，肠鸣，腹部支撑胀满。在天上应于木星。如果木气过盛则失意易怒，出现头晕目眩等头部疾病。这是土气不能行施政令，木气独行主治，使天上的云物飞动，地上的草木不宁，甚至被摇动折断。反映于人则患胁痛且呕吐不止，冲阳脉绝止的，多属死亡不治之症。在天上应于太白金星。

火运太过之年，暑热流行，肺金受到伤害。人们易患疟疾，呼吸少气，咳嗽气喘，吐血衄血，便血，泄下如注，咽喉干燥，耳聋，胸中发热，肩背发热等病。在天上应于火星。如果火气过盛则胸中痛，胁部胀满疼痛，胸背肩胛间疼痛，两臂内侧疼痛，身热疼痛而发生浸淫疮。这是金气不行、火气独盛的现象，盛极而衰，水气乘之，出现冰雨霜寒的变化，在天上应于水星。如果遇到少阴或少阳司天之年，火热之气更加亢盛，致使水泉干涸、植物焦枯。反映于人则患谵言妄语，痴狂奔跑，咳嗽气喘，呼吸有声，火盛于下则二便下血不止。太渊脉绝止的，多属死亡不治之症。在天上应于火星。

土运太过之年，雨湿之气流行，肾水受到伤害。人们易患腹痛，手足厥冷，精神不快，身体沉重，烦闷等病。在天上应于土星。如果土气太盛则肌肉萎缩，两足痿软弛缓不收，行走时易抽掣拘挛，脚下疼痛，水邪蓄积于中焦则生胀满，饮食减少，四肢痿软不能举动。土气得位，水气潜伏不用，土气独治，因而泉水喷涌，河水满溢，干涸的沼泽因此孳生了鱼类；风雨大作，堤岸崩溃，河水泛

也。通于人气之变化者，人事也。故太过者先天，不及者后天，所谓治化而人应之也。帝曰：五运之化，太过何如？岐伯曰：岁木太过，风气流行，脾土受邪。民病飧泄食减，体重烦冤，肠鸣腹支满，上应岁星。甚则忽忽善怒，眩冒巅疾。化气不政，生气独治，云物飞动，草木不宁，甚而摇落，反胁痛而吐甚，冲阳绝者死不治，上应太白星。

岁火太过，炎暑流行，肺金受邪。民病疟，少气咳喘，血溢血泄注下，嗌燥耳聋，中热肩背热，上应荧惑星。甚则胸中痛，胁支满胁痛，膺背肩胛间痛，两臂内痛，身热肤痛而为浸淫。收气不行，长气独明，雨冰霜寒，上应辰星。上临少阴少阳，火燔焫，水泉涸，物焦槁，病反谵妄狂越，咳喘息鸣，下甚，血溢泄不已，太渊绝者死不治，上应荧惑星。

岁土太过，雨湿流行，肾水受邪。民病腹痛，清厥意不乐，体重烦冤，上应镇星。甚则肌肉萎，足痿不收，行善瘈，脚下痛，饮发中满食减，四肢不举。变生得位，藏气伏，化气独治之，泉涌河衍，涸泽生鱼，风雨

滥，鱼类出现于陆地上。人则易患腹部胀满，大便溏泄，肠鸣。如果严重泄下而太溪脉绝止的，多属死亡不治之症。在天上应于木星。

金气太过之年，燥气流行，肝木受到伤害。人们易患两胁下及少腹疼痛，目赤而痛，目眦疮疡，耳朵听不到声音等病。如果金气过盛，则易患身体沉重，烦闷，胸痛彻背，两胁胀满而疼痛，并且疼痛牵引少腹。在天上应于太白金星。如果金气太过亢盛则喘促咳嗽，呼吸不利，肩背疼痛，臀、阴、股、膝、腨、䯒、足等处都可发生疼痛之病。在天上应于火星。如果金气太过，木气下降，则草木收敛，枝叶枯干凋落。在病则多见胁肋剧痛，不能转侧，咳嗽气逆，甚则血溢而出。如果太冲脉绝止的，多属死亡不治之症。在天上应于金星。

水运太过之年，寒气流行，伤害心火。人们易患发热，心烦，心悸，四肢厥冷，周身发冷，谵语妄言，心痛等病。寒气先于时令而至，在天上应于水星。寒气盛则腹部肿大，足胫浮肿，气喘咳嗽，盗汗，恶风。寒气盛极则衰，土气来复而大雨下降，尘埃云雾朦胧郁滞。在天上应土星。如遇太阳寒水司天，则冰雨霜雪非时而降，湿气盛而使物变其形。在病则见腹满，肠鸣溏泄，食入不能消化，口渴而眩晕等症。如果神门脉绝止的，多属死亡不治之症。在天上应火星、水星。

黄帝说：讲得好。那么五运不及是怎样的呢？岐伯说：问得真详细啊！木运不及之年，燥金气流行，木的生气不能与时令相应，草木繁荣就会变迟，金气肃杀过甚，劲硬的树木就会受刑而碎裂如刀劈，柔嫩的枝叶也会萎弱枯干。在天上应金星。人们易患腹中清冷，胠胁疼痛，少腹疼痛，肠鸣溏泄等病。凉雨时常降

大至，土崩溃，鳞见于陆，病腹满溏泄肠鸣，反下甚，而太溪绝者死不治，上应岁星。

岁金太过，燥气流行，肝木受邪。民病两胁下少腹痛，目赤痛眦疡，耳无所闻。肃杀而甚，则体重烦冤，胸痛引背，两胁满且痛引少腹，上应太白星。甚则喘咳逆气，肩背痛，尻阴股膝髀腨䯒足皆病，上应荧惑星。收气峻，生气下，草木敛，苍干雕陨，病反暴痛，胠胁不可反侧，咳逆，甚而血溢，太冲绝者死不治，上应太白星。

岁水太过，寒气流行，邪害心火。民病身热烦心躁悸，阴厥上下中寒，谵妄心痛，寒气早至，上应辰星。甚则腹大胫肿，喘咳，寝汗出憎风，大雨至，埃雾朦郁，上应镇星。上临太阳，则雨冰雪霜不时降，湿气变物，病反腹满肠鸣，溏泄食不化，渴而妄冒，神门绝者死不治，上应荧惑、辰星。

帝曰：善。其不及何如？岐伯曰：悉乎哉问也！岁木不及，燥乃大行，生气失应，草木晚荣，肃杀而甚，则刚木辟著，柔萎苍干，上应太白星。民病中清，胠胁痛，少腹病，肠鸣溏

下，在天上应太白金星，在五谷则为苍色而不能成熟。如遇阳明司天，木气不能行施政令，草木在夏秋之际再度繁荣，其生化之气峻急而易过快地凋谢，在天上应金、土星，主草木及早凋落。木气衰则其子火气来复而出现炎热如火，湿润变为干燥，柔嫩的草木变为焦枯，枝叶由根部重新生长，出现开花与结实并现的现象。在人易患寒热，疮疡、疿、疹、痈、痤等病。在天上应火星、金星，在五谷则秀而不实。白露提早下降，肃杀之气流行，寒雨非时而损害万物，味甘、色黄的谷物为虫所蛀食。脾土受伤害，火气后起，心气亦继之亢盛，上克肺金，金气受抑制，谷物不能成熟，在人则出现咳嗽鼻塞。在天上应金星、火星。

火运不及之年，寒气盛行，夏天生长之气不能施行政令，植物不能繁荣。阴寒凝滞之气过甚，则阳气不能生化，植物的繁荣受到摧残。在天上应水星。人们易患胸中疼痛，胁部支撑胀满，两胁疼痛，胸背肩胛间及两臂内侧疼痛，抑郁眩冒而头目不清，心痛，突然失音，胸腹肿大，胁下与腰背互相牵引而痛，甚则肢体蜷曲不能伸展，髋骨与股部好像裂开一样。在天上应火星、水星，在五谷则不成熟而色红。火被水抑而其子土气来复，则尘埃郁滞，降下大雨，水气退缩。在人易患便溏泄泻，腹胀满，饮食不下，腹中寒冷，肠鸣而泄下如注，腹痛，突然四肢拘挛痿软麻痹、两足不能支撑身体等疾病。在天上应土星、水星，黑色的谷物不能成熟。

土运不及之年，风气盛行，土运的化气不能施行政令，草木生长繁荣。但因为过于飘扬，使其虽然外秀而不能结实。在天上应木星。在人易患飧泄，霍乱，身体沉重，腹痛，筋骨动摇，肌肉跳动酸疼，易怒等。水气趁机主治，虫类提早

泄，凉雨时至，上应太白星，其谷苍。上临阳明，生气失政，草木再荣，化气乃急，上应太白、镇星，其主苍早。复则炎暑流火，湿性燥，柔脆草木焦槁，下体再生，华实齐化，病寒热疮疡、疿胗痈痤，上应荧惑、太白，其谷白坚。白露早降，收杀气行，寒雨害物，虫食甘黄，脾土受邪，赤气后化，心气晚治，上胜肺金，白气乃屈，其谷不成，咳而鼽，上应荧惑、太白星。

岁火不及，寒乃大行，长政不用，物荣而下，凝惨而甚，则阳气不化，乃折荣美，上应辰星。民病胸中痛，胁支满，两胁痛，膺背肩胛间及两臂内痛，郁冒朦昧，心痛暴喑，胸腹大，胁下与腰背相引而痛，甚则屈不能伸，髋髀如别，上应荧惑、辰星，其谷丹。复则埃郁，大雨且至，黑气乃辱，病鹜溏腹满，食饮不下，寒中肠鸣，泄注腹痛，暴挛痿痹，足不任身，上应镇星、辰星，玄谷不成。

岁土不及，风乃大行，化气不令，草木茂荣，飘扬而甚，秀而不实，上应岁星，民病飧泄霍乱，体重腹痛，筋骨繇复，肌肉瞤酸，善怒，藏气举事，蛰虫早附，咸病寒中，上应岁星、

伏藏，在人易患中气虚寒，在天上应木星、土星，在五谷则表现为黄色的谷类不能成熟。土气受抑而其子气来复则金气当令，肃杀严峻，坚固的树木也要枝叶凋落。在人则易患胸胁暴痛，向下牵引少腹，喜叹息。在虫类喜食味甘色黄的植物，邪气客于脾土，黄色的谷物结实减少，人们易患食欲减退和口中无味。青色的谷物受损，在天上应金星，木星。如果厥阴司天，相火在泉则流水不冻，本已蛰伏冬眠的虫类又出来活动。水气不主治，金气不得复盛，在天上应木星，人们即可康健。

金运不及之年，火气流行，木气施行政令，生长之气专胜，万物因而茂盛，干燥灼热因而盛行。在天上应火星。在人易患肩背沉重，鼻流清涕，喷嚏，便血，泄下如注等病。金气延后，在天上应金星，在五谷则表现为不成熟而呈白色。金气受抑则子气来复而见突下寒雨及降落水雹霜雪而杀害万物。在人则会阴气厥逆而格拒，阳气不得下而上行，导致头后部疼痛连及头顶、身体发热。在天上应水星，在五谷则红色谷类不能成熟。在人则易患口中疮疡，甚至心痛等病。

水运不及之年，湿气盛行，火气反而施行政令，生化迅速，暑雨时常降下。在天上应土星。在人易患腹胀满及身体沉重，溏泄和寒性疮疡而脓水稀薄，腰股疼痛发作，下肢关节活动不利，烦闷抑郁，两脚痿软厥冷，脚下疼痛，甚至足背水肿等疾病。这是冬藏之气不能施行政令，肾气失去平衡之故。在天上应水星失明，在五谷则表现为黑色谷类不能成熟。如遇太阴司天，则严寒频至，虫类提早蛰藏土中，地上之水凝结厚冰，阳气不能发挥温煦作用。在人易患下部寒疾，甚至腹满水肿，在天上应土星，在五谷则应于黄色谷物成熟。水气受抑则其子气来

镇星，其谷黅。复则收政严峻，名木苍雕，胸胁暴痛，下引少腹，善大息，虫食甘黄，气客于脾，黅谷乃减，民食少失味，苍谷乃损，上应太白、岁星。上临厥阴，流水不冰，蛰虫来见，藏气不用，白乃不复，上应岁星，民乃康。

岁金不及，炎火乃行，生气乃用，长气专胜，庶物以茂，燥烁以行，上应荧惑星，民病肩背瞀重，鼽嚏，血便注下，收气乃后，上应太白星，其谷坚芒。复则寒雨暴至，乃零冰雹霜雪杀物，阴厥且格，阳反上行，头脑户痛，延及囟顶发热，上应辰星，丹谷不成，民病口疮，甚则心痛。

岁水不及，湿乃大行，长气反用，其化乃速，暑雨数至，上应镇星。民病腹满身重，濡泄，寒疡流水，腰股痛发，腘腨股膝不便，烦冤，足痿清厥，脚下痛，甚则跗肿，藏气不政，肾气不衡，上应辰星，其谷秬。上临太阴，则大寒数举，蛰虫早藏，地积坚冰，阳光不治，民病寒疾于下，甚则腹满浮肿，上应镇星，其主黅谷。

复而见大风暴发，草类倒伏而树木凋零，失去了生长的鲜泽，人的面色时常改变，筋骨拘急疼痛，肌肉跳动抽掣，两眼视物不清，物体视之象分裂，肌肉发生疹病，邪气侵入胸膈中，就有心腹疼痛。土气受伤，所属的谷类不得收获。在天上应木星。

黄帝说：讲得好。我还想听一下五运之气主时的变化情况。岐伯说：你问得真详细啊！木运不及的，如果春天有微风畅鸣的正常生化之气，那么秋天就有雾露润泽凉爽的正常气候；如果春天反见寒冷惨凄霜冻残冷的秋天气候，那么夏天就有炎热燔烁的复气；它的灾害在东方，在人体则病在肝脏，其病所内在于胠胁部，外在于关节。火运不及的，如果夏天是景色鲜明的正常气候，冬天则是严厉霜寒的正常气候；如果夏天反见萧条寒冻的冬天气候，则会时有尘埃弥漫、大雨降下的复气，它的灾害在南方，在人体应于心脏，其病所在内居于胸胁，在外居于经络。土运不及的，如果四维之月有尘土飘扬和风细雨的正常气候，则春天就会有风和日暖的正常气候；如果四维之月反见狂风摇折草木的变化，则秋季就有阴冷的淫雨不止的复气，它的灾害在四维，在人体应于脾脏，其病所内居于心腹，外在于肌肉四肢。金运不及的，如果夏天是阳光显露而热气蒸腾的正常气候，冬天则是严厉肃杀的正常气候；如果夏天反见炎热火灼的气候变化，秋天则有冰雹霜雪的复气，它的灾害在西方，在人体应于肺，其病所内居于胸胁肩背，外在于皮毛。水运不及的，如果四维之月有湿润微云的正常气候，则时常有和风升发的反应；如果四维之月有尘埃昏蒙和暴雨如注的气候变化，则会时常有暴风

复则大风暴发，草偃木零，生长不鲜，面色时变，筋骨并辟，肉瞤瘛，目视䀮䀮，物疏璺，肌肉胗发，气并隔中，痛于心腹，黄气乃损，其谷不登，上应岁星。

帝曰：善。愿闻其时也。岐伯曰：悉乎哉问也！木不及，春有鸣条律畅之化，则秋有雾露清凉之政；春有惨凄残贼之胜，则夏有炎暑燔烁之复。其眚东，其脏肝，其病内舍胠胁，外在关节。火不及，夏有炳明光显之化，则冬有严肃霜寒之政；夏有惨凄凝冽之胜，则不时有埃昏大雨之复。其眚南，其脏心，其病内舍膺胁，外在经络。土不及，四维有埃云润泽之化，则春有鸣条鼓拆之政；四维发振拉飘腾之变，则秋有肃杀霖霪之复。其眚四维，其脏脾，其病内舍心腹，外在肌肉四肢。金不及，夏有光显郁蒸之令，则冬有严凝整肃之应；夏有炎烁燔燎之变，则秋有冰雹霜雪之复。其眚西，其脏肺，其病内舍膺胁肩背，外在皮毛。水不及，四维有湍润埃云之化，则不时有和风生发之应；四维发埃昏骤注之变，则不时有飘荡振拉之复。其眚北，其脏

飞扬而摇折草木的复气，它的灾害在北方，在人体应于肾脏，其病所内居于腰脊骨髓，外在于溪谷踹膝。五运之气的变化，好像权与衡的关系一样，高的就加以抑制，低的就要举起来，正常的气化就有正常的反应，变异的气化就要使其复原，这是万物生长化收藏过程的自然道理。四时气候变化的正常秩序，反常时则天地万物闭塞不通。所以说，天地间的动静变化，有日月星辰的运行作为参照，阴阳的往来出入有寒暑的更替为征兆。就是这个意思。

黄帝说：先生对于五气的变化，四时气候的影响，可以说是讲得很详尽了。但气的动乱，互相触犯才会随时而发，而且发生动乱又没有一定的规律，对于突然发生的灾害，怎样才能测知呢？岐伯说：五气的动乱变化，固然无一定的规律，但是它的德化政令及变异，却可根据不同的地方可以推测得知。黄帝说：有何不同的地方可以推知呢？岐伯说：东方生风，风使木气旺盛，其特性是敷布温和，其生化是滋生繁荣万物，其职能是舒展升发万物，其表现是风，其变动是震撼发动，其灾是使万物飘零散落。南方生热，热使火气旺盛，其特性是光明照耀，其生化是滋生繁荣万物，其职能是光明照耀，其表现为热，其变异为火热炎炎，其灾害是销铄万物。中央生湿，湿使土气旺盛，其特性是湿热相用，其生化是丰满完备万物，其职能是安定静谧，其表现是湿，其变异是暴雨倾注，其灾害是淫雨溃坏。西方生燥，燥使金气旺盛，其特性是清爽洁净，其生化是紧缩收敛万物，其职能是刚劲急切，其表现是燥，其变异是肃杀万物，其灾害是枯干凋落万物。北方生寒，寒使水气旺盛，其特性是凄凉寒冷，其生化是清冷静谧万物，其变异是使万物内外凝固严厉，其表现为寒，其变异是酷寒冷冻，其灾害是冰雪

肾，其病内舍腰脊骨髓，外有溪谷踹膝。夫五运之政，犹权衡也，高者抑之，下者举之，化者应之，变者复之，此生长化成收藏之理，气之常也，失常则天地四塞矣。故曰：天地之动静，神明为之纪，阴阳之往复，寒暑彰相兆。此之谓也。

帝曰：夫子之言五气之变，四时之应，可谓悉矣。夫气之动乱，触遇而作，发无常会，卒然灾合，何以期之？岐伯曰：夫气之动变，固不常在，而德化政令灾变，不同其候也。帝曰：何谓也？岐伯曰：东方生风，风生木，其德敷和，其化生荣，其政舒启，其令风，其变振发，其灾散落。南方生热，热生火，其德彰显，其化蕃茂，其政明曜，其令热，其变销烁，其灾燔焫。中央生湿，湿生土，其德溽蒸，其化丰备，其政安静，其令湿，其变骤注，其灾霖溃。西方生燥，燥生金，其德清洁，其化紧敛，其政劲切，其令燥，其变肃杀，其灾苍陨。北方生寒，寒生水，其德凄沧，其化清谧，其政凝肃，其令寒，其变栗冽，其灾冰雪霜雹。是以察其动也，有德有化，有政有令，有变有灾，而物由之，而

霜雹。所以观察五气的变动情况，有特性有生化，有职能有表现，有变异也有灾害，万物因而发生变化，人体也因而有所反应。黄帝说：先生讲了每年的气候变化，五运的不及与太过，在天上应五星的变化。其特性生化、职能表现、灾害变异，并非按规律出现，而是突然地发生变化，天上的五星是否也会随着变化呢？岐伯说：五星是随天运的改变而变化，不是随便改变的，也没有不应的情况。突然出现变异，是五气相交发生的变化，五星与之不相应。所以说，五星变化应于正常的规律，而不应于突然的变异。说的就是这个道理。黄帝说：五星应于正常的规律是怎么样的呢？岐伯说：各从其天运之气而应之。黄帝说：五星运行的快慢顺逆是怎样的呢？岐伯说：五星如果在其顺行的路上久留不走，反而逆行而光弱，是在察看下方的情况。如果五星顺行中，去而速归，或者迂回而过，是在察看行进中有无遗漏的情况。如果五星久留而环绕，似去似不去，是在察看下方的降灾或是降福。变异的期间较近则光芒小，变异的期间较远则光芒大。如果五星光芒大于正常一倍的，那么气化就亢盛；大二倍的，那么灾害就会即时发生。如果五星光芒小于正常一倍的，那么气化就减弱；小二倍的，就是所谓的俯视，是在察看下方的过失与功德。有德的降之以福，有过的降之以灾。所以五星的呈现，如果是高而远的，它的胜复变化就小；如果是低而近的，它的胜复变化就大。所以星的光芒大，喜怒变化就近；星的光芒小，祸福变化就远。岁运太过的时候，它的主运之星就离开轨道而偏北运行，如果运与气相互调和，则五星各按其正常轨迹运行。所以在岁运太过的时候，它所克制的星就会失明颜色暗淡而兼见其母星的颜色；岁运不及，则岁星就兼见其所不胜的颜色。取法天地之人虽兢

人应之也。帝曰：夫子之善岁候，其不及太过，而上应五星。今夫德化政令，灾眚变易，非常而有也，卒然而动，其亦为之变乎？岐伯曰：承天而行之，故无妄动，无不应也。卒然而动者，气之交变也，其不应焉。故曰：应常不应卒。此之谓也。帝曰：其应奈何？岐伯曰：各从其气化也。帝曰：其行之徐疾逆顺何如？岐伯曰：以道留久，逆守而小，是谓省下。以道而去，去而速来，曲而过之，是谓省遗过也。久留而环，或离或附，是谓议灾与其德也。应近则小，应远则大。芒而大，倍常之一，其化甚；大常之二，其眚即发也。小常之一，其化减；小常之二，是谓临视，省下之过与其德也。德者福之，过者伐之。是以象之见也，高而远则小，下而近则大。故大则喜怒迩，小则祸福远。岁运太过，则运星北越，运气相得，则各行以道。故岁运太过，畏星失色而兼其母；不及，则色兼其所不胜。肖者瞿

兢业业地探求，也不知其中奥妙，心中忧虑，不知怎样才好，妄行猜测而毫无征验，只能使君王畏惧。黄帝说：其在灾害方面的应验是怎样的呢？岐伯说：也是各随其岁运的气化。所以时令有盛衰，侵犯有顺逆，时间有长短，所见形象有好坏，星宿所属有胜负，征验与反应也有吉凶啊。黄帝说：其好坏是怎样的呢？岐伯说：有喜有怒，有忧有丧，有泽有燥，这是星象变化所常见的，必须谨慎地观察它的变化。黄帝说：这六种现象与星的高低有无关系呢？岐伯说：星象虽有高低的不同，其应验却是一样的，所以应于人体方面也是一样的。黄帝说：讲得好。它们的特性、生化与政令的动静损益都是怎样的呢？岐伯说：它们的特性、生化与政令灾害变化是有一定规律的，不能随意相加，其胜负与盛衰也不能随意增多，其往来大小不能随意有所超过，五行阴阳的升降互相作用不能互不存在，这些都是随五气的运动而与之相应的。黄帝说：它与疾病的发生有什么关系呢？岐伯说：特性和生化是岁气祥和，职权表现是岁气昭彰，变化是反复的纲纪，灾害是万物受伤的原因。人气与岁气相当就平和无病，不相当就会生病，如果重新感受了邪气，病就更加严重。黄帝说：讲得好。你所说的乃是精深高明的理论，从事的是伟大神圣的事业，阐明的是伟大的道理，达到的是无穷无尽的境界。我听说，善于讲天道的，必定能应于人；善于讲古代事物的，必定能验于今人；善于讲气化的，必定能通晓万物；善于讲感应的，必定能和天地的造化统一起来；善于讲生化和变异的，必定能通晓天地之间变化的道理。除了像先生这样的人，还有谁能讲出这样精深的道理啊！于是选择良辰吉日，将它藏在灵兰书室里，每日清晨读它，命名叫《气交变》。不经过斋戒不去取它，然后非常谨慎地传于后世。

瞿，莫知其妙，闵闵之当，孰者为良，妄行无征，示畏候王。帝曰：其灾应何如？岐伯曰：亦各从其化也，故时至有盛衰，凌犯有逆顺，留守有多少，形见有善恶，宿属有胜负，征应有吉凶矣。帝曰：其善恶何谓也？岐伯曰：有喜有怒，有忧有丧，有泽有燥，此象之常也，必谨察之。帝曰：六者高下异乎？岐伯曰：象见高下，其应一也，故人亦应之。帝曰：善。其德化政令之动静损益皆何如？岐伯曰：夫德化政令灾变不能相加也，胜复盛衰不能相加也，往来小大不能相过也，用之升降不能相无也。各从其动而复之耳。帝曰：其病生何如？岐伯曰：德化者气之祥，政令者气之章，变易者复之纪，灾眚者伤之始，气相胜者和，不相胜者病，重感于邪则甚也。帝曰：善。所谓精光之论，大圣之业，宣明大道，通于无穷，究于无极也。余闻之，善言天者必应于人，善言古者必验于今，善言气者必彰于物，善言应者同天地之化，善言化言变者通神明之理，非夫子孰能言至道欤！乃择良兆而藏之灵室，每旦读之，命曰《气交变》，非斋戒不敢发，慎传也。

五常政大论篇第七十

五，指木、火、土、金、水五运，常，指一般变化规律，政，指正常的作用和职能。五常政，指木、火、土、金、水五运在运行中的一般规律及各自的职能表现等。本篇主要论述了五运的一般变化情况及其在气候、物体、疾病等方面的表现，故名曰“五常政大论”。

黄帝问道：太空广阔无边，五运循环急速而不息，其中有盛衰的不同，随之也有损益的差别，我想听听五运中的平气是怎样命名的？怎样辨别呢？岐伯回答说：你问得高明啊！木运平气称做敷布柔和，火运平气称做升明，土运平气称做备化，金运平气称做审平，水运平气称做静顺。黄帝说：那不及的怎么命名呢？岐伯说：木运不及称做委和，火运不及称做伏明，土运不及称做卑监，金运不及的称做从革，水运不及的称做涸流。黄帝说：怎样为太过？如何命名呢？岐伯说：木运太过叫发生，火运太过叫做赫曦，土运太过叫做敦阜，金运太过叫做坚成，水运太过叫做流衍。

黄帝说：我想听听三气所标志的年份，其变化情况如何呢？岐伯说：你问得真详细啊！敷和之年，木气之德布散于四方，阳气舒畅，阴气散布，五行之气化平和，其气端正，其性随顺与自然变化，其作用犹如树木枝干的曲直而自由伸展，其生化使自然万物繁荣，其类属为草木，其政令为发散，其气候为温和，其

原文

黄帝问曰：太虚寥廓，五运回薄，衰盛不同，损益相从，愿闻平气何如而名？何如而纪也？岐伯对曰：昭乎哉问也！木曰敷和，火曰升明，土曰备化，金曰审平，水曰静顺。帝曰：其不及奈何？岐伯曰：木曰委和，火曰伏明，土曰卑监，金曰从革，水曰涸流。帝曰：太过何谓？岐伯曰：木曰发生，火曰赫曦，土曰敦阜，金曰坚成，水曰流衍。

帝曰：三气之纪，愿闻其候。岐伯曰：悉乎哉问也！敷和之纪，木德周行，阳舒阴布，五化宣平，其气端，其性随，其用曲直，其化生荣，其类

令为风，其在脏应于肝，肝畏惧清凉的金气，开窍于目而主之，其在四季应于春，其在虫类应于毛虫，其在畜类应于犬，其在颜色应于青色，其精气所养的是筋，其发病为腹中拘急而支撑胀满，其在五味应于酸，其在五音为角，其在物为中间坚实部分，其在河图成数是八。

升明之年，正阳之气主治，火气之德普布四方，五行气化均衡发展，其气上升，其性迅速，作用为燔灼火热，其生化为繁华茂盛，其类属火，其政为光明照耀，其气候为火热炎暑，其令为热，其在脏应于心，心畏惧寒冷的水气，心在窍为舌，其在五谷应于麦，其在果类为杏，其在果实为络，其在四时应于夏季，其在虫类应于羽虫，其在畜为马，其在颜色为赤，其精气所充养是血，其发病为抽搐掣动，其在五味为苦味，其在五音为徵，其在物为脉络，其在河图成数是七。

备化之年，土气协同司天以成善美之化，其德流行四方，使五行气化完善，发挥其作用，其气平和，其性和顺，其作用能高能下，其生化使自然万物成熟丰满，其类属为土，其政安逸静谧，其气候为湿热相交蒸，其令为湿，其在脏应于脾，脾畏惧风，脾在窍为口，其在五谷为稷，其在果类为枣，其在果实为果肉，其在四时应于长夏，其在虫类应于倮虫，其在畜应于牛，其在颜色应于黄色，其精气所养的是肌肉，其发病为痞塞不通，其在五味为甘味，其在五音为宫，其在物为皮肤，其在河图成数是五。

审平之年，金气收而不予剥夺，肃杀而不残害于物，五气所化得以宣发畅明，其气清洁，其性刚强，其作用为使万物成熟脱落，其生化使自然万物结实收敛，其类属为金，其政为强劲严肃，其气候清凉，其令为燥，应于脏为肺，肺畏

草木，其政发散，其候温和，其令风，其脏肝，肝其畏清，其主目，其谷麻，其果李，其实核，其应春，其虫毛，其畜犬，其色苍，其养筋，其病里急支满，其味酸，其音角，其物中坚，其数八。

升明之纪，正阳而治，德施周普，五化均衡，其气高，其性速，其用燔灼，其化蕃茂，其类火，其政明曜，其候炎暑，其令热，其脏心，心其畏寒，其主舌，其谷麦，其果杏，其实络，其应夏，其虫羽，其畜马，其色赤，其养血，其病瞤瘛，其味苦，其音徵，其物脉，其数七。

备化之纪，气协天休，德流四政，五化齐修，其气平，其性顺，其用高下，其化丰满，其类土，其政安静，其候溽蒸，其令湿，其脏脾，脾其畏风，其主口，其谷稷，其果枣，其实肉，其应长夏，其虫倮，其畜牛，其色黄，其养肉，其病否，其味甘，其音宫，其物肤，其数五。

审平之纪，收而不争，杀而无犯，五化宣明，其气洁，其性刚，其用散落，其化坚敛，其类金，其政劲肃，其候清切，其令燥，其脏肺，肺其畏

火热，肺在窍主于鼻，其在五谷为稻，其在果类为桃，其在果实为壳，其应于四时为秋季，其在虫类为介虫，其在畜为鸡，其在颜色为白，其精气所养的是皮毛，其发病为咳嗽，其在五味为辛味，其在五音为商，其在物为物体外部坚实部分，其在河图成数是九。

静顺之年，水气虽藏而无害于万物，其主治之气善于沉下，五行气化都得完整，其气明净，其性况下，其作用为灌溉满溢，其生化为凝固坚硬，其类属为水，其政为长流不息，其气候为凝冽严寒，其令为寒冬，其在脏应于肾，肾畏惧湿土，其在窍主于前后二阴，其在五谷为豆，其在果类为栗，其在果实为液汁，其在四时应于冬季，其在虫类应于鳞虫，其在畜为猪，其在颜色为黑色，其精气所充养的是骨髓，其发病为厥逆，其在五味为咸，其在五音为羽，其在物为物体中柔软的部分，其在河图成数是六。所以生万物而不残害，长养万物而不削罚，化育而不制止，收敛而不伤害，藏纳而不抑制，这就叫做平气。

委和之年，叫做胜生，生气不能行其政，于是化气发扬，长气自然平静，收气早临，因而凉气时常降下，风云并起，草木不能及时繁荣，反而易于干枯凋落，万物早秀早熟，皮肉充实。其气收敛，其作用为聚集，其变动为缩短屈曲，拘急弛缓，其发病为惊吓，其在脏应于肝，其在果类应于枣与桃，其在果实应于核和壳，在五谷为稷稻，其在五味为酸辛味，其色为白色和青色，其在畜类为犬和鸡，其在虫类为毛虫和介虫，其主时之气为雾露寒冷，其在五音为角和商，其发病为摇动和惊恐，这是由于木运不及而从金气之化的关系。所以少角之年与判

热，其主鼻，其谷稻，其果桃，其实壳，其应秋，其虫介，其畜鸡，其色白，其养皮毛，其病咳，其味辛，其音商，其物外坚，其数九。

静顺之纪，藏而勿害，治而善下，五化咸整，其气明，其性下，其用沃衍，其化凝坚，其类水，其政流演，其候凝肃，其令寒，其脏肾，肾其畏湿，其主二阴，其谷豆，其果栗，其实濡，其应冬，其虫鳞，其畜彘，其色黑，其养骨髓，其病厥，其味咸，其音羽，其物濡，其数六。故生而勿杀，长而勿罚，化而勿制，收而勿害，藏而勿抑，是谓平气。

委和之纪，是谓胜生，生气不政，化气乃扬，长气自平，收令乃早，凉雨时降，风云并兴，草木晚荣，苍干雕落，物秀而实，肌肉内充，其气敛，其用聚，其动緛戾拘缓，其发惊骇，其脏肝，其果枣桃，其实核壳，其谷稷稻，其味酸辛，其色白苍，其畜犬鸡，其虫毛介，其主雾露凄沧，其声角商，其病摇动注恐，从金化也。少角与判商同，上角

商相同，上角与正角相同，上商与正商相同。其发病为四肢废用，痈肿疮疡，其味甘易生虫，乃是因为邪气伤肝脏的缘故。逢上宫与正宫相同之年，则萧瑟肃杀，随之则有炎热沸腾，灾害来于东方三宫，即所说的“复气”。其主多飞虫、蠹、蛆虫和雉，发作则为雷霆。

伏明之年，称为胜长。长气不得宣发，藏气反见布散，收气自行执政，于是化气平定，寒冷清凉之气频作，暑热之气便衰减而薄弱。万物承土气而化生，若火运不及则生而不能成长，虽结实但很小，及至化气主令时已经衰老，阳气伏陷不用，蛰虫提早蛰藏。其气郁结，其用暴烈，其变动则隐现多变，其发病为疼痛，其应于脏为心，其应于果类为栗和桃，其应于果实为筋络和液汁，其应于五谷为稻和豆，其应于五味为苦味和咸味，其应于颜色为黑色和赤色，其应于畜类为马和猪，其应于虫类为羽虫和鳞虫，其应于气候为冰雪霜寒，其应于五音为徵和羽，其发病为神昏迷蒙、悲哀健忘，这是因为火运不及而从水化的缘故。所以少徵与少羽相同，上商与正商相同。邪气伤于心，可见阴凝惨淡，寒风凛冽，随之则有暴雨淋漓不止，其灾害应于南方九宫。其主暴雨下注，雷霆震惊，乌云蔽日而阴雨连绵。

卑监之年，称为减化。化气不得其令，生气独旺，长气完整如常，雨水到时而不降，收气平定，风寒并起，草木繁荣美丽，却秀而不能成实，成为糠秕。其气散漫，其用为沉静安定，其变动在人则表现为疮疡痈肿、溃烂流脓，其发病为湿气滞而不化，其应于脏为脾，其应于果类为李和栗，其应于果实为肉和

与正角同，上商与正商同。其病肢废，痈肿疮疡，其甘虫，邪伤肝也。上宫与正宫同。萧飋肃杀则炎赫沸腾，眚于三，所谓复也，其主飞蠹蛆雉，乃为雷霆。

伏明之纪，是谓胜长，长气不宣，藏气反布，收气自政，化令乃衡，寒清数举，暑令乃薄，承化物生，生而不长，成实而稚，遇化已老，阳气屈伏，蛰虫早藏，其气郁，其用暴，其动彰伏变易，其发痛，其脏心，其果栗桃，其实络濡，其谷豆稻，其味苦咸，其色玄丹，其畜马彘，其虫羽鳞，其主冰雪霜寒，其声徵羽，其病昏惑悲忘，从水化也。少徵与少羽同，上商与正商同。邪伤心也。凝惨凛冽则暴雨霖霪，眚于九。其主骤注雷霆震惊，沉阴淫雨。

卑监之纪，是谓减化，化气不令，生政独彰，长气整，雨乃愆，收气平，风寒并兴，草木荣美，秀而不实，成而秕也，其气散，其用静定，其动疡涌分溃痈肿，其发濡滞，其脏脾，其果李栗，其实肉核，其谷豆麻，其味酸甘，

核，其应于五谷为豆和麻，其应于五味为酸味和甘味，其应于颜色为青色和黄色，其应于畜类为牛和犬，其应于虫类为倮虫和毛虫，其应于气候为大风飘扬阵发，其应于五音为宫和角，其发病为滞留胀满、痞塞不通，这是由于土运不及而从木化的缘故。少宫与少角相同，上宫与正宫相同，上角与正角相同。其发病为飧泄，是由于邪气伤脾之故。摇动摧折而飘扬的木气过甚，则随之有草木干枯凋落，其灾害应于四隅，主败坏折伤如虎狼之势，清气发生作用，生气被抑而不行使政令。

从革之年，称为折收。收气延后而至，生气得以发扬，长气与化气相合为用，火气得以施行政令，万物得以繁荣茂盛。其气发扬，其作用为躁动急切，其变动在人则发病为失音和烦闷气逆，其发作为咳喘，其应于脏为肺脏，其应于果类为李和杏，其应于果实为壳和筋络，其应于五谷为麻和麦，其应于五味为苦和辛，其应于颜色为白色和赤色，其应于畜类为鸡和羊，其应于虫类为介虫和羽虫，其所主的气候为光明照耀及火炎灼热，其应于五音为商和徵，其发病为喷嚏咳嗽及鼻塞衄血，这是由于金运不及而从火化的缘故。少商与少徵相同，上商与正商相同，上角与正角相同。这是邪气伤肺所致。因金衰火旺而火势炎热，随之可见冰雪霜雹，其灾害应于西方七宫，其主鳞虫伏藏，猪鼠阴沉，岁寒之气早至，于是发生大寒。

涸流之年，称为反阳。藏气不能行使其封藏的职能，化气于是昌盛，长气反见宣行而达于四方，蛰虫类不能应时而藏，土润泽而水泉减少，草木条达茂盛，万物繁荣秀丽而丰满盛大。其气滞塞不畅，其作用为渗泄，其变动为坚结不动，其发病为干燥枯槁，其应于脏为肾脏，其在果类为枣和杏，其在果实为汁液和果

其色苍黄，其畜牛犬，其虫倮毛，其主飘怒振发，其声宫角，其病留满痞塞，从木化也。少宫与少角同，上宫与正宫同，上角与正角同。其病飧泄，邪伤脾也。振位飘扬则苍木散落，其眚四维。其主败折虎狼，清气乃用，生政乃辱。

从革之纪，是谓折收，收气乃后，生气乃扬，长化合德，火政乃宣，庶类以蕃，其气扬，其用躁切，其动铿禁瞀厥，其发咳喘，其脏肺，其果李杏，其实壳络，其谷麻麦，其味苦辛，其色白丹，其畜鸡羊，其虫介羽，其主明曜炎烁，其声商徵，其病嚏咳鼽衄，从火化也。少商与少徵同，上商与正商同，上角与正角同。邪伤肺也。炎光赫烈则冰雪霜雹，眚于七。其主鳞伏彘鼠，岁气早至，乃生大寒。

涸流之纪，是谓反阳，藏令不举，化气乃昌，长气宣布，蛰虫不藏，土润水泉减，草木条茂，荣秀满盛，其气滞，其用渗泄，其动坚止，其发燥

肉，其在五谷为黍和稷，其在五味为甘和咸，其在颜色为黄色和黑色，其在畜类为猪和羊，其在虫类为鳞虫和倮虫，其所主的气候为尘土飞扬而天空昏暗，其在五音为羽宫，其在人体病变为痿厥和下部癥结，这是由于水运不及而从土化的缘故。少羽与少宫相同，上宫与正宫相同。其病表现为大小便不畅或闭塞不通，是邪气伤害了肾脏。因水运不及而出现尘土昏暗或骤然降雨，但随之反见大风飞扬，树木摧折之木气来复的现象，其灾害应于北方一宫。其主毛虫狐貉非时而出现，万物善于变化而不得归藏。所以五运不及之年，所胜与不胜之气会乘其孤危衰弱而行令，如不速之客，不招自来，暴虐而无德，最后它自己反受损害，是子来报复之故，凡施行暴虐轻微的，所受报复也轻；施行暴虐过甚的，所受报复也甚，这种胜复变化是运气中的正常规律。

发生之年，称为启陈。土气疏松发泄，木之青气条达，阳气温布化于四方，阴气随之而行，生气淳厚而化生万物，万物因之而繁荣。其变化为生发，其气美好，其职能为散布，其令为舒展畅达，其在人体之病变为眩晕和巅顶部的疾病，其特性为风和日丽、推陈出新，其变动为狂风怒吼而摧折树木，其在五谷为麻和稻，其在畜类为鸡和犬，其在果类为李和桃，在颜色为青、黄、白，其在五味为酸、甘、辛，其征象为春天，其在人体的经络是足厥阴经和足少阳经，其应于脏为肝、脾，其在虫类为毛虫和介虫，其在物体为内外坚硬之类，其在病变为怒。太角与上商相同，上徵则火性上逆。木旺克土而病发气逆吐泻。如果木运自恃太过而失去特性，则金之收气来复，出现秋令清劲肃杀之象，甚则有肃杀之气，气候清冷，草木凋零，邪气就会损伤人的肝脏。

槁，其脏肾，其果枣杏，其实濡肉，其谷黍稷，其味甘咸，其色黅玄，其畜彘羊，其虫鳞倮，其主埃郁昏翳，其声羽宫，其病痿厥坚下，从土化也。少羽与少宫同，上宫与正宫同。其病癃闷，邪伤肾也。埃昏骤雨则振拉摧拔，眚于一。其主毛显狐貉，变化不藏。故乘危而行，不速而至，暴虐无德，灾反及之，微者复微，甚者复甚，气之常也。

发生之纪，是谓启陈，土疏泄，苍气达，阳和布化，阴气乃随，生气淳化，万物以荣。其化生，其气美，其政散，其令条舒，其动掉眩巅疾，其德鸣靡启坼，其变振拉摧拔，其谷麻稻，其畜鸡犬，其果李桃，其色青黄白，其味酸甘辛，其象春，其经足厥阳少阳，其脏肝脾，其虫毛介，其物中坚外坚，其病怒。上徵则其气逆，其病吐利。不务其德则收气复，秋气劲切，甚则肃杀，清气大至，草木雕零，邪乃伤肝。

赫曦之年，称为蕃茂。阴气从内而化生，阳气繁荣于外，炎暑之气施行布化，万物得以昌盛。其化为成长，其气为升腾，其职能为运动，其令为显露声色，其变动为炎热而妄自烦扰，其特性是暑热郁蒸，其变化为炎烈之气炽盛沸腾，其在五谷为麦和豆，其在畜类为羊和猪，其在果类为杏和栗，其在颜色为赤、白、黑，其在五味为苦、辛、咸，其征象为夏天，其在人体之经脉为手少阴、手太阳、手厥阴、手少阳经，其在脏为心和肺，其在虫类为羽虫和鳞虫，其在人体所属为脉络和津液，其在人体的病变为妄笑、疟疾、疮疡、失血、狂妄和目赤。上羽与正徵相同，其金之收气得与正常相齐，其发病为痓，遇上徵则收气不能及时行令。火气过于暴烈，则水之藏气来复，时常出现阴凝惨烈的气候，甚则有雨水霜雹急迫寒冷，邪气就会损害心脏。

敦阜之年，称为广化。其德性敦厚而清静，须随火之升气而使物体充盈，土气有余而万物行且内部充实，生化而成形，烟雾尘埃笼罩昏暗，于土气太过之时出现，大雨时常降下，湿气为用，燥气退避，其化为圆满，其气为丰盛，其职能为静，其行令为周密详备，其变动为湿气蓄积，其特性柔和润泽，其变化为暴雨骤至、雷霆震动、山崩堤溃，其在五谷为稷和麻，其在畜类为牛和犬，其在果类为枣和李，其在颜色为黄、黑、青，其在五味为咸、酸，其征象为长夏，其在人体的经脉是足太阴和足阳明经，其在脏为脾和肾，其在虫类为倮虫和毛虫，其在物体为肌与核，其在病变为腹中胀满、四肢沉重不能上举。其在气候为大风迅猛而至，邪气伤害脾脏。

坚成之年，称为收引。天气洁静，地气明朗，阳气遂顺，阴气施其治化之权，

赫曦之纪，是谓蕃茂，阴气内化，阳气外荣，炎暑施化，物得以昌，其化长，其气高，其政动，其令鸣显，其动炎灼妄扰，其德暄暑郁蒸，其变炎烈沸腾，其谷麦豆，其畜羊彘，其果杏栗，其色赤白玄，其味苦辛咸，其象夏，其经手少阴太阳、手厥阴少阳，其脏心肺，其虫羽鳞，其物脉濡，其病笑疟，疮疡血流，狂妄目赤。上羽与正徵同。其收齐，其病痓，上徵而收气后也。暴烈其政，藏气乃复，时见凝惨，甚则雨水霜雹切寒，邪伤心也。

敦阜之纪，是谓广化，厚德清静，顺长以盈，至阴内实，物化充成，烟埃朦郁，见于厚土，大雨时行，湿气乃用，燥政乃辟，其化圆，其气丰，其政静，其令周备，其动濡积并穑，其德柔润重淖，其变震惊飘骤崩溃，其谷稷麻，其畜牛犬，其果枣李，其色黅玄苍，其味甘咸酸，其象长夏，其经足太阴阳明，其脏脾肾，其虫倮毛，其物肌核，其病腹满、四肢不举。大风迅至，邪伤脾也。

坚成之纪，是谓收引，天气洁，地气明，阳气随，阴治化，燥行其政，

燥气行施政令，万物因而成熟，金之收气繁盛布化，湿之化气未尽，其化为成熟，其气为削伐，其政为肃杀，其令为锐利刚劲，其在人体的变动为急剧折伤、皮肤生疮，其特点为雾露萧瑟，其变化为肃杀凋零，其在五谷为稻和黍，其在畜类为鸡和马，其在果类为桃和杏，其在颜色为白、青、赤，其在五味为辛、酸、苦，其征象为秋天，其在人体的经脉为手太阴、手阳明经，其在脏为肺和肝，其在虫类为介虫和羽虫，其在物体为皮壳和筋络，其病变为气喘有声和呼吸困难。上徵与正商相同。其木之生气与之齐化，其发病为咳嗽。如果金气剧变暴虐，则高大的树木复而相救，炎火流行，灼铄即至，蔓草即将枯槁，邪气就会伤害肺脏。

流衍之年，称为封藏。寒气主司万物的变化，天地之间严寒阴凝，藏气施布，火之长气不得发扬，其化为凛冽，其气为坚凝，其职能为静谧，其令为流动灌注，其变动为漂浮泄泻及灌溉涌流，其特性为阴凝凄惨寒冷，其变化为雪霜冰雹，其在五谷为豆和稷，其在畜类为猪和牛，其在果类为栗和枣，其在颜色为黑、赤、黄，其在五味为咸、苦、甘，其征象为冬天，其在人体之经脉为足少阴、足太阳经，其在内脏为肾和心，其在虫类为鳞虫和倮虫，其在物体为汁液充满，其在病变为胀满，如遇上羽则不得布化火的生长之气，如果水运太过则土气来复，化气大举发动而出现尘埃昏暗弥漫天地间，大雨时时降下，邪气就会伤害肾脏。所以说，运气太过之年，其所司职能失常而出现暴虐，则必有胜我者来复，如果其所司职能合乎常规，则胜我之气亦能与之同化。说的就是这个道理。

黄帝说：天气不足于西北，故北方寒而西方凉，地气不满于东南，故南方热而东方温。这是什么缘故呢？岐伯说：天气之阴阳，地理之高低，都有太过、不及

物以司成，收气繁布，化洽不终，其化成，其气削，其政肃，其令锐切，其动暴折疡疰，其德雾露萧飋，其变肃杀雕零，其谷稻黍，其畜鸡马，其果桃杏，其色白青丹，其味辛酸苦，其象秋，其经手太阴阳明，其脏肺肝，其虫介羽，其物壳络，其病喘喝胸凭仰息。上徵与正商同。其生齐，其病咳。政暴变则名木不荣，柔脆焦首，长气斯救，大火流，炎烁且至，蔓将槁，邪伤肺也。

流衍之纪，是谓封藏，寒司物化，天地严凝，藏政以布，长令不扬，其化凛，其气坚，其政谧，其令流注，其动漂泄沃涌，其德凝惨寒雾，其变冰雪霜雹，其谷豆稷，其畜彘牛，其果栗枣，其色黑丹黅，其味咸苦甘，其象冬，其经足少阴太阳，其脏肾心，其虫鳞倮，其物濡满，其病胀。上羽而长气不化也。政过则化气大举，而埃昏气交，大雨时降，邪伤肾也。故曰：不恒其德，则所胜来复，政恒其理，则所胜同化。此之谓也。

帝曰：天不足西北，左寒而右凉；地不满东南，右热而左温，其故

的差异。东南方属阳，阳气之精华自上而降于下，所以南方热而东方温。西北方属阴，阴气之精华自下而上奉，所以北方寒而西方凉。因此，地理有高低，气候有温凉，地理高的则气候寒冷，地理低的则气候温热。所以在寒凉之地多发胀病，温热之地多发疮疡。用下法则可以治愈胀病，用汗法则可以治愈疮疡。这是气候和地理影响人体腠理开闭的一般规律，无非是太过和不及的区别罢了。黄帝说：天气寒热与地理高低与人的寿夭有什么关系呢？岐伯说：阴精上承的地方，阳气不妄泄，其人易长寿；阳精下降的地方，阳气易妄泄而衰薄，其人易夭折。黄帝说：讲得好。如果在这些地方患病，应如何治疗呢？岐伯说：西北地区天气寒冷，应散外寒而清内热；东南地区天气温热，应收敛外泄之阳气而温内寒，这就是所说的同病异治的原则。所以说，天气寒凉之处多内热，治疗应予寒凉药，并用热汤浸渍以散外寒；天气温热之处多内寒，治疗应予温热药，以加强其内守之力而不使阳气外泄。根据病情，治法必须与其气相同才可以达到平衡协调的目的，如遇假热假寒之病应用反治之法。黄帝说：讲得好。但是在同一地方的气候，而生化寿夭各不相同，这是什么原因呢？岐伯说：这是因为高低地势不同的缘故。地势高之处属阴气所治，地势低的地方属阳气所治。阳气盛则气候先天时而至，阴气盛则气候后天时而至，这是地理高低不同所形成的一般规律，即万物生化之规律。黄帝说：其有影响寿夭的不同吗？岐伯说：地势高的地区，其人易长寿；地势低的地区，其人易夭折。不论地区范围大小，均有差异，地区范围小的则有小差异，地区范围大的则有大差异。所以作为治病的医生，必须明白天气的规律、地理的差异、阴阳的盛衰、气至的先后、人的寿夭不同、生化常规，方可知道人体内外形气的变化。

何也？岐伯曰：阴阳之气，高下之理，太少之异也。东南方，阳也，阳者其精降于下，故右热而左温。西北方，阴也，阴者其精奉于上，故左寒而右凉。是以地有高下，气有温凉，高者气寒，下者气热，故适寒凉者胀，之温热者疮，下之则胀已，汗之则疮已，此腠理开闭之常，太少之异耳。帝曰：其于寿夭何如？岐伯曰：阴精所奉其人寿，阳精所降其人夭。帝曰：善。其病也，治之奈何？岐伯曰：西北之气散而寒之，东南之气收而温之，所谓同病异治也。故曰：气寒气凉，治以寒凉，行水渍之。气温气热，治以温热，强其内守。必同其气，可使平也，假者反之。帝曰：善。一州之气，生化寿夭不同，其故何也。岐伯曰：高下之理，地热使然也。崇高则阴气治之，污下则阳气治之，阳胜者先天，阴胜者后天，此地理之常，生化之道也。帝曰：其有寿夭乎？岐伯曰：高者其气寿，下者其气夭，地之小大异也，小者小异，大者大异。故治病者，必明天道地理，阴阳更胜，气之先后，人之寿夭，生化之期，乃可以知人之形气矣。

黄帝说：讲得好。在一年之中，有应该发病而不发病，脏气应该和而未应，应该发生作用而未能发生作用的是为什么呢？岐伯说：这是由于受司天之气的制约，人体脏气有所适从的关系。黄帝说：我想听你详尽地讲一下。岐伯说：少阳相火司天之时，火气下临于地，肺气上从于天，于是金气起而从于天气之用事，地上的草木受灾。火热烧灼，金被克制变如革且受到耗损，炎暑流行，人们多易发生咳嗽、喷嚏、鼻涕、衄血、鼻塞、口疮、寒热、水肿等病。厥阴在泉，风气流行于地，尘沙飞扬，发病多为心痛、胃脘痛、厥逆、胸膈不通，其主要变化急剧迅速。阳明司天之时，燥气下临于地，肝气上从于天，于是木气起而从于天气之用事，土气受灾，凄凉清冷之气常至，木受伤害而草木枯萎，发病多为胁痛、目赤、眩晕、动摇战栗、筋痿不能久立。少阴在泉，火气暴热而至，地气受暑，阳气郁发蒸腾，发病为小便变色，寒热如疟，甚则心痛等病，火气流行于冬令草木枯槁之时，流水不得结冰，蛰虫不藏而反见于外。太阳司天之时，寒水之气下临于地，心气上从于天，而火气光明，红光相应，金气受灾。寒冷之气起，甚则水凝成冰，火气被迫上炎，发病多为心热烦闷，咽喉干，常口渴、鼻衄、喷嚏，易悲哀，呵欠时作，热气妄行于上，寒气来复于下，寒霜不时而降，发为善忘，甚至心痛等病。太阳司天则太阴湿土在泉，土能制水，故土气滋润，水流充盛，寒水之客气加临，火为沉阴所化，万物因寒湿而发生变化，发病多为水饮内蓄、腹中胀满不能饮食、皮肤麻痹、肌肉不仁、筋脉不利、水肿、身后起痈肿等。厥阴司天之时，风气下临于地，脾气上从于天，土气兴而隆起，水气受灾，土的功用变革，发病为身体沉重、肌肉萎缩、食少而口味差，风气行于太空，云物摇动，在人可见目转耳鸣。厥阴司天则少阳相火

帝曰：善。其岁有不病，而脏气不应不用者何也？岐伯曰：天气制之，气有所从也。帝曰：愿卒闻之。岐伯曰：少阳司天，火气下临，肺气上从，白起金用，草木眚。火见燔焫，革金且耗，大暑以行，咳嚏鼽衄鼻窒，疮疡寒热胕肿。风行于地，尘沙飞扬，心痛胃脘痛，厥逆膈不通，其主暴速。阳明司天，燥气下临，肝气上从，苍起木用而立，土乃眚。凄沧数至，木伐草萎，胁痛目赤，掉振鼓栗，筋痿不能久立。暴热至，土乃暑，阳气郁发，小便变，寒热如疟，甚则心痛，火行于槁，流水不冰，蛰虫乃见。太阳司天，寒气下临，心气上从，而火且明，丹起，金乃眚。寒清时举，胜则水冰。火气高明，心热烦，嗌干善渴，鼽嚏，喜悲数欠。热气妄行，寒乃复，霜不时降，善忘，甚则心痛。土乃润，水丰衍，寒客至，沉阴化，湿气变物，水饮内稸，中满不食，皮𤸷肉苛，筋脉不利，甚则胕肿、身后痈。厥阴司天，风气下临，脾气上从。而土且隆，黄起，水乃眚。土用革，体重肌肉萎，食减口爽。风行太虚，云物摇动，目转耳鸣。火纵其暴，

在泉，火气任意横行，地气于是如暑，大热如火，在人则病为赤痢，蛰虫常见于外，流水不能结冰，其致病是非常急速的。少阴司天之时，热气下临于地，肺气上从于天，金畏火而化为火用，草木受害，发病则见哮喘、呕吐、寒热、喷嚏、鼻塞、流涕、衄血，而闭塞不通。热气过甚则大暑流行，甚至发生疮疡烧灼等疾病，炎暑酷热，犹如熔金化石一般。少阴司天则阳明燥金在泉，地气干燥清凉，凄凉之气时常来临，发病则易为胁痛、善叹息，肃杀之气流行，草木因而发生变化。太阴司天之时，湿气下临于地，肾气上从于天，水气畏湿土而起变化，土气上冒则为云雨，发为疾病则为胸中不快、阴痿、阳气大衰，阴茎不能举而失去作用，当土旺之时，反而出现腰和臀部疼痛、活动不利、厥逆。太阴司天则太阳寒水在泉，故地气阴凝闭藏，大寒便至，蛰虫提早藏伏，发病则见心下痞满而痛，如果寒气太过则土地冻裂，冰结坚硬，发为疾病则见少腹疼痛、影响饮食，水气上乘肺金，金水相生，则井泉水增，水味变咸，流动之水减少。

黄帝说：在同一年中，有的动物能生育，有的动物不能生育，这生化的情况不同，究竟是什么气所导致的呢？岐伯说：六气和五行所化的五类，是相胜相克的，如果物类的五行属性和六气五行属性相同，生育就旺盛，不相同则生育就衰退，这是天地孕育的道理、生化的常规。所以厥阴司天之年，毛虫安静，羽虫生育，介虫不能生育；厥阴在泉之年，毛虫生育；倮虫耗损，羽虫不能生育。少阴司天之年，羽虫安静，介虫生育，毛虫不能生育；少阴在泉之年，羽虫生育，介虫耗损而不能生育。太阳司天之年，倮虫安静，鳞虫生育，羽虫不能生育；太阴在泉之年，倮虫生育，鳞虫耗损而不能生育。少阳司天之年，羽虫安静，毛虫生

地乃暑，大热消烁，赤沃下，蛰虫数见，流水不冰，其发机速。少阴司天，热气下临，肺气上从，白起金用，草木眚。喘呕寒热，嚏鼽衄鼻窒。大暑流行，甚则疮疡燔灼，金烁石流。地乃燥清，凄沧数至，胁痛善太息，肃杀行，草木变。太阴司天，湿气下临，肾气上从，黑起水变，火乃眚。埃冒云雨，胸中不利，阴痿气大衰而不起不用，当其时反腰脽痛，动转不便也，厥逆。地乃藏阴，大寒且至，蛰虫早附，心下否痛，地裂冰坚，少腹痛，时害于食。乘金则止水增，味乃咸，行水减也。

帝曰：岁有胎孕不育，治之不全，何气使然？岐伯曰：六气五类，有相胜制也，同者盛之，异者衰之，此天地之道，生化之常也。故厥阴司天，毛虫静，羽虫育，介虫不成；在泉，毛虫育，倮虫耗，羽虫不育。少阴司天，羽虫静，介虫育，毛虫不成；在泉，羽虫育，介虫耗不育。太阴司天，倮虫静，鳞虫育，羽虫不成；在泉，倮虫育，鳞虫耗不成。少阳司天，羽

育，倮虫不能生育；少阳在泉之年，羽虫生育，介虫耗损，毛虫不能生育。阳明司天之年，介虫安静，羽虫生育，介虫不能生育；阳明在泉之年，介虫生育，毛虫耗损，羽虫不能生育。太阳司天之年，鳞虫安静，倮虫生育；太阳在泉之年，鳞虫生育，羽虫耗损，倮虫不能生育。凡是遭克制而不能成长的气运，遇之则更不能孕育。所以六气所主皆能相互制约，发运之立，皆可有所生化。在泉之气可以制约已所胜之气，司天之气可以制约胜己之气，司天之气能制色，在泉之气能制形，五种虫类的盛衰，各随其相应之气以适应。所以有胎孕和不育的区别，是由于岁治有所不全的关系，这是五气变化的常规，称之为中根。在中根以外的六气，也是根据五行而施化，所以生化之气有别，而有五气、五色、五类、五类物中又各得其宜。黄帝说：这是什么道理呢？岐伯说：根于中的，叫做神机，如果神机离去则生化的功能就会停止；根于外的，叫做气立，如果在外的六气歇止则生化也随之断绝。所以各有制约，又各有相胜，各有生，各有长。所以说，如果不知道岁支和六气的加临，以及六气的异同，就不足以谈论生化的问题。说的就是这个道理。

黄帝说：万物生成皆依赖气化，开始时受气而生化，气扩散而有形，气敷布则能发育生殖，气终止的时候，物体形象就会发生改变，这种情况是一致的。然而五味的滋生，生化有厚薄之分，成熟有多少之别，开始与终止不相同，这又是什么缘故呢？岐伯说：这是由于地气的制约，所以万物的生化非天气而不能生，非地气而不能长。黄帝说：我想听听其中的道理。岐伯说：寒热燥湿等气，其气化各有不同。所以少阳在泉，相火在下则寒毒不能生，火能克金，所以味辛之类

虫静，毛虫育，倮虫不成；在泉，羽虫育，介虫耗，毛虫不育。阳明司天，介虫静，羽虫育，介虫不成；在泉，介虫育，毛虫耗，羽虫不成。太阳司天，鳞虫静，倮虫育；在泉，鳞虫育，羽虫耗，倮虫不育。诸乘所不成之运，则甚也。故气主有所制，岁立有所生，地气制已胜，天气制胜己，天制色，地制形，五类衰盛，各随其气之所宜也。故有胎孕不育，治之不全，此气之常也，所谓中根也。根于外者亦五，故生化之别，有五气五味五色五类五宜也。帝曰：何谓也？岐伯曰：根于中者，命曰神机，神去则机息。根于外者，命曰气立，气止则化绝。故各有制，各有胜，各有生，各有成。故曰：不知年之所加，气之同异，不足以言生化。此之谓也。

帝曰：气始而生化，气散而有形，气布而蕃育，气终而象变，其致一也。然而五味所资，生化有薄厚，成熟有少多，终始不同，其故何也？岐伯曰：地气制之也，非天不生、地不长也。帝曰：愿闻其道。岐伯曰：寒热燥湿，不同其化也。故少阳在泉，寒毒不生，其味辛，其治苦酸，其谷苍丹。

被克而不生，其所主之味是苦与酸，其在五谷为青色和赤色之类。阳明在泉，则湿毒之物不能生，其味酸和其气湿的物类均不生长，其所主之味是辛、苦、甘，其在五谷是属于赤色和白色之类。太阳在泉，则热毒之物不能生，其味苦之物类都不生长，其所主之味是淡和咸，其在五谷属于黄色和黑色之类。厥阴在泉，清毒不能生，其味甘之物类都不生长，其所主之味为酸和苦，其在五谷属于青色和赤色之类，其气专一，其味纯正。少阴在泉，寒毒不能生，其味辛之物类都不生长，其所主之味是辛、苦、甘，其在五谷属白色和赤色之类。太阴在泉，燥毒不能生，其味咸之物类都不生长，其气热者不得生化，其在五谷属黄色和黑色之类。太阴在泉则土居地位，所以其气化淳厚，足以制水则咸味内守，其气专精而能生金，辛味得以生化而与湿土同治。所以说，因司天在泉之气不及而引起人体不足的疾病的应用补法，要顺其气而补；因司天在泉之气太过而引起人体不足的疾病的应用逆治法，要逆其气而治，要依据其寒热盛衰而调治。所以说，治病要从上部和下部、内部和外部去寻求病因，不能耐受毒药的就给予性味薄的药物治疗。说的就是这个道理。如果病气反其常道发病，则病发在上部而治于下部；病发在下部而治于上部；病发在中部而治于侧旁。治热病用寒药，温时服用；治寒病用热药，凉时服用；治温病用凉药，冷时服用；治清冷之病用温药，热时服用。所以病积者用消法，而病有多余者则用削法，病在上部的用吐法，病在下部者用通法，病虚的用补法，病实的用泻下法，无论久病新病都可根据这个原则来治疗。黄帝说：如果病在内部不实也不硬，时聚而有形或散而无形，应该怎么治疗呢？岐伯说：你问得真详细啊！没有积滞的，要从脏中寻求病因，虚的用补法，如有外邪

阳明在泉，湿毒不生，其味酸，其气湿，其治辛苦甘，其谷丹素。太阳在泉，热毒不生，其味苦，其治淡咸，其谷黅秬。厥阴在泉，清毒不生，其味甘，其治酸苦，其谷苍赤，其气专，其味正。少阴在泉，寒毒不生，其味辛，其治辛苦甘，其谷白丹。太阴在泉，燥毒不生，其味咸，其气热，其治甘咸，其谷黅秬，化淳则咸守，气专则辛化而俱治。故曰：补上下者从之，治上下者逆之，以所在寒热盛衰而调之。故曰：上取下取，内取外取，以求其过。能毒者以厚药，不胜毒者以薄药。此之谓也。气反者，病在上，取之下；病在下，取之上；病在中，傍取之。治热以寒，温而行之；治寒以热，凉而行之；治温以清，冷而行之；治清以温，热而行之。故消之削之，吐之下之，补之泻之，久新同法。帝曰：病在中而不实不坚，且聚且散，奈何？岐伯曰：悉乎哉问也！无积者求其脏，虚则补之，药以祛之，食以

的就用药以祛邪，随后用饮食调养，用流水浸渍肌表，调和内外，这样可以使疾病痊愈。黄帝说：有毒的药与无毒的药，服法有一定的原则吗？岐伯说：病有新久之别，方有大小之别，有毒的药与无毒的药，必然有一定的服用原则。凡毒性大的药，病去十分之六，不可再服用；一般毒性的药，病去十分之七，不可再服用；毒性小的药，病去十分之八，不可再服用；无毒的药物，病去十分之九，不可再服用，然后用谷肉果菜之类，饮食调养以使病愈；不要过用药物，以免损伤正气。不能祛尽邪气时，用药仍如上述方法。必须先知岁气的盛衰，则不至于误用药物而攻伐平和之气。不要实证用补法而使其更实，虚证用泻法而使其更虚，使人遭到夭折的灾害。不要误用补法而使邪气更盛，不要误用下法而使正气损失，从而断绝人的性命。黄帝说：久病之人，有的正气虽已充盛而仍不能恢复健康，病虽已愈而仍瘦弱，该如何呢？岐伯说：你问得很高明啊！天地之气化是人所不能代替的，四季运行也不能违反。所以人需要顺应天地四时的气化，使经络通畅、气血和顺、恢复不足，与正常人一样，补养调和，耐心等待，谨慎地守护着正气，不要消耗，其形体就会强壮充实，生气得以延长，这叫做圣王的法度。所以《大要》中说：不要以人力来代替天地的气化，不要违反四时的气运，必须静养，必须使气血调和，等待正气的恢复。说的就是这个意思。黄帝说：讲得好。

相关知识链接

应用不良反应大的药物时，祛除疾病的十分之六就要停药；常毒治病，祛除疾病的十分之七即停服；小毒治病，病除十分之八就要停服；即使是没有不良反应的药物，也要在疾病祛除十分之九的时候就要停药；余下的部分均通过饮食调养使正气恢复，祛除病邪。

随之，行水渍之，和其中外，可使毕已。帝曰：有毒无毒，服有约乎？岐伯曰：病有久新，方有大小，有毒无毒，固宜常制矣。大毒治病十去其六，常毒治病十去其七，小毒治病十去其八，无毒治病十去其九，谷肉果菜，食养尽之，无使过之伤其正也。不尽，行复如法。必先岁气，无伐天和，无盛盛，无虚虚，而遗人夭殃，无致邪，无失正，绝人长命。帝曰：其久病者，有气从不康，病去而瘠奈何？岐伯曰：昭乎哉圣人之问也！化不可代，时不可违。夫经络以通，血气以从，复其不足，时不可违。夫经络以通，血气以从，复其不足，与众齐同，养之和之，静以待时，谨守其气，无使倾移，其形乃彰，生气以长，命曰圣王。故《大要》曰：无代化，无违时，必养必和，待其来复。此之谓也。帝曰：善。

六元正纪大论篇第七十一

六元，指六气，风寒湿热燥火。本篇论述了一年之内各阶段五运六气司天、在泉、自然现象及人的病变、治疗等内容，认为五运与六气配合，三十年为一循环，六十年为天干、地支之一周，如此循环，故称“六元正纪大论”。

黄帝问道：六气的正常生化和异常变化，胜气复气、淫邪及平治的关系，甘苦咸辛酸淡等味的生化，我已经明白了。但是五行的运化，或与司天之气相从，或与司天之气相逆，或与司天之气相适从而与在泉之气相逆，或与在泉之气相适从而与司天之气相逆，或者相互适应，或者相违逆，我不明白其中的道理。要想符合天之六气的法度，顺应地之五行的规律，调和五运的气化，使之上下协调，不相互冲突，天地升降正常，不失其常规，五运之气的布化运行，不至于违背其应时的政令，用五味来调和气化之从与逆，应该怎样呢？岐伯行礼回答说：你问得很高深啊！这是天地生化的纲领，万物变化之本源，如不是英明之圣帝，谁能穷究这些高深的道理呢！我虽然没有才能，但愿意讲述其中的道理，使它永远不灭绝，长期流传而不变。黄帝说：请先生进一步推演，根据它的分类和次序，区别六气中的主气和客气、主宰和从属，说明五行运化的气数和法则，可以都告诉

原文

黄帝问曰：六化六变，胜复淫治，甘苦辛咸酸淡先后，余知之矣。夫五运之化，或从天气，或逆天气，或从天地而逆地气，或从地气而逆天气，或相得，或不相得，余未能明其事。欲通天之纪，从地之理，和其运，调其化，使上下合德，无相夺伦，天地升降，不失其宜，五运宣行，勿乖其政，调之正味，从逆奈何？岐伯稽首再拜对曰：昭乎哉问也！此天地之纲纪，变化之渊源，非圣帝孰能穷其至理欤！臣虽不敏，请陈其道，令终不灭，久而不易。帝曰：愿夫子推而次之，从其类序，分其部主，别其宗司，

我吗？岐伯说：先要确定纪年的干支，然后可以知道客气、主气和运气，以及金木水火土五行运行之数，寒暑燥湿风火主从的变化。如此则自然规律就可以了解，人们的气机就可以调和，阴阳胜负之理就可以知晓，这是按气运之数可以推算的，就尽我所知告诉你吧。黄帝说：太阳司天的运气情况是怎么样的呢？岐伯说：这是以辰戌来标志的年份。

辰戌年是太阳寒水司天，太阴湿土在泉，如果遇到岁运是木运太过，便是壬辰、壬戌两个年份。其运主风，其正常气化为风声缓和而地气升发、万物萌芽，其气化异常则为狂风摧毁折拔，其为病则头目眩晕、视物昏花。

因为木运主岁，故客运与主运均起于太角，经少徵、太宫、少商，终于太羽。

如果遇到岁运是火运太过，便是戊辰、戊戌两个年份。太阳寒水司天，太阴湿土在泉，虽有火运太过，但因受其制约，故其气运相当于火运平气之年。其运主热，其正常气化为暑热郁蒸，其异常之气化为火炎沸腾，其为病则见热邪郁滞。

因为岁运为火运太过，则客运起于太徵而终于少角，而主运起于少角而终于少羽。

如果遇到岁运是土运太过，便是甲辰、甲戌两个年份。太阳寒水司天，太阴湿土在泉，甲己为土运，辰戌亦属土，故此两年都为岁会。其运主阴雨，其正常气化为地气柔润，雨露润泽，其异常之气化为雷电惊惧、暴风雨骤至，其为病则见下部湿郁沉重。

因为岁运为土运太过，则客运起于太宫而终于少徵，主运则起于太角而终于太羽。

昭其气数，明其正化，可得闻乎？岐伯曰：先立其年，以明其气，金木水火土运行之数，寒暑燥湿风火临御之化，则天道可见，民气可调，阴阳卷舒，近而无惑，数之可数者，请遂言之。帝曰：太阳之政奈何？岐伯曰：辰戌之纪也。

太阳　太角　太阴　壬辰　壬戌　其运风，其化鸣紊启折，其变振拉摧拔，其病眩掉目瞑。

太角初正　少徵　太宫　少商　太羽终

太阳　太徵　太阴　戊辰　戊戌同正徵　其运热，其化暄暑郁燠，其变炎烈沸腾，其病热郁。

太徵　少宫　太商　少羽终　少角初

太阳　太宫　太阴　甲辰岁会同天符　甲戌岁会同天符　其运阴雨，其化柔润重泽，其变震惊飘骤，其病湿下重。

太宫　少商　太羽终　太角初　少徵

太阳　太商　太阴　庚辰　庚戌

如果遇到岁运是金水太过，便是庚辰、庚戌两个年份。太阴湿土在泉，乙庚为金运，庚为阳年，运为太商。其主运为凉，其正常气化为雾露降临而秋风萧瑟，其异常的气化为肃杀而草木凋零，其为病则为燥证、胸背满闷。

因为岁运为金运太过，则客运起于太商而终于少宫，主运则是起于少角而终于少羽。

如果遇到水运太过，便是丙辰、丙戌两个年份。太阳寒水司天，太阴湿土在泉，因司天与中运相同，故均为天符。其运主寒，其正常气化为寒风凛冽、凝敛凄惨，其异常之气化为冰雪霜雹，其为病则见大寒留滞于筋肉关节的空隙处。

因为岁运为水运太过，则客运起于太羽而终于太商，而主运则起于太角而终于太羽。

凡此辰戌年太阳司天之政，其气太过而先天时而至，太阳寒水司天则其气肃厉，太阴湿土在泉则地气沉静，寒气上临于天空，阳气不得行令，水土二气配合而发挥协同作用，在天上应于辰星与镇星之光强，其在五谷为黑色与黄色之类，其司天之政严肃，其在泉之令则徐缓。因寒气之政大起则阳气受抑，湖泽之中无阳热的气焰升腾，故被遏的火气只能待时而发。等到少阳当令之时，被遏的火气得以发挥作用，时雨得降，下半年其气终止则雨水稀少，就又复至太阴当令，乌云朝向北极，湿土之气运化四布，则雨水润泽灌溉万物，太阳寒水之气布于上，少阴君火动于下，寒湿偏胜之气，相持于气交。此时人们多患寒湿之病，发为肌肉痿弱，两足痿软无力，不能伸缩，大便濡泄及失血等病。初之气，由于地气迁移，气候极暖，因而百草过早地繁盛起来，此时人们多易患疫病，发为温病，而见身热头痛呕吐及

其运凉，其化雾露萧飔，其变肃杀雕零，其病燥，背瞀胸满。

太商　少羽终　少角初　太徵　少宫

太阳　太羽　太阴　丙辰天符　丙戌天符　其运寒肃，其化凝惨栗冽，其变冰雪霜雹，其病大寒留于溪谷。

太羽终　太角初　少徵　太宫　少商

凡此太阳司天之政，气化运行先天，天气肃，地气静，寒临太虚，阳气不令，水土合德，上应辰星、镇星。其谷玄黅，其政肃，其令徐。寒政大举，泽无阳焰，则火发待时。少阳中治，时雨乃涯，止极雨散，还于太阴，云朝北极，湿化乃布，泽流万物，寒敷于上，雷动于下，寒湿之气，持于气交。民病寒湿，发肌肉萎，足痿不收，濡泻血溢。初之气，地气迁，气乃大温，草乃早荣，民乃厉，温病乃作，身热头痛呕吐，肌腠疮疡。二之

肌肤疮疡等证候。二之气，阳明燥金之气当令，气候反见大凉，人们有凄惨的感觉，草木遇到寒气，火气被抑制，人们易患气郁于内而生胸腹胀满之病，太阳寒水之气遂开始发生。三之气，司天太阳之气当令，寒气流行，雨水下降，此时人们易外生寒病而内生热病而见痈疽、下利、心中烦热、神志昏蒙、胸闷等症，如果不能及时治疗，很容易死亡。四之气，厥阴风木当令，太阴湿土主运。风湿两气交争，风不胜湿而化为雨，万物因而长大、变化、成熟。此时人们易患高热，呼吸不足，肌肉痿弱，两足软弱无力，赤白痢疾等疾病。五之气，少阴君火当令，火气重新运行，百草因而生长、变化、定形，人们也舒畅无病。终之气，在泉湿土之气当令，湿气流行，天空中阴气凝聚，尘土飞扬，蒙蔽郊野，人们也会感到惨凄不快，如果遇到寒风到来，湿土之气反为非时之邪所胜，影响到人则出现怀孕的妇女受到损害而使胎儿殒落。所以本年中应多用苦味燥湿及温而去寒，必须要减弱造成气郁的原因，首先要调节五运六气化生的根源，抑制太过的运气，扶植不胜的运气，而不要使其有所偏盛与偏衰而产生疾病。服食与岁气相合的青色、黄色谷物以保全真气，躲避虚邪贼风等不正常的气候以保持人体的正气，根据岁运六气的相同与差异，以适当的气味来调节它。如果岁运与六气同是寒湿的，应酌用燥热之品来调节它；如果岁运与六气寒湿之气不相同的，应酌用燥湿之品来调节它，所以气运相同的就多用相宜的气味，而气运不同的就少用。应用寒性药物避开寒冷的天气，应用凉性的药物避开清冷的天气，应用温性药物避开温暖的天气，应用热性药物应该避开炎热的天气，在饮食方面也应与上面的规律相同。如果天气反常而邪气反胜的，就应不按天气避寒避热等规律去做，否则就会生病，这就是所说的因时制宜。

气，大凉反至，民乃惨，草乃遇寒，火气遂抑，民病气郁中满，寒乃始。三之气，天政布，寒气行，雨乃降，民病寒，反热中，痈疽注下，心热瞀闷，不治者死。四之气，风湿交争，风化为雨，乃长乃化乃成，民病大热少气，肌肉萎，足痿，注下赤白。五之气，阳复化，草乃长，乃化乃成，民乃舒。终之气，地气正，湿令行，阴凝太虚，埃昏郊野，民乃惨凄，寒风以至，反者孕乃死。故岁宜苦以燥之温之，必折其郁气，先资其化源，抑其运气，扶其不胜，无使暴过而生其疾，食岁各以全其真，避虚邪以安其正。适气同异，多少制之，同寒湿者燥热化，异寒湿者燥湿化，故同者多之，异者少之。用寒远寒，用凉远凉，用温远温，用热远热，食宜同法。有假者反常，反是者病，所谓时也。

黄帝说：说得对。阳明燥金值年的施政情况是怎样的呢？岐伯说：阳明燥金施政是卯年与酉年。卯酉之年份是阳明燥金司天，少阴君火在泉，如遇岁运是木运不及，便是丁卯、丁酉两个年份。其运气为风，胜气为清，复气为热。

因为岁运为木运不及，故客运与主运之气相同，气得正化，起于少角，经太徵、少宫、太商，终于少羽。

如果遇到岁运是火运不及，便是癸卯、癸酉两个年份。阳明燥金司天，少阴君火在泉，火运无力克金而金气得政，故同金运平气，运气为热，胜气为寒，复气为雨。

因为岁运为火运不及，则客运起于少徵，经太宫、少商、太羽，终于少角，而主运起于太角，经少徵、太宫、少商，终于太羽。

如果遇到岁运是土运不及，便是己卯、己酉两个年份。阳明燥金司天，少阴君火在泉，此两年胜复之气相同，其运主雨，胜气为风，复气为凉。

因为岁运为土运不及，则客运起于少宫，经太商、少羽、太角，终于少徵，而主运起于少角，经太徵、少宫、太商，终于少羽。

如果遇到金运不及之岁，便是乙卯、乙酉两个年份。阳明燥金司天，少阴君火在泉，此两年胜复之气相同，金运虽不及，但得司天之金气相助，故同金运平气，其运气为凉，胜气为热，复气为寒。

因为岁运为金运不及，故客运起于少商，经太羽、少角、太徵、终于少宫，而主运起太角，经少徵、太宫、少商，终于太羽。

如果遇到岁运是水运不及，便是辛卯、辛酉两个年份。阳明燥金司天，少阴

帝曰：善。阳明之政奈何？岐伯曰：卯酉之纪也。

阳明　少角　少阴　清热胜复同，同正商。丁卯岁会　丁酉　其运风清热。

少角初正　太徵　少宫　太商　少羽终

阳明　少徵　少阴　寒雨胜复同，同正商。癸卯同岁会　癸酉同岁会　其运热寒雨。

少徵　太宫　少商　太羽终　太角初

阳明　少宫　少阴　风凉胜复同。己卯　己酉　其运雨风凉。

少宫　太商　少羽终　少角初　太徵

阳明　少商　少阴　热寒胜复同，同正商。乙卯天符　乙酉岁会，太一天符　其运凉热寒。

少商　太羽终　太角初　少徵　太宫

阳明　少羽　少阴　雨风胜复同，

君火在泉，此两年胜复之气相，其运气为寒，胜气为雨，复气为风。

因为岁运为水运不及，则客运起于少羽，经太角、少徵、太宫，终于少商。主运起于少角，经太徵、少宫、少商，终于少羽。

凡是此阳明司天之政时，其气不足则气化后天时而至，司天之气急切，在泉之气盛明，阳气独主时令，炎暑之气流行，万物干燥而坚硬，金气不及则木无畏惧，和风主治，风气与燥气相兼流行于气交之内，致使阳气多而阴气少，云趋向雨，湿土之气于是敷布，燥气盛极则化为雨泽。其应于五谷则为白色与红色之类，间谷是感受太过的间气而成熟的，其所伤为金之白色甲虫类及属火之羽虫类，金火配合发挥作用，在天上应于太白金星与荧惑火星。其司天之政急切，在泉之令狂暴，于是藏伏之虫出现，流水动而不结冰，人们易患咳嗽、咽喉肿塞、突发寒热颤抖、大小便不通等病，先见清金之气劲而有力，毛虫死亡，后见火热之气急暴，介虫受到灾殃，金气与火气的发作都是急迫的，胜复之变化纷乱不定，清气与热气相持于气交之中。初之气，地气迁移，阴气开始凝聚，天气肃厉，水气结成冰，酝酿寒雨。其发病是内热胀满，面目浮肿，喜睡眠，鼻流清涕，鼻衄，喷嚏呵欠，呕吐，小便黄赤，甚则淋漓不畅。二之气，阳气敷布，人们感到舒适，万物生长繁荣。但如遇疫疠流行时，则人们易突然爆发死亡。三之气，燥金司天之气当令，凉气运行，燥热之气相互配合，燥气极则湿气复而润泽，人们易患寒热之病。四之气，寒雨下降。人们易患突然仆倒，寒冷发抖，胡言乱语，少气，咽喉干燥，口渴引饮，心痛，痈肿疮疡，寒疟，骨软无力，大小便出血等病。五之气，厥阴风木用事，秋天反行春令，草木生发荣美，人们也平

同少宫。辛卯　辛酉　其运寒雨风。

少羽终　少角初　太徵　少宫　太商

凡此阳明司天之政，气化运行后天，天气急，地气明，阳专其令，炎暑大行，物燥以坚，淳风乃治，风燥横运，流于气交，多阳少阴，云趋雨府，湿化乃敷，燥极而泽。其谷白丹，间谷命太者，其耗白甲品羽，金火合德，上应太白、荧惑。其政切，其令暴，蛰虫乃见，流水不冰。民病咳嗌塞，寒热发暴，振栗癃闷，清先而劲，毛虫乃死，热后而暴，介虫乃殃，其发躁，胜复之作，扰而大乱，清热之气，持于气交。初之气，地气迁，阴始凝，气始肃，水乃冰，寒雨化。其病中热胀，面目浮肿，善眠鼽衄，嚏欠呕，小便黄赤，甚则淋。二之气，阳乃布，民乃舒，物乃生荣，厉大至，民善暴死。三之气，天政布，凉乃行，燥热交合，燥极而泽，民病寒热。四之气，寒雨降，病暴仆，振栗谵妄，少气嗌干引饮，及为心痛、痈肿疮疡、疟寒之疾，骨痿血便。五之气，春令反行，草乃生荣，民气和。终之

和无病。终之气，阳气四布，气候反见温暖，蛰伏的虫类出现于外，流水不能结冰，人们健康，但易发温病。所以在阳明司天之年，应进食得岁气的谷类以安定正气，吃间谷以驱除邪气，本年应用咸味、苦味、辛味的药物以汗法、清法、散法进行治疗，安定运气，使其免受邪气的干扰，并削弱郁结之气，资助化生的根源。根据寒热轻重来调节用药，运与气同热的，应多用与司天凉气相同之品；运与气同清的，应多用与在泉热气相同之品。用凉药时应避开凉气主令之时，用热药时应避开热气主令之时，用寒药时应避开寒气主令之时，用温药时应避开温气主令之时。用饮食调养时，也与上述方法相同。如果气候有反常变化时，就应灵活运用，这是适应自然的法则。如果违背了这一法则，就会扰乱了天地间自然变化的法则，扰乱了阴阳的规律。

黄帝说：讲得好。少阳相火执政时情况是怎样的呢？岐伯说：少阳相火执政于寅年与申年。壬寅、壬申二年份俱为同天符。少阳相火司天，厥阴风木在泉，木运之气为风气所鼓动，其正常气化为风声紊乱，物体打开，其异常之气化为狂风震撼摧毁折拔，其为病则见头目眩晕、两胁撑胀、神魂惊骇。

因为岁运为木气主运，故客运与主运之气相同，气得正化，客运起于太角，经少徵、太宫、少商，终于太羽。主运与客运同，起于太角，终于太羽。

戊寅、戊申这两年俱为天符，少阳相火司天，厥阴风木在泉，火运之气为暑热，其正常气化为火盛热郁，其异常气化为火炎沸腾，其为病则见热郁于上，热甚迫血妄行而血溢血泄，出现心痛之症。

因为岁运为火运主运，则客运起于太徵、经少宫、太商、少羽，终于太角。

气，阳气布，候反温，蛰虫来见，流水不冰，民乃康平，其病温。故食岁谷以安其气，食间谷以去其邪，岁宜以咸以苦以辛汗之清之散之，安其运气，无使受邪，折其郁气，盗其化源。以寒热轻重少多其制，同热者多天化，同清者多地化。用凉远凉，用热远热，用寒远寒，用温远温，食宜同法，有假者反之，此其道也。反是者，乱天地之经，扰阴阳之纪也。

帝曰：善。少阳之政奈何？岐伯曰：寅申之纪也。

少阳　太角　厥阴　壬寅同天符　壬申同天符　其运风鼓，其化鸣紊启坼，其变振拉摧拔，其病掉眩支胁惊骇。

太角初正　少徵　太宫　少商　太羽终

少阳　太徵　厥阴　戊寅天符　戊申天符　其运暑，其化暄嚣郁燠，其变炎烈沸腾，其病上热郁，血溢血泄心痛。

主运起于少角，经太徵、少宫、太商，终于少羽。

甲寅、甲申这两年，少阳相火司天，厥阴风木在泉，土运之气为阴雨，其正常气化为柔软厚重润泽，其异常气化为风飘雨骤震撼惊骇，其为病则见身重水肿、水饮痞满之症。

因为岁运为土运主气，故客运起于太宫，经少商、太羽、少角，终于太徵。主运起于太角，经少徵、太宫、少商，终于太羽。

庚寅、庚申这两年，少阳相火司天，厥阴风木在泉，金运虽太过，但受司天相火所抑，故同金运平气，金运之气为凉，其正常气化为雾露清冷急切，其异常变化为肃杀凋零，其为病则见病发于肩背及胸中。

因为岁运为金气主运，故客运起于太商，经少羽、太角、少徵，终于太宫，主运起于少角，经太徵、少宫、太商，终于少羽。

丙寅、丙申这两个年份，少阳相火司天，厥阴风木在泉。水运之气为寒，其正常气化为凝敛凄惨、寒风凛冽，其异常气化为冰雪霜雹，其为病多见寒气水肿。

因为岁运为水气主运，故客运起于太羽，经少角、太徵、少宫，终于太商，主运起于太角，经少徵、太宫、少商，终于太羽。

凡是少阳司天施政之时，其气太过，先天时而至，天气正常，地气扰动，暴风突起，树木吹倒，飞沙走石，炎火之气流行，当厥阴湿土与少阳二气并行时，便见应时雨降，火木相互为用，在天上应于火星、木星光强，其在五谷为红色与深青色之类，其为政严肃，其令行为扰乱，所以风热二气相互参合于气交之中，则事物沸腾多变，太阴湿土之气横行，寒气便经常到来，凉雨便随之而降。在人

太徵　少宫　太商　少羽终　少角初

太阳　太宫　厥阴　甲寅　甲申　其运阴雨，其化柔润重泽，其变震惊飘骤，其病体重胕肿痞饮。

太宫　少商　太羽终　太角初　少徵

少阳　太商　厥阴　庚寅　庚申　同正商。其运凉，其化雾露清切，其变肃杀雕零，其病肩背胸中。

太商　少羽终　少角初　太徵　少宫

少阳　太羽　厥阴　丙寅　丙申　其运寒，其化凝惨栗冽，其变冰雪霜雹，其病寒浮肿了。

太羽终　太角初　少徵　太宫　少商

凡此少阳司天之政，气化运行先天，天气正，地气扰，风乃暴举，木偃沙飞，炎火乃流，阴行阳化，雨乃时应，火木同德，上应荧惑、岁星。其谷丹苍，其政严，其令扰。故风热参布，云物沸腾，太阴横流，寒乃时至，凉雨并起。民病寒中，外发疮

则易患内有寒积，外生疮疡，发为泄泻腹满等病。而圣明之人遇到这种情况，就会调和寒热之气而不致相争。但如果寒热相争而反复发作，人们便易患寒热疟疾、泄泻、耳聋目瞑、呕吐、心肺郁结而肿胀、皮肤变色等疾病。初之气，地气迁移，风气盛而摇动，寒气消退，气候明显温暖，草木繁荣较早。此时寒气来也不能稍减其荣，便会发生温热之病，其病见上部气郁、出血目赤、咳嗽气逆、头痛、血崩、两胁胀满、皮肤生疮等。二之气，太阴湿土用事，少阳君火反受抑郁，白色尘埃四起，云向雨趋，风气不能胜湿气，便见细雨零落，人们便健康无病，如果发病则见热邪郁于上部，出现咳嗽气逆、呕吐、疮疡、胸部不利、头痛、全身发热、心中烦乱、脓疮等病。三之气，少阳君火司天之气布化，炎热到来，因为主客二气均为少阳君火施政，故雨停止下降。人们易患内热，耳聋目瞑，出血，咳嗽，呕吐，鼻塞流涕，鼻衄喷嚏，呵欠，咽喉痹痛，目赤，容易突然死亡。四之气，阳明燥金清凉之客气，上加于主时之太阴湿土主气，所以可见时凉时热，白露下降，民气和平，其为病则见胀满而身体沉重。五之气，阳热散去，太阳寒水之气加临而寒气随之而来，雨水下降，人身腠理孔窍收敛，树木提前凋零，人们应该躲避寒邪，有医学常识的人为了适应天时，便会起居谨慎。终之气，地气当令，风气流动，所以万物反而有生长的趋势，时常出现露雾，此时人们亦易卫气不足、腠理不固，出现心痛，阳气不得收藏而见咳嗽等病。若要抑制其太过的运气，资助其不及的运气，必须减弱其郁结之气，先调和其生化泉源，不受运气太过的影响，重病就不会发生了。所以本年份用药应用咸味、辛味

疡，内为泄满。故圣人遇之，和而不争。往复之作，民病寒热疟泄，聋瞑呕吐，上怫肿色变。初之气，地气迁，风胜乃摇，寒乃去，候乃大温，草木早荣，寒来不杀，温病乃起，其病气怫于上，血溢目赤，咳逆头痛，血崩胁满，肤腠中疮。二之气，火反郁，白埃四起，云趋雨府，风不胜湿，雨乃零，民乃康。其病热郁于上，咳逆呕吐，疮发于中，胸嗌不利，头痛身热，昏愦脓疮。三之气，天政布，炎暑至，少阳临上，雨乃涯。民病热中聋瞑，血溢脓疮，咳呕鼽衄，渴嚏欠，喉痹目赤，善暴死。四之气，凉乃至，炎暑间化，白露降，民气和平，其病满身重。五之气，阳乃去，寒乃来，雨乃降，气门乃闭，刚木早雕，民避寒邪，君子周密。终之气，地气正，风乃至，万物反生，霿雾以行。其病关闭不禁，心痛，阳气不藏而咳。抑其运气，赞所不胜，必折其郁气，先取化源，暴过

及酸味。用渗泄法以除火热，用水渍或发汗法以祛风邪，依据运气的寒湿变化，加以调节其偏差。如果岁运与司天在泉之气同风热的，应多用寒凉之品治之；不相同时，便少用。应用热性药物时应避免炎热的气候，应用温性药物时应避免温暖的气候，应用寒性药物时应避免寒冷的气候，应用凉性药物时应避免清凉的气候。在饮食调节时，与上述方法相同，这是一条基本原则。如果遇到气候反常时，就用不同的方法去恰当地处理，假如不这样，就容易发生疾病。

黄帝说：讲得好，那么太阴湿土执政之年的情况是怎样的呢？岐伯说：太阴湿土执政之年是在丑年与未年。

如遇岁运为木运不及，便是丁丑、丁未两个年份。太阴湿土司天，太阳寒水在泉，克我之气金气便为胜气，清气过后，我生之气火气来复，胜复之气相同，而木运不及则无力克土，司天之气得政，所以与土运平气。此二年，其运气为风，胜气为清，复气为热。

因为岁运为木运不及，故客运起于少角，经太徵、少宫、太商，终于少羽。主运与客运相同，起于少角，终于太羽。

如果遇到岁运为火运不及，便是癸丑、癸未两个年份。火运不及，胜我之水的寒气便为胜气，我生之土的雨气为复气，胜复之气相同。此二年，其运气为热，胜气为寒，复气为雨。

因为岁运为火运不及，故客运起于少徵，经太宫、少商、太羽，终于少角。主运起于太角，经少徵、太宫、少商，终于太羽。

如果遇到岁运为土运不及，便是己丑、己未两个年份。土运不及，克我之木

不生，苛疾不起。故岁宜咸宜辛宜酸，渗之泄之，渍之发之，观气之寒温以调其过，同风热者多寒化，异风热者少寒化，用热远热，用温远温，用寒远寒，用凉远凉，食宜同法，此其道也。有假者反之，反是者，病之阶也。

帝曰：善。太阳之政奈何？岐伯曰：丑未之纪也。

太阴　少角　太阳　清热胜复同，同正宫。丁丑　丁未　其运风清热。

少角初正　太徵　少宫　太商　少羽终

太阴　少徵　太阳　寒雨胜复同。癸丑　癸未　其运热寒雨。

少徵　太宫　少商　太羽终　太角初

太阴　少宫　太阳　风清胜复同，

的风气为胜气，我生之金的清气为复气，胜复之气相同。土运不及而得司天之气相助，所以同土运平气。此二年，其运气为雨，胜气为风，复气为清。

因为岁运为土运不及，故客运起于少宫，经太商、少羽、太角，终于少徵。主运起于少角，经太徵、少宫、太商，终于少羽。

如果遇到岁运为金运不及，便是乙丑、乙未两个年份。金运不及，克我之火的热气为胜气，我生之水的寒气为复气，胜复之气相同。此二年，其运气为凉，胜气为热，复气为寒。

因为岁运为金运不及，故客运起于少商，经太羽、少角、太徵，终于少宫。主运起于太角，经少徵、太宫、少商，终于太羽。

如果遇到岁运为水运不及，便是辛丑、辛未两个年份。水运不及，克我之土的雨气为胜气，我生之木的风气为复气，胜复之气相同。因水运不及，司天之土气胜之，土兼水化，反得其政，故同土运平气。此二年，其运气为寒，胜气为雨，复气为风。

因为岁运为水运不及，故客运起于少羽，经太角、少徵、太宫，终于少商。主运起于少角，经太徵、少宫、太商，终于少羽。

凡此太阴司天之政，气化运行后天时而至，阴专其政，阳气避退，大风时起，天气下降，地气上腾，原野雾气昏暗，白色云埃四起，云奔向南极，地气上蒸而发为云雨，寒雨时降，万物成熟于夏末秋初。人们多患寒湿，肚腹胀满，全身肿胀，痞塞气逆，寒厥，手足拘急等病。寒湿配合而发挥作用，黄黑色的尘埃迷漫使天气昏暗，流行于气交之中，在天上应镇星和辰星光强。其政行严肃，其

同正宫。己丑太一天符　己未太一天符　其运雨风清。

少宫　太商　少羽终　少角初　太徵

太阴　少商　太阳　热寒胜复同。乙丑　乙未　其运凉热寒。

少商　太羽终　太角初　少徵　太宫

太阴　少羽　太阳　雨风胜复同，同正宫。辛丑同岁会　辛未同岁会　其运寒雨风。

少羽终　少角初　太徵　少宫　太商

凡此太阴司天之政，气化运行后天，阴专其政，阳气退避，大风时起，天气下降，地气上腾，原野昏霿，白埃四起，云奔南极，寒雨数至，物成于差夏，民病寒湿腹满，身䐜愤，胕肿痞逆，寒厥拘急。湿寒合德，黄黑埃昏，流行气交，上应镇星、辰星。其政肃，其令寂，其谷黅玄。故阴凝

令为寂静，其应于五谷为黄色和黑色之类。由于阴湿之气凝结于上，寒水之气积留于下，寒水胜过火，则发为冰雹，阳气被阴气所抑制而失去作用，就会呈现一片肃杀之象。所以在运气有余之年，应在高地种植谷物；运气不及之年，应在低地种植谷物，有余之年应种得晚，不及之年则应种得早。土地之利，必须根据天气自然的化生，人们的体气也是如此，必须适应天时，间谷是感受太过的间气而成熟的。初之气，地气迁移，寒气离去，春气至，和风吹来，生发之气四布，万物向荣，人们亦觉精神舒畅，这是由于湿土之气司天而见风湿相搏，不能及时降雨。人们易患出血性疾病，筋络拘急强直，关节活动不便，身体重着，筋脉痿软无力。二之气，少阴君火行令，万物得到化育，人们安和，因火气热盛，其发为病则见温疫大流行，远近各地都一样，湿气上蒸，与热气相搏结，雨水便能及时下降。三之气，司天运气行使权力，湿气下降，地气上腾，雨水及时降下，寒气随之而来。因为感受寒湿，所以人们易患身体沉重浮肿、胸腹胀满等病。四之气，少阳相火加临，湿气熏蒸，地气上腾，天气被隔拒，故早晚仍有寒风吹拂，蒸腾之湿气与热气相互搏结，草木之间如薄烟凝滞，湿气运化不流动，则白露暗降，从而出现秋季的时令。此时在人们易患皮肤郁热，突然出血，疟疾，心腹饱满发热，腹胀，甚则发生浮肿等病。五之气，阳明燥金之气流行，寒露既来，冷霜早降，草木枯黄凋落，寒气侵犯人体，通晓医理的人就会谨慎起居，以防疾病，此时人们多患皮肤腠理等处的疾病。终之气，寒气大盛，湿气运化，寒霜积聚，阴气凝滞，水结成坚冰，阳气被遏不能发挥作用。由于感受寒气，人们则病见关节强直、腰腿疼痛，这是由于寒湿之气相结于气交之中而导致疾病的发

于上，寒积于下，寒水胜火，则为冰雹，阳光不治，杀气乃行。故有余宜高，不及宜下，有余宜晚，不及宜早，土之利，气之化也，民气亦从之，间谷命其太也。初之气，地气迁，寒乃去，春气正，风乃来，生布万物以荣，民气条舒，风湿相薄，雨乃后。民病血溢，筋络拘强，关节不利，身重筋痿。二之气，大火正，物承化，民乃和，其病温厉大行，远近咸若，湿蒸相薄，雨乃时降。三之气，天政布，湿气降，地气腾，雨乃时降，寒乃随之。感于寒湿，则民病身重胕肿，胸腹满。四之气，畏火临，溽蒸化，地气腾，天气否隔，寒风晓暮，蒸热相薄，草木凝烟，湿化不流，则白露阴布，以成秋令。民病腠理热，血暴溢，疟，心腹满热胪胀，甚则胕肿。五之气，惨令已行，寒露下，霜乃早降，草木黄落，寒气及体，君子周密，民病皮腠。终之气，寒大举，湿大化，霜乃积，阴乃凝，水坚冰，阳光不治。感于寒，则病人关节禁固，腰脽痛，寒湿持于气交而为疾也。必折其郁气，

生，必须削弱其郁结之气，而调和其化生之源，补益其不及之岁运，不使邪胜为害，服食岁谷以保全真气，服食间谷以保全精气。所以本年份应用苦味之品以燥湿温寒，甚则用发散和宣泄之法治疗。如果不发散宣泄，湿气就会充溢于外，皮肤和肌肉发生溃烂，甚至血水淋漓。必须补益阳气，使其抵抗严寒，根据岁运与六气相同或差异、少或多来决定，岁运与司气同寒的应用热化调和，同湿的用燥化调和，运气相同的应多投调和之品，不同的可以少投。应用凉药应避免清凉的气候，应用寒药应避免寒冷的气候，应用温药应避免温暖的气候，应用热药应避免炎热的气候，在饮食调养方面也要如上述之法。如果气候反常，则治疗也应灵活应用，这是基本原则，如果违背了这一原则，就会导致疾病的发生。

黄帝说：讲得好。少阴君火执政之年的情况是怎样的呢？岐伯说：少阴君火执政在子年和午年。

壬子、壬午两个年份，少阴君火司天，阳明燥金在泉，其运气为风气鼓动，其正常气化为风声紊乱，物体开启，其反常变化为暴风震撼，摧折毁拔，其病则见支撑胀满等。

此二年，客运与主运之气相同，故客运与主运同起于太角，经少徵、太宫、少商，终于太羽。

戊子、戊午两个年份，前者为天符年，后者为太乙天符年。其运气为火，表现为炎暑火热，其正常气化为温暖光耀郁热，其异常变化为炎火沸腾，其为病则见热于上而血外溢之症。

此二年，客运起于太徵，经少宫、太商、少羽，终于太角。主运起于少角，

而取化源，益其岁气，无使邪胜，食岁谷以全其真，食间谷以保其精。故岁宜以苦燥之温之，甚者发之泄之。不发不泄则湿气外溢，肉溃皮拆而水血交流。必赞其阳火，令御甚寒，从气异同，少多其制也，同寒者以热化，同湿者以燥化，异者少之，同者多之，用凉远凉，用寒远寒，用温远温，用热远热，食宜同法。假者反之，此其道也，反是者病也。

帝曰：善。少阴之政奈何？岐伯曰：子午之纪也。

少阴　太角　阳明　壬子　壬午

其运风鼓，其化鸣紊启拆，其变振拉摧拔，其病支满。

太角初正　少徵　太宫　少商　太羽终

少阴　太徵　阳明　戊子天符　戊午太一天符　其运炎暑，其化暄曜郁燠，其变炎烈沸腾，其病上热血溢。

太徵　少宫　太商　少羽终　少角初

经太徵、少宫、太商，终于少羽。

甲子、甲午两个年份，其运气为土，表现为阴雨，其正常气化为柔软厚重润泽，其异常变化为风雨震动惊骇飘扬骤作，其为病则见腹中胀满、肢体沉重。

此二年，客运起于太宫，经少商、太羽、少角，终于太徵。主运起于太角，经少徵、太宫、少商，终于太羽。

庚子、庚午两个年份，俱为同天符，其运气为金，表现为清凉急切，其正常气化为雾露萧瑟，其异常变化为肃杀凋零，其为病则见下利清谷。

此二年，客运起于太商，经少羽、太角、少徵，终于太宫。主运起于少角，经太徵、少宫、太商，终于少羽。

丙子、丙午两个年份，丙子年为岁会，其运气为水，表现为寒冷，其正常气化为凝敛惨冽，其异常变化为冰雪霜雹，其为病则见寒气在下。

此二年，客运起于太羽，经少角、太徵、少宫，终于太商。主运起于太角，经少徵、太宫、少商，终于太羽。

凡是少阴司天之年，气化运行比正常的天时早，地气严肃，天气明朗，寒气与暑气相交，热气和燥气相加，云奔驰于雨府，湿化之气乃得流行，应时之雨得以降下，金火相互配合发挥作用，在天上应荧惑之火星及太白之金星。其天气的执政光明，地气的行令急迫，其在五谷为红色和白色二类。水火寒热相互争执于气交，为疾病发生的起因，热病发生于上部，寒病发生于下部，寒热之气相争而侵犯于中部。人们易患咳嗽气喘，血液上溢或下泄，鼻塞流涕，喷嚏，目赤，眼角溃疡，寒气厥逆入于胃部，心痛，腰痛，腹部胀大，咽喉干燥，上部肿胀等

少阴　太宫　阳明　甲子　甲午

其运阴雨，其化柔润重泽，其变震惊飘骤，其病中满身重。

太宫　少商　太羽终　太角初　少徵

少阴　太商　阳明　庚子同天符　庚午同天符

同正商　其运凉劲，其化雾露萧飋，其变肃杀雕零，其病下清。

太商　少羽终　少角初　太徵　少宫

少阴　太羽　阳明　丙子岁会　丙午　其运寒，其化凝惨栗冽，其变冰雪霜雹，其病寒下。

太羽终　太角初　少徵　太宫　少商

凡此少阴司天之政，气化运行先天，地气肃，天气明，寒交暑，热加燥，云驰雨府，湿化乃行，时雨乃降，金火合德，上应荧惑、太白。其政明，其令切，其谷丹白，水火寒热持于气交而为病始也，热病生于上，清病生于下，寒热凌犯而争于中，民病咳喘，血溢血泄，鼽嚏，目赤眦疡，寒厥入胃心痛，腰痛腹大，嗌干肿上。初之

病。初之气，地气迁移，燥气将退去，寒气开始，虫类又蛰伏避藏，水冻结成冰，严霜又复下降，寒风刮到阳气被郁遏，人们如不注意谨慎起居，就会出现关节运动不利，腰臀部疼痛，在炎热即将到来时，还会发生内部和外部的疮疡。二之气，阳气散布，风气流动，春天的气候降临，万物欣欣向荣，寒气时常到来，人们觉得很安和。其为病则见小便淋漓，眼睛视物模糊而红赤，气分郁于上焦而发热。三之气，司天和运气行使政令，火气旺盛，万物繁盛鲜明，但时常有寒气侵袭。人们易患热厥，心痛，寒热交替发作，咳喘，眼睛红赤等疾病。四之气，潮湿而炎热的气候到来，大雨经常降下，寒热交互而至。人们易患寒热，咽干，黄疸，鼻塞流涕，鼻衄，水饮等疾病。五之气，少阳相火加临，气候反见暑热，阳气运化，万物生长繁荣。人们安康，发为疾病则是温热病。终之气，阳明燥气当令，火热的余邪从内隔拒，不能宣泄。人们易患头面肿、咳嗽气喘，甚至血溢上涌。寒气时常流动，天空则见晦暗迷漫的景象，此时疾病在外生于皮肤腠理之间，在内则留于胁下，向下牵连少腹而生寒冷之病，这是地气又将转移了。必须抑制其运气的有余，资助其岁气的所胜，削弱其被郁而将发之气，首先应调和其化生的泉源，不使其因太过而发生疾病。服食岁谷以保全真气，服食间谷以预防邪气的侵害。本年份应该用咸寒之品软坚，调和其上部，甚至用苦味来发泄它；用酸味来收敛来安和其下部的燥气，甚至用苦味来宣泄邪气。根据运气的相同和差异来决定给予多少，如果岁运与司天的热气相同，应以清寒调治；如果岁运与在泉的清凉之气相同，应以温热调治。应用热药应避免炎热的气候，应用凉药应避免清凉的气候，应用温药应避免温暖的气候，应用寒药应避免寒冷的气候，在

气，地气迁，暑将去，寒乃始，蛰复藏，水乃冰，霜复降，风乃冽，阳气郁，民反周密，关节禁固，腰脽痛，炎暑将起，中外疮疡。二之气，阳气布，风乃行，春气以正，万物应荣，寒气时至，民乃和。其病淋，目瞑目赤，气郁于上而热。三之气，天政布，大火行，庶类蕃鲜，寒气时至。民病气厥心痛，寒热更作，咳喘目赤。四之气，溽暑至，大雨时行，寒热互至。民病寒热，嗌干黄瘅，鼽衄饮发。五之气，畏火临，暑反至，阳乃化，万物乃生乃长乃荣，民乃康，其病温。终之气，燥令行，余火内格，肿于上，咳喘，甚则血溢。寒气数举，则霿雾翳，病生皮腠，内舍于胁，下连少腹而作寒中，地将易也。必抑其运气，资其岁胜，折其郁发，先取化源，无使暴过而生其病也。食岁谷以全真气，食间谷以避虚邪。岁宜咸以耎之，而调其上，甚则以苦发之；以酸收之，而安其下，甚则以苦泄之。适气同异而多少之，同天气者以寒清化，同地气者以温热化。用热远热，用凉远凉，用温远温，用寒远寒，食宜同法。有假则反，此其道

饮食调养中，也要用如上之法。有反常的气候，就用其他适当的方法去处理，这是基本原则，如有违背，疾病就会发生。

黄帝说：讲得对。那厥阴风木执政之年的情况是怎么样的呢？岐伯说：厥阴风木执政在巳年与亥年。

丁巳、丁亥两个年份，木运不及，克我之金的清气为胜气，生我之火的热气为复气，胜复之气相同。其运气为风，胜气为清，复气为热。

此二年，客运起于少角，经太徵、少宫、太商，终于少羽。主运与客运之气相同，起于少角，终于少羽。

癸巳、癸亥两个年份，均为同岁会，火运不及，克我之水的寒气为胜气，生我之土的雨气为复气，胜复之气相同。其运气为热，胜气为寒，复气为雨。

此二年，客运起于少徵，经太宫、少商、太羽，终于少角。主运起于太角，经少徵、太宫、少商，终于太羽。

己巳、己亥两个年份，土运不及，克我之木的风气为胜气，我生之金的清气为复气，胜复之气相同。其运气为雨，胜气为风，复气为清。

此二年，客运起于少宫，经太商、少羽、太角，终于少徵，主运起于少角，经太徵、少宫、太商，终于少羽。

乙巳、乙亥两个年份，金运不及，克我之火的热气为胜气，我生之水的寒气为复气，胜复之气相同。其运气为凉，胜气为热，复气为寒。

此二年，客运起于少商，经太羽、少角、太徵，终于少宫。主运起于太角，经少徵、太宫、少商，终于太羽。

也，反是者，病作矣。

帝曰：善。厥阴之政奈何？岐伯曰：巳亥之纪也。

厥阴　少角　少阳　清热胜复同，同正角。丁巳天符　丁亥天符　其运风清热。

少角初正　太徵　少宫　太商　少羽终

厥阴　少徵　少阳　寒雨胜复同，癸巳同岁会　癸亥同岁会　其运热寒雨。

少徵　太宫　少商　太羽终　太角初

厥阴　少宫　少阳　风清胜复同，同正角。己巳　己亥　其运雨风清。

少宫　太商　少羽终　少角初　太徵

厥阴　少商　少阳　热寒胜复同，同正角。乙巳　乙亥　其运凉热寒。

少商　太羽终　太角初　少徵　太宫

辛巳、辛亥两个年份，水运不及，克我之土的雨气为胜气，我生之木的风气为复气，胜复之气相同。其运气为寒，胜气为雨，复气为风。

此二年，客运起于少羽，经太角、少徵、太宫，终于少商。主运起于少角，经太徵、少宫、太商，终于少羽。

凡此厥阴司天执政时，气化运行比正常的天气晚至，如遇平气时，气化运行同于天时，风木司天而天气扰乱，少阳在泉而地气正常，风因司天之气而生于高远，火随在泉之气而炎热随之，云向雨府，湿土之气敷布化育，此为风火相辅相成的原因，在天上应岁星与荧惑二星光强。风行使的职权是扰乱的，火的命令是急速的，其应于五谷属深青色和红色之类，间谷是感受太过的间气而成熟的，其所损伤的是角虫和羽虫类。风燥火热，彼此胜复交争，蛰伏的虫类反见于外，流动的水不能结冰，在人们发为热病多在下部，发为风病多在上部，风燥之气胜复交争于中部。初之气，寒气急，肃杀之气到来，人们多易患右胁下寒冷。二之气，寒气不去，白雪飞而流下结冰，肃杀之气发挥作用，寒霜下降，芳草的叶梢焦枯，寒雨屡降，因少阴君火主时而阳气又复散发，但终为客气阻遏，所以在人们易患内部郁热之病。三之气，司天运气行使权力，所以便常刮风，在人们易患眼睛流泪、耳鸣、头晕目眩等病。四之气，气候炎热而潮湿，湿热相互搏结，扰于左上部，所以在人们易患黄疸而致周身浮肿之病。五之气，燥气与湿气交互胜复，阴沉之气散布，寒气袭人，风雨大作。终之气，客气少阳相火当令，阳气旺盛，蛰伏的虫类出来活动，流水不能结冰，地气生发，百草重新生长，人们感觉

厥阴　少羽　少阳　雨风胜复同。辛巳　辛亥　其运寒雨风。

少羽终　少角初　太徵　少宫　太商

凡此厥阴司天之政，气化运行后天。诸同正岁，气化运行同天，天气扰，地气正，风生高远，炎热从之，云趋雨府，湿化乃行，风火同德，上应岁星、荧惑。其政挠，其令速，其谷苍丹，间谷言太者，其耗文角品羽。风燥火热，胜复更作，蛰虫来见，流水不冰，热病行于下，风病行于上，风燥胜复形于中。初之气，寒始肃，杀气方至，民病寒于右之下。二之气，寒不去，华雪水冰，杀气施化，霜乃降，名草上焦，寒雨数至，阳复化，民病热于中。三之气，天政布，风乃时举，民病泣出，耳鸣掉眩。四之气，溽暑湿热相薄，争于左之上，民病黄瘅而为胕肿。五之气，燥湿更胜，沉阴乃布，寒气及体，风雨乃行。终之气，畏火司令，阳乃大化，蛰虫出见，流水不冰，地气大发，草乃生，人乃

舒服，其为病则是温热病。必须削弱其郁结之气，补助其化生之泉源和运气，不使邪气太过而为害。所以本年份应该用辛味之品调和在上的风气，以咸味之品调和在下的火气，不要轻易地触犯少阳相火之气。应用温药应避免温暖的气候，应用热药应避免炎热的气候，应用凉药应避免清凉的气候，应用寒药应避免寒冷的气候，在饮食调养方面也应该如上法。有反常的气候则就应灵活应用，这是基本原则，如有违背，就会导致疾病的发生。

黄帝说：讲得对。先生所说的可以说是很详尽了，但是怎样才能知道应与不应呢？岐伯说：你问得真详细啊！六气的运行有一定的次序和方位，因此经常以正月初一早晨的气候为标准来观察，看它所在气位，就可知应与不应了。凡是中运太过的，气至先于节候，不及的气至后于节候，这是天道，是六气的常规。如果中运既非太过也非不及，就是所谓的正岁，其气至恰如同与节候之时。黄帝说：胜气与复气是常有的，灾害到来时，怎样才能知道呢？岐伯说：不是当位的气化，就叫做灾害。黄帝说：天地的气数，开始与终止怎样的呢？岐伯说：问得真详尽啊！这是应该明白的道理。天地之气数，开始于天气，终止于地气，上半年是天气所主；下半年是地气所主；天地之气上下交至为用，是气交所主；一年中的气化规律尽在其中。所以说，明白了天地之气的位置和每气所主的月份，就可知天地气数的终始了。黄帝说：我观察这件事，按你所说的去做，但运气之数与岁候有的时候不能相合是什么原因呢？岐伯说：六气的作用有多少，与五运的相合有盛衰，由于多少与盛衰的不同，因而就有了同化的问题。黄帝说：我想听听同化是怎样的呢？岐伯说：风温之气与春天的木气同化，炎灼闷热之气与夏天的火气

舒，其病温厉。必折其郁气，资其化源，赞其运气，无使邪胜。岁宜以辛调上，以咸调下，畏火之气，无妄犯之。用温远温，用热远热，用凉远凉，用寒远寒，食宜同法。有假反常，此之道也，反是者病。

帝曰：善。夫子之言可谓悉矣，然何以明其应乎？岐伯曰：昭乎哉问也！夫大气者，行有次，止有位，故常以正月朔日平旦视之，睹其位而知其所在矣。运有余其至先，运不及其至后，此天之道，气之常也。运非有余非不足，是谓正岁，其至当其时也。帝曰：胜复之气，其常在也，灾眚时至，候也奈何？岐伯曰：非气化者，是谓灾也。帝曰：天地之数，终始奈何？岐伯曰：悉乎哉问也！是明道也。数之始，起于上而终于下，岁半之前，天气主之；岁半之后，地气主之；上下交互，气交主之。岁纪毕矣。故曰：位明气月可知乎？所谓气也。帝曰：余司其事，则而行之，不合其数何也？岐伯曰：气用有多少，化治有盛衰，衰盛多少，同其化也。帝曰：愿闻同化何如？岐伯曰：风温春化同，热曛昏火夏化同，胜与复同，燥清烟

同化，胜气与复气也有同化，燥清烟露之气与秋天的金气同化，云雨昏蒙尘埃之气与长夏的土气同化，寒霜雪冰之气与冬天的水气同化，这是天地五运六气的同化，盛衰互用的常规。黄帝说：岁运与同天之气相同的称为天符，这我已经知道了。我想听听岁运与在泉之气相同的情况是怎样的呢？岐伯说：岁运太过而与司天相同的有三，岁运不及而与司天相同的也有三，岁运太过而与在泉相同的有三，岁运不及与在泉相同的也有三，这共是二十四年。黄帝说：我想知道其所指的是什么年份？岐伯说：甲辰、甲戌是土运太过而下加太阴在泉；壬寅、壬申是木运太过而下加厥阴在泉；庚子、庚午是金运太过而下加阳明在泉，这三个年份太过与在泉相同。癸巳、癸亥是火运不及而下加少阳在泉；辛丑、辛未是水运不及而下加太阳在泉；癸卯、癸酉是火运不及而下加少阴在泉；这三个年份不及与在泉相同。戊子、戊午是火运太过而上临少阴司天；戊寅、戊申是火运太过而上临少阳司天；丙辰、丙戌是水运太过而上临太阳司天；这三个年份太过与司天相同。丁巳、丁亥是木运不及而上临厥阴司天；乙卯、乙酉是金运不及而上临阳明司天；己丑、己未是土运不及而上临太阴司天，这三个年份不及与司天相同。除了此二十四年外，就没有岁运与司天在泉一致的加临了。黄帝说：岁运与在泉相同的是怎样的呢？岐伯说：太过而与在泉相同的叫做同天符，不及与在泉相同的叫做同岁会。黄帝说：岁运与司天相同是怎样的呢？岐伯说：太过与不及，都叫天符，只不过是其中变化运行有多有少，病形有轻有重，生死有早有晚罢了。黄帝说：先生讲了用寒应当避寒，用热应当避热，我不知其所以然，想知道具体怎样避呢？岐伯说：天气热而不要使用热的方法，天气寒而不要使用寒的方法，顺

露秋化同，云雨昏暝埃长夏化同，寒气霜雪冰冬化同，此天地五运六气之化，更用盛衰之常也。帝曰：五运行同天化者，命曰天符，余知之矣。愿闻同地化者何谓也？岐伯曰：太过而同天化者三，不及而同天化者亦三，太过而同地化者三，不及而同地化者亦三。凡此二十四岁也。帝曰：愿闻其所谓也？岐伯曰：甲辰甲戌太宫下加太阴，壬寅壬申太角下加厥阴，庚子庚午太商下加阳明，如是者三。癸巳癸亥少徵下加少阳，辛丑辛未少羽下加太阳，癸卯癸酉少徵下加少阴，如是者三。戊子戊午太徵上临少阴，戊寅戊申太徵上临少阳，丙辰丙戌太羽上临太阳，如是者三。丁巳丁亥少角上临厥阴，乙卯乙酉少商上临阳明，己丑己未少宫上临太阴，如是者三。除此二十四岁，则不加不临也。帝曰：加者何谓？岐伯曰：太过而加同天符，不及而加同岁会也。帝曰：临者何谓？岐伯曰：太过不及，皆曰天符，而变行有多少，病形有微甚，生死有早晏耳。帝曰：夫子言用寒远寒，用热远热，余未知其然也，愿闻何谓远？岐伯曰：热无犯热，寒无犯

从这个原则就会平和，违背了就会生病，须小心谨慎而避免它，这就是所说六气当旺之时位。黄帝说：温凉是否可以不用避免呢？岐伯说：气运是热时应避免热，气运是寒时应避免寒，气运是凉时应避免凉，气运是温时应避免温，间气与主气相同的应避免，与主气不同的，可以稍有违犯，寒、热、温、凉叫做四畏，必须谨慎注意。黄帝说：讲得好。如果有违犯的会怎么样呢？岐伯说：客气与主气不相合的，则可以依照主气，至于客气胜过主气的，则就可以违犯，以达到平衡为度，不可太过，这就是邪气反胜过主气的缘故。所以说，不要违逆天气的时令，不要违逆六气的宜忌，不要助长胜气，不要助长复气，这是最好的治法。

黄帝说：讲得对。主岁的五运气化流行，有没有常数呢？岐伯说：请让我分别加以说明吧。

甲子、甲午年：

上临少阴君火司天，中属太宫土运太过，下加阳明燥金在泉。司天热化之数二，中运雨化之数五，在泉燥化之数四，本年无胜复之气，所以叫做正化日。其气化所致的疾病，在司天热气所致的宜用咸寒，中运雨湿之气所致的宜用苦热，在泉燥气所致的宜用酸热，这是药食的适宜性味。

乙丑、乙未年：

上临太阴湿土司天，中属少商金运不及，下加太阳寒水在泉。金运不及，故见热化的胜气与寒化的复气相同，凡出现胜复之气的，叫做邪化日。灾变发于西方七宫。司天湿化之数五，中运清化之数四，在泉寒化之数六，此正气所化，所以叫做正化日。其气化所致之病，司天湿化所致宜用苦热，中运清化所致宜用酸

寒，从者和，逆者病，不可不敬畏而远之，所谓时兴六位也。帝曰：温凉何如？岐伯曰：司气以热，用热无犯，司气以寒，用寒无犯，司气以凉，用凉无犯，司气以温，用温无犯，间气同其主无犯，异其主则小犯之，是谓四畏，必谨察之。帝曰：善！其犯者何如？岐伯曰：天气反时，则可依时，乃胜其主则可犯，以平为期，而不可过，是谓邪气反胜者。故曰：无失天信，无逆气宜，无翼其胜，无赞其复，是谓至治。

帝曰：善！五运气行主岁之纪，其有常数乎？岐伯曰：臣请次之。

甲子　甲午岁

上少阴火　中太宫土运　下阳明金　热化二，雨化五，燥化四，所谓正化日也。其化上咸寒，中苦热，下酸温，所谓药食宜也。

乙丑　乙未岁

上太阴土　中少商金运　下太阳水　热化寒化胜复同，所谓邪气化日也。灾七宫。湿化五，清化四，寒化六，所谓正化日也。其化上苦热，中

和，在泉寒化所致宜用甘热，这是药食所适宜的性味。

丙寅、丙申年：

上临少阳相火司天，中属太羽水运太过，下加厥阴风木在泉。司天火化之数二，中运寒化之数六，在泉风化之数三，此正气所化，所以叫做正化日。其气化所致病，司天热化所致宜用咸寒，中运寒化所致宜用咸温，在泉风化所致宜用辛凉，这是药食所适宜的性味。

丁卯、丁酉年：

上临阳明燥金司天，中属少角木运不及，下加少阴君火在泉。木运不及，则出现清化的胜气与热化的复气，卯、酉二年中胜复相同，出现胜复之气的，叫做邪化日。灾变发于东方三宫。司天燥化之数九，中运风化之数三，在泉热化之数七，其气化正常，所以叫做正化日。其气化致病，司天燥化所致宜用苦小温，中运风化所致宜用辛和，在泉热化所致宜用咸寒，这是药食所适宜的性味。

戊辰、戊戌年：

上临太阳寒水司天，中属太徵火运太过，下加太阴湿土在泉。司天寒化之数六，中运热化之数七，在泉湿化之数五，其气化正常，所以叫做正化日。其气化致病，司天寒化所致宜用苦温，中运热化所致宜用甘和，在泉湿化所致宜用甘温，这是药食所适宜的性味。

己巳、己亥年：

上临厥阴风木司天，中属少宫土运不及，下加少阳相火在泉。土运不及，出现风化的胜气与清化的复气，巳、亥二年胜复相同，凡出现胜复之气的，叫做邪

酸和，下甘热，所谓药食宜也。

丙寅　丙申岁

上少阳相火　中太羽水运　下厥阴木　火化二，寒化六，风化三，所谓正化日也。其化上咸寒，中咸温，下辛凉，所谓药食宜也。

丁卯岁会　丁酉岁

上阳明金　中少角木运　下少阴火　清化热化胜复同，所谓邪气化日也。灾三宫。燥化九，风化三，热化七，所谓正化日也。其化上苦小温，中辛和，下咸寒，所谓药食宜也。

戊辰　戊戌岁

上太阳水　中太徵火运　下太阴土　寒化六，热化七，湿化五，所谓正化日也。其化上苦温，中甘和，下甘温，所谓药食宜也。

己巳　己亥岁

上厥阴木　中少宫土运　下少阳相火　风化清化胜复同，所谓邪气化

化日。灾变发于中央五宫。司天风化之数三，中运湿化之数五，在泉火化之数七，其气化正常，所以叫做正化日。其气化致病，司天风化所致宜用辛凉，中运湿化所致宜用甘和，在泉火化所致宜用咸寒，这是药食所适宜的性味。

庚午、庚子年(二年俱为同天符)：

上临少阴君火司天，中属太商金运太过，下加阳明燥金在泉。司天热化之数七，中运清化之数九，在泉燥化之数九，其气化正常，所以叫做正化日。其气化致病，司天热化所致宜用咸寒，中运清化所致宜用辛温，在泉燥化所致宜用酸温，这是药食所适宜的性味。

相关知识链接/

用寒远寒，用凉远凉　在辨证治疗过程中，应用寒凉药物时应远离寒凉的天气，若违背这个原则，则出现“犯者治以胜”的表现，寒冷的天气过用寒凉的药物，则会出现腹痛、腹泻、怕冷、痛经等表现。因此，要做到如王冰所述“秋宜温，冬宜热”。

辛未、辛丑年(二年俱为同岁会)：

上临太阴湿土司天，中属少羽水运不及，下加太阳寒水在泉。水运不及，出现雨化的胜气与风化的复气，未、丑二年胜复之气相同，出现胜复之气的，叫做邪化日。灾变发于北方一宫。司天雨化之数五，中运寒化之数一，在泉寒化之数一，其气化正常，所以叫做正化日。其气化致病，司天热化所致宜用苦热，中运寒化所致宜用苦和，在泉寒化所致宜用甘热，这是药食所适宜的性味。

壬申、壬寅年(二年俱为同天符)：

上临少阳相火司天，中属太角木运太过，下加厥阴风木在泉。司天火化之气数二，中运风化之数八，在泉风化之数八，其气化正常，所以叫做正化日。其气

日也。灾五宫。风化三，湿化五，火化七，所谓正化日也。其化上辛凉，中甘和，下咸寒，所谓药食宜也。

庚午同天符　庚子岁同天符

上少阴火　中太商金运　下阳明金　热化七　清化九，燥化九，所谓正化日也。其化上咸寒，中辛温，下酸温，所谓药食宜也。

辛未同岁会　辛丑岁同岁会

上太阴土　中少羽水运　下太阳水　雨化风化胜复同，所谓邪气化日也。灾一宫。雨化五，寒化一，所谓正化日也。其化上苦热，中苦和，下甘热，所谓药食宜也。

壬申同天符　壬寅岁同天符

上少阳相火　中太角木运　下厥阴木　火化二，风化八，所谓正化日也。其化上咸寒，中酸和，下辛凉，

化致病，司天火化所致宜用咸寒，中运风化所致宜用酸和，在泉风化所致宜用辛凉，这是药食所适宜的性味。

癸酉、癸卯年(二年俱为同岁会)：

上临阳明燥金司天，中属少徵火运不及，下加少阴君火在泉。火运不及，出现寒化的胜气与雨化的复气，酉、卯二年胜复之气相同，出现胜复之气的，叫做邪化日。灾变发于南方九宫。司天燥化之数九，中运热化之数二，在泉热化之数二，其气化正常，所以叫做正化日。其气化致病，司天燥化所致宜用苦小温，中运热化所致宜用咸温，在泉热化所致宜用咸寒，这是药食所适宜的性味。

甲戌、甲辰年(二年既是岁会，又是同天符)：

上临太阳寒水司天，中属太宫土运太过，下加太阴湿土在泉。司天寒化之数六，中运湿化之数五，在泉湿化之数五，其气化正常，所以叫做正化日。其气化致病，司天寒化所致宜用苦热，中运湿化所致宜用苦温，在泉湿化所致宜用苦温，这是药食所适宜的性味。

乙亥、乙巳年：

上临厥阴风木司天，中属少商金运不及，下加少阴相火在泉。金运不及，出现热化的胜气与寒化的复气，亥、巳年胜复之气相同，出现胜复之气的，叫做邪化日。灾变发生于西方七宫。司天风化之数八，中运清化之数四，在泉火化之数二，其气化正常，所以叫做正化日。其气化致病，司天热化所致宜用辛凉，中运清化所致宜用酸和，在泉火化所致宜用咸寒，这是药食所适宜的性味。

所谓药食宜也。

癸酉同岁会　癸卯岁同岁会

上阳明金　中少徵火运　下少阴火寒　寒化雨化胜复同，所谓邪气化日也。灾九宫。燥化九，热化二，所谓正化日也。其化上苦小温，中咸温，下咸寒，所谓药食宜也。

甲戌岁会　同天符　甲辰岁岁会　同天符

上太阳水　中太宫土运　下太阴土　寒化六，湿化五，正化日也。其化上苦热，中苦温，下苦温，药食宜也。

乙亥　乙巳岁

上厥阴木　中少商金运　下少阳相火　热化寒化胜复同，邪气化日也。灾七宫。风化八，清化四，火化二，正化度也。其化上辛凉，中酸和，下咸寒，药食宜也。

丙子(岁会)、丙午年：

上临少阴君火司天，中属太羽水运太过，下加阳明燥金在泉。司天热化之数二，中运寒化之数六，在泉清化之数四，其气化正常，所以叫做正化日。其气化致病，司天热化所致宜用咸寒，中运寒化所致宜用咸温，在泉清化所致宜用酸温，这是药食所适宜的性味。

丁丑、丁未年：

上临太阴湿土司天，中属少角木运不及，下加太阳寒水在泉。木运不及，出现清化的胜气与热化的复气，丑、未二年的胜复之气相同，出现胜复之气的，叫做邪化日。灾变发于东方三宫。司天雨化之数五，中运风化之数三，在泉寒化之数一，其气化正常，所以叫做正化日。其气化致病，司天雨化所致宜用苦温，中运风化所致宜用辛和，在泉寒化所致宜用甘热，这是药食所适宜的性味。

戊寅、戊申年(二年俱为天符年)：

上临少阳相火司天，中属太徵火运太过，下加厥阴风木在泉。司天火化之数七，中运火化之数七，在泉风化之数三，其气化正常，所以叫做正化日。其气化致病，司天火化所致宜用咸寒，中运火化所致宜用甘和，在泉风化所致宜用辛凉，这是药食所适宜的性味。

己卯、己酉年：

上临阳明燥金司天，中属少宫土运不及，下加少阴君火在泉。土运不及，出现风化的胜气和清化的复气，卯、酉二年的胜复之气相同，出现胜复之气的，所以叫做邪化日。灾变发于中央五宫。司天清化之数九，中运雨化之数五，在泉热

丙子岁会　丙午岁

上少阴火　中太羽水运　下阳明金　热化二，寒化六，清化四，正化度也。其化上咸寒，中咸温，下酸温，药食宜也。

丁丑　丁未岁

上太阴土　中少角木运　下太阳水　清化热化胜复同，邪气化度也。灾三宫。雨化五，风化三，寒化一，正化度也。其化上苦温，中辛和，下甘热，药食宜也。

戊寅天符　戊申岁天符

上少阳相火　中太徵火运　下厥阴木　火化七，风化三，正化度也。其化上咸寒，中甘和，下辛凉，药食宜也。

己卯　己酉岁

上阳明金　中少宫土运　下少阴火　风化清化胜复同，邪气化度也。灾五宫。清化九，雨化五，热化七，

化之数七，其气化正常，所以叫做正化日。其气化致病，司天清化所致宜用苦小温，中运雨化所致宜用甘和，在泉热化所致宜用咸寒，这是药食所适宜的性味。

庚辰、庚戌年：

上临太阳寒水司天，中属太商金运太过，下加太阴湿土在泉。司天寒化之数一，中运清化之数九，在泉雨化之数五，其气化正常，所以叫做正化日。其气化致病，司天寒化所致宜用苦热，中运清化所致宜用辛温，在泉雨化所致宜用甘热，这是药食所适宜的性味。

辛巳、辛亥年：

上临厥阴风木司天，中属少羽水运不及，下加少阳相火在泉，水运不及，出现雨化的胜气与风化的复气，巳、亥二年胜复之气相同，出现胜复之气的，叫做邪化日。灾变发于北方一宫。司天风化之数三，中运寒化之数一，在泉火化之数七，其气化正常，所以叫做正化日。其气化致病，司天风化所致宜用辛凉，中运寒化所致宜用苦和，在泉火化所致宜用咸寒，这是药食所适宜的性味。

壬午、壬子年：

上临少阴君火司天，中属太角木运太过，下加阳明燥金在泉。司天热化之数二，中运风化之数八，在泉清化之数四，其气化正常，所以叫做正化日。其气化致病，司天热化所致宜用咸寒，中运风化所致宜用酸和，在泉清化所致宜用酸温，这是药食所适宜的性味。

癸未、癸丑年：

上临太阴湿土司天，中属少徵火运不及，下加太阳寒水在泉。火运不及，出

正化度也。其化上苦小温，中甘和，下咸寒，药食宜也。

庚辰　庚戌岁

上太阳水　中太商金运　下太阴土　寒化一，清化九，雨化五，正化度也。其化上苦热，中辛温，下甘热，药食宜也。

辛巳　辛亥岁

上厥阴木　中少羽水运　下少阳相火　雨化风化胜复同，邪气化度也。灾一宫。风化三，寒化一，火化七，正化度也。其化上辛凉，中苦和，下咸寒，药食宜也。

壬午　壬子岁

上少阴火　中太角木运　下阳明金　热化二，风化八，清化四，正化度也。其化上咸寒，中酸和，下酸温，药食宜也。

癸未　癸丑岁

上太阴土　中少徵火运　下太阳

现寒化的胜气与雨化的复气，未、丑二年的胜复之气相同，出现胜复之气的，叫做邪化日。灾变发于北方九宫。司天雨化之数五，中运火热之数二，在泉寒化之数一，其气化正常，所以叫做正化日。其气化致病，司天雨化所致宜用苦温，中运火化所致宜用咸温，在泉寒化所致宜用甘热，这是药食所适宜的性味。

甲申、甲寅年：

上临少阳相火司天，中属太宫土运太过，下加厥阴风木在泉。司天火化之数二，中运雨化之数五，在泉风化之数八，其气化正常，所以叫做正化日，其气化致病，司天火化所致宜用咸寒，中运雨化所致宜用咸和，在泉风化所致宜用辛凉，这是药食所适宜的性味。

乙酉(太乙天符年)、乙卯年(天符年)：

上临阳明燥金司天，中属少商金运不及，下加少阴君火在泉。金运不及出现热化的胜气和寒化的复气，酉、卯二年的胜复之气相同，出现胜复之气的，叫做邪化日。灾变发于西方七宫。司天燥化之数四，中运清化之数四，在泉热化之数二，其气化正常，所以叫做正化日。其气化致病，司天燥化所致宜用苦小温，中运清化所致宜用酸和，在泉热化所致宜用咸寒，这是药食所适宜的性味。

丙戌、丙辰年(二年俱为天符年)：

上临太阳寒水司天，中属太羽水运太过，下为太阴湿土在泉。司天寒化之数

相关知识链接/

用温远温，用热远热 应用温热的药物时应远离温热的天气，顺应天气的变化来用药。温热天气过用温热则易出现上火、咽痛、溃疡等表现；“春宜凉，夏宜寒，……此时之宜，不可不顺。”在平常生活中，无论流年运气发生怎样的变化，都要以不变应万变。

水　寒化雨化胜复同，邪气化度也。灾九宫。雨化五，火化二，寒化一，正化度也。其化上苦温，中咸温，下甘热，药食宜也。

甲申　甲寅岁

上少阳相火　中太宫土运　下厥阴木　火化二，雨化五，风化八，正化度也。其化上咸寒，中咸和，下辛凉，药食宜也。

乙酉太一天符　乙卯岁天符

上阳明金　中少商金运　下少阴火　热化寒化胜复同，邪气化度也。灾七宫。燥化四，清化四，热化二，正化度也。其化上苦小温，中酸和，下咸寒，药食宜也。

丙戌天符　丙辰岁天符

上太阳水　中太羽水运　下太阴土　寒化六，雨化五，正化度也。其化

六，中运寒化之数六，在泉雨化之数五，其气化正常，所以叫做正化日。其气化致病，司天寒化所致宜用苦热，中运寒化所致宜用咸温，在泉雨化所致宜用甘热，这是药食所适宜的性味。

丁亥、丁巳年(二年俱为天符年)：

上临厥阴风木司天，中属少角木运不及，下加少阳相火在泉。木运不及，出现清化的胜气与热化的复气，亥、巳年胜复之气相同，出现胜气复气的，叫做邪化日。灾变发于东方三宫。司天风化之数三，中运风化之数三，在泉火化之数七，其气化正常，所以叫做正化日。其气化致病，司天风化所致宜用辛凉，中运风化所致宜用辛和，在泉火化所致宜用咸寒，这是药食所适宜的性味。

戊子(天符年)、戊午(太乙天符)年：

上临少阴君火司天，中属太徵火运太过，下加阳明燥金在泉。司天热化之数七，中运热化之数七，在泉清化之数九，其气化正常，所以叫做正化日。其气化致病，司天热化所致宜用咸寒，中运热化所致宜用甘和，在泉清化所致宜用酸温，这是药食所适宜的性味。

己丑、己未年(二年俱为太乙天符年)：

上临太阴湿土司天，中属少宫土运不及，下加太阳寒水在泉。土运不及，出现风化的胜气和清化的复气，丑、未二年的胜复之气相同，出现胜复之气的，叫做邪化日。灾变发于中央五宫。司天雨化之数五，中运雨化之数五，在泉寒化之数一，其气化正常，所以叫做正化日。其气化致病，司天雨化所致宜用苦热，中运雨化所致宜用甘和，在泉寒化所致宜用甘热，这是药食所适宜的性味。

上苦热，中咸温，下甘热，药食宜也。

丁亥天符　丁巳岁天符

上厥阴木　中少角木运　下少阳相火　清化热化胜复同，邪气化度也。灾三宫。风化三，火化七，正化度也。其化上辛凉，中辛和，下咸寒，药食宜也。

戊子天符　戊午岁太一天符

上少阴火　中太徵火运　下阳明金　热化七，清化九，正化度也。其化上咸寒，中甘和，下酸温，药食宜也。

己丑太一天符　己未岁太一天符

上太阴土　中少宫土运　下太阳水　风化清化胜复同，邪气化度也。灾五宫，雨化五，寒化一，正化度也。其化上苦热，中甘和，下甘热，药食宜也。

庚寅、庚申年：

上临少阳相火司天，中属太商金运太过，下加厥阴风木在泉。司天火化之数七，中运清化之数九，在泉风化之数三，其气化正常，所以叫做正化日。其气化致病，司天火化所致宜用咸寒，中运清化所致宜用辛温，在泉风化所致宜用辛凉，这是药食所适宜的性味。

辛卯、辛酉年：

上临阳明燥金司天，中属少羽水运不及，下加少阴君火在泉。水运不及，出现雨化的胜气与风化的复气，卯、酉二年的胜复之气相同，出现胜复之气的，所以叫做邪化日。灾变发于北方一宫。司天清化之数九，中运寒化之数一，在泉热化之数七，其气化正常，叫做正化日。其气化致病，司天清化所致宜用苦小温，中运寒化所致宜用苦和，在泉热化所致宜用咸寒，这是药食所适宜的性味。

壬辰、壬戌年：

上临太阳寒水司天，中属太角木运太过，下加太阴湿土在泉。司天寒化之数六，中运风化之数八，在泉雨化之数五，其气化正常，所以叫做正化日。其气化致病，司天寒化所致宜用苦温，中运风化所致宜用酸和，在泉雨化所致宜用甘温，这是药食所适宜的性味。

癸巳、癸亥年(二年俱为同岁会)：

上临厥阴风木司天，中属少徵火运不及，下为少阳相火在泉。火运不及，出现寒化的胜气与雨化的复气，巳、亥二年的胜复之气相同，出现胜复之气的，叫

庚寅　庚申岁

上少阳相火　中太商金运　下厥阴木　火化七，清化九，风化三，正化度也。其化上咸寒，中辛温，下辛凉，药食宜也。

辛卯　辛酉岁

上阳明金　中少羽水运　下少阴火　雨化风化胜复同，邪气化度也。灾一宫。清化九，寒化一，热化七，正化度也。其化上苦小温，中苦和，下咸寒，药食宜也。

壬辰　壬戌岁

上太阳水　中太角木运　下太阴土　寒化六，风化八，雨化五，正化度也。其化上苦温，中酸和，下甘温，药食宜也。

癸巳同岁会　癸亥岁同岁会

上厥阴木　中少徵火运　下少阳

做邪化日。灾变发于南方九宫。司天风化之数八，中运火化之数二，在泉火化之数二，其气化正常，所以叫做正化日。其气化致病，司天风化所致宜用辛凉，中运火化所致宜用咸温，在泉火化所致宜用咸寒，这是药食所适宜的性味。

凡是这五运六气定期值年时，气的胜复和正化邪化的不同变化，都有一定的常规，不可不知道。所以说，有关五运六气的问题，只要掌握了要领，一句话就能概括；如果不能掌握要领，则漫无边际而不知所以。

黄帝说：讲得好。五运之气也有复气之年吗？岐伯说：抑郁达到极点就会产生复气，不过需要等待时机而发作。黄帝说：请问其道理是什么呢？岐伯说：五运之气有太过与不及之年，其复气的发作也是不一样的。黄帝说：怎么不一样呢？岐伯说：太过的发作为急剧，不及的发作为徐缓；急剧的病情严重，徐缓的病情缠绵。黄帝说：太过与不及之数是怎样的呢？岐伯说：太过的，其数为五行的成数；不及的，其数为五行的生数；唯有土运不用成数，只用生数。黄帝说：复气发作起来是怎样的呢？岐伯说：木过分抑土时，土郁而怒发，山岩深谷震动，雷声震于气交，尘埃昏黄黑暗，湿土蒸发而化为白气，急风骤雨降于高山沉谷间，山石崩陷而横飞空间，洪水于是暴发，河流泛滥漫延，水去后而田野中石土嵬然，如群驹散牧一样。土之复过后，化气得以敷布，及时降雨，万物开始生长化成。在人则多病心腹胀满，肠鸣而频频下利，甚则心痛胁胀，呕吐霍乱，痰饮发而泄下如注，肌肤浮肿，身体沉重等疾病。云气奔向雨府，朝霞拱拥着太阳，山泽间尘埃昏蒙，是土郁开始发作之征，发作时间多在四气夏秋之交。云气

相火　寒化雨化胜复同，邪气化度也。灾九宫。风化八，火化二，正化度也。其化上辛凉，中咸温，下咸寒，药食宜也。

凡此定期之纪，胜复同化，皆有常数，不可不察。故知其要者，一言而终，不知其要，流散无穷。此之谓也。

帝曰：善。五运之气，亦复岁乎？岐伯曰：郁极乃发，待时而作也。帝曰：请问所谓也？岐伯曰：五常之气，太过不及，其发异也。帝曰：愿卒闻之。岐伯曰：太过者暴，不及者徐，暴者为病甚，徐者为病持。帝曰：太过不及，其数何如？岐伯曰：太过者其数成，不及者其数生，土常以生也。帝曰：其发也何如？岐伯曰：土郁之发，岩谷震惊，雷殷气交，埃昏黄黑，化为白气，飘骤高深，击石飞空，洪水乃从，川流漫衍，田牧土驹。化气乃敷，善为时雨，始生始长，始化始成。故民病心腹胀，肠鸣而为数后，甚则心痛胁䐜，呕吐霍乱，饮发注下，胕肿身重。云奔雨府，霞拥朝阳，山泽埃昏，其乃发也，以其四气。

横贯于天空和山谷，浮动游移，忽生忽灭，是土郁将发之先兆。金气被郁而发作时，天高气爽，地气明净，风清凉而气急切。凉气大起，草木间雾如浮烟，燥气流行，浓雾数起，肃杀之气来到，草木枯干凋落，西风厉厉有声。人们易患咳嗽气逆，心胁胀满连及小腹，时常腹痛剧烈，不能转侧，咽喉干燥，面色如烟尘很难看。山泽干枯，地上凝结成一片如霜的碱，这是金郁将发之先兆。多发作于五气秋分以后，夜降白露，丛林中风声凄厉，便是金郁即发之兆。水被郁而发作时，阳气退避，阴气急起，大寒之气来临，河流湖泊凝结成冰。寒露结为霜雪，甚至雾气黄黑昏暗遮避，流行于气交，成为霜雪肃杀之气，因而预先出现征兆。人们易患寒邪侵犯人体而心痛，腰及臀部疼痛，大关节活动不利，屈伸不便，厥逆，腹中痞满坚硬等疾病。阳气不振，空中积聚阴气，白色昏浊之气蒙蔽天空，这是水郁开始发作的征象，发作时间多在君火及相火主时的前后，亦即春分与小满之间。如果太空深远昏暗，气散乱如麻，隐约可见，颜色黑而微黄，是水郁将发的先兆。木郁极而发作时，太空中尘埃昏暗，云层飘动，大风到来，屋倒树折，草木变化异常。人们易患胃脘正中疼痛，向上支撑两胁，咽喉阻塞不通，饮食不能下咽，甚至耳鸣目眩，眼花而不识人，猝然僵仆等疾病。天空昏暗，天空与山脉同色，或天气混浊，黄黑之气郁滞不散，云横空中而无降雨，是木郁开始发作的征象，其发作时间不固定。如见草被风吹而偃伏如长长的河流，柔软的叶子反转而见背面，高山之松，风吹如吟，虎啸于山岩峰峦之间，即是木郁将发之先兆。火郁极而发作时，空中赤气遮蔽，阳光不明，炎火流行，暑热之气来临，

云横天山，浮游生灭，怫之先兆也。金郁之发，天洁地明，风清气切，大凉乃举，草树浮烟，燥气以行，霿雾数起，杀气来至，草木苍干，金乃有声。故民病咳逆，心胁满引少腹，善暴痛，不可反侧，嗌干，面尘色恶。山泽焦枯，土凝霜卤，怫乃发也，其气五。夜零白露，林莽声凄，怫之兆也。水郁之发，阳气乃辟，阴气暴举，大寒乃至，川泽严凝，寒氛结为霜雪，甚则黄黑昏翳，流行气交，乃为霜杀，水乃见祥。故民病寒客心痛，腰脽痛，大关节不利，屈伸不便，善厥逆，痞坚腹满。阳光不治，空积沉阴，白埃昏暝，而乃发也，其气二火前后。太虚深玄，气犹麻散，微见而隐，色黑微黄，怫之先兆也。木郁之发，太虚埃昏，云物以扰，大风乃至，屋发折木，木有变，故民病胃脘当心而痛，上支两胁，膈咽不通，食饮不下，甚则耳鸣眩转，目不识人，善暴僵仆。太虚苍埃，天山一色，或为浊色，黄黑郁若，横云不起雨，而乃发也，其气无常。长川草偃，柔叶呈阴，松吟高山，虎啸岩岫，怫之先兆也。火郁之发，太虚曛翳，大明不彰，炎火行，

山泽间热如火烤，树木蒸发出汁液，广厅大厦之中如烟气升腾，地上浮现一片犹如霜之物，不流动的水逐渐减少，蔓草类焦枯干黄，风火炽盛，人们言语惑乱，湿之化气愆期而后至。人们易患少气，疮疡痈肿，胁腹胸背及头面四肢胀满不舒，生疮疡与痱子，呕逆，四肢抽搐挛急，骨节游走疼痛，泄下如注，温疟，腹中急痛，血外溢而流注不止，精液减少，目赤，心中烦热，甚至昏晕烦闷，心中懊侬，易猝死。尽阴当盛之时，无凉气而反见温热，汗液不断由汗孔流出，便是火郁开始发作之征象，发作的时间多在四气，即大暑至秋分之时。动后则静，阳极反为阴，热极之后，湿土敷布则万物化成。花开之时则见水结成冰，山川覆盖着冰雪，则是火郁，如果午时见到阳热之气生于湖泊之中，则是火郁将发之先兆。五气之郁，有先兆而后发报复之气，都是郁极才发作，木郁的发作无固定时间，水郁的发作在君、相二火主时的前后之时。细心观察时令，病的发生可以预测，失去正常时令及岁气运行的规律，五行之气不能正常运行，生长化收藏的政令，也就无正常之期了。黄帝说：水郁而发为雹雪，土郁而发为暴雨骤降，木郁而发为毁折，金郁而发清爽明净，火郁而发为热气赤而昏暗，是什么气造成的呢？岐伯说：五运之气有太过与不及，复气的发作也有轻微与严重的差别，轻微的只限于本气之变，严重的兼见其下承之气的变化，明白了所承之气，见到其变化，就能知道是什么复气了。黄帝说：讲得好。五郁之气的发作，有不应时而发作的是为什么呢？岐伯说：这是时间上的差异。黄帝说：这种差异有一定的日数吗？岐伯说：差异都在应发之时的后三十日余。黄帝说：气来时有先后的不同，为什么呢？岐伯说：岁运太过的气会先时而至，岁运不及的气则后时而至，这是

大暑至，山泽燔燎，材木流津，广厦腾烟，土浮霜卤，止水乃减，蔓草焦黄，风行惑言，湿化乃后。故民病少气，疮疡痈肿，胁腹胸背，面首四肢，䐜愤胪胀，疡痱呕逆，瘛疭骨痛，节乃有动，注下温疟，腹中暴痛，血溢流注，精液乃少，目赤心热，甚则瞀闷懊侬，善暴死。刻终大温，汗濡玄府，其乃发也，其气四。动复则静，阳极反阴，湿令乃化乃成。华发水凝，山川冰雪，焰阳午泽，怫之先兆也。有怫之应而后报也，皆观其极而乃发也。木发无时，水随火也。谨候其时，病可与期，失时反岁，五气不行，生化收藏，政无恒也。帝曰：水发而雹雪，土发而飘骤，木发而毁折，金发而清明，火发而曛昧，何气使然？岐伯曰：气有多少，发有微甚，微者当其气，甚者兼其下，征其下气，而见可知也。帝曰：善。五气之发，不当位者何也？岐伯曰：命其差。帝曰：差有数乎？岐伯曰：后皆三十度而有奇也。帝曰：气至而先后者何？岐伯曰：运太过则其至先，运不及则其至

正常的。黄帝说：那岁运之气应时而至属于什么呢？岐伯说：既非太过，又非不及，气至适当其时，否则会产生灾害。黄帝说：讲得好。气有非时而化的，是何原因呢？岐伯说：太过的应时而至，而不及的则其气化归于胜己者之所化。黄帝说：四时之气，其到来有早晚、高下、左右的不同，怎样测知呢？岐伯说：气的运行有逆顺，气至有迟速，所以太过的，气化先于天时；不及的，气化后于天时。黄帝说：我想知道气的运行是怎样的呢？岐伯说：春气生于东而向西行，夏气生于南而向北行，秋气生于西而向东行，冬气生于北而向南行。所以春气自下而上升，秋气自上而降下，夏气布化于中，冬气严于外表、而气始于标。春气始于左，秋气始于右，冬气始于后，夏气始于前。这是四时正常的气化。所以高原地带，冬气常在；低洼地带，春气常在，必须细心地观察。黄帝说：讲得好。

相关知识链接/

有故无殒亦无殒也 本篇中指出孕妇在怀孕期间，若患有积聚等疾病，需要用药物才能保全母子的健康，这样可以适当地使用药物，但必须注意药物的毒性和安全剂量，“衰其大半而止”，剩余部分经过调养来恢复母子的健康。

黄帝问道：五运六气的变化应于所见的现象，其正常气化及异常的变化是怎样的呢？岐伯回答说：六气的变化，有正常的气化，有异常的变化，有胜气，有复气，有作用，有致病，各有不同的现象，你想知道哪一方面？黄帝说：我想全部都知道。岐伯说：让我详尽地讲讲吧。凡六气来到所致的现象，厥阴风木之气来临使气候平和，少阴君火之气来临使气候温暖，太阴湿土之气来临使气候湿润，少阳相火之气来临使气候炎热，阳明燥金之气来临使气候清凉刚劲，太阳

后，此候之常也。帝曰：当时而至者何也？岐伯曰：非太过非不及，则至当时，非是者眚也。帝曰：善。气有非时而化者何也？岐伯曰：太过者当其时，不及者归其己胜也。帝曰：四时之气，至有早晏，高下左右，其候何如？岐伯曰：行有逆顺，至有迟速，故太过者化先天，不及者化后天。帝曰：愿闻其行何谓也？岐伯曰：春气西行，夏气北行，秋气东行，冬气南行。故春气始于下，秋气始于上，夏气始于中，冬气始于标。春气始于左，秋气始于右，冬气始于后，夏气始于前。此四时正化之常。故至高之地，冬气常在，至下之地，春气常在，必谨察之。帝曰：善。

黄帝问曰：五运六气之应见，六化之正、六变之纪何如？岐伯对曰：夫六气正纪，有化有变，有胜有复，有用有病，不同其候，帝欲何乎？帝曰：愿尽闻之。岐伯曰：请遂言之。夫气之所至也，厥阴所至为和平，少阴所至为暄，太阴所至为埃溽，少阳所至为炎暑，阳明所至为清劲，太阳

寒水之气来临使气候寒冷。这是四时气化的正常现象。厥阴之气到来为风化之府，使万物萌芽生长；少阴之气到来为火化之府，使万物升发繁荣；太阴之气到来为雨化之府，使万物丰盈充满；少阳之气到来为热化之府，使万物气化尽现于外，充实成熟；阳明之气来临为肃杀之府，使草木变苍老；太阳之气来临为寒化之府，使万物之阳气归藏。这是六气司化正常变化的现象。厥阴之气来临，使万物生发，和平之风性飘荡；少阴之气来临，使万物繁荣，形态显露；太阴之气来临，使万物化育生成，云雨及时；少阳之气来临，使万物长极，繁盛鲜明；阳明之气来临，使万物阳气收敛，雾露降下；太阳之气来临，使万物之生机闭藏，阳气固守密闭。这是六气所化的正常现象。厥阴之气来临，为风气发生，后则金气承之，气终则肃杀；少阴之气来临，为热气发生，中见太阳之气则寒化；太阴之气来临，为湿气发生，后则风气承之而湿化，气终则大雨如注；少阳之气到来，为火气发生，后为水气承之，气终则为湿热交争；阳明之气来临，为燥气发生，气终为凉；太阳之气来临，为寒气发生，中见少阴而为温化。这是六气德化的正常现象。厥阴之气来临，化育有毛的动物；少阴之气来临，化育有翅膀的动物；太阴之气来临，化育倮体的动物；少阳之气来临，化育有翼的虫类；阳明之气所来临，化育有甲的动物；太阳之气来临，化育有鳞的动物。这是六气化育万物的正常现象。厥阴之气来临，为生发之化；少阴之气来临，为万物繁荣之化；太阴之气来临，为万物濡润之化；少阳之气来临，为万物茂盛之化；阳明之气来临，为万物坚实之化；太阳之气来临，为万物闭藏之化。这是六气敷布，万物顺从其变化的正常现象。厥阴之气来临，狂风怒吼，则气候大凉；少阴之气来临，大热

所至为寒氛。时化之常也。厥阴所至为风府，为璺启；少阴所至为火府，为舒荣；太阴所至为雨府，为员盈；少阳所至为热府，为行出；阳明所至为司杀府，为庚苍；太阳所至为寒府，为归藏。司化之常也。厥阴所至内生，为风摇，少阴所至为荣，为形见；太阴所至为化，为云雨；少阳所至为长，为蕃鲜；阳明所至为收，为雾露；太阳所至为藏，为周密。气化之常也。厥阴所至为风生，终为肃；少阴所至为热生，中为寒；太阳所至为湿生，终为注雨；少阳所至为火生，终为蒸溽；阳明所至为燥生，终为凉；太阳所至为寒生，中为温。德化之常也。厥阴所至为毛化，少阴所至为翮化，太阴所至为倮化，少阳所至为羽化，阳明所至为介化，太阳所至为鳞化。德化之常也。厥阴所至为生化，少阴所至为荣化，太阴所至为濡化，少阳所至为茂化，阳明所至为坚化，太阳所至为藏化。布政之常也。厥阴所至为飘怒、大凉；少阴所至为大暄、寒；太阴所至为雷霆骤注、烈风；少阳所

大寒；太阴之气来临，雷霆阵作，暴雨骤下如注，狂风急烈；少阳之气来临，发为旋风，气候炎热，夜露成霜；阳明之气来临，草木凋落，而气候反见温暖；太阳之气来临，发为寒雪冰雹，地上有白埃之气上升。这是六气过亢所见的异常现象。厥阴之气来临，万物扰动，飘摇不定；少阴之气来临，有火焰高炎，火光赤黄；太阴之气来临，天气阴沉，地气昏蒙，湿土之气上蒸，暗蔽不明；少阳之气来临，电光闪显，赤云在天，气候炎热；阳明之气来临，凉露似烟如埃，夜降霜雪，西风劲切，秋虫凄鸣；太阳之气来临，万物坚硬，北风刺骨，万物已成。这是六气行使职能的一般规律。厥阴之气来临，发为筋脉缩急之病；少阴之气来临，发为疡疹发热之病；太阴之气来临，发为水饮积滞、胸脘痞塞之病；少阳之气来临，发为喷嚏、呕吐、疮疡之病；阳明之气来临，发为皮肤浮肿；太阳之气来临，发为关节屈伸不利之病。这是六气所伤而致病的一般规律。厥阴之气来临，发为胁肋支撑疼痛；少阴之气来临，发为惊骇疑惑、恶寒战栗、胡言妄动等症；太阴之气来临，发为饮食不消、腹中胀满等症；少阳之气来临，发为惊躁、烦闷、昏昧等症；阳明之气来临，发为鼻塞流涕，尻、阴股、膝、髀、腨、骺、足等部位疼痛；太阳之气来临，发为腰痛。这也是六气所伤而致病的一般规律。厥阴之气来临，发为筋脉拘急短缩、肢体屈曲不伸之症；少阴之气来临，发为无故悲哀、衄血及血污之症；太阴之气来临，发为肚腹满闷、霍乱吐泻等症；少阳之气来临，发为喉痹、耳鸣呕逆等症；阳明之气来临，发为肌肤粗糙之症；太阳之气来临，发为盗汗、痉病等症。这也是六气所伤而致病的规律。厥阴之气来临，发为胁痛、呕吐、泄泻等症；少阴之气来临，发为话语不止之病；太阴之气

至为飘风燔燎、霜凝；阳明所至为散落、温；太阳所至为寒雪冰雹、白埃。气变之常也。厥阴所至为挠动，为迎随；少阴所至为高明焰，为曛；太阴所至为沉阴，为白埃，为晦暝；少阳所至为光显，为彤云，为曛；阳明所至为烟埃，为霜，为劲切，为悽鸣；太阳所至为刚固，为坚芒，为立。令行之常也。厥阴所至为里急；少阴所至为疡胗身热；太阴所至为积饮否隔；少阳所至为嚏呕，为疮疡；阳明所至为浮虚；太阳所至为屈伸不利。病之常也。厥阴所至为支痛；少阴所至为惊惑、恶寒战栗、谵妄；太阴所至为稸满；少阳所至为惊躁、瞀昧、暴病；阳明所至为鼽，尻阴股膝髀腨骺足病；太阳所至为腰痛。病之常也。厥阴所至为緛戾；少阴所至为悲妄、衄蔑；太阴所至为中满、霍乱吐下；少阳所至为喉痹、耳鸣呕涌；阳明所至为皴揭；太阳所至为寝汗、痉。病之常也。厥阴所至为胁痛呕泄；少阴所至为语笑；太阳所至为重、胕肿；少阳所至为暴注、瞤瘛、暴死；阳明所至为鼽

来临，发为身重浮肿之病；少阳之气来临，发为暴泻、肌肉跳动、筋脉抽掣、突然死亡等疾病；阳明之气来临，发为鼻塞流涕、喷嚏之病；太阳之气来临，发为二便失禁或二便不通之病。这仍是六气所伤而致病的一般规律。凡是以上十二种变化，可以看出六气赋予万物的德化政令，而万物也给以相应的回复，六气所至的位置，有高下、前后、中外的不同，而万物的变化也随之有高下、前后、中外的不同，这是六气所至之位与万物相应变化的一般规律。所以风气胜则动而不宁，热气胜则见浮肿，燥气胜则干，寒气胜则虚浮，湿气胜则濡泄，甚至水气闭滞而为浮肿，随六气所在之处，就可知其病变的情况。黄帝说：请问其作用是怎样的呢？岐伯说：六气的作用，都是加于不胜之气而发生变化的，所以太阴雨湿之气，加于太阳而为化；太阳寒水之气，加于少阴而为化；少阴热化之气，加于阳明而为化；阳明燥气，加于厥阴而为化；厥阴风气，加于太阴而为化。各随其所在的方位来显示其作用。黄帝说：六气自得其本位是怎样的呢？岐伯说：六气自得本位，是气化的常态。黄帝说：我想知道六气本位的所在。岐伯说：明白了六气命名的位次，就可以知道它所主的方向与月份了。

黄帝说：六气的部位，太过与不及是怎样的呢？岐伯说：太过与不及，二者是不同的，太过的气，来时缓慢而能持久；不及的气，来时急骤却容易消失。黄帝说：司天在泉之气的有余与不足是怎样的呢？岐伯说：司天之气不足，则在泉之气随之上升；在泉之气不足，则司天之气随之下降；岁运之气居于司天和在泉之间，气交之中，所以其升降常在天气地气之前。其厌恶所不胜之气，归属于同和之气，随着岁运之气归从于司天在泉的同和之气而发生各种病变。所以司天之

嚏；太阳所至为流泄、禁止。病之常也。凡此十二变者，报德以德，报化以化，报政以政，报令以令，气高则高，气下则下，气后则后，气前则前，气中则中，气外则外，位之常也。故风胜则动，热胜则肿，燥胜则干，寒胜则浮，湿胜则濡泄，甚则水闭胕肿。随气所在，以言其变耳。帝曰：愿闻其用也。岐伯曰：夫六气之用，各归不胜而为化。故太阴雨化，施于太阳；太阳寒化，施于少阴；少阴热化，施于阳明；阳明燥化，施于厥阴；厥阴风化，施于太阴。各命其所在以征之也。帝曰：自得其位何如？岐伯曰：自得其位，常化也。帝曰：愿闻所在也。岐伯曰：命其位而方月可知也。

帝曰：六位之气，盈虚何如？岐伯曰：太少异也，太者之至徐而常，少者暴而亡。帝曰：天地之气，盈虚何如？岐伯曰：天气不足，地气随之，地气不足，天气从之，运居其中而常先也。恶所不胜，归所同和，随运归从而生其病也。故上胜则天气降而下，下胜则地气迁而上，胜

气太过则天气下降，在泉之气太过则地气上升，依其各自胜气的多少而决定了升与降的差异，胜气微弱的差异就小，胜气较大的差异就大，甚至可以使气交的时位改变，气交时位改变则有大的变化，疾病就随之而发生了。《大要》说：胜气大的年份差异为十分之五，胜气微弱之年的差异为十分之七，其间的区别是能看出来的。说的就是这个意思。黄帝说：讲得好。前面论述中说过，用热时应避免用热，用寒时应避免用寒。我想若不避寒不避热会怎样呢？岐伯说：问得真详细啊！发表时不必避热，攻里时不必避寒。黄帝说：不发表不攻里而不避寒不避热会怎么样呢？岐伯说：寒热内伤，其病会更加严重。黄帝说：我想知道人会怎样呢？岐伯说：无病的会生病，有病的会加重。黄帝说：生病的会怎样呢？岐伯说：不避热就会生热病，不避寒就会生寒病。寒甚则发生腹部坚硬痞闷胀满，疼痛急剧，下利等；热甚则发生全身发热，吐下，霍乱，痈疽疮疡，昏冒郁闷，泄下如注，肌肉内瞤动，筋脉抽搐，肿胀，呕吐，鼻塞鼻衄，头痛，骨节改变，肌肉疼痛，血外溢及下泄，小便淋漓及癃闭不通等病。黄帝说：应怎样治疗呢？岐伯说：时气必须顺从，如违犯了时气之禁忌就应用相胜之气的药物治疗。黄帝问道：妇女怀孕，用剧毒药品会怎样呢？岐伯说：有应当攻治的病而应用相应的剧毒药，对母体不会有伤害，对胎儿也无伤害。黄帝说：我想知道其中的道理是什么？岐伯说：大积大聚的病证，可以用剧毒药物治疗，但必须慎重给药，病去大半则停药，用药过量，就会使人死亡。黄帝说：讲得好。五气抑郁过甚，应该怎样治疗呢？岐伯说：木气抑郁的应条达肝气，火气抑郁的应发散心热，土气抑郁的应劫夺它，金气抑郁的应宣泄肺气，水气抑郁的应逐水以折其冲逆。这是调和

多少而差其分，微者小差，甚者大差，甚则位易气交，易则大变生而病作矣。《大要》曰：甚纪五分，微纪七分，其差可见。此之谓也。帝曰：善。《论》言热无犯热，寒无犯寒。余欲不远寒、不远热奈何？岐伯曰：悉乎哉问也！发表不远热，攻里不远寒。帝曰：不发不攻而犯寒犯热何如？岐伯曰：寒热内贼，其病益甚。帝曰：愿闻无病者何如？岐伯曰：无者生之，有者甚之。帝曰：生者何如？岐伯曰：不远热则热至，不远寒则寒至。寒至则坚否腹满，痛急下利之病生矣。热至则身热，吐下霍乱，痈疽疮疡，瞀郁注下，瞤瘛肿胀，呕鼽衄，头痛，骨节变，肉痛，血溢血泄，淋闷之病生矣。帝曰：治之奈何？岐伯曰：时必顺之，犯者治以胜也。黄帝问曰：妇人重身，毒之何如？岐伯曰：有故无殒，亦无殒也。帝曰：愿闻其故何谓也？岐伯曰：大积大聚，其可犯也，衰其大半而止，过者死。帝曰：善。郁之甚者，治之奈何？岐伯曰：木郁达之，火郁发之，土郁夺之，金郁泄之，水郁折之。然调其气，过者折之，以其

其气，对太过的则折其势，用其相制的药物治疗，就是所说的泻法。黄帝说：假借之气致病的，应怎样治疗呢？岐伯说：如有假借之气，就没有避寒避热之类的禁忌了。就是所说的主气不足，客气胜之而出现非时之气的意思。黄帝说：圣人的学问真高深啊！天地的变化及运行的节律，六气加临的纲纪，阴阳的治化，寒暑的时令，除了先生您，还有谁能通晓呢！让我把它藏于灵兰之室，署名叫《六元正纪》，不经过斋戒沐浴，不敢随便展示，并要慎重地传于后世。

畏之，所畏泻之。帝曰：假者何如？岐伯曰：有假其气，则无禁也。所谓主气不足，客气胜也。帝曰：至哉圣人之道！天地大化，运行之节，临御之纪，阴阳之政，寒暑之令，非夫子孰能通之！请藏之灵兰之室，署曰《六元正纪》，非斋戒不敢示，慎传也。

刺法论篇第七十二

本篇系统地论述了针法补泻、配穴的选用、针具的选择，强调针刺时机及针刺后的调摄等，是对针刺理论的一次系统的总结，故名“刺法论”。

黄帝问道：岁气的左右间气不得升降，气交发生反常的变化，就要成为剧烈的邪气，这我已经知道了。如何预防或挽救人类的疾苦，怎样能得到一种退却邪气的办法呢？岐伯再次行礼回答说：问得很高明啊！我听老师讲过，已经明白了天元的规律，还必须深知刺法，它可以折减邪气，扶助运气，补虚弱而保全真气，泻其盛气，祛除余邪，以便消除气交失常所发生的病苦。黄帝说：我想听你详尽地讲讲。岐伯说：应升而不得升，就会有严重的凶灾。厥阴风木欲升为司天之左间，金气过旺，阻抑其不能上升，木气被郁，郁气欲发，但必须等到木气当位之时，可刺足厥阴经的井穴大敦而泻其郁。少阴君火欲升为司天之左间，水气过胜，阻抑其不能上升，火气被郁，火之郁气欲发，也须等到火气当位之时，无论君火还是相火，同样刺手厥阴心包经的荥穴劳宫。太阴湿土欲升为司天之左间，木气过胜，土气阻抑，土气欲发，必须等到土气当位之时，可刺足太阴之输穴太白。阳明燥金欲升为司天之左间，火气过胜，金气阻抑，金之郁气欲发，必须等到金气当位之时，可刺手太阴之经穴经渠。太阳寒水欲升为司天之左间，土气过胜，

原文

黄帝问曰：升降不前，气交有变，即成暴郁，余已知之。如何预救生灵，可得却乎？岐伯稽首再拜对曰：昭乎哉问！臣闻夫子言，既明天元，须穷刺法，可以折郁扶运，补弱全真，泻盛蠲余，令除斯苦。帝曰：愿卒闻之。岐伯曰：升之不前，即有甚凶也。木欲升而天柱窒抑之，木欲发郁亦须待时，当刺足厥阴之井。火欲升而天蓬窒抑之，火欲发郁亦须待时，君火相火刺包络之荥。土欲升而天冲窒抑之，土欲发郁亦须待时，当刺足太阴之俞。金欲升而天英窒抑之，金欲发郁亦须待时，当刺手太阴之经。水欲升而天

水气阻抑，水之郁气欲发，必须等到土气当位之时，可刺足少阴合穴阴谷。

黄帝说：岁之间气应升不能升，可以预防，那么岁之间气应降而不降，可以先采取措施事先防备。岐伯说：既然明白了升的道理，必然能通晓降的道理。间气升降失常所致的疾患，都可以预先防治。如厥阴风木欲降为地之左间，遇金气过胜，阻抑其下降之能，木气欲降而不得入，木受阻抑则发为郁气，须郁气散才可使木降入地之左间的位置，应降而不得降之郁气发作，为害也和司天之间气应升而不能升一样，应降而不降，则郁滞将很快地形成，降则可以折减其胜气，应当刺手太阴经的所出少商穴与手阳明经之所入曲池穴。火欲降为在泉左间，水气过胜，阻抑其下降，火欲降而不得入，火被抑则必发郁气，须郁气散则火气可入，当折减其胜气方可散其郁气，当刺足少阴之所出涌泉穴与足太阳之合穴委中。太阴湿土欲降为在泉左间，木气过胜，阻抑其下降之能，土欲降而不得入，土被抑则发为郁气。待郁气散则土气可入，当折减其胜气方可散其郁气，当刺足厥阴经之所出大敦穴与足少阳经所入阳陵泉穴。阳明燥金欲降为在泉之左间，火气过胜，阻抑其下降之能，金欲降而不得入，金被抑则发为郁气，待郁气散则金气可入，当折减其胜气方可散其郁气，当刺手厥阴心包络之井穴中冲与手少阳之合穴天井。太阳寒水欲降为在泉左间，土气过胜，阻抑其下降功能，水欲降而不得入，水被抑则发为郁气，待郁气散则水气可入，折减其胜气则可散其郁气，当刺足太阴之井穴隐白与足阳明之合穴足三里。

黄帝说：五运之至有先有后，它与天气的升降往来互有相承相抑的关系，我可以听听其治病时所运用的刺法吗？岐伯说：应当取六气生化之源。气太过者用

芮室抑之，水欲发郁亦须待时，当刺足少阴之合。

帝曰：升之不前，可以预备，愿闻其降，可以先防。岐伯曰：既明其升，必达其降也。升降之道，皆可先治也。木欲降而地皛室抑之，降而不入，抑之郁发，散而可得位，降而郁发，暴如天间之待时也，降而不下，郁可速矣，降可折其所胜也，当刺手太阴之所出，刺手阳明之所入。火欲降而地玄室抑之，降而不入，抑之郁发，散而可入，当折其所胜，可散其郁，当刺足少阴之所出，刺足太阳之所入。土欲降而地苍室抑之，降而不下，抑之郁发，散而可入，当折其胜，可散其郁，当刺足厥阴之所出，刺足少阳之所入。金欲降而地彤室抑之，降而不下，抑之郁发，散而可入，当折其胜，可散其郁，当刺心包络所出，刺手少阳所入也。水欲降而地阜室抑之，降而不下，抑之郁发，散而可入，当折其胜，可散其郁，当刺足太阴之所出，刺足阳明之所入。

帝曰：五运之至有前后，与升降往来，有所承抑之，可得闻乎刺法？岐伯曰：当取其化源也。是故太过取

泻法，不及的资助之。太过取之，应按照升降的次序而抑其郁气，取治于运气生化之源，以折减其郁气。不及的扶植资助，就是扶助运气的不足，从而避免虚邪的产生。

黄帝问道：关于升降的刺法，已经知其大要。我想听听司天之气未能迁于正位，因而使气化失其正常，万物的生化不能按正常的规律进行，这样百姓就要生病，能否预先消除它，以解救人类，请你讲讲这个问题。岐伯再次行礼回答说：问得真详尽啊！说到这些至理要言，体现了圣王的仁慈怜悯之心，要拯救人类的疾苦，我一定详尽地讲述这些问题，阐明其深奥微细的意义。若上年的太阳寒水继续行使权力，厥阴风木就不能迁正，厥阴风木不能迁正，那么木气就郁塞于上，应当泻足厥阴经的荥穴行间。若上年的厥阴风木继续行使权力，少阴君火就不能迁正，那么火气就滞留于上，应当刺手厥阴心包经的荥穴劳宫。若上年的少阴君火继续行使它的权力，太阴湿土就不能迁正，那么土气就稽留于上，应当刺足太阴脾经的荥穴大都。若上年的太阴湿土继续行使它的权力，少阳相火就不能迁正，那么火气就塞而不通，应当刺手少阳经的荥穴液门。若上年的少阳相火继续行使它的权力，阳明燥金就不能迁正，阳明燥金不能迁正，则金气郁而不能上通，应当刺手太阴经的荥穴鱼际。若上年的阳明燥金继续行使它的权力，太阳寒水就不能迁正，太阳不能迁正则气又闭塞不通，应当刺足少阴经的荥穴然谷。

黄帝说：关于岁气应迁正而不能迁正的问题，我已经了解了它的要点，还想听一下岁气不退位的问题，折减其有余之气，不使其因太过而有失，都能否说明下呢？岐伯说：若上年的岁气太过而有余，继续行使它的权力，就叫做不退位。

之，不及资之。太过取之，次抑其郁，取其运之化源，令折郁气。不及资之，以扶运气，以避虚邪也。

黄帝问曰：升降之刺，以知其要，愿闻司天未得迁正，使司化之失其常政，即万化之或其皆妄。然与民为病，可得先除，欲济群生，愿闻其说。岐伯稽首再拜曰：悉乎哉问！言其至理，圣念慈悯，欲济群生，臣乃尽陈斯道，可申洞微。太阳复布，即厥阴不迁正，不迁正气塞于上，当泻足厥阴之所流。厥阴复布，少阴不迁正，不迁正即气塞于上，当刺心包络脉之所流。少阴复布，太阴不迁正，不迁正即气留于上，当刺足太阴之所流。太阴复布，少阳不迁正，不迁正则气塞未通，当刺手少阳之所流。少阳复布，则阳明不迁正，不迁正则气未通上，当刺手太阴之所流。阳明复布，太阳不迁正，不迁正则复塞其气，当刺足少阴之所流。

帝曰：迁正不前，以通其要，愿闻不退，欲折其余，无令过失，可得明乎？岐伯曰：气过有余，复作布政，

在泉之气不能退居右间，新岁的司天之气不能迁居于正位，所以上年的岁气仍继续发挥作用。如巳年与亥年，司天之气有余，到了子年与午年，厥阴风木之气不得退位，风气运行于上，木气布化于天，应当刺足厥阴经的合穴曲泉。子年与午年，司天的气数有余，到了丑年与未年，少阴君火不得退位，热气运行于上，火的余气布化于天，应当刺手厥阴心包经合穴曲池。丑年与未年，司天之气有余，到了寅年与申年则太阴湿土之气不得退位，湿气运行于上，雨气布化于天，应当刺足太阴的合穴阴陵泉。寅年与申年，司天之气有余，到了卯年和酉年少阳，相火仍不退位，热气运行于上，火气布化于天，应当针刺手少阳的合穴天井。卯年与酉年，司天之气有余，到了辰年与戌年阳明燥金不得退位，金气运行于上，燥气布化于天，当针刺手太阴的合穴尺泽。辰年与戌年，司天之气有余，到了巳年和亥年，太阳寒水不得退位，寒气运行于上，凛冽的水气布化于天，则应当针刺足少阴的合穴阴谷。所以说，天地之气出现异常变化，就要导致人们的疾病发生，按照上面的方法针刺，可以预防将要发生的疾病。

黄帝说：刚干与柔干，失守其司天在泉之位，是否会使司天在泉和中运之气都虚而导致人们的疾病呢？能设法避免吗？岐伯说：问得真深奥啊！要了解其中的奥妙，司天在泉之气逐年更迭变换，如果刚柔失守，三年左右则造成时疫流行。所以说，认识了它的根本所在，必定有避免的方法门路。

假如甲子年刚柔失守，司天之刚气不得迁正，那么在泉之柔气便孤立而空虚，四时的气候失去正常的秩序，像相应的音律不能相从一样，三年左右就要发生较大的疫病。审察其程度的微甚深浅，在它要发生之前，可以针刺预防，土疫

是名不退位也。使地气不得后化，新司天未可迁正，故复布化令如故也。巳亥之岁，天数有余，故厥阴不退位也，风行于上，木化布天，当刺足厥阴之所入。子午之岁，天数有余，故少阴不退位也，热行于上，火余化布天，当刺手厥阴之所入。丑未之岁，天数有余，故太阴不退位也，湿行于上，雨化布天，当刺足太阴之所入。寅申之岁，天数有余，故少阳不退位也，热行于上，火化布天，当刺手少阳之所入。卯酉之岁，天数有余，故阳明不退位也，金行于上，燥化布天，当刺手太阴之所入。辰戌之岁，天数有余，故太阳不退位也，寒行于上，凛水化布天，当刺足少阴之所入。故天地气逆，化成民病，以法刺之，预可平疴。

黄帝问曰：刚柔二干，失守其位，使天运之气皆虚乎？与民为病，可得平乎？岐伯曰：深乎哉问！明其奥旨，天地迭移，三年化疫，是谓根之可见，必有逃门。

假令甲子，刚柔失守，刚未正，柔孤而有亏，时序不令，即音律非从，如此三年，变大疫也。详其微甚，察

易伤水脏，当先取背部之肾俞穴，隔三日，再刺足太阴脉之所注太白穴，以泻土气。又如在泉之气己卯不能迁正，而司天甲子阳刚之气则孤立无助，三年左右，也可发作土疠，其补泻方法，同甲子司天不得迁正而致疫之法是一样的。针刺完毕，不可夜行或远行，七日内务须洁净，素食养神。凡是原来久有肾脏病的人，可以在寅时，面向南方，集中精神，消除杂念，屏住气吸而不呼，连续做七次，伸着颈像咽很硬的东西一样用力咽下，这样连做七遍，然后吞咽舌下的津液，不拘其数。

假如丙寅年刚柔失守，司天的刚干失守其位，在泉的柔干不能独主其令，由于司天之气不迁正，故丙虽阳干，则水运不为太过，不可拘执常法以论定。司天之气虽属有余，但刚柔失守而不能迁正，天地上下不合，就如律吕不相协调，天气运行就会失去正常的秩序，三年左右，就要发生疫病。审察其相差的微甚大小，徐缓的可在三年后发生疫病，严重的头三年就可发生疫病，水疫易伤心火，当先取背部的心俞穴以补心火，隔五天，再刺足少阴经所入的阴谷穴以泄水邪。又有在泉之气辛巳不能迁正附于上刚的，也叫做失守，就会使在泉运气都空虚，三年左右变成水疫，其补泻刺法也同丙寅失守一样。针刺完毕，应避免过分的喜悦和情动于内，如不加以禁忌，则会使气再度耗散，故应使其安静七日，心要踏实，不可有过多的思虑。

假如庚辰年刚柔失守，司天之刚气不得迁正，在泉之位无以相合，乙庚是金运，刚柔失守，上下不相呼应，上年阳明燥金司天之气不退，在泉之火，胜今年中运之金，上下其位相错，就称为失守，使太商阳律之姑洗与少商阴吕之林

其浅深，欲至而可刺，刺之，当先补肾俞，次三日，可刺足太阴之所注。又有下位己卯不至，而甲子孤立者，次三年作土疠，其法补泻，一如甲子同法也。其刺以毕，又不须夜行及远行，令七日洁，清净斋戒。所有自来肾有久病者，可以寅时面向南，净神不乱思，闭气不息七遍，以引颈咽气顺之，如咽甚硬物，如此七遍后，饵舌下津令无数。

假令丙寅，刚柔失守，上刚干失守，下柔不可独主之，中水运非太过，不可执法而定之。布天有余，而失守上正，天地不合，即律吕音异，如此即天运失序，后三年变疫。详其微甚，差有大小，徐至即后三年，至甚即首三年，当先补心俞，次五日，可刺肾之所入。又有下位地甲子，辛巳柔不附刚，亦名失守，即地运皆虚，后三年变水疠，即刺法皆如此矣。其刺如毕，慎其大喜欲情于中，如不忌，即其气复散也，令静七日，心欲实，令少思。

假令庚辰，刚柔失守，上位失守，下位无合，乙庚金运，故非相招，布天未退，中运胜来，上下相错，谓之失守，姑洗林钟，商音不应也，如此

钟，不能相应，这样则天运变化失常，三年左右，就要爆发较大的疫气。审察天运的变化规律及差异的微甚，差异微的则疫气微，三年左右乃至，差异甚的疫气也甚，也在三年左右疫气至，金疫易伤肝木，当先取背部肝俞穴以补肝木，隔三日，再刺手太阴肺经所行的经渠穴，以泻肺金。针刺完毕，应保持精神宁静七日，切勿大怒，大怒则使真气散失。又或在泉干支乙未失守，不得迁正，即下乙柔干不至，上位庚辰独自司天，也叫做失守，即司天与中运独治之年，三年左右则变为疠气，名叫金疠，它要等待恰当的时候才发生，审察其在泉变化规律的差异，推断其疠气的微甚，就可以知道发病的迟速。凡是乙庚刚柔失位，刺法都相同。肝喜和平，不可发怒，以守肝气。

假如壬午年刚柔失守，司天之壬不得迁正，在泉之丁孤独无配。壬虽阳年，不得迁正则亏，不同于正常的气，上下失守，其相应当有一定的时间，其差异的微甚，各有一定之数，太角的阳律与少角的阴吕相失而不能配合，待上下得位之时，则律吕相同有日，根据微甚的差异，三年左右可发生较大的疫气，木疫易伤脾土，当先取背部的脾俞穴，以补脾土，隔三日，再刺足厥阴肝经之所出大敦穴，以泻肝木。针刺完毕，安静神志七日，不可大醉及歌唱娱乐，不然就会使气仍旧耗散，也不要吃得过饱或吃生东西，要使脾气充实，不可滞塞饱满，不可久坐不动，食物不可太酸，不吃一切生物，而应吃甘淡的食物。又或在泉干支丁酉，不得迁正，失守其位，不能与中运司天之气相应，在泉不能同司天相合，也叫做失守，不能称为合德，因而为柔不附刚，即在泉之气与中运不合，三年便可为疫疠，其针刺方法，与上述针刺木疫之法相同。

则天运化易，三年变大疫。详其天数，差有微甚，微即微，三年至，甚即甚，三年至，当先补肝俞，次三日，可刺肺之所行。刺毕，可静神七日，慎勿大怒，怒必真气却散之。又或在下地甲子乙未失守者，即乙柔干，即上庚独治之，亦名失守者，即天运孤主之，三年变疠，名曰金疠，其至待时也，详其地数之等差，亦推其微甚，可知迟速尔。诸位乙庚失守，刺法同。肝欲平，即勿怒。

假令壬午，刚柔失守，上壬未迁正，下丁独然，即虽阳年，亏及不同，上下失守，相招其有期，差之微甚，各有其数也，律吕二角，失而不和，同音有日，微甚如见，三年大疫，当刺脾之俞，次三日，可刺肝之所出也。刺毕，静神七日，勿大醉歌乐，其气复散，又勿饱食，勿食生物，欲令脾实，气无滞饱，无久坐，食无太酸，无食一切生物，宜甘宜淡。又或地下甲子丁酉，失守其位，未得中司，即气不当位，下不与壬奉合者，亦名失守，非名合德，故柔不附刚，即地运不合，三年变疠，其刺法一如木疫之法。

假如戊申年刚柔失守，戊癸虽是火运阳年，如果刚柔失守，也不属火运太过，司天之气不得迁正，上失其刚，在泉之柔，独主无配，岁气不正常，因而有邪气干扰，司天在泉之位变幻无常，相差的程度有深浅，刚柔将欲应合之时，阳律与阴吕必先应而同，如此天运失时，则在三年之中，火疫就要发生，火疫易伤肺金，应取背部的肺俞穴，以补肺金。针刺完毕，安神静养七日，不可过度悲伤，悲伤则动肺气，使真气再度散失，要使肺气充实，重要的方法是闭气养神，又或在泉干支癸亥失守，不得迁正，则司天之刚气无配，也就称为戊癸不相合德，就是运气与在泉之气俱虚，三年之后变为疠气，名叫火疠。

所以五运之气，分立五年，来说明刚柔失守之义，以尽针刺之法，因而可知所谓的疫和疠，就是根据上下刚柔相失而定名的，虽有二名，全归一体，而刺疫的方法，也只有上述五法，也就是汇总了诸刚柔之位失守的治法，全归之于五行而统之。

黄帝说：我听说五疫发病，都可互相传染，不论大人小孩，症状都是一样，若不用上法治疗，怎样能使它不相互传染呢？岐伯说：五疫发病而不受传染的，是由于正气充实于内，使外来邪气不能侵犯，同时还必须避其邪气。邪气自鼻孔而入，自鼻孔而出，正气出自于脑，则邪气便不能侵犯。所谓正气出之于脑，就是在屋内要集中精神，自觉内心好像太阳一样光明，将要进入病室时，先想象有青气自肝脏发出，向左行于东方，化作茂盛的树木，以诱导肝气。其次想象有白气自肺脏发出，向右而运行于西方，化作干戈金甲，以诱导肺气。其次想象有赤

假令戊申，刚柔失守，戊癸虽火运，阳年不太过也，上失其刚，柔地独主，其气不正，故有邪干，迭移其位，差有浅深，欲至将合，音律失同，如此天运失时，三年之中，火疫至矣，当刺肺之俞。刺毕，静神七日，勿大悲伤也，悲伤即肺动，而真气复散也，人欲实肺者，要在息气也。又或地下癸亥失守者，即柔失守位也，即上失其刚也，即亦名戊癸不相合德者也，即运与地虚，后三年变疠，即名火疠。

是故立地五年，以明失守，以穷刺法，于是疫之与疠，即是上下刚柔之名也，穷归一体也，即刺疫法，只有五法，即总其诸位失守，故只归五行而统之也。

黄帝曰：余闻五疫之至，皆相染易，无问大小，病状相似，不施救疗，如何可得不相移易者？岐伯曰：不相染者，正气存内，邪不可干，避其毒气。天牝从来，复得其往，气出于脑，即不邪干。气出于脑，即室先想心如日。欲将入于疫室，先想青气自肝而出，左行于东，化作林木。次想白气自肺而出，右行于西，化作戈甲。次

气自心脏而出，向南而运行于上方，化作光明火焰，以诱导心气。其次想象有黑气自肾脏发出，向北而运行于下方，化作寒冷之水，以诱导肾气。其次想象有黄气自脾脏发出，存留于中央，化作黄土，以诱导脾气。有了五脏之气护身之后，再想象头上有北斗星的光辉照耀，然后才可以进入病室。

又有一种方法，在春分那一天，太阳尚未升起时，运用吐法，以吐故纳新。又有一种方法，在雨水节后，用药汤沐浴三次，使汗液外泄，以驱除邪气。又有一种方法，小金丹方：辰砂二两、水磨雄黄一两、叶子雌黄一两、紫金半两，一同放在盒子里，外面封固，入地一尺筑成一个坚实的地坑，不用炉子，不用其他药物炮制，用燃料二十斤火煅即可，七天完毕，待其冷却，七日后取出，等到第二天，从盒中取出，将药埋在地中，再过七天取出，每日研之，三日后，用炼成的白沙蜜做成药丸，如梧桐子一样大，每天清早面向东吸精华之气一口，用冰水送服药丸一丸，连同吸气一同咽下，连服十粒，就不受疫气触犯了。

黄帝问道：人体虚弱则神志游离无主，而失其常位，使外邪乘机侵袭，从而导致不正常的死亡，该怎样保全真气呢？我想听听关于针刺救治的方法。岐伯再次行礼回答说：问得真高明哪！神志虽然游离无主失其常位，但未离开形体，因此不至于死亡，若再有邪气侵犯，便会造成短命而亡。例如，厥阴风木司天失守，天运空虚，如果人的肝气也虚，感受天之虚邪，谓之重虚，会使神不藏而游于上，外邪侵袭则大气厥逆，身体温暖，尚可用针刺的方法挽救，先刺足少阳经的原穴丘墟，再刺背部肝之腧穴肝俞。人体素病心气虚弱，又遇到君火或相火司天失守，再感受外邪，便成三虚，遇到火运不及时，水疫之邪侵

想赤气自心而出，南行于上，化作焰明。次想黑气自肾而出，北行于下，化作水。次想黄气自脾而出，存于中央，化作土。五气护身之毕，以想头上如北斗之煌煌，然后可入于疫室。

又一法，于春分之日，日未出而吐之。又一法，于雨水日后，三浴以药泄汗。又一法，小金丹方：辰砂二两，水磨雄黄一两，叶子雌黄一两，紫金半两，同入合中，外固，了地一尺筑地实，不用炉，不须药制，用火二十斤煅之也，七日终，候冷七日取，次日出合子，埋药地中七日，取出顺日研之三日，炼白沙蜜为丸，如梧桐子大，每日望东吸日华气一口，冰水下一丸，和气咽之。服十粒，无疫干也。

黄帝问曰：人虚即神游失守位，使鬼神外干，是致天亡，何以全真？愿闻刺法。岐伯稽首再拜对曰：昭乎哉问！谓神移失守，虽在其体，然不致死，或有邪干，故令天寿。只如厥阴失守，天以虚，人气肝虚，感天重虚，即魂游于上，邪干厥大气，身温犹可刺之，刺其足少阳之所过，次刺肝之俞。人病心虚，又遇君相二火司天失守，感而三虚，遇火不及，黑尸

犯，使人突然死亡，可先刺手少阳经的原穴曲池，再刺背部心之腧穴心俞，以补本脏之气。人体素病脾气虚弱，又遇太阴湿土司天失守。再感外邪，谓之三虚，又逢土不及时，木疫之邪侵犯，使人突然死亡，可先针刺足阳明经的原穴冲阳，再刺背部的脾之腧穴脾俞，以补本脏之气。人体素病肺气虚弱，遇到阳明燥金司天失守，再感受外邪，谓之三虚，又遇金不及时，火疫之邪侵犯，则使人突然死亡，可以先刺手阳明经的原穴合谷，再刺膀胱经的肺俞穴，以补本脏之气。人体素病肾气虚弱，又遇太阴寒水司天失守，再感受外邪，谓之三虚，又遇水不及时，土疫之邪侵犯，伤及正气，人的神魂似被吸去一样，导致突然死亡，可以先刺足太阳经的原穴京骨，再刺背部的肾之腧穴肾俞，以补本脏之气。

黄帝问道：十二个脏器是相互为用的，若脏腑的神气失守其位，就会使神采不能饱满，而易受病邪的侵犯，可以用刺法治疗，我想听听其中奥妙。岐伯再次行礼回答说：问得真详尽啊！你问的这些都是最重要、最深奥的道理，如果不是贤明的君主，岂能深究这些根源。这就是所谓精气神合乎一定的自然规律，符合司天之气。心的职能如君主，神明由此而出，可刺手少阴的原穴神门。肺的职能如相傅，治理调节的作用由此而出，可刺手太阴肺经的原穴太渊。肝的职能如将军，深谋远虑由此而出，可刺足厥阴经的原穴太冲。胆的职能，比如中正，临事决断由此而出，可刺足少阳胆经原穴丘墟。膻中的职能如臣使，喜乐由此而出，可刺心包络经的荥穴劳宫。脾的职能如谏议，智慧周密由此而出，可刺足太阴脾经的原穴太白。胃的职能如仓廪，饮食五味由此而出，可刺足阳明胃经的原穴冲阳。大肠的职能如传导，变化糟粕，由此而出，可刺手阳

鬼犯之，令人暴亡，可刺手少阳之所过，复刺心俞。人脾病，又遇太阴司天失守，感而三虚，又遇土不及，青尸鬼邪犯之于人，令人暴亡，可刺足阳明之所过，复刺脾之俞。人肺病，遇阳明司天失守，感而三虚，又遇金不及，有赤尸鬼干人，令人暴亡，可刺手阳明之所过，复刺肺俞。人肾病，又遇太阳司天失守，感而三虚，又遇水运不及之年，有黄尸鬼干犯人正气，吸人神魂，致暴亡，可刺足太阳之所过，复刺肾俞。

黄帝问曰：十二脏之相使，神失位，使神彩之不圆，恐邪干犯，治之可刺，愿闻其要。岐伯稽首再拜曰：悉乎哉！问至理，道真宗，此非圣帝，焉究斯源。是谓气神合道，契符上天。心者，君主之官，神明出焉，可刺手少阴之源。肺者，相傅之官，治节出焉，可刺手太阴之源。肝者，将军之官，谋虑出焉，可刺足厥阴之源。胆者，中正之官，决断出焉，可刺足少阳之源。膻中者，臣使之官，喜乐出焉，可刺心包络所流。脾为谏议之官，知周出焉，可刺脾之源。胃为仓廪之官，五味出焉，可刺胃之源。大肠者，传道之官，变化出焉，可刺大肠之源。

明大肠经的原穴合谷。小肠的职能如受盛之器，化生精微由此而出，可刺手太阳小肠经的原穴腕骨。肾的职能如作强，才能技巧由此而出，可刺足少阴肾经的原穴太溪。三焦的职能如决渎，水液隧道由此而出，可刺手少阳三焦经的原穴阳池。膀胱的职能，就像州都，为水液储藏之处，通过气化才能排出，可刺足太阳膀胱经的原穴京骨。以上十二个脏器，不能相失，因此刺法有保全神气调养真元的意思，也具有修养真气的作用，并不是单纯的治病而已，所以一定要有修养与调和神气。调养神气之道，贵在持之以恒，补养神气，巩固根本，使精气不能离散，神气内守而不得分离，只有神守不去，才能保全真气，人神不守，就不能达到至真之道。至真的要领，在于天玄之气，守神守精则天息常存，恢复本元，就叫做归宗。

小肠者，受盛之官，化物出焉，可刺小肠之源。肾者，作强之官，伎巧出焉，刺其肾之源。三焦者，决渎之官，水道出焉，刺三焦之源。膀胱者，州都之官，精液藏焉，气化则能出矣，刺膀胱之源。凡此十二官者，不得相失也。是故刺法有全神养真之旨，亦法有修真之道，非治疾也，故要修养和神也。道贵常存，补神固根，精气不散，神守不分，然即神守而虽不去，亦能全真，人神不守，非达至真。至真之要，在乎天玄，神守天息，复入本元，命曰归宗。

本病论篇第七十三

本篇主要论述了三阴三阳司天在泉的迁正与退位，以及阳年太过而出现的疾病的各种表现及治疗方法，并提出“得神者昌，失神者亡”的观点，强调了神气在人体健康中的重要地位。

黄帝说：关于天元之气窒抑的情况，我已经知道了，还想听听气交变化，什么叫失守呢？岐伯说：司天在泉迁正退位与左右间气升降的问题，其中司天在泉的迁正与退位，各有经文论述，左右间气各有升降的反常现象，所以叫做失守。因此，天地之气的交替，不能移易其位置，气交就发生反常的变化，也就是四时节令失去正常的秩序，万物生化不得安定，人类就要产生疾病。

黄帝说：关于升降失常的问题，我想听听它的原因，气交发生变化，怎样才可以知道呢？岐伯说：你问得很高明啊！我们必须明白其中的道理。气交之所以发生一定的变化，乃是天地运转固有的机制，气欲降而不得降的，是由于地之五气窒抑相胜所致。又有五运太过，其气先时而至，使气交升降失常，岁气但欲升而不能升，是受中运的抑阻，但欲降而不得降，也是受中运的阻抑。于是有升之不前的，有降之不下的，有降之不下而升至天的，有升降不能前进的。这样的区别是由于在气交的各种变化中，出现异常的变化，各不相同，因此，发生的灾害

原文

黄帝问曰：天元九室，余已知之，愿闻气交，何名失守？岐伯曰：谓其上下升降，迁正退位，各有经论，上下各有不前，故名失守也。是故气交失易位，气交乃变，变易非常，即四时失序，万化不安，变民病也。

帝曰：升降不前，愿闻其故，气交有变，何以明知？岐伯曰：昭乎哉问！明乎道矣。气交有变，是为天地机，但欲降而不得降者，地室刑之。又有五运太过，而先天而至者，即交不前，但欲升而不得其升，中运抑之；但欲降而不得其降，中运抑之。于是有升之不前，降之不下者；有降之不下，升而至天者；有升降俱不前。作如此之分别，即气交之变，变之有异，

也就有轻有重了。

黄帝说：想听你讲讲天地气交相遇相会相胜相抑的原因，如果变为疾病，其病情轻重是怎样的呢？岐伯说：气交有胜气相会时，就可以抑伏而使气之有变。因此在辰戌之年，厥阴风木应从上年的在泉右间，升为本年司天的左间，遇到在天的金气过胜，则木气升之不前。又若遇到庚戌年，金运之气先天时而至，中运之胜气，乃使木气忽然升之不前。木气欲升天，而金气抑制之，升而不前，则发生清凉之气，风气反而减少，肃杀之气行于春季，露霜再次下降，草木因而枯萎。人们易患温疫早发，咽喉干燥，两胁胀满，肢节皆痛。木郁既久，必定郁极而发，就要出现大风摧拉，鸣声紊乱。人们易患卒中，表现为半身麻痹、手足不仁等。

因此在巳亥之年，少阴君火应从上年在泉的右间，上升为本年司天的左间，如遇到天蓬水气过胜，则君火升之不前。又若遇到厥阴司天，未得迁居于正位，则少阴君火也就不能升于司天的左间，这是由于水运在中间阻抑所致。少阴君火欲升，受到水运的阻抑而升之不前，则清凉寒冷的气候再次发作，早晚冷气更甚。人们多病阳气遏伏，内热烦闷，心神惊悸，寒热交作。君火不升，日久成郁，郁极则发，出现暴热发作，风气如火，人们多患赤风瞳翳眼疾，化为疫气，温疠逢温暖之时乃作，由于火气显著而化为火疫，则可出现心烦而躁动口渴等症。渴甚者，可以泻其火热，则诸症可止。

因此在子午年，太阴湿土应从上年的在泉右间，上升为本年司天的左间，若遇到天冲木气过胜，则土气升之不前。又若遇到壬子年，木运之气先天时而至，

常各各不同，灾有微甚者也。

帝曰：愿闻气交遇会胜抑之由，变成民病，轻重何如？岐伯曰：胜相会，抑伏使然。是故辰戌之岁，木气升之，主逢天柱，胜而不前。又遇庚戌，金运先天，中运胜之，忽然不前。木欲升天，金乃抑之，升而不前，即清生风少，肃生于春，露霜复降，草木乃萎。民病温疫早发，咽嗌乃干，两胁满，肢节皆痛。久而化郁，即大风摧拉，折陨鸣紊。民病卒中偏痹，手足不仁。

是故巳亥之岁，君火升天，主窒天蓬，胜之不前。又厥阴未迁正，则少阴未得升天，水运以至其中者。君火欲升，而中水运抑之，升之不前，即清寒复作，冷生旦暮。民病伏阳，而内生烦热，心神惊悸，寒热间作。日久成郁，即暴热乃至，赤风肿翳，化疫，温疠暖作，赤气彰而化火疫，皆烦而躁渴，渴甚治之，以泄之可止。

是故子午之岁，太阴升天，主窒天冲，胜之不前。又或遇壬子，木运先天而至者，中木运抑之也。升天

则土被木克。土气升天不前，就要风尘四起，雨湿之气不得布化。人们易患风厥，涎液上涌，半身麻痹不遂，腹部胀满等。土气不升，久而化为郁气，郁极则发，就要发生土气尘埃化为疫病，人们多病夭折，易患面部四肢六腑胀满闭塞黄疸等病，湿气不能布化，雨水下降很少。

因此在丑未之年，少阳相火应从上年在泉的右间，上升为本年司天的左间，如遇天蓬水气过胜，则少阳相火不能升为司天的左间，这是由于水运已至而阻抑所致。少阳之气受到水运阻抑而升之不前，则寒冷的雾露反而布化，气候凛冽如冬，河水干涸，冰冻再次凝结，突然出现温暖的气候，接着寒冷又出现，发作不定时。在人体则阳气伏郁在内，心中烦热，心神惊骇，寒热交作等。相火郁极则发，就要出现暴热之气，风气如火，人们多病赤风瞳翳的眼疾，变生疫疠，变为伏热内烦，四肢麻痹厥冷，严重的发生出血的病变。

因此在寅申年，阳明燥金应从上年在泉的右间，上升为本年的司天左间，如遇到天英火气过胜，则金气升之不前。又或遇到戊申戊寅年，火运之气先时而至。金气欲升为司天左间，中运之火阻抑之，金气升之不前，应时之雨不能下降，西风频作，土地干燥，咸卤发生。人们易患上部热病，气喘咳嗽，出血等。久而化为郁气，郁极则发，就要发生白色埃雾，笼罩天空，清冷而生肃杀之气。人们易见胁下胀满，易于悲伤，流清涕，打喷嚏，咽喉干燥，手皴裂，皮肤干燥。

因此在卯酉年，太阳寒水应从上年的在泉右间，上升为本年的司天左间，若遇到天芮土气过胜，则太阳寒水升之不前。又或遇到阳明司天未迁居正位，使太

不前，即风埃四起，时举埃昏，雨湿不化。民病风厥涎潮，偏痹不随，胀满。久而伏郁，即黄埃化疫也，民病夭亡，脸肢腑，黄疸满闭，湿令弗布，雨化乃微。

是故丑未之年，少阳升天，主窒天蓬，胜之不前。又或遇太阴未迁正者，即少阳阳未升天也，水运以至者。升天不前，即寒雾反布，凛冽如冬，水复涸，冰再结，暄暖乍作，冷复布之，寒暄不时。民病伏阳在内，烦热生中，心神惊骇，寒热间作。以久成郁，即暴热乃生，赤风气肿翳，化成郁疠，乃化作伏热内烦，痹而生厥，甚则血溢。

是故寅申之年，阳明升天，主窒天英，胜之不前。又或遇戊申戊寅，火运先天而至。金欲升天。火运抑之，升之不前，即时雨不降，西风数举，咸卤燥生。民病上热，喘嗽血溢。久而化郁，即白埃翳雾，清生杀气，民病胁满悲伤。寒鼽嚏嗌干，手折皮肤燥。

是故卯酉之年，太阳升天，主窒天芮，胜之不前。又遇阳明未迁正者，即太阳未升天也，土运以至。水欲升

阳寒水不能升于司天左间，如果土运应时而至，寒水之气欲升为司天左间，若受到土运的阻抑，升之不前，于是湿热相蒸，寒气发生于天地之间。人们易患厥逆呃气，热气生于内，阳气痹于外，足胫酸疼，反见心悸懊侬烦热，暴烦而又厥逆。

黄帝说：六气升之不前的问题，我已完全明白了它的要旨。还想听听关于六气降之不下的问题，可以明白地告诉我其中的道理吗？岐伯说：问得真详细啊！这是天气与地气变化的精妙意义，我可以把我知道的全部告诉你。就是说六气上升之后，必然下降，升天三年，至次年必然下降，下降入地，就成为地之左间，又在地居时年。这样升降往来共为六年，叫做六纪。因此，丑未之年，厥阴风木应从上年司天的右间，降为本年在泉的左间，若遇到金气过胜，则厥阴风木降而不前。又或遇到少阴司天未退位，则厥阴风木就不能降于在泉左间，居中的金运应时而至。因金运下承，厥阴风木降而不下，其气被抑而变为郁气，木被金乘，降之不下，则青色的尘埃远见于上，白气承之于下，大风时起，尘埃昏暗，清秋燥金行肃杀之令，霜露再次下降，肃杀之气施布政令。木气日久不降，其气被抑则化为郁气，就会发生风气与燥气伏郁，气候应当温暖而反见清冷，草木虽已萌芽生长，严霜又至，蛰虫也未出现，人们也惧怕这种清凉之气伤害脏气。

因此寅申之年，少阴君火应从上年司天的右间，降为本年司天的左间，若遇到地玄水胜，则少阴君火不得降入地下。又或遇到丙申丙寅，水运之气太过，先天时而至。少阴君火欲降，水运之气居中承之，使君火不得下降，则赤色之云气始现，黑色云气反生，温暖的气候使万物舒适，又有寒雪降下，严寒发作，天云

天，土运抑之，升之不前，即湿而热蒸，寒生两间。民病厥逆而哕，热生于内，气痹于外，足胫酸疼，反生心悸懊热，暴烦而复厥。

黄帝曰：升之不前，余已尽知其旨。愿闻降之不下，可得明乎？岐伯曰：悉乎哉问！是之谓天地微旨，可以尽陈斯道，所谓升已必降也。至天三年，次岁必降，降而入地，始为左间也。如此升降往来，命之六纪者矣。是故丑未之岁，厥阴降地，主窒地皛，胜而不前。又或遇少阴未退位，即厥阴未降下，金运以至中。金运承之，降之未下，抑之变郁，木欲降下，金承之，降而不下，苍埃远见，白气承之，风举埃昏，清燥行杀，霜露复下，肃杀布令。久而不降，抑之化郁，即作风燥相伏，暄而反清，草木萌动，杀霜乃下，蛰虫未见，惧清伤脏。

是故寅申之岁，少阴降地，主窒地玄，胜之不入。又或遇丙申丙寅，水运太过，先天而至。君火欲降，水运承之，降而不下，即彤云才见，黑气反生，暄暖如舒，寒常布雪，凛冽复作，天云惨凄。久而不降，伏之化郁，寒胜复热，赤风化疫，民病面赤

阴惨凄凉，少阴君火久伏而不降，则化为郁气，郁久必发，所以寒气过胜之后，就复而生热，火气化为疫疠。人们多病面赤心烦、头痛目眩等，火气暴露之后，温病就要发作。

因此在卯酉年，太阴湿土应从上年司天的右间，降为本年在泉的左间，若遇到地苍木气过胜，则太阴湿土不得降入地下。又或遇到少阳司天不得退位，则太阴湿土不能降入在泉的左间，或木运应时已至。木运居于司天之下而承其气，太阴湿土降之不下，于是黄色云霞出现而又有青色云霞显露，云气郁蒸而大风作，雾气遮蔽，尘埃过胜，草木为之折损。太阴湿土郁久不降，伏而不布则化为郁气，天空出现尘埃黄气，地上湿气郁蒸。人们易患四肢不能举动、头目昏眩、肢节疼痛、胸腹胀满等病。

因此在辰戌年，少阳相火应从上年司天的右间，降为本年在泉的左间，遇到地玄水气过胜，则少阳相火不得降入地下。又或遇到水运太过，则先天时而至。水运居中承之，相火欲降而不得降下，则赤云始见，黑气反而发生，温暖之气才欲发生，冷气又突然而至，甚至降下冰雹。如果少阳相火日久不得降下，伏而不布则化为郁气，冷气之后复又生热，火风之气化为疫气。人们易患面赤心烦、头痛目眩等病，火气显露则热病即将发作。

因此在巳亥年，阳明燥金应从上年司天的右间，降为本年在泉的左间，遇到地色赤火气过胜，则阳明燥金不得降入地下。又或遇到太阳司天不得退位，则使阳明燥金不能降入在泉的左间，或火运应时而至，火运居于司天之下而承其气，阳明燥金降之不下，则天气清冷而肃降，火气显露则温热反作。人们感

心烦，头痛目眩也，赤气彰而温病欲作也。

是故卯酉之岁，太阴降地，主窒地苍，胜之不入。又或少阳未退位者，即太阴未得降也。或木运以至。木运承之，降而不下，即黄云见而青霞彰，郁蒸作而大风，雾翳埃胜，折损乃作。久而不降也，伏之化郁，天埃黄气，地布湿蒸，民病四肢不举，昏眩肢节痛，腹满填臆。

是故辰戌之岁，少阳降地，主窒地玄，胜之不入。又或遇水运太过，先天而至也。水运承之，降而不下，即彤云才见，黑气反生，暄暖欲生，冷气卒至，甚即冰雹也。久而不降，伏之化郁，冷气复热，赤风化疫，民病面赤心烦，头痛目眩也，赤气彰而热病欲作也。

是故巳亥之岁，阳明降地，主窒地彤，胜而不入。又或遇太阳未退位，即阳明未得降，即火运以至之。火运承之，降而不下，即天清而肃，赤气乃彰，暄热反作。民皆昏倦，夜卧不安，咽干引饮，懊热内烦，大清朝暮，暄还复作。久而不降，伏之化郁，天清薄寒，远生白气。民病掉眩，手足

到昏沉困倦、夜卧不安、咽喉干燥、口渴引饮、懊侬烦热等，早晚有大凉之气，而温热之气却又发作。如果久不得降，则伏久将要化郁为发，天气清凉而寒冷，运处有白气发生。人们易见眩晕，手足强直，麻木不仁，两胁作痛，双目视物不清等症。

因此在子午年，太阳寒水应从上年司天的右间，降为本年在泉的左间，若遇到土运太过，则太阳寒水不得降入地下。又或遇到土运太过，则先天时而至。土运居中承之，太阳寒水欲降而不得降下，则天空暴露黑气，阴暗惨淡，见黄色尘埃而又湿气弥漫，本来要寒化的气候，又出现热化与湿化之令。如果太阳寒水日久不得降下，伏而不布则化为郁气，天气阴沉，热气与湿气交替发作，人们易患大厥、四肢沉重倦怠、阴痿少力。

黄帝说：间气升降不前的问题，你已经讲明白了，还想听听六气迁正的问题，能使我了解其中的奥妙吗？岐伯说：正司天地的中位，就叫迁正位，司天不得迁正位，是因为前年的司天超过了交司之日。也就是上年司天之气太过，值其余日，仍治理本年的司天之数，所以新司天不得迁正。厥阴不得迁居正位，风木温暖之气不能应时施化，造成花草枯萎，人们易见小便不利、目系转、转筋、善怒、小便赤等症。风气欲施其令而寒气不退，温暖的气候不能应时，失去了春天的正常时令。少阴君位不得迁居正位，冷气不退，春天先冷而后又寒，温暖之气不能应时而至。人们易见寒热，四肢烦痛，腰脊强直等症。但厥阴风木之气虽然太过，留恋在位不退，但终不会超过君火当令之时。太阴不得迁入正位，雨水就不能及时而至，万物因而枯焦，应当生长发育的不能生发。人们易患手足肢节肿

直而不仁，两胁作痛，满目䀮䀮。

是故子午之年，太阳降地，主窒地阜胜之，降而不入。又或遇土运太过，先天而至。土运承之，降而不下，即天彰黑气，暝暗凄惨，才施黄埃而布湿，寒化令气，蒸湿复令。久而不降，伏之化郁，民病大厥，四肢重怠，阴萎少力，天布沉阴，蒸湿间作。

帝曰：升降不前，晰知其宗，愿闻迁正，可得明乎？岐伯曰：正司中位，是谓迁正位。司天不得其迁正者，即前司天以过交司之日，即遇司天太过有余日也，即仍旧治天数，新司天未得迁正也。厥阴不迁正，即风暄不时，花卉萎瘁，民病淋溲，目系转，转筋喜怒，小便赤。风欲令而寒由不去，温暄不正，春正失时。少阴不迁正，即冷气不退，春冷后寒，暄暖不时。民病寒热，四肢烦痛，腰脊强直。木气虽有余，位不过于君火也。太阴不迁正，即云雨失令，万物枯焦，当生不发。民病手足肢节肿满，大腹水肿，填臆不食，飧泄胁满，四肢不举。雨化欲令，热犹治之，温煦于气，亢而不泽。少阳不迁正，即炎灼弗令，苗莠不荣，酷暑于秋，肃杀晚至，霜

满，大腹水肿，胸满不欲食，飧泄胁满，四肢不能举动等病。雨气欲布其令，但少阴君火仍居位而治之，居然气候温暖，干旱而无雨泽。少阳不得迁入正位，则炎热的气候不得施布其令，植物的苗莠不能繁荣，酷暑反见于秋季，秋季肃杀之气晚至，霜露不能应时而降。人们易患痎疟，骨蒸潮热，心悸惊骇，甚则血液外溢等病。阳明不得迁入正位，炎暑的气候先行，肃杀的气候后至，草木反见繁荣。人们易见寒热，鼻塞喷嚏，皮毛脆折，爪甲枯焦，甚则喘嗽上气，悲伤不乐。由于炎热气候继续施布，燥气未能行令，就是清肃的气候未至，肺金因而受病，太阳不得迁入正位，致使冬季寒冷之令，反而改行于春季，肃杀霜冻之气在前，严寒冰雪之气在后，如阳光之气重新行令，则凛冽之气不得发作，雾云待时而现。人们易患温病疫疠，喉闭咽干，烦躁而渴，喘息有声等。太阳寒化之令，须待燥金之气去，才能司天主治，如果燥气过期不去，时令失去正常的规律，就会对人们造成灾害。

黄帝说：迁正早晚的问题，你已将它的意义告知了我，还想听听有关退位的问题，可以使我明白吗？岐伯说：所谓不退位，就是指司天之数不尽，也就是司天之数有余，名叫复布政，所以也叫再治天，就是现在的天令仍旧是行过去的天令而不退位。厥阴不退位，则大风早起，时雨不得降下，湿令不能施化。人们易患温疫，黑斑，肢体偏废，风病发生，一般出现肢节疼痛，头目痛，伏热在内，心烦，咽喉干燥，口渴引饮等。少阴不退位，温暖的气候发生于初春季冬，蛰虫提早出现，草木提前发芽生长。人们易患膈热咽干，血液外溢，惊骇，小便赤涩，丹瘤疹疮疡留毒等病。太阴不退位，则寒冷与暑热不时发生，尘埃昏暗弥布天

露不对。民病痎疟骨热，心悸惊骇，甚时血溢。阳明不迁正，则暑化于前，肃杀于后，草木反荣。民病寒热鼽嚏，皮毛折，爪甲枯焦，甚则喘嗽息高，悲伤不乐。热化乃布，燥化未令，即清劲未行，肺金复病。太阳不迁正，即冬清反寒，易令于春，杀霜在前，寒冰在后，阳光复治，凛冽不作，雾云待时。民病温疠至，喉闭嗌干，烦躁而渴，喘息而有音也。寒化待燥，犹治天气，过失序，与民作灾。

帝曰：迁正早晚，以命其旨，愿闻退位，可得明哉？岐伯曰：所谓不退者，即天数未终，即天数有余，名曰复布政，故名曰再治天也，即天令如故而不退位也。厥阴不退位，即大风早举，时雨不降，湿令不化，民病温疫，疵废风生，皆肢节痛，头目痛，伏热内烦，咽喉干引饮。少阴不退位，即温生于春冬，蛰虫早至，草木发生，民病膈热咽干，血溢惊骇，小便赤涩，丹瘤疹疮疡留毒。太阴不退位，而且寒暑不时，埃昏布作，湿令不去，民病四肢少力，食饮不下，泄注淋满，足胫寒，阴萎闭寒，失溺小便数。少阳不退位，即生于春，暑乃后化，冬温不冻，流水

空，湿土之令不去。人们易见四肢少力，饮食不下，泄泻如注，小便淋漓，腹满，足胫寒冷，阴痿，大便闭塞，小便失禁或小便频数等症。少阳不退位，则炎热的气候发生于春季，暑热留而不去，所以冬季温暖不寒，流水不凝结成冰，蛰伏的虫类出现。人们易见少气，寒热交替发作，便血而上部发热，小腹坚硬胀满，小便赤，甚则出血。阳明不退位，则春天气候清冷，草木繁荣延迟，或寒或热相间发作。人们易患呕吐，暴发泄泻，饮食不下，大便干燥，四肢不能举动，头目眩晕等病。

黄帝说：岁气司天的早晚，我已经知道了，但还想听听在泉之数，可以告诉我吗？岐伯说：地下迁正和升天及退位，其不得前进，便应于土地的生化，使万物的生化失于正常的时令。

黄帝说：我听说天地二甲子，十天干十二地支，上下相合经纬天地的气数，其数能互相更移，有时失守其位，为什么会这样呢？岐伯说：失其更移正位的，就是说虽得当位之岁，但是未得司正位之气，就会四时不节，将要发生大疫了。

假如甲子年，本为阳年，而土运受到抑塞，若癸亥年司天的气数太过而有余，在时间上虽已交得甲子年，但厥阴风木仍居于司天之位，本年的地气已经迁正，阳明在泉，去年在泉的少阳，已退为本年在泉的右间，这样，去年司天的厥阴不退位在上，本年在泉的阳明已迁正在下，所以两者不相奉和。癸己相会，虽是土运太过，但其气已虚，反受木克，所以就不是太过了。况且应于土运之黄钟，阳年不应太窒，木既胜土，则土之子金必来复，金既来复而少阴司天随之而至，则木之胜气随从君火之气，所以金之复气乃微，如此则甲己失守其位，其后三年化成土疫，迟则至丁卯年，早则至丙寅年，土疫必定发生，发

不冰，蛰虫出见，民病少气，寒热更作，便血上热，小腹坚满，小便赤沃，甚则血溢。阳明不退位，即春生清冷，草木晚荣，寒热间作，民病呕吐暴注，食饮不下，大便干燥，四肢不举，目瞑掉眩。

帝曰：天岁早晚，余以知之，愿闻地数，可得闻乎？岐伯曰：地下迁正升天及退位不前之法，即地土产化，万物失时之化也。

帝曰：余闻天地二甲子，十干十二支，上下经纬天地，数有迭移，失守其位，可得昭乎？岐伯曰：失之迭位者，谓虽得岁正，未得正位之司，即四时不节，即生大疫。

假令甲子阳年，土运太窒，如癸亥天数有余者，年虽交得甲子，厥阴犹尚治天，地已迁正，阳明在泉，去岁少阳以作右间，即厥阴之地阳明，故不相和奉者也。癸己相会，土运太过，虚反受木胜，故非太过也，何以言土运太过，况黄钟不应太窒，木既胜而金还复，金既复而少阴如至，即木胜如火而金复微，如此则甲己失守，后三年化成土疫，晚至丁卯，早至丙寅，土疫至也，大小善恶，推其天地，详乎太一。又只如甲子年，如甲至子

作的大小轻重，应根据当年司天在泉之气的盛衰及太乙游宫的情况来推断。又如甲子年，甲与子合，应交于司天以治天之位，而在下的乙卯未得迁正，上年的戊寅在泉之少阳不得退位，也属于上甲与下己未能合德，也就是土运不算太过，而木乃乘虚克土，土之子金又行复胜，以反其邪气之化。司天在泉的阴阳属性不同，其变为疫疠之气的大小善恶，和司天在泉失守其位的变化规律是一样的。

假如丙寅年为阳年太过，若上年乙丑年司天的气数太过而有余，在时间上虽已交得丙寅年，但太阴湿土仍居司天之位，本年地气已迁正，厥阴在泉，去年在泉之太阳已经退位至地之右间，形成司天太阴司地厥阴的局面，所以在泉的厥阴不能奉和司天的气化。如上乙下辛相会，水逆太虚，反受土克，所以就不是太过了，即太簇之与太羽音律不能相应。土胜而雨气施化，水之子木气则化为风，此是丙辛失守其位而不得相会，后三年则化成水疫，迟至己巳年，早在戊辰年，甚者其至速，微者其至迟。水疫发作的大小善恶，可以根据司天在泉之气的盛衰及太乙游宫的情况来推断。又如丙寅年，丙与寅相合，交于司天以治天之位，而在下的辛巳未得迁正，上年庚辰在泉的太阳不得退位，也属于上丙与下辛未能合德，便使水运小虚而有小的胜气，或有小的复气，其后三年化而为疠，名为水疠，疠状如疫，治法同前。

假如庚辰年，阳年太过，假如上年己卯年司天的气数太过而有余，在时间上虽交得庚辰年，但阳明燥金仍居于司天之位，本年的太阴已迁正在泉，去年在泉的少阴已退为本年在泉的右间，就形成去年司天之阳明不退位在上，本年

而合，应交司而治天，即下己卯未迁正，而戊寅少阳未退位者，亦甲己未合德也，即土运非太过，而木乃乘虚而胜土也，金次又行复胜之，即反邪化也。阴阳天地殊异尔，故其大小善恶，一如天地之法旨也。

假令丙寅阳年太过，如乙丑天数有余者，虽交得丙寅，太阴尚治天也，地已迁正，厥阴司地，去岁太阳以作右间，即天太阴而地厥阴，故地不奉天化也。乙辛相会，水运太虚，反受土胜，故非太过，即太簇之管太羽不应。土胜而雨化，木复即风，此者丙辛失守其会，后三年化成水疫，晚至己巳，早至戊辰，甚即速，微即徐，水疫至也，大小善恶，推其天地数及太乙游宫。又只如丙寅年，丙至寅且合，应交司而治天，即辛巳未得迁正，而庚辰太阳未退位者，亦丙辛不合德也，即水运亦小虚而小胜，或有复，后三年化疠，名曰水疠，其状如水疫，治法如前。

假令庚辰阳年太过，如己卯天数有余者，虽交得庚辰年也，阳明犹尚治天，地已迁正，太阴司地，去岁少阴以作右间，即天阳明而地太阴也，故地不奉天也。乙己相会，金运太虚，

在泉之太阴已迁正在下的局面，所以在泉的太阴不能奉和于司天的气化。上乙下己相会，金运太虚，反受火克，所以不算太过，也就是姑洗之律管不应太商之音。火之胜气热化，水气来复则寒而制热，这样上庚与下乙失守其位而不得相会，其后三年当化成金疫，快的至壬午年，慢的至癸未年，金疫就要发作，发作的大小善恶，可以根据当年司天之气的盛衰及太乙游宫的情况来推断。又如庚辰年，庚辰相合，交于司天以治天之位，而在下的乙未未得迁正，去年甲午少阴未得退位，也属于上庚与下乙未能合德，也就是下乙的柔干失于与上庚刚干的配合，使金运稍虚，有小胜气而无复气，后三年化为疫疠，名叫金疠，治法同前。

假如壬午年，阳年太过，且上年辛巳年司天的气数太过而有余，在时间上虽已交得壬午年，但厥阴风木仍居于司天之位，本年的阳明已迁正在泉，去年在泉之丙申少阳已至地之右间，出现去年司天之厥阴不退位在上而本年在泉之阳明已迁正在下，所以在泉的阳明不能奉和于司天的气化。上丁下辛相会合，木运太虚而为金气所克，所以不算太过，也就是蕤宾之律管不应太角之音。金气行而燥气胜，火气来复则热化，其后化成木疫，疫甚的发作迅速，疫微的发作徐缓，木疫发作的大小善恶，可以根据当年司天之数的盛衰和太乙游宫的情况来推断。又如壬午年，在上的壬与午相会，交于司天以治天之位，而在下的丁酉未得迁正在泉，去年在泉之丙申少阳未得退位，也属于上壬与下丁未能合德，也就是下丁的柔干失于与上壬刚干的配合，也可以使木运小虚，并有小胜气与小复气，其后三年化而为疠，名叫木疠，其症状与风疫相似，治法同前。

反受火胜，故非太过也，即姑洗之管太商不应。火胜热化，水复寒刑，此乙庚失守，其后三年化成金疫也，速至壬午，徐至癸未，金疫至也，大小善恶，推本年天数及太一也。又只如庚辰，如庚至辰，且应交司而治天，即下乙未未得迁正者，即地甲午少阴未退位者，且乙庚不合德也，即下乙未柔干失刚，亦金运小虚也，有小胜或无复，后三年化疠，名曰金疠，其状如金疫也，治法如前。

假令壬午阳年太过，如辛巳天数有余者，虽交得壬午年也，厥阴犹尚治天，地已迁正，阳明在泉，去岁丙申少阳以作右间，即天厥阴而地阳明，故地不奉天者也。丁辛相合会，木运太虚，反受金胜，故非太过也，即蕤宾之管太角不应。金行燥胜，火化热复，甚即速，微即徐，疫至大小善恶，推疫至之年天数乃太一。又只如壬午，如壬至午，且应交司而治天，即下丁酉未得迁正者，即地下丙申少阳未得退位者，见丁壬不合德也，即丁柔干失刚，亦木运小虚也，有小胜小复，后三年化疠，名曰木疠，其状如风疫，治法如前。

假如戊申年，阳年太过，如果去年丁未司天的气数有余，时间上虽交得戊申，但太阴湿土仍居于司天之位，本年的厥阴已迁正在泉，去年壬戌在泉的太阳已经退为本年在泉的右间，出现去年丁未司天之太阴不退位而在上，本年的癸亥在泉之厥阴已迁正在下，因此在泉的厥阴不能奉和司天的气化。上丁下癸相会，火运变虚而为水气所胜，所以就不是太过了，也就是夷则之律管不应太徵之音。因此戊癸失守其会，其后三年则化为疫，快的至庚戌年就要发作，发作的大小善恶，可以根据当年司天之气的盛衰及太乙游宫的情况而推断。又如戊申应时迁正司天，而在下的癸亥未得迁正在泉，也就是上年壬戌在泉的太阳未得退位，属于上戊与下癸未能合德，即下癸的柔干失于与戊刚干的配合，火运稍衰，或有小胜，或无复，其后三年化而为疠，名叫火疠，治法同前，可用寒法泄法治疗。

相关知识链接／

六气在上者为司天，在下者为在泉。间气，指间隔在司天与在泉左右的气。迁正是指司天、在泉之气恰值其位，能按时主值所在时令；退位指应该转位的司天、在泉之气按时让位；失守指司天在泉之气及间气应至未至，或者应去仍留。

黄帝说：人的正气不足，天气也不正常，神志失守，神光不得聚敛，病邪伤人，导致暴亡，可以告诉我其中的道理吗？岐伯说：人的五脏，只要有一脏不足，再遇到天虚，就要感受邪气。人如果过度忧愁思虑就要伤心，又或遇到少阴司天，天气不及，则太阴间气接之而至，这就是所谓天虚，也就是人气和天气都虚。如果再遇到惊恐而劫夺精气，汗出而伤心液，就会形成三虚，以致神明失守。心是君主之官，神明由此而出，神明失守其位，则游离于上丹田，

假令戊申阳年太过，如丁未天数太过者，虽交得戊申年也，太阴犹尚治天，地已迁正，厥阴在泉，去岁壬戌太阳以退位作右间，即天丁未，地癸亥，故地不奉天化也。丁癸相会，火运太虚，反受水胜，故非太过也，即夷则之管上太徵不应，此戊癸失守其会，后三年化疫也，速至庚戌，大小善恶，推疫至之年天数及太一。又只如戊申，如戊至申，且应交司而治天，即下癸亥未得迁正者，即地下壬戌太阳未退位者，见戊癸未合德也，即下癸柔干失刚，见火运小虚也，有小胜或无复也，后三年化疠，名曰火疠也，治法如前，治之法可寒之泄之。

黄帝曰：人气不足，天气如虚，人神失守，神光不聚，邪鬼干人，致有夭亡，可得闻乎？岐伯曰：人之五脏，一脏不足，又会天虚，感邪之至也。人忧愁思虑即伤心，又或遇少阴司天，天数不及，太阴作接间至，即谓天虚也，此即人气天气同虚也。又遇惊而夺精，汗出于心，因而三虚，神明失守。心为君主之官，神明出焉，神失守位，即神游上丹田，在帝太一帝君泥丸宫下，神既失守，神光不聚，却遇火不及之岁，有

也就是泥丸宫下，神明既失其位，则神光不得聚敛，如又遇到火运不及之年，则水疫之邪致病，使人突然死亡。人若饮食不节过度劳倦则伤脾脏，又或遇到太阴司天之年，天气不及，则少阴间气接之而至，这叫做天虚，即人气虚与天气虚。又逢饮食过饱，汗出伤胃，或醉饱行房，汗出伤脾，因而形成三虚，以致脾神失守其位。脾为谏议之官，智谋周密自此而出，脾神失守其位而不得聚敛，又遇土运不及之年，或己年或甲年失守其位而天地不能合德，或太阴司天不及之年，便有木疫之邪为病，使人突然死亡。人若久坐湿地，或强力劳动而又入水则必伤肾，肾是作强之官，技巧由此而出，因而形成三虚，肾神失藏，神失守而不得聚敛，又遇水运不及的年岁，或上辛与下丙不相合，或上丙与下辛失守其位，或太阳司天不及之年，就有土疫之邪致病，使人突然死亡。人或有忿怒，气上逆而不下降，就要伤肝。又或遇厥阴司天，天气不及，则少阴间气接之而至，这就是所谓的天虚，也就是天虚和人虚。又或遇奔走恐惧，汗出伤肝，肝为将军之官，谋虑自此而出，神志失守其位，则神不能聚敛，又遇木运不及之年，或丁年上丁与下壬不相合，或壬年失守其位，或厥阴司天不及，就有金疫之邪致病，使人突然死亡。以上五种失守其位的，是由于天虚和人虚，致使神志游离失守其位，而使五疫之邪伤人，使人突然死亡，这叫做尸厥。人体五脏之神失其常位，就会使神采不饱满，不只是疫邪，而是一切邪气伤人，都

相关知识链接／

面口合谷收：合谷穴，又称虎口，位于第一掌骨与第二掌骨间间陷中。功能主治牙痛，口眼歪斜，手腕及臂部疼痛，三叉神经痛、眼睛疲劳、喉咙疼痛、感冒发热等症。主要治疗范围为面部疾患，故称“面口合谷收”。

黑尸鬼见之，令人暴亡。人饮食劳倦即伤脾，又或遇太阴司天，天数不及，即少阳作接间至，即谓天虚也，此即人气虚而天气虚也。又遇饮食饱甚，汗出于胃，醉饱行房，汗出于脾，因而三虚，脾神失守。脾为谏议之官，智周出焉，神既失守，神光失位而不聚也，却遇土不及年，或己年或甲年失守，或太阴天虚，青尸鬼见之，令人卒亡。人久坐湿地，强力入水即伤肾，肾为作强之官，伎巧出焉，因而三虚，肾神失守，神志失位，神光不聚，却遇水不及之年，或辛不会符，或丙年失守，或太阳司天虚，有黄尸鬼至见之，令人暴亡。人或恚怒，气逆上而不下，即伤肝也。又遇厥阴司天，天数不及，即少阴作接间至，是谓天虚也，此谓天虚人虚也。又遇疾走恐惧，汗出于肝，肝为将军之官，谋虑出焉，神位失守，神光不聚，又遇木不及年，或丁年不符，或壬年失守，或厥阴司天虚也，有白尸鬼见之，令人暴亡也。已上五失守者，天虚而人虚也，神游失守其位，即有五尸鬼干人，令人暴亡也，谓之曰尸厥。人犯五神易位，即神光不圆也，非但尸

是由于神不守其位。所以说，神志内守的就可以生，神志失守的就要死亡，得神者就会安康，失神者就要死亡。

鬼，即一切邪犯者，皆是神失守位故也。此谓得守者生，失守者死，得神者昌，失神者亡。

至真要大论篇第七十四

至，最；真，深奥，精深；要，重要的内容。至真要，指医学理论中最深奥、最重要的内容。本篇总结了前面几篇的内容，探讨了五运六气的临床运用，特别阐述了“病机十九条”及治法等内容，古人认为本篇所论述的内容，极为精深而重要，故名为“至真要大论”。

黄帝问道：五运之气，相互交合，太过与不及，交替而作，我已经明白了。六气分主天地，其气来临时会怎样呢？岐伯再拜后答道：问得真高明啊！这是天地自然变化的基本规律，也是人体与自然变化相适应的表现。黄帝说：我想知道它怎样才能上合于昭昭之天道，下合于玄远之地气呢？岐伯说：这是医理中的重要内容，也是医生不很明白的部分。黄帝说：想听听其中的道理。岐伯说：厥阴司天，其气从风化；少阴司天，其气从热化；太阴司天，其气从湿化；少阳司天，其气从火化；阳明司天，其气从燥化；太阳司天，其气从寒化。根据其客气所临的脏来命名疾病。黄帝说：在泉之化是怎样呢？岐伯说：与司天规律相同，间气也是如此。黄帝说：什么叫做间气呢？岐伯说：分管司天在泉之左右的，就是所谓的间气。黄帝说：与司天在泉之气有何区别呢？岐伯说：主岁之气主一年的气化，间气之气，主一步(六十日)的气化。黄帝说：讲得好。一年内的气化情

原文

黄帝问曰：五气交合，盈虚更作，余知之矣。六气分治，司天地者，其至何如？岐伯再拜对曰：明乎哉问也！天地之大纪，人神之通应也。帝曰：愿闻上合昭昭，下合冥冥奈何？岐伯曰：此道之所主，工之所疑也。帝曰：愿闻其道也。岐伯曰：厥阴司天，其化以风；少阴司天，其化以热；太阴司天，其化以湿；少阳司天，其化以火；阳明司天，其化以燥；太阳司天，其化以寒。以所临脏位，命其病者也。帝曰：地化奈何？岐伯曰：司天同候，间气皆然。帝曰：间气何谓？岐伯曰：司左右者，是谓间气也。帝曰：何以异之？岐伯曰：主岁者纪岁，间气者纪步也。帝曰：善。岁主

况又是怎样的呢？岐伯说：厥阴司天则气从风化，在泉则为酸化，司运则色为苍化，间气则气为动化。少阴司天则气从热化，在泉则为苦化，不司岁运，间气则为灼化。太阴司天则气从湿化，在泉则为甘化，司运则色为黄化，间气则气为柔化。少阳司天则气从火化，在泉则为苦化，司运则色为丹化，间气则气为明化。阳明司天则气为燥化，在泉则为辛化，司运则为素化，间气则气为清化。太阳司天则气为寒化，在泉则为咸化，司岁运则色为玄化，间气则气为藏化。所以，作为医生，必须明白六气所司之气化，五味与五色的所生，五脏的所宜，方可谈论气化太过和不及，以与疾病发生之间的关系。黄帝说：厥阴在泉而味从酸化，我已知晓。风化之运行又是怎样的呢？岐伯说：风气行于地，这是以地气为本而为风化，其余诸气也是如此。本属于天的，是天之气；本属于地的，是地之气，天地之气相互交通，一年中六步分治，而万物方能生化不息。所以说，要谨慎地察知六气分司所宜的时机，切勿贻误病机，说的就是这个意思。黄帝说：主治疾病的药物该怎样选择呢？岐伯说：根据岁气来备取药物，就不会有所遗漏了。黄帝说：为什么要采备岁气的药物？岐伯说：得岁气的药物，能得天地的精气，气力全厚。黄帝说：司运气的药物是怎样的呢？岐伯说：司运气的药物与主岁的药物相同，但是有太过与不足的区别。黄帝说：不司岁的药物是怎样的呢？岐伯说：其气散而不专。所以本质虽然相同，但等级却有不同，如气味

相关知识链接／

“五脏病机”及“上下病机” 五脏病机的有“诸风掉眩，皆属于肝；诸寒收引，皆属于肾；诸气膹郁，皆属于肺；诸湿肿满，皆属于脾；诸痛痒疮，皆属于心”；上下病机两条“诸厥固泄，皆属于下；诸痿喘呕，皆属于上”。

奈何？岐伯曰：厥阴司天为风化，在泉为酸化，司气化苍化，间气为动化。少阴司天为热化，在泉为苦化，不司气化，居气为灼化。太阴司天为湿化，在泉为甘化，司气为黅化，间气为柔化。少阳司天为火化，在泉为苦化，司气为丹化，间气为明化。阳明司天为燥化，在泉为辛化，司气为素化，间气为清化。太阳司天为寒化，在泉为咸化，司气为玄化，间气为藏化。故治病者，必明六化分治，五味五色所生，五脏所宜，乃可以言盈虚病生之绪也。帝曰：厥阴在泉而酸化先，余知之矣。风化之行也何如？岐伯曰：风行于地，所谓本也，余气同法。本乎天者，天之气也，本乎地者，地之气也，天地合气，六节分而万物化生矣。故曰：谨候气宜，无失病机。此之谓也。帝曰：其主病何如？岐伯曰：司岁备物，则无遗主矣。帝曰：司岁物何也？岐伯曰：天地之专精也。帝曰：司气者何如？岐伯曰：司气者主岁同，然有余不足也。帝曰：非司岁物何谓也？岐伯曰：散也。故质同

有厚薄之分，性能有静躁的不同，效力也有多少与浅深的区别，这就是所说的二者不同之处。黄帝说：岁主之气，伤害五脏，说得是什么呢？岐伯说：以其所不胜之气来说明，是关键之处。黄帝说：如何治疗呢？岐伯说：司天之气偏胜而淫害于下，就用胜制它的来平调，在泉之气偏胜而淫害于内，就用胜制它的来治疗。黄帝说：讲得对！岁气平和而有病的，又该如何治疗呢？岐伯说：要谨慎观察阴阳的所在而加以调治，以达到平衡为目的，正病用正治法，反病用反治法。黄帝说：你说观察阴阳的所在来调整治疗，而古医论中说，人迎和寸口的脉象要相合，像引绳一样，大小相等的才称做平。那么阴之所在，在寸口应该如何呢？岐伯说：看主岁是南政还是北政，就可以知道了。黄帝说：我想全部了解。岐伯说：北政主岁时，少阴在泉，则寸口脉伏而不应于指；厥阴在泉，则右脉伏而不应指；太阴在泉，则左脉伏而不应指。南政主岁时，少阴司天，则寸口脉沉而不应指；厥阴司天，则右寸脉沉而伏不应指；太阴司天，则左寸脉沉而伏不应指。凡是寸口脉沉伏不应的，反向诊察就可见了。黄帝说：尺部的候是怎样的呢？岐伯说：北政主岁时，三阴在泉，则寸口不应；三阴司天，则尺部不应。南政主岁时；三阴司天，则寸口不应；三阳在泉，则尺部不应。左右脉的不应，也与上面相同。所以说，明白其主要道理，一句话就说清楚了，不明白主要道理的所在，就会漫无边际，说的就是这个道理。

黄帝说：讲得对。天地之气，影响到人而生病，是怎样的呢？岐伯说：厥阴在泉的岁份，风气偏胜，则地气不明，原野昏暗，草类提前抽穗吐秀。人们多患洒洒

而异等也。气味有薄厚，性用有躁静，治保有多少，力化有浅深。此之谓也。帝曰：岁主脏害何谓？岐伯曰：以所不胜命之，则其要也。帝曰：治之奈何？岐伯曰：上淫于下，所胜平之；外淫于内，所胜治之。帝曰：善。平气何如？岐伯曰：谨察阴阳所在而调之，以平为期，正者正治，反者反治。帝曰：夫子言察阴阳所在而调之，论言人迎与寸口相应，若引绳小大齐等，命曰：平。阴之所在寸口何如？岐伯曰：视岁南北，可知之矣。帝曰：愿卒闻之。岐伯曰：北政之岁，少阴在泉，则寸口不应；厥阴在泉，则右不应；太阴在泉，则左不应。南政之岁，少阴司天，则寸口不应；厥阴司天，则右不应；太阴司天，则左不应。诸不应者，反其诊则见矣。帝曰：尺候何如：岐伯曰：北政之岁，三阴在下，则寸不应；三阴在上，则尺不应。南政之岁，三阴在天，则寸不应；三阳在泉，则尺不应。左右同。故曰：知其要者，一言而终，不知其要，流散无穷。此之谓也。

帝曰：善。天地之气，内淫而病何如？岐伯曰：岁厥阴在泉，风淫所

然战栗恶寒，时喜伸展呵欠，心痛而支撑胀满，两胁拘急不舒，饮食不下，胸膈及咽喉不利，食入则吐，腹胀，多嗳气，得大便或通矢气后，觉得轻快，软弱乏力，身体沉重。而少阴在泉之年，热气偏胜，川泽中阳气蒸腾，阴处反觉清明。人们易患腹中肠鸣，逆气上冲胸脘，喘息而不能久立，寒热，皮肤痛，视物模糊，牙痛，项肿，恶寒发热好似疟疾，少腹中痛，腹部胀大。太阴在泉之年，草提前生长繁荣，湿气偏胜，岩间昏暗浑浊，黄为土色，湿盛而反见黑色，是湿土之气交合之征。人们易患饮邪积聚，心痛，耳聋，听觉差而无所知，咽喉肿痛，阴部见血，少腹肿痛，不得小便，上冲头痛，眼睛似要脱出，颈项似要拔出，腰部似要折断，大腿不能转动，膝关节好像凝固了，小腿肚好像僵住一样别扭。少阳在泉之年，火气偏胜，则郊野光焰四射，寒热交替到来。人们易患泄下如注，下痢赤白，少腹疼痛，小便赤，甚至出现血便，其余证候则与少阴在泉时相同。阳明在泉之年，燥气偏胜，则雾气迷蒙看不见东西，天气薄寒。人们易患呕吐，呕吐苦水，容易叹息，心胁部疼痛，不能转身，甚至出现咽干，面呈现尘土色，全身肌肤干枯不润泽，足外部反觉发热。太阳在泉之年，寒气偏胜，则天地之间凝肃惨栗。人们易患少腹疼痛，连及睾丸，牵引脊背，上冲心脘疼痛，出血，咽喉疼痛，下颌肿胀。黄帝说：讲得好。该怎样治疗呢？岐伯说：凡是在泉之气，风气太过而浸淫体内的，主治用辛凉之品，佐以苦味药，用甘味药缓和肝木，用辛味药散风邪。热气

相关知识链接/

风寒湿热邪病机 风邪“诸暴强直，皆属于风”；湿邪“诸痉项强，皆属于湿”；寒邪“诸病水液，澄澈清冷，皆属于寒”。“诸胀腹大，皆属于热；诸病有声，鼓之如鼓，皆属于热；诸转反戾，水液浑浊，皆属于热；诸呕吐酸，暴注下迫，皆属于热。”

胜，则地气不明，平野昧，草乃早秀。民病洒洒振寒，善伸数欠，心痛支满，两胁里急，饮食不下，膈咽不通，食则呕，腹胀善噫，得后与气则快然如衰，身体皆重。岁少阴在泉，热淫所胜，则焰浮川泽，阴处反明。民病腹中常鸣，气上冲胸，喘不能久立，寒热皮肤痛、目瞑齿痛颇肿，恶寒发热如疟，少腹中痛，腹大，蛰虫不藏。岁太阴在泉，草乃早荣，湿淫所胜，则埃昏岩谷，黄反见黑，至阴之交。民病饮积心痛，耳聋浑浑焞焞，嗌肿喉痹，阴病血见，少腹痛肿，不得小便，病冲头痛，目似脱，项似拔，腰似折，髀不可以回，腘如结，腨如别。岁少阳在泉，火淫所胜，则焰明郊野，寒热更至。民病注泄赤白，少腹痛，溺赤，甚则血便。少阴同候。岁阳明在泉，燥淫所胜，则霿雾清暝。民病喜呕，呕有苦，善太息，心胁痛不能反侧，甚则嗌干面尘，身无膏泽，足外反热。岁太阳在泉，寒淫所胜，则凝肃惨栗。民病少腹控睾，引腰脊，上冲心痛，血见，嗌痛颔肿。帝曰：善。治之奈何？岐伯曰：诸气在泉，风淫于内，治以辛凉，佐以苦，以甘缓之，

太过而浸淫体内的，主治用咸寒之品，佐以甘苦之味，用酸味药收敛阴气，用苦味药发散热气。湿气太过而浸淫于体内的，主治用苦热之品，佐以酸淡之味，用苦味药燥湿，用淡味药泄湿。火气太过而浸淫于体内的，主治用咸冷之品，佐以苦辛之味，用酸味药收敛阴气，用苦味药发散火邪。燥气太过而浸淫于体内的，主治用苦温之品，佐以酸辛之味，用苦寒来泄热。寒气太过而浸淫于体内的，主治用甘热之品，佐以甘辛之味，用咸味药来泻水邪，用辛味药温润，用苦味药巩固阳气。黄帝说：讲得好。天气变化时，又该怎样呢？岐伯说：厥阴司天，风气偏胜则天空尘浊不清，风云涌动而扰乱不宁，寒天行春令，则流水不能结冰，蛰虫不藏。人们易患胃脘当心处疼痛，上撑两胁，咽膈不通利，饮食不下，舌根坚硬，食入则吐，腹胀冷泄，便溏，气结成瘕，小便不通，这些病的根本在于脾脏。如果冲阳脉绝，则为死症而不能救治。少阴司天，热气偏胜，天气郁热，君火行其政令。人们易患胸中烦热，咽干，右胁痞满，皮肤疼痛，寒热咳喘，大雨将至，唾血，泄血，流涕衄血，喷嚏呕吐，小便色赤，甚至疮疡浮肿，肩背臂肘及缺盆等处疼痛，心痛肺胀，腹胀满膨大，气喘咳嗽，这些病的根本在于肺脏。如果尺泽脉绝，则为死症而不能救治。太阴司天，湿气偏胜，天气阴沉而湿气满布，雨水过多而使草木变枯槁。人们多患浮肿骨痛及阴痹，阴痹为按之不知痛处，腰脊头项疼痛，时常眩晕，大便困难，阴气不能运化，饥饿而不欲进食，咳唾带血，心也不安宁像悬空一样，这些病的

相关知识链接／

火邪病机　火邪五条“诸热瞀瘛，皆属于火；诸禁鼓栗，如丧神守，皆属于火；诸逆冲上，皆属于火；诸躁狂越，皆属于火；诸病胕肿，疼酸惊骇，皆属于火。”

以辛散之。热淫于内，治以咸寒，佐以甘苦，以酸收之，以苦发之。湿淫于内，治以苦热，佐以酸淡，以苦燥之，以淡泄之。火淫于内，治以咸冷，佐以苦辛，以酸收之，以苦发之。燥淫于内，治以苦温，佐以甘辛，以苦下之。寒淫于内，治以甘热，佐以苦辛，以咸泻之，以辛润之，以苦坚之。帝曰：善。天气之变何如？岐伯曰：厥阴司天，风淫所胜，则太虚埃昏，云物以扰，寒生春气，流水不冰，蛰虫不去。民病胃脘当心而痛，上支两胁，膈咽不通，饮食不下，舌本强，食则呕，冷泄腹胀，溏泄瘕，水闭。病本于脾。冲阳绝，死不治。少阴司天，热淫所胜，怫热至，火行其政。民病胸中烦热，嗌干，右胠满，皮肤痛，寒热咳喘，大雨且至，唾血血泄。鼽衄嚏呕，溺色变，甚则疮疡胕肿，肩背臂臑及缺盆中痛，心痛肺䐜，腹大满，膨膨而喘咳。病本于肺。尺泽绝，死不治。太阴司天，湿淫所胜，则沉阴且布，雨变枯槁。胕肿骨痛阴痹，阴痹者按之不得，腰脊头项痛，时眩，大便难，阴气不用，饥不欲食，咳唾则有血，心如悬，病本于肾。太

根本在于肾脏。如果太溪脉绝，则为死症而不能救治。少阳司天，火气偏胜，湿热之气流行，金气政令不平。人们易患头痛，发热恶寒而为疟疾，热气在上，皮肤疼痛，色变黄赤，传于内则为水病，身面浮肿，腹满仰息，泄泻如注，赤白下痢，疮疡，咳嗽吐血，心烦而胸中热，甚至鼻流涕流血，这些病的根本在于肺脏。如果天府脉绝，则为死症而不能救治。阳明司天，燥气过胜，则草木回春较晚，生长繁荣延迟。人们筋骨发生病变，易患左胠胁疼痛，寒凉清肃之气侵入体中，感受后则成为疟疾，大凉之气使气候反常，致生咳嗽，腹中肠鸣，暴注泄泻；树木生发之气受抑而收敛，郁伏于下，草类尖梢焦枯；为病则心胁暴痛，不能转侧，咽干，面色如尘，腰痛，男子㿗疝，妇女少腹疼痛，眼角昏昧不明，疮疡痤痈，蛰虫出现，病之根本在于肝脏。如果太冲脉绝，则为死症而不能救治。太阳司天，寒气偏胜，则寒气非时而至，水将结冰，如运气遇戊癸火化炎烈，则有暴雨冰雹。人们易患血病发于中，发生痈疡，厥逆心痛，呕血，下血，鼻流涕流血，善悲，时常眩晕仆倒，胸腹满，手热，肘挛急，腋部肿，心憺憺而动悸不安，胸胁胃脘不舒，面赤目黄，善嗳气，咽喉干燥，甚至面黑如煤烟，口渴欲饮，病之根本在于心脏。如果神门脉绝，则为死症而不能救治。所以说，根据由脉气的搏动，可以测知脏气的存亡。黄帝说：讲得好。该怎么治疗呢？岐伯说：由司天之气所胜而致病的，如为风淫所胜，用辛凉之药平其胜气，佐以苦甘之药，用甘味药缓其急，用酸味药泻其邪。如为

相关知识链接／

燥邪病机 《内经》中缺少关于燥邪的病机，医家刘完素在其《素问玄机原病式》中提出“诸涩枯涸，干劲皴揭，皆属于燥”一句，补充完善了病机十九条的内容。

溪绝，死不治。少阳司天，火淫所胜，则温气流行，金政不平。民病头痛，发热恶寒而疟，热上皮肤痛，色变黄赤，传而为水，身面胕肿，腹满仰息，泄注赤白，疮疡，咳唾血，烦心胸中热，甚则鼽衄。病本于肺。天府绝，死不治。阳明司天，燥淫所胜，则木乃晚荣，草乃晚生，筋骨内变。民病左胠胁痛，寒清于中，感而疟，大凉革候，咳，腹中鸣，注泄鹜溏。名木敛，生菀于下，草焦上首，心胁暴痛，不可反侧，嗌干面尘，腰痛，丈夫㿗疝，妇人少腹痛，目昧眦疡，疮痤痈，蛰虫来见，病本于肝。太冲绝，死不治。太阳司天，寒淫所胜，则寒气反至，水且冰，运火炎烈，雨暴乃雹。血变于中，发为痈疡，民病厥心痛，呕血血泄，鼽衄，善悲，时眩仆，胸腹满，手热肘挛掖肿，心澹澹大动，胸胁胃脘不安，面赤目黄，善嘻嗌干，甚则色炲，渴而欲饮，病本于心。神门绝，死不治。所谓动气，知其脏也。帝曰：善。治之奈何？岐伯曰：司天之气，风淫所胜，平以辛凉，佐以苦甘，以甘缓之，以酸泻之。热淫所胜，平以咸寒，佐以苦甘，以酸收之。湿

热淫所胜，用咸寒之药平其胜气，佐以苦甘之药，用酸味药收敛其阴气。如为湿淫所胜，用苦热之药平其胜气，佐以酸辛之药，用苦味药燥其湿，用淡味药渗泄其湿邪。如为湿邪盛于上部而且有热，则用苦温之药主治，佐以甘辛之药，用汗解法恢复其常态而止。如为火淫所胜，用咸冷之药平其胜气，佐以苦甘之药，用酸味药收敛阴气，用苦味药发散火邪，用酸味药恢复其阴液，热淫所胜与此相同。如为燥淫所胜，用苦温之药平其胜气，佐以酸辛之药，用苦味药下其燥结。如为寒淫所胜，用辛热之药平其胜气，佐以甘苦之药，而用咸味药泻其寒邪。黄帝说：讲得好。邪气反胜所致的疾病，如何治疗呢？岐伯说：风气司地，清肃之气反胜而乘之的，用酸温之药治疗，佐以苦甘之药，用辛味药平其正气。热气司地，寒气反胜而乘之的，用甘热之药主治，佐以苦辛之药，用咸味药平其胜气。湿气司地，热气反胜而乘之的，用苦味寒性之药主治，佐以咸甘之药，用苦味药平其正气。火气司地，寒气反胜而乘之的，用甘热之药主治，佐以苦辛之药，用咸味药平其正气。燥气司地，热气反胜而乘之的，用平寒之药主治，佐以苦甘之药，用酸味药平其正气，用药以和平为宜。寒气司地，热气反胜而乘之的，用咸寒之药主治，佐以甘辛，用苦味药平其正气。黄帝说：其病因司天之气为邪气所胜而致的应如何治疗呢？岐伯说：风气司天而清凉之气反胜的，主治用酸温之药，佐以甘苦之药；热气司天而寒水之气反胜的，主治用甘温之药，佐以苦酸辛之药；湿气司天，热气反胜的，主治用苦寒之药，佐以苦酸之药；火气司天而寒气反胜的，主治用甘热之药，佐以苦辛之药；燥气司天，而热气反胜的，主治用辛寒，佐以苦甘之药；寒气

淫所胜，平以苦热，佐以酸辛，以苦燥之，以淡泄之。湿上甚而热，治以苦温，佐以甘辛，以汗为故而止。火淫所胜，平以咸冷，佐以苦甘，以酸收之，以苦发之，以酸复之。热淫同。燥淫所胜，平以苦温，佐以酸辛，以苦下之。寒淫所胜，平以辛热，佐以甘苦，以咸泻之。帝曰：善。邪气反胜，治之奈何？岐伯曰：风司于地，清反胜之，治以酸温，佐以苦甘，以辛平之。热司于地，寒反胜之，治以甘热，佐以苦辛，以咸平之。湿司于地，热反胜之，治以苦冷，佐以咸甘，以苦平之。火司于地，寒反胜之，治以甘热，佐以苦辛，以咸平之。燥司于地，热反胜之，治以平寒，佐以苦甘，以酸平之，以和为制。寒司于地，热反胜之，治以咸冷，佐以甘辛，以苦平之。帝曰：其司天邪胜何如？岐伯曰：风化于天，清反胜之，治以酸温，佐以甘苦。热化于天，热反胜之，治以甘温，佐以苦酸辛。湿化于天，热反胜之，治以苦寒，佐以苦酸。火化于天，寒反胜之，治以甘热，佐以苦辛。燥化于天，热反胜这，治以辛寒，佐以苦甘。寒化于天，热反胜之，

司天，而热气反胜的，主治用咸寒之药，佐以苦辛之药。

黄帝说：六气相胜的情况是怎样的呢？岐伯说：厥阴风气偏胜，则耳鸣头眩，心中烦乱而欲吐，胃脘之上及横膈之下，有如寒感，大风时起，不能孳生倮虫，易发胠胁气分并积，化而热，小便黄赤，胃脘当心处疼痛，支撑两胁胀满，肠鸣飧泄，少腹疼痛，下痢赤白，甚至呕吐，咽膈之间阻塞不通。少阴热气偏胜，则病心下热而善饥，脐下有动气上逆，热气遍游于三焦，炎暑到来，树木因之而流汁，草类因之而枯萎，人们则易发呕逆烦躁，腹胀满疼痛，大便溏泄，传变成赤白血痢等病。太阴湿气偏胜，火气郁于内，疮疡发于中，流散于外，则病发于胠胁，甚则心痛而热气阻隔于上部，发生头痛，喉痹，项强，如单由湿气偏胜，则湿气内郁，寒迫下焦，痛在头顶，与眉间相牵引，胃中满，雨常降下，湿化之象出现，少腹胀满，腰臀沉重强直，湿蕴于内，而屈伸不利，时常泄泻下注，足下温暖而头部重，足胫浮肿，水饮发于内而浮肿见于上部。少阳火气偏胜，热邪客于胃，则见心烦，心痛，目赤，欲呕，吞酸，易饥，耳痛，尿赤，易惊恐谵妄，暴热之气销铄津液，草木萎黄而水干涸，介虫屈伏，少腹疼痛，下痢赤白等病。阳明燥气之偏胜，则清凉之气发于内，见左胠胁疼痛，大便溏泄，内则咽喉阻塞，外为阴囊连及少腹疼痛，大凉之气肃杀，草木华叶因之变色，有毛的虫类死亡，人则有胸中不舒，咽喉阻塞不通。太阳寒气偏胜，凝肃凛冽之气即来，时令不到而出现流水结冰，羽虫延迟生化，痔疮及疟疾乃发，寒气入胃，则生心痛，阴部生疮疡，小便不利，疼痛引及阴股，筋肉拘急麻木，血脉凝滞，络

治以咸冷，佐以苦辛。

帝曰：六气相胜奈何？岐伯曰：厥阴之胜，耳鸣头眩，愦愦欲吐，胃膈如寒；大风数举，倮虫不滋；胠胁气并，化而为热，小便黄赤，胃脘当心而痛，上支两胁，肠鸣飧泄，少腹痛，注下赤白，甚则呕吐，膈咽不通。少阴之胜，心下热善饥，脐下反动，气游三焦；炎暑至，木乃津，草乃萎；呕逆躁烦，腹满痛，溏泄，传为赤沃。太阴之胜，火气内郁，疮疡于中，流散于外，病在胠胁，甚则心痛热格，头痛喉痹项强，独胜则湿气内郁，寒迫下焦，痛留顶，互引眉间，胃满；雨数至，鳞见于陆，燥化乃见；少腹满，腰脽重强，内不便，善注泄，足下温，头重，足胕胕肿，饮发于中，胕肿于上。少阳之胜，热客于胃，烦心心痛，目赤，欲呕，呕酸善饥，耳痛，溺赤，善惊澹妄；暴热消烁，草萎水涸，介虫乃屈；少腹痛，下沃赤白。阳明之胜，清发于中，左胠胁痛，溏泄，内为嗌塞，外发㿉疝；大凉肃杀，华英改容，毛虫乃殃；胸中不便，嗌塞而咳。太阳之胜，凝栗且至，非时水冰，羽乃后化；痔疟发，寒厥

脉充盈而变色，或为便血，皮肤因气血痞塞而水肿，腹中痞满，饮食减少，热气上逆，头项巅顶脑户等处疼痛，目珠疼痛如脱，寒气入于下焦，传变为水泻。黄帝说：怎样治疗呢？岐伯说：厥阴风气所胜之病，用甘凉之药主治，佐以苦辛之药，用酸味药泻其胜气；少阴热气所胜之病，用辛寒之药主治，佐以苦咸之药，用苦味药泻其胜气；太阴湿气所胜之病，用咸热之药主治，佐以辛甘之药，用甘味药泻其胜气；少阳火气所胜之病，用辛寒之药主治，佐以甘咸之药，用甘味药泻其胜气；阳明燥气所胜之病，用酸温之药主治，佐以辛甘之药，用苦味药泻其胜气；太阳寒气所胜之病，用苦热之药主治，佐以辛酸之药，用咸味药泻其胜气。黄帝说：六气报复所致疾病的情况是怎样呢？岐伯说：你问得真详尽啊！厥阴之复，少腹部坚满，里急暴痛，树木倒伏，沙尘飞扬，倮虫不能发育，气逆心痛，汗多，呕吐，饮食不入，食入复吐，筋骨振颤，眩晕，手足逆冷，甚至风邪入脾，食后必吐，称之为食痹。如果冲阳脉绝，则为绝症而不能治。少阴之复，就会懊恼烦热内生，烦躁，鼻流血，喷嚏，少腹绞痛，火势盛而现于外，身热如焚烧，咽嗌干燥，大便时泄时止，动气生于左腹部而向上逆行于右侧，咳嗽，皮肤痛，突然失音，心痛，神志昏昏不知人事，继而又洒淅恶寒，寒战，胡言乱语，恶寒过去后又发热，口渴欲饮，气短不足，骨软痿弱，肠道

相关知识链接／

“逆者正治”体现了正治法的原则，是指逆着疾病的证候性质而治的一种治疗方法，适用于疾病的表现与其证候本质相一致的病证，是临床上最常用的一种治疗方法。具体的治法，如本篇中提出的“寒者热之、热者寒之、燥者濡之、急者缓之、散者收之”。

入胃，则内生心痛，阴中乃疡，隐曲不利，互引阴股，筋肉拘苛，血脉凝泣，络满色变，或为血泄，皮肤否肿，腹满食减，热反上行，头项囟顶脑户中痛，目如脱，寒入下焦，传为濡泻。帝曰：治之奈何？岐伯曰：厥阴之胜，治以甘清，佐以苦辛，以酸泻之。少阴之胜，治以辛寒，佐以苦咸，以甘泻之。太阴之胜，治以咸热，佐以辛甘，以苦泻之。少阳之胜，治以辛寒，佐以甘咸，以甘泻之。阳明之胜，治以酸温，佐以辛甘，以苦泻之。太阳之胜，治以甘热，佐以辛酸，以咸泻之。帝曰：六气之复何如？岐伯曰：悉乎哉问也！厥阴之复，少腹坚满，里急暴痛；偃木飞沙，倮虫不荣；厥心痛，汗发呕吐，饮食不入，入而复出，筋骨掉眩清厥，甚则入脾，食痹而吐。冲阳绝，死不治。少阴之复，燠热内作，烦躁鼽嚏，少腹绞痛，火见燔焫，嗌燥，分注时止，气动于左，上行于右，咳，皮肤痛，暴喑心痛，郁冒不知人，乃洒淅恶寒，振栗谵妄，寒已而热，渴而欲饮，少气骨

梗塞而大便不通，外表发生浮肿，呃逆嗳气，少阴火热之气后化，流动水不会结冰，热气流行太盛，介虫不蛰藏。这时人们多患痱、疹、疮疡、痈疽、痤疮、痔疮等，热邪过甚，就会入肺，会咳嗽、鼻渊。如果天府脉绝，肺的真气脱失，就是死症而不能治。太阴为复气时，就发生湿气病变，出现身体沉重，胸腹满闷，饮食不消化，阴气上逆，胸中不爽快，水饮产生于内，咳嗽喘息有声。大雨时常降下，鱼虫类游上陆地，人们就会出现头项沉重疼痛，而眩晕抽搐更加厉害，呕吐，神志默默，不愿活动，呕吐清水，甚至湿邪入肾，泄泻不能节制。如果太溪脉绝，肾的真气已脱失，就是死症而不能治。少阳相火为复气时，大热将要到来，万物燔灼枯燥，介虫类受到损耗。人们发生惊恐抽搐，咳嗽，衄血，心热烦躁，小便频数，怕风，厥逆之气上行，面色就会像蒙上浮尘，眼睛也瞤动引掣，火气入内，就会上为口糜，呕吐上逆，或热邪迫血外溢，下行便血，发为疟疾，就会恶寒战栗，寒极转为热，咽部干燥，口渴欲饮，面色变成黄赤，少气，脉痿弱，气蒸热化变成水病，传变为浮肿，甚至热邪传肺，咳而出血。如果尺泽脉气绝，就是死症而不能治。阳明为复气时，清肃凉气大起，林木苍老干枯，虫兽类多发生疫病，人类则多发生胠胁部病变，而偏于左侧，时时叹息，甚至心痛痞满，腹胀泄泻，呕吐苦水，咳嗽呃逆，心烦，病在膈中，头痛，甚至邪气入肝，而发生惊骇、筋脉挛急等症。如果太冲脉绝而不动，就是死症而不能救治。太阳为复气时，寒气上行，水成冰，雨雪冰雹，禽类因此死亡。人们病患心胃生寒气，胸膈不爽，心痛痞满，头痛，容易伤悲，时常眩晕仆倒，纳食减少，腰部疼

痿，隔肠不便，外为浮肿，哕噫；赤气后化，流水不冰，热气大行，介虫不复；病痱胗疮疡，痈疽痤痔，甚则入肺，咳而鼻渊。天府绝，死不治。太阴之复，湿变乃举，体重中满，食饮不化，阴气上厥，胸中不便，饮发于中，咳喘有声；大雨时行，鳞见于陆；头项痛得，而掉瘛尤甚，呕而密默，唾吐清液，甚则入肾，窍泻无度。太溪绝，死不治。少阳之复，大热将至，枯燥燔蒸，介虫乃耗；惊瘛咳衄，心热烦躁，便数憎风，厥气上行，面如浮埃，目乃瞤瘛，火气内发，上为口糜，呕逆，血溢血泄，发而为疟，恶寒鼓栗，寒极反热，嗌络焦槁，渴饮水浆，色变黄赤，少气脉萎，化而为水，传为胕肿，甚则入肺，咳而血泄。尺泽绝，死不治。阳明之复，清气大举，森木苍干，毛虫乃厉；病生胠胁，气归于左，善太息，甚则心痛否满，腹胀而泄，呕苦，咳哕烦心，病在膈中，头痛，甚则入肝，惊骇筋挛。太冲绝，死不治。太阳之复，厥气上行，水凝雨冰，羽虫乃死；心胃生寒，胸

痛，屈伸活动不方便，地裂坼，冰坚实，阳光不温暖，少腹疼痛，牵引睾丸，连及腰脊，逆气上冲于心，以致唾出清水，呕逆嗳气，甚至邪气入心，发生善忘善悲的现象。如果神门脉绝而不动，就是死症而不能救治。

黄帝说：讲得对。怎么治疗呢？岐伯说：厥阴风木为复气致病，主治用酸寒药物，用甘辛药物佐助，用酸味来泻邪气，用甘药缓其急。少阴君火为复气致病，用咸寒药主治，佐用苦辛的药物，用甘药泻其邪，用酸味药收敛，用辛苦药发散，用咸药软坚。太阴湿气为复气致病，主治用苦热的药物，佐用酸辛的药，用苦药泻其邪，燥其湿，或渗泄湿邪。少阳相火为复气致病，主治用咸冷的药，佐用苦辛的药，用咸味药软坚，用酸味药收敛，用辛苦药发散，发汗药物不必避忌热天，要禁服温凉的药物。少阴为复气致病时，与此法相同。阳明燥金为复气致病，主治用辛温的药，佐用苦甘药物，用苦味药泄其邪兼以通下，用酸味药补虚。太阳寒水为复气致病，主治用咸热药物，佐用甘辛药物，用苦味药坚其气。凡治各种胜气复气所致的病，属于寒的用热药，属于热的用寒药，属于温的用清凉药，属于凉的用温药，元气耗散的用收敛药，气抑郁的用疏散药，气燥的用滋润药，气急的用缓和药，病邪坚实的用软坚药，气虚弱的用固本药，衰弱的用补药，亢盛的用泻药，使五脏正气清静安定，病气自然就会消退，那么余气也就各归其类属，无所偏胜，恢复正常，这就是治病的大体原则。

黄帝说：讲得好！人体的气分上下，这是什么意思呢？岐伯说：身半以上，其气有三，是人身应天的部分，所以是天气所主持的；身半以下，其气亦有三，是人身应地的部分，所以是地气所主持的。用上下来指明胜气和复气，用气来指

膈不利，心痛否满，头痛善悲，时眩仆，食减，腰脽反痛，屈伸不便；地裂冰坚，阳光不治；少腹控睾，引腰脊，上冲心，唾出清水，及为哕噫，甚则入心，善忘善悲。神门绝，死不治。帝曰：善，治之奈何？岐伯曰：厥阴之复，治以酸寒，佐以甘辛，以酸泄之，以甘缓之。少阴之复，治以咸寒，佐以苦辛，以甘泻之，以酸收之，辛苦发之，以咸耎之。太阴之复，治以苦热，佐以酸辛，以苦泻之、燥之、泄之。少阳之复，治以咸冷，佐以苦辛，以咸耎之，以酸收之，辛苦发之。发不远热，无犯温凉。少阴同法。阳明之复，治以辛温，佐以苦甘，以苦泄之，以苦下之，以酸补之。太阳之复，治以咸热，佐以甘辛，以苦坚之。治诸胜复，寒者热之，热者寒之，温者清之，清者温之，散者收之，抑者散之，燥者润之，急者缓之，坚者耎之，脆者坚之，衰者补之，强者泻之，各安其气，必清必静，则病气衰去，归其所宗，此治之大体也。

帝曰：善。气之上下何谓也？岐伯曰：身半以上，其气三矣，天之分也，天气主之；身半以下，其气三矣，

明人身部位而说明疾病。“半”指的是天枢。所以上部的三气胜而下部的三气都病，以地气为名来命名人身受病的部位；下部的三气胜而上部的三气都病，以天气之名来命名人身受病的部位。以上所说，是指胜气已经到来，而报复之气尚屈伏未发时而言，如果报复的气已经到来，则不论上胜与下胜，其命名都是根据复气的性质来定的。

黄帝说：胜气与复气的运动，有固定的时间吗？气的来与不来有一定的规律吗？岐伯说：四时虽有一定的常位，但胜气与复气来与不来却没有必然的规律。黄帝说：我想听听其中的道理。岐伯说：初之气到三之气，是由天气所主持，也是胜气常见的时位。从四之气至终之气，由地气主持，是复气常见的时位。有胜气就有复气，没有胜气也就没有复气。黄帝说：讲得好！有时复气已去而胜气又发生，这是什么原因呢？岐伯说：胜气到来，就会有复气，这本没有一定的规律，直到气衰才会停止。复气以后又有胜气发生，如果胜气之后没有复气发生，就会有害，能够伤人性命。黄帝说：有复气至而复气本身反病的，是什么原因呢？岐伯说：这是在复气到来的时节，而不是它时令的正位，其气与其位不能相得的缘故。复气如果大复其胜气，那么复气本身就虚，而主时之气又能胜它，所以复气反而自病，这是指火、燥、热三气来说的。黄帝说：怎么治疗呢？岐伯说：凡六气为胜气所造成的疾病，轻微的要顺从它，严重的要制止它。六气为复气所造成的疾病，和缓的要加以平调，暴烈的要削弱它。总之，都要随着胜气的微甚，来安定被抑伏之气，不管用药的次数，以平和为止，这是治疗的一般规律。

黄帝说：讲得好！客气和主气的胜复是怎样的呢？岐伯说：客气与主气之

地之分也，地气主之。以名命气，以气命处，而言其病。半，所谓天枢也。故上胜而下俱病者，以地名之；下胜而上俱病者，以天名之。所谓胜至，报气屈伏而未发也，复至则不以天地异名，皆如复气为法也。

帝曰：胜复之动，时有常乎？气有必乎？岐伯曰：时有常位，而气无必也。帝曰：愿闻其道也。岐伯曰：初气终三气，天气主之，胜之常也。四气尽终气，地气主之，复之常也。有胜则复，无胜则否。帝曰：善。复已而胜何如？岐伯曰：胜至则复，无常数也，衰乃止耳。复已而胜，不复则害，此伤生也。帝曰：复而反病何也？岐伯曰：居非其位，不相得也。大复其胜，则主胜之，故反病也。所火燥热也。帝曰：治之何如？岐伯曰：夫气之胜也，微者随之，甚者制之，气之复也，和者平之，暴者夺之。皆随胜气，安其屈伏，无问其数，以平为期，此其道也。

帝曰：善。客主之胜复奈何？岐伯曰：客主之气，胜而无复也。帝曰：

间，只有胜没有复。黄帝说：客气与主气的顺逆该怎么区别呢？岐伯说：主气胜是逆，客气胜是顺，这是天地间的常规。黄帝说：客气与主气相胜造成的疾病表现都是怎样的呢？岐伯说：厥阴司天，客气胜就患耳鸣眩晕，甚则咳嗽；主气胜就胸胁疼痛，舌强难言。少阴司天，客气胜就患鼻塞打喷嚏，颈项强直，肩背闷热，头痛少气，发热，耳聋、目昏，甚则浮肿，血外溢，疮疡，咳嗽喘息；主气胜就心热烦躁，甚则胁痛，支撑胀满。太阴司天，客气胜就患头面浮肿，呼吸气喘；主气胜就胸腹胀满，饭后闷昧。少阳司天，客气胜就患赤疹发于皮肤，可能成为丹毒疮疡、呕逆、喉痹、头痛、咽喉肿，耳聋、血外溢，内证是手足抽搐；主气胜就患胸满、咳嗽、仰面呼吸，甚至咯血，手热。阳明司天，清气复胜而有余于内，就患咳嗽，衄血，咽喉阻塞，心膈中热，咳嗽不止而面白、血出不止者，多属死证。太阳司天，客气胜就患胸中不快，流清涕，感寒则咳嗽；主气胜就咽喉耳中鸣。厥阴在泉，客气胜就患大关节活动不利，在内就发生痉挛强直抽搐，在外就表现为运动不利；主气胜就出现筋骨摇动强直，腰腹时时疼痛。少阴在泉，客气胜就患腰痛，尻、股、膝、髀、腨、胫、足部疾病，无规律地灼热酸胀，浮肿不能久立，大小便改变；主气胜就患厥气上冲，心痛发热，膈部诸痹等都可出现，病发于胠胁部位，汗出不止，四肢厥冷。太阴在泉，客气胜就发生双足痿软，下肢沉重，二便失常，湿留下焦，就发为濡泄、浮肿与

相关知识链接／

“从者反治”体现了反治法的原则，指顺从疾病的外在假象而治的治疗方法，适用于疾病的表现与其证候本质相反的病证，即病情发展到一定阶段后会出现一些与疾病的本质相反的表现。临床中要四诊合参，仔细分辨，选用正确的治疗方法，勿犯虚虚实实之戒。

其逆从何如？岐伯曰：主胜逆，客胜从。天之道也。帝曰：其生病何如？岐伯曰：厥阴司天，客胜则耳鸣掉眩，甚则咳；主胜则胸胁痛，舌难以言。少阴司天，客胜则鼽嚏颈项强，肩背瞀热，头痛少气，发热，耳聋目瞑，甚则胕肿血溢，疮疡咳喘；主胜则心热烦躁，甚则胁痛支满。太阴司天，客胜则面首胕肿，呼吸气喘；主胜则胸腹满，食已而瞀。少阳司天，客胜则丹胗外发，及为丹熛疮疡，呕逆喉痹，头痛嗌肿，耳聋，血溢，内为瘛疭；主胜则胸满，咳仰息，甚而有血，手热。阳明司天，清复内余，则咳衄嗌塞，心膈中热，咳不止而白血出者死。太阳司天，客胜则胸中不利，出清涕，感寒则咳；主胜则喉嗌中鸣。厥阴在泉，客胜则大关节不利，内为痉强拘瘛，外为不便；主胜则筋骨繇并，腰腹时痛。少阴在泉，客胜则腰痛，尻股膝髀腨骱足病，瞀热以酸，胕肿不能久立，溲便变；主胜则厥气上行，心痛发热，膈中，众痹皆作，发于胠胁，魄汗不藏，四逆而起。太阴在泉，客胜则足痿下重，便溲不时，湿客下焦，发而濡泻，及为肿隐曲之

房事不行之疾病；主气胜就会发生寒气上逆胀满，饮食不下，甚至发生疝气等疾病。少阳在泉，客气胜就患腰腹痛，恶寒，甚则大小便下白沫；主气胜就会热反上行而侵犯到心部，出现心痛发热，中焦格拒而呕吐。少阴在泉所致证候与此相同。阳明在泉，客气胜则清凉之气扰动于下，出现少腹坚硬胀满，频繁泄泻；主气胜就患腰部沉重，腹痛，少腹部生寒气，在下则见大便溏泄，寒气逆于肠胃，上冲胸中，甚至喘息不能久立。太阳在泉，寒气复胜而有余于内，就会发生腰尻疼痛，屈伸不利，股、胫、足、膝中疼痛。

黄帝说：讲得好。怎么治疗呢？岐伯说：气上逆者，抑而使下；下陷者，举而升之；有余的折而泻其实，不足的补其虚，再佐以有利的药物，用恰当的饮食调养，必使主客之气清静安定；根据其气的寒温，主客之气相同的则逆其胜气而治之，主客之气相逆的则从所不胜之气以治之。黄帝说：治寒病用热药，治热病用寒药，主客气相同的则逆其所胜之气，主客气不相同的则从其所不胜之气，这些道理我已经明白了。然而对于五行补泻的正味来说又是怎样的呢？岐伯说：厥阴风木主气所致的，泻用酸味，补用辛味；少阴君火与少阳相火所致的，泻用甘味，补用咸味；太阳湿土主气所致的，泻用苦味，补用甘味；阳明燥金主气所致的，泻用辛味，补用酸味；太阳寒水主气所致的，泻用咸味，补用苦味。厥阴客气为病，补用辛味，泻用酸味，发用甘味；少阴客气为病，补用咸味，泻用甘味，收用酸味；太阴客气为病，补用甘味，泻用苦味，缓用甘味；少阳客气为病，补用咸味，泻用甘味，软坚用咸味；阳明客气为病，补

疾；主胜则寒气逆满，食饮不下，甚则为疝。少阳在泉，客胜则腰腹痛而反恶寒，甚则下白溺白；主胜则热反上行而客于心，心痛发热，格中而呕。少阴同候。阳明在泉，客胜则清气动下，少腹坚满而数便泻；主胜则腰重腹痛，少腹生寒，下为鹜溏，则寒厥于肠，上冲胸中，甚则喘，不能久立。太阳在泉，寒复内余，则腰尻痛，屈伸不利，股胫足膝中痛。

帝曰：善。治之奈何？岐伯曰：高者抑之，下者举之，有余折之，不足补之，佐以所利，和以所宜，必安其主客，适其寒温，同者逆之，异者从之。帝曰：治寒以热，治热以寒，气相得者逆之，不相得者从之，余以知之矣。其于正味何如？岐伯曰：木位之主，其泻以酸，其补以辛。火位之主，其泻以甘，其补以咸。土位之主，其泻以苦，其补以甘。金位之主，其泻以辛，其补以酸。水位之主，其泻以咸，其补以苦。厥阴之客，以辛补之，以酸泻之，以甘缓之。少阴之客，以咸补之，以甘泻之，以酸收之。太阴之客，以甘补之。以苦泻之，以甘缓之。少阳之客，以咸补之，以甘

用酸味，泻用辛味，泻下用苦味；太阳客气为病，补用苦味，泻用咸味，坚用苦味，润用辛味。这都是为了达到开发腠理、调利津液、通畅气脉的目的。

黄帝说：讲得好。我想听听阴阳各分为三是什么意思？岐伯说：这是因为阴阳之气有多有少，它的作用也就各不相同。黄帝说：阳明是什么意思呢？岐伯说：阳明就是太阳与少阳两阳相合而明的意思。黄帝说：厥阴又是什么意思呢？岐伯说：厥阴就是太阴与少阴两阴交尽的意思。

黄帝说：气有多少的不同，病邪有盛衰的不同，治法有缓急不同，处方有大小的不同，我想听听划分它们的标准是什么？岐伯说：邪气有上下之别，病位有远近之分，症状表现有内外之异，所以治法就需要有轻有重，总之，以药力达到病所为标准。《大要》说：君药一味，臣药二味，为奇方的组成原则；君药二味，臣药四味，是偶方的组成原则；君药二味，臣药三味，为奇方的组成原则；君药二味，臣药六味，为偶方的组成原则。所以说，病位近的则用奇方，病位远的用偶方，发汗剂不用偶方，攻下剂不用奇方；补上部、治上部疾病的方制宜缓，补下部、治下部疾病的方制宜急；性急的药物味多厚，性缓的药物味多薄，方制用药恰到病处，就是指此而言。如果病位深的，药的气味经过中道的，当根据病位的高下而服用，病位在上的，进食后服药，病位在下的，进食前服药，务使药物达到病所。所以平调气机的规律是——如果病所近，不论用奇方或偶方，药剂量都要小；如果病所远，不论用奇方或偶方，药剂量都要大。方制大的是药味少而量重，方制小的是药味多而量轻。味数多的可至九味，味数少的仅用二味。用奇方而病不去，就用偶方，这叫做重方；用偶方而病仍不去，就用反佐的药物来顺

泻之，以咸耎之。阳明之客，以酸补之，以辛泻之，以苦泄之。太阳之客，以苦补之，以咸泻之，以苦坚之，以辛润之。开发腠理，致津液，通气也。

帝曰：善。愿闻阴阳之三也何谓？岐伯曰：气有多少，异用也。帝曰：阳明何谓也？岐伯曰：两阳合明也。帝曰：厥阴何也？岐伯曰：两阴交尽也。

帝曰：气有多少，病有盛衰，治有缓急，方有大小，愿闻其约奈何？岐伯曰：气有高下，病有远近，证有中外，治有轻重，适其至所为故也。《大要》曰：君一臣二，奇之制也；君二臣四，偶之制也；君二臣三，奇之制也；君二臣六，偶之制也。故曰：近者奇之，远者偶之；汗者不以奇，下者不以偶，补上治上制以缓，补下治下制以急，急则气味厚，缓则气味薄。适其至所，此之谓也。病所远，而中道气味乏者，食而过之，无越其制度也。是故平气之道，近而奇偶，制小其服也；远而奇偶，制大其服也。大则数小，小则数多。多则九之，少则二之。奇之不去则偶之，是谓重方。偶之不去，则反佐以取之，所谓寒热

其病情治疗，这就属于反用寒、热、温、凉的药物来治疗了。

黄帝说：讲得好。病是生于六气之本，我已经明白了，那么病若生于三阴三阳之标，应当怎样治疗呢？岐伯说：与本病相反的，就可知道这是标病。在治疗时不从本病着眼，那就明白了治标的方法。黄帝说：讲得好。怎样观测六气为胜气呢？岐伯说：这要趁六气到来的时候观察。清肃之气大来，是燥气为胜气，燥胜则风木受邪，肝病就产生了。热气大来，是火气为胜气，火偏胜则金燥受邪，肺病就产生了。寒气大来，是水气为胜气，水胜则火热受邪，心病就产生了。湿气大来，是土气为胜气，土胜则寒水受邪，肾病就产生了。风气大来，是木气为胜气，木胜则湿土受邪，脾病就产生了。这些都是所谓感受胜气之邪而生病的。遇到岁气不足之年，邪气更甚；遇到岁气与四时之气不和时，邪气也甚；遇到月空之时，邪气也甚。以上三种情况，若再感受邪气，病情就很危险了。凡是有了胜气，相继而来的必定是报复之气。

黄帝说：六气到来时，脉象都是怎样的呢？岐伯说：厥阴之气到来，其脉应表现为弦；少阴之气到来，其脉应表现为钩；太阴之气到来，其脉应表现为沉；少阳之气到来，其脉应表现为大而浮；阳明之气到来，其脉应表现为短而滑；太阳之气到来，其脉应表现为大而长。气到来而脉平和是平人，气到来而脉太盛的是病，气到来而脉相反的是病，气到来而脉未到的是病，气未到来而脉已到的是病，如果阴脉和阳脉更易其位就很危险了。

黄帝说：六气各有标本，变化各不同，是怎样的呢？岐伯说：六气有从本的，有从标本的，有不从标本的。黄帝说：我希望彻底了解一下这个道理。岐伯

温凉，反从其病也。

帝曰：善。病生于本，余知之矣。生于标者，治之奈何？岐伯曰：病反其本，得标之病；治反其本，得标之方。帝曰：善。六气之胜，何以候之？岐伯曰：乘其至也。清气大来，燥之胜也，风木受邪，肝病生焉。热气大来，火之胜也，金燥受邪，肺病生焉。寒气大来，水之胜也，火热受邪，心病生焉。湿气大来，土之胜也，寒水受邪，肾病生焉。风气大来，木之胜也，土湿受邪，脾病生焉。所谓感邪而生病也。乘年之虚，则邪甚也。失时之和，亦邪甚也。遇月之空，亦邪甚也。重感于邪，则病危矣。有胜之气，其必来复也。

帝曰：其脉至何如？岐伯曰：厥阴之至其脉弦，少阴之至其脉钩，太阴之至其脉沉，少阳之至大而浮，阳明之至短而涩，太阳之至大而长。至而和则平，至而甚则病，至而反者病，至而不至者病，未至而至者病，阴阳易者危。

帝曰：六气标本，所从不同奈何？岐伯曰：气有从本者，有从标本者，有不从标本者也。帝曰：愿卒闻

说：少阳太阴从本，少阴太阳既从本又从标，阳明厥阴不从标本而从其中。从本的，是因为病邪生于本气。从标从本的，是因为病的发生有从本的，有从标的。从中气，是因为病的发生基于中气。黄帝说：脉相从而病相反的，怎么诊察呢？岐伯说：脉至与症状相一致，但按不鼓击而无力的，这就不是真正的阳证，各种阳证阳脉都这样。黄帝说：凡是阴证而相反的，其脉象是怎样呢？岐伯说：脉至与病证一致，但按之鼓指而很强的，这就不是正阳证了。所以各种疾病的起始，有发生于本气的，有发生于标气的，也有发生于中气的。在治疗上有治其本气而得愈的，有治其标气而得愈的，有治其中气而得愈的，也有标气本气兼治而得愈的。有逆其势而治愈的，有从其情而治愈的。逆，是逆病之情，在治疗上是正治顺治，如果顺治表面虽似顺，其实却是逆。所以说，知道病之标本，在临证时，就能没有危害，明白逆治顺治的道理，就能适当地施行治疗方法而没有漏洞，说的就是这个意思。不知道这些道理，就不能谈论诊断，足以扰乱经旨。所以《大要》上说，粗浅的医生，沾沾自喜，以为他什么都懂了，而遇到患者时，刚刚说完是热证，而寒证又开始了，这是由于他不了解同是一气而所生病证不同，于是心中迷惑，诊断不清，经义错乱，就是这个意思。标本的道理，简要而应用极广，从小可以推及大，通过一个例子也可以明白一切病的变化。所以明白了标和本，就容易治疗而不会发生损害，考察属本和属标，就能正确调整气机。明白了六气胜复的道理，就可以把它作为一般医生遵循的准则，同时对于天地变化之道也就彻底了解了。

之。岐伯曰：少阳太阴从本，少阴太阳从本从标，阳明厥阴不从标本从乎中也。故从本者化生于本，从标本者，有标本之化，从中者以中气为化也。帝曰：脉从而病反者，其诊何如？岐伯曰：脉至而从，按之不鼓，诸阳皆然。帝曰：诸阴之反，其脉何如？岐伯曰：脉至而从，按之鼓甚而盛也。是故百病之起。有生于本者，有生于标者，有生于中气者。有取本而得者，有取标而得者，有取中气而得者，有取标本而得者，有逆取而得者，有从取而得者。逆，正顺也。若顺，逆也。故曰：知标于本，用之不殆，明知逆顺，正行无问。此之谓也。不知是者，不足以言诊，足以乱经。故《大要》曰：粗工嘻嘻，以为可知，言热未已，寒病复始，同气异形，迷诊乱经。此之谓也。夫标本之道，要而博，小而大，可以言一而知百病之害。言标与本，易而勿损，察本与标，气可令调，明知胜复，为万民式。天之道毕矣。

黄帝说：胜气和复气的变化，有早有晚是怎样的情况呢？岐伯说：所谓胜气，其到来时人已经病了，而病气蓄积的时候，复气就已经萌发了。在胜气终了时，复气乘机而起，得其时位，就会加剧。胜气有轻重，复气有多少，胜气平和，复气也就平和，胜气虚，复气也虚，这是天气变化的常规。黄帝说：胜气和复气的发作，有时并不符合它的时位，有的后于时位而来，这是什么缘故呢？岐伯说：这是因为六气的变化有盛衰的不同，寒暑温凉盛衰的作用，表现就在辰戌丑未四季月之时。所以阳气的发动，始于温时，盛于暑时，阴气的发动，始地凉时，盛于寒时。春夏秋冬的气候，各有差别。所以《大要》上说，春天的温暖，发展成为夏天的暑热，秋天的清肃，再发展成为冬天的凛冽。谨慎地考察四季月的气候变化，观察其气候的回归，这样就可以了解气的终了，可以知道气的开始了，说的就是这个意思。黄帝说：四时气候的变迁，有一定的常数吗？岐伯说：大概三十天的时间。黄帝说：在脉象方面的反应是怎样的呢？岐伯说：时差与正时相同，等其时过去脉也就过去了。《脉要》上说，春脉毫无沉象，夏脉毫无弦象，秋脉毫无数象，冬脉毫无涩象，这叫做天地四时之气闭塞。沉脉太过是病脉，弦脉太过是病脉，数脉太过是病脉，涩脉太过也是病脉，脉象杂见的是病脉，气已去而脉象再现的是病脉，气未去而脉去的是病脉，气已去而脉不去的是病脉，脉与气相反的则是死脉。所以说四时之气相互联系，各有所守，各有所司，就像秤砣和秤杆一样，缺一不可。阴阳之气，清静和平就会生化安宁，变动时就产生疾病，说的就是这个意思。

帝曰：胜复之变，早晏何如？岐伯曰：夫所胜者，胜至已病，病已愠愠，而复已萌也。夫所复者，胜尽而起，得位而甚。胜有微甚，复有少多，胜和而和，胜虚而虚，天之常也。帝曰：胜复之作，动不当位，或后时而至，其故何也？岐伯曰：夫气之生化，与其衰盛异也。寒暑温凉，盛衰之用，其在四维。故阳之动，始于温，盛于暑；阴之动，始于清，盛于寒。春夏秋冬，各差其分。故《大要》曰：彼春之暖，为夏之暑，彼秋之忿，为冬之怒。谨按四维，斥候皆归，其终可见，其始可知。此之谓也。帝曰：差有数乎？岐伯曰：又凡三十度也。帝曰：其脉应皆何如？岐伯曰：差同正法，待时而去也。《脉要》曰：春不沉，夏不弦，冬不涩，秋不数。是谓四塞。沉甚曰病，弦甚曰病，涩甚曰病，数甚曰病，参见曰病，复见曰病，未去而不去曰病，反者死。故曰：气之相守司也，如权衡之不得相失也。夫阴阳之气，清静则生化治，动则苛疾起，此之谓也。

黄帝说：幽和明是什么意思呢？岐伯说：太阴少阴两阴交尽叫做幽，太阳少阳两阳相合叫做明，幽明的配合，则成为寒暑的不同。黄帝说：分和至是什么意思呢？岐伯说：气来叫做至，气分叫做分，气至之时其气是相同的，气分之时其气是不相同的，这就是天地的一般规律。黄帝说：先生说立春、立秋，其气开始于交节以前；立冬立春，其气开始于交节以后，我已经明白了。但是六气往复运动，主岁之气又变化无常，对于补法和泻法的运用，应当怎样掌握呢？岐伯说：司天在泉，上下各有所主，应该随其所利而采用补泻，考虑适宜的药物就是治疗的要点。左右间气的治法与此相同。《大要》说，少阳主岁时，先用甘药，后用咸药；阳明主岁时，先用辛药，后用酸药；太阳主岁时，先用咸药，后用苦药；厥阴主岁时，先用酸药，后用辛药；少阴主岁时，先用甘药，后用咸药；太阴主岁时，先用苦药，后用甘药。辅助选用有利的药物，资助其生化之机，这就是适合了六气。

黄帝说：讲得好！百病的形成，都是由于风寒暑湿燥火六气的气化和变化。《医经》上说：实证用泻法，虚证用补法。我把这些方法教给医生，而医生运用后却不能收到十全的效果。我想使这些重要的理论得到普遍的运用，能够收到桴鼓相应的效果，好像拔除棘刺、洗雪污浊一样，从而使一般医生能够达到神圣工巧的程度，所以能讲给我听吗？岐伯说：仔细观察疾病的机制，不违背调和六气的原则，就是这个意思。黄帝说：希望听您讲讲病机是什么？岐伯说：凡是因风病而发生的颤动眩晕，都属于肝；凡因寒病而发生的筋脉拘急，都属于肾；凡是因气病而发生满闷怫郁等症，都属于肺；凡是因湿病而发生的浮肿胀满，都属于

帝曰：幽明何如？岐伯曰：两阴交尽故曰幽。两阳合明故曰明，幽明之配，寒暑之异也。帝曰：分至何如？岐伯曰：气至之谓至，气分之谓分，至则气同，分则气异。所谓天地之正纪也。帝曰：夫子言春秋气始于前，冬夏气始于后，余已知之矣。然六气往复，主岁不常也，其补泻奈何？岐伯曰：上下所主，随其攸利，正其味，则其要也。左右同法。《大要》曰：少阳之主，先甘后咸；阳明之主，先辛后酸；太阳之主，先咸后苦；厥阴之主，先酸后辛；少阴之主，先甘后咸；太阴之主，先苦后甘。佐以所利，资以所生，是谓得气。

帝曰：善。夫百病之生也，皆生于风寒暑湿燥火，以之化之变也。经言盛者泻之，虚者补之。余锡以方士，而方士用之尚未能十全，余欲令要道必行，桴鼓相应，犹拔刺雪污，工巧神圣，可得闻乎？岐伯曰：审察病机，无失气宜，此之谓也。帝曰：愿闻病机何如？岐伯曰：诸风掉眩，皆属于肝。诸寒收引，皆属于肾。诸气膹郁，

脾；凡是因热病而发生的视物昏花、肢体抽搐，都属于火；凡是疼痛、瘙痒、疮疡，都属于心；凡是厥逆、二便不通或失禁，都属于下焦；凡是喘逆呕吐，都属于上焦；凡是口噤不开，鼓颔战栗如神志丧失的，都属于火；凡是痉病颈项强急，都属于湿；凡是气逆上冲的，都属于火；凡是腹满胀大，都属于热；凡是躁动不安，发狂而举动失常的，都属于火；凡是突然发生强直的，都属于风；凡是腹胀叩之如鼓者，都属于热；凡是浮肿、疼痛、酸楚、惊骇不安，都属于火；凡是筋脉拘挛，排出的水液浑浊，都属于热；凡是排出水液清亮、寒冷的，都属于寒；凡是呕吐酸水，突然急泄而有窘迫感的，都属于热。所以《大要》上说，要谨慎地观察病机，根据疾病的属性，有五行之邪要加以推求，没有五行之气也要加以推求，如果是盛要看什么盛，如果是虚要看什么虚。一定要先分析五气中何气所胜，五脏中何脏受病，使气血疏通、调和畅达，而归于和平，说的就是这个意思。

黄帝说：讲得好。药物五味、阴阳的作用是怎样的呢？岐伯说：辛、甘味的药性是发散的，属于阳；酸、苦味的药性是涌吐泻下的，属于阴；咸味药性有涌吐泻下的作用，属于阴；淡味药性有渗利的作用，属于阳。这六种性味的药物，它们的作用有的是收敛，有的是发散，有的是缓和，有的是急剧，有的是干燥，有的是濡润，有的是柔软，有的是坚实，要根据它们的作用来选择使用，调整气机，使之归于和平。

黄帝说：病有不用调气就能治好的，应该怎样治疗呢？有毒与无毒的药物，哪种先用，哪种后用？希望听听其中道理。岐伯说：使用有毒与无毒药物时，要根据疾病的需要去选择，然后根据病情轻重来制定方剂的大小。黄帝说：请您讲

皆属于肺。诸湿肿满，皆属于脾。诸热瞀瘛，皆属于火。诸痛痒疮，皆属于心。诸厥固泄，皆属于下。诸痿喘呕，皆属于上。诸禁鼓栗，如丧神守，皆属于火。诸痉项强，皆属于湿。诸逆冲上，皆属于火。诸胀腹大，皆属于热。诸躁狂越，皆属于火。诸暴强直，皆属于风。诸病有声，鼓之如鼓，皆属于热。诸病胕肿，疼酸惊骇，皆属于火。诸转反戾，水液浑浊，皆属于热。诸病水液，澄澈清冷，皆属于寒。诸呕吐酸，暴注下迫，皆属于热。故《大要》曰：谨守病机，各司其属，有者求之，无者求之，盛者责之，虚者责之，必先五胜，疏其血气，令其调达，而致和平。此之谓也。

帝曰：善。五味阴阳之用何如？岐伯曰：辛甘发散为阳，酸苦涌泄为阴，咸味涌泄为阴，淡味渗泄为阳。六者或收或散，或缓或急，或燥或润，或耎或坚，以所利而行之，调其气使其平也。

帝曰：非调气而得者，治之奈何？有毒无毒，何先何后？愿闻其道。

讲其中的原则。岐伯说：君药一味，臣药二味，是小方的组成原则；君药一味，臣药三味，佐药五味，是中方的组成原则；君药一味，臣药三味，佐药九味，是大方的组成原则。病属寒的用热药，病属热的用寒药。病轻的，就逆着病情来治疗；病重的，就顺着病情来治疗。病邪坚实的，就削弱它；病邪停留在体内的，就驱除它；疾病为劳损所致的，就用温养的方法治疗；疾病属气血郁结的，就用疏散的方法治疗；病邪滞留不去的，就用攻逐的方法来治疗；疾病属干枯的，就用滋润的方法治疗；病势急剧的，就用缓和的方法来治疗；疾病属气血耗散的，就用收敛的方法治疗；病属虚损的，就用补益的方法来治疗；疾病因安逸造成气机停滞的，就用畅通的方法来治疗；病因惊吓所致的，就用平静的方法来治疗。或升或降，或用按摩，或用洗浴，或迫邪外出，或截邪发作，或用开泄法，或用发散法，都以适合病情为原则。黄帝说：什么叫逆从呢？岐伯说：逆就是正治法，从就是反治法，所用从治药物的多少，要根据病情来确定。黄帝说：反治是什么意思呢？岐伯说：就是“热因热用、寒因寒用、塞因塞用、通因通用”，一定要制伏主病，但必须先找出致病的原因。反治方法，开始时药性与病情的寒热似乎相同，但它所得到的结果却不相同，可以用来破除积滞，可以用来消散坚块，也可以用来调和气血，使疾病得到痊愈。黄帝说：讲得好。有六气调和却致病的，应该怎样治疗呢？岐伯说：或用逆治，或用从治，或主药逆治而佐药从治，或主药从治而佐药逆治，使气机疏通，达到调和，这是治疗的正确方法。

黄帝说：讲得好。病有内外相互影响的，应怎样治疗呢？岐伯说：病从内生

岐伯曰：有毒无毒，所治为主，适大小为制也。帝曰：请言其制。岐伯曰：君一臣二，制之小也；君一臣三佐五，制之中也；君一臣三佐九，制之大也。寒者热之，热者寒之，微者逆之，甚者从之，坚者削之，客者除之，劳者温之，结者散之，留者攻之，燥者濡之，急者缓之，散者收之，损者温之，逸者行之，惊者平之，上之下之，摩之浴之，薄之劫之，开之发之，适事为故。帝曰：何谓逆从？岐伯曰：逆者正治，从者反治，从少从多，观其事也。帝曰：反治何谓？岐伯曰：热因寒用，寒因热用，塞因塞用，通因通用。必伏其所主，而先其所因。其始则同，其终则异，可使破积，可使溃坚，可使气和，可使必已。帝曰：善。气调而得者何如？岐伯曰：逆之，从之，逆而从之，从而逆之，疏气令调，则其道也。

帝曰：善。病之中外何如？岐伯曰：从内之外者调其内；从外之内者

而后发展至外的，应该先调治其内；病因外而生的而后发展至内的，应该先调治其外；病从内生，影响到外部而偏重于外部的，先调治它的内部，然后治其外部；病由外因而生，影响到内部而偏重于内部的，先调治它的外因，然后调治它的内部；既不是内因，也不是外因，内外没有联系的，就治疗它的主要病证。

黄帝说：讲得好！火热之气来复，就使人恶寒发热，好像疟疾，有的一天发作一次，有的隔数日发作一次，这是什么缘故呢？岐伯说：这是胜复之气相遇的时候有多有少的缘故。阴气多而阳气少，那么发作的间隔日数就长；阳气多而阴气少，那么发作的间隔日数就少。这是因为胜气与复气相搏，阴气和阳气互有盛衰的关系。疟疾的原理也是这样。

黄帝说：《医论》中说，治寒病用热药，治热病用寒药，医生们也不能废弃这些准则，或改变这些规律。但是有些患者热病服寒药而更热的，有的寒病服热药而更寒的，这寒热两种病证俱在，反又引起新病，应怎样治疗呢？岐伯说：凡是用寒药而反热的，应该用滋阴的方法；用热药而反寒的，应该用补阳的方法，这就是取治于寒热从属的方法。黄帝说：讲得好！用寒药而反出现热证，用热药而反出现寒证，这是什么缘故呢？岐伯说：只治疗疾病的旺盛之气，没有照顾到脏腑的本气，所以有相反的结果。黄帝说：有的不是治疗旺盛之气，而出现这种现象的，又是什么原因呢？岐伯说：您问得很详细啊！这是由于药物五味施治不当所致的。五味入胃后，各归其所喜的脏腑，所以酸味先入肝，苦味先入心，甘味先入脾，辛味先入肺，咸味先入肾，积之日久。便能增加各脏之气，这是五味入胃后所起气化作用的一般规律。脏气增补日久就会形成过胜，这是造

治其外；从内之外而盛于外者，先调其内而后治其外；从外之内而盛于内者，先治其外而后调其内；中外不相及，则治主病。

帝曰：善。火热复，恶寒发热有如疟状，或一日发，或间数日发，其故何也？岐伯曰：胜复之气，会遇之时，有多少也。阴气多而阳气少，则其发日远；阳气多而阴气少，则其发日近。此胜复相薄，盛衰之节。疟亦同法。

帝曰：《论》言治寒以热，治热以寒，而方士不能废绳墨而更其道也。有病热者寒之而热，有病寒者热之而寒，二者皆在，新病复起，奈何治？岐伯曰：诸寒之而热者取之阴，热之而寒者取之阳，所谓求其属也。帝曰：善。服寒而反热，服热而反寒，其故何也？岐伯曰：治其王气，是以反也。帝曰：不治王而然者何也？岐伯曰：悉乎哉问也！不治五味属也。夫五味入胃，各归所喜，故酸先入肝，苦先入心，甘先入脾，辛先入肺，咸先入肾。久而增气，物化之常也，气增而

成灾难的原因。

黄帝说：讲得好。方制中有君臣的分别，这是什么意思呢？岐伯说：治疗疾病的主要药物叫做君药，辅佐君药的叫做臣药，供应臣药的叫做使药，而不是上中下三品的意思。黄帝说：那三品是什么意思呢？岐伯说：三品是用来说明药性有毒无毒的。黄帝说：讲得好。对疾病的在内在外都应该怎样治疗呢？岐伯说：调气时必须辨别阴阳属性，确定属内属外，根据疾病的所在，在内的从内治，在外的从外治，病轻的调理它，较重的平治它，病重的就攻夺它。或用发汗的方法，或用攻下的方法，这就要分辨病邪的寒热温凉属性，根据病气所属，使病邪消退，而随其所利。谨慎地遵守如上的法则，就会万治万全，使气血平和，确保天年。

相关知识链接/ ▼

1. 塞因塞用 即以补开塞，指用补益药物来治疗具有闭塞不通症状的虚证。适用真虚假实证。如血虚而致经闭，肾阳虚而致癃闭，脾气虚而致脘腹胀满、大便不畅等。

2. 通因通用 即以通治通，是指用通利的药物来治疗具有通利症状的实证。适用于真实假虚证。如食滞内停导致腹痛泄泻、瘀血内阻所致的崩漏、湿热下注而致的淋证等。

久，夭之由也。

帝曰：善。方制君臣何谓也？岐伯曰：主病之谓君，佐君之谓臣，应臣之谓使，非上中下三品之谓也。帝曰：三品何谓？岐伯曰：所以明善恶之殊贯也。帝曰：善。病之中外何如？岐伯曰：调气之方，必别阴阳，定其中外，各守其乡。内者内治，外者外治，微者调之，其次平之，盛者夺之，汗之下之，寒热温凉，衰之以属，随其攸利，谨道如法，万举万全，气血正平，长有天命。帝曰：善。

著至教论篇第七十五

著，明白；至教，圣人传授的重要道理。本篇指出学医之道必须“上知天文，下知地理，中知人事”，才能抓住医学理论的精神实质，并论述了正确的阴阳辨证在疾病诊治中的重要性。

黄帝坐在明堂里，召见雷公问道：你懂得医学的道理吗？雷公回答说：我诵读了医书但不能完全理解，有的虽能粗浅理解，但也不能分析辨别，即使能分析辨别，但也还不能了解其精奥，即使明白了其精奥，在临证时也不能加以发挥和应用，所以我的医术，只能够治一般官吏的病，却不能治疗君侯的疾患，希望你传授给我定天之度数，使之合于四时阴阳及星辰日月，从而使医经得以发扬光大，使后世更加明了。可以上通远古神农，并让这些道理得以发扬，可以与二皇相媲美。黄帝说：讲得好。不要忘记，这些就是阴阳表里上下雌雄相互联系、相互感应的道理，就医学而言，应上知天文、下知地理、中知人事，才能长久流行下传，用以教导群众，也不致其产生疑惑。这样的医学论篇，才能传于后世，才可以作为宝贵的遗产。雷公说：请把这些道理传授给我，以便读诵理解。黄帝说：你没听说过《阴阳传》这部书吗？雷公说：不知道。黄帝说：三阳之气，主护卫人一身之表，以适应天气的变化，如果人的上下经脉循行失其常度，就会使

原文

黄帝坐明堂，召雷公而问之曰：子知医之道乎？雷公对曰：诵而未能解，解而未能别，别而未能明，明而未能彰，足以治群僚，不足治侯王。愿得受树天之度，四时阴阳合之，别星辰与日月光，以彰经术，后世益明，上通神农，著至教拟于二皇。帝曰：善。无失之，此皆阴阳表里上下雌雄相输应也，而道上知天文，下知地理，中知人事，可以长久，以教众庶，亦不疑殆。医道论篇，可传后世，可以为宝。雷公曰：请受道，讽诵用解。帝曰：子不闻《阴阳传》乎？曰：不知。曰：夫三阳天为业，上下无常，

内外之邪相合而产生疾病，必使阴阳有所偏盛而产生灾害。雷公说：三阳之气并至，不可阻挡，请你解释一下其中的道理。黄帝说：所谓三阳独至，就是三阳之气并至，它来的时候像风雨一样迅疾，侵犯到上部则发为头巅部疾病，侵犯到下部则发生二便失禁的病。它所引起的疾病，外无明显的症状可察，内无一定的征象可以预期，其病变不符合一般的规律，所以诊断就无法肯定其病是属上还是属下，应根据阴阳传变加以识别。雷公说：我治疗这类疾病，很少能治愈，请说明这其中的原因，以解除我的疑惑。黄帝说：三阳是至盛之阳，如果三阳之气积并而至，则发而为惊，病起迅如疾风。病至猛如霹雳，九窍都为之闭塞，阳气盈溢于外，因而咽干喉塞；如果并入于阴，就会上下失常，下迫于肠，而发生肠澼。如果三阳之气直冲心膈，使人坐而不能起，躺下觉得舒适，这是三阳之气积并而致之病。因此，欲知晓人与天地相应的关系，必须知道如何辨别阴阳，以及其上应天之四时、下合地之五行等道理。雷公说：对于这些道理。明显地讲，我不能分别，隐晦地讲，我更加不能理解。请你再解释一下其中的道理，以便使我更好地理解。黄帝说：你得到老师的传授，如果不知道与至道相结合，反而会对老师的传授产生疑惑，我现在告诉你至道的要点。如果病邪伤人五脏，筋骨日渐瘦削，像你说的那样不能辨别，世上的医学岂不就要亡失了！例如，肾气将绝，就表现为心中闷闷不安，身懒不想外出，没有精神应酬人事往来。

相关知识链接／

正确的认识到天时、地利和人体之间的关系，因时、因地、因人施治，指治疗疾病时要根据季节、地区及人体的体质、性别、年龄等不同而制定适宜的治疗方法，是为“三因制宜”。

合而病至，偏害阴阳。雷公曰：三阳莫当，请闻其解。帝曰：三阳独至者，是三阳并至，并至如风雨，上为巅疾，下为漏病。外无期，内无正，不中经纪，诊无上下，以书别。雷公曰：臣治疏愈，说意而已。帝曰：三阳者，至阳也，积并则为惊，病起疾风，至如礔砺，九窍皆塞，阳气滂溢，干嗌喉塞。并于阴，则上下无常，薄为肠澼。此谓三阳直心，坐不得起，卧者便身全。三阳之病，且以知天下，何以别阴阳，应四时，合之五行。雷公曰：阳言不别，阴言不理，请起受解，以为至道。帝曰：子若受传，不知合至道以惑师教，语子至道之要。病伤五脏，筋骨以消，子言不明不别，是世主学尽矣。肾且绝，惋惋日暮，从容不出，人事不殷。

示从容论篇第七十六

本篇主要描述了在诊病过程中，需学会取象比类的方法，才能做到从容淡定地应对疾病，做好处理，故名曰“示从容论”。

黄帝悠闲地坐在那里，召来雷公问道：你学习医术，诵读医书，能够博览群书，取类比象，贯通融汇医学道理，对我谈谈你的专长吧。五脏六腑，胆、胃、大小肠、脾、胞、膀胱、脑髓、涕唾、哭泣、悲哀，都是五液所从运行，这些都是人体赖以生存的物质，也是治疗中容易发生错误的，你务必明了这些道理，治病时才能够十全，如果不能通晓，就要为人们所抱怨了。雷公说：我读了《脉经·上下篇》的许多内容，但对辨别异同，取类比象，尚还不能十全，又怎能说是完全明白呢？黄帝说：那么你在《脉经·上下篇》之外，根据你所通晓的，来解释五脏疾病，六腑之所不和，针石治疗之所败，毒药治疗之所宜，汤液的滋味等，具体说明其症状，详细地做出回答，如果有不知道的，请提出来问我。雷公说：肝虚、肾虚、脾虚都能使人身体沉重和烦冤，给予毒药、刺灸、砭石、汤液等方法治疗后，有的有效，有的无效，希望听听你对这个问题的解释。黄帝说：你年纪这样大，而提得问题怎么这样幼稚呢？这是由于我的发问而招来的错误回答。我问的是比较深奥的医理，但你仅是用《脉经》中上、

原文

黄帝燕坐，召雷公而问之曰：汝受术诵书者，若能览观杂学，及于比类，通合道理，为余言子所长，五脏六腑，胆胃大小肠，脾胞膀胱，脑髓涕唾，哭泣悲哀，水所从行，此皆人之所生，治之过失，子务明之，可以十全，即不能知，为世所怨。雷公曰：臣请诵《脉经·上下篇》甚众多矣，别异比类，犹未能以十全，又安足以明之。帝曰：子别试通五脏之过，六腑之所不和，针石之败，毒药所宜，汤液滋味，具言其状，悉言以对，请问不知。雷公曰：肝虚肾虚脾虚，皆令人体重烦冤，当投毒药、刺灸、砭石、汤液，或已或不已，愿闻其解。帝曰：公何年之长而问之少，余真问以自谬也。吾问子窈冥，子言上下篇以对何也？夫脾虚浮似肺，肾

下篇的内容来回答我，这是什么缘故呢？脾脉虚浮似肺脉，肾脉小浮像脾脉，肝脉急沉散像肾脉，这些都是医生容易混乱的，然而如能从容不迫地去诊视，还是可以分辨清楚的。脾肝肾三脏，分属于土木水，均居膈下，部位相近，这些是小孩子都知道的，问它有什么意义呢？雷公说：有这样的患者，头痛，筋脉拘挛，骨节沉重，怯弱少气，哕噫腹满，时常惊骇，不欲卧，这是哪一脏所发的疾病？其脉浮而弦，重按则坚硬如石，我不了解这其中的道理，所以再问三脏，是为了能知道如何比较辨别。黄帝说：就是说诊病时应从容不迫。一般来说，老年人的病，应探求六腑；少年人的病，应探求经络；壮年人的病，应探求五脏。你只讲脉证，那就错了，如外面八风之郁热，内使五脏销铄，病邪相传相受。脉浮而弦的，是肾气不足。脉沉而坚硬如石的，是肾气内著而不行。畏怯少气的，是因为水道不行，而致形气消散。咳嗽烦闷的，是肾气上逆所致。这个人的病状，其病变都在于肾脏，如果认为三脏都有病，是不符合诊病法则的。雷公说：有这样的患者，四肢懈怠无力，气喘咳嗽而血出，按我的诊断，认为是伤肺，而诊其脉浮大而紧，我未敢治疗，有个粗率的医生用砭石治疗，病愈，但出血多，血止以后，身体反觉得轻快，这是什么病呢？黄帝说：你所能治的和所知道的病，已是很多了，但对这个病的诊断却错了。好比鸿雁，有时也会飞到高空。所以高明的医生治病，是遵循法度，引物比类，掌握变化于莫测之中，察上可

相关知识链接 /

咳嗽咯血伴有四肢无力的患者，要学会遵循法度，从容应对，脾主四肢肌肉，四肢无力是脾虚四肢失于濡养所致，脾又主统血，脾虚不能固摄，且脾为肺之母，脾虚则肺气不足，宣降失常出现咳嗽咯血，若单因肺虚咯血，会伴有发热等肺经疾病表现。

小浮似脾，肝急沉散似肾，此皆工之所时乱也，然从容得之。若夫三脏土木水参居，此童子之所知，问之何也？雷公曰：于此有人，头痛筋挛骨重，怯然少气，哕噫腹满，时惊不嗜卧，此何脏之发也？脉浮而弦，切之石坚，不知其解，复问所以三脏者，以知其比类也。帝曰：夫从容之谓也。夫年长则求之于腑，年少则求之于经，年壮则求之于脏。今子所言皆失，八风菀热，五脏消烁，传邪相受。夫浮而弦者，是肾不足也。沉而石者，是肾气内著也。怯然少气者，是水道不行，形气消索也。咳嗽烦冤者，是肾气之逆也。一人之气，病在一脏也。若言三脏俱行，不在法也。雷公曰：于此有人，四肢解堕，喘咳血泄，而愚诊之，以为伤肺，切脉浮大而紧，愚不敢治，粗工下砭石，病愈，多出血，血止身轻，此何物也？帝曰：子所能知，知亦众多，与此病失矣。譬以鸿飞，亦冲于天。夫圣人之治病，循法守度，援物比类，化之冥冥，循上及下，何必守经。今夫脉

以及下，不必拘泥于常法。现在患者脉浮大而虚，是脾气注胃，以致津液独归于阳。由于二火不能胜三水，所以脉乱而无常。四肢懈怠无力，是脾精不能输布的缘故。气喘咳嗽，是水气并走于胃所致。血泄，是经脉缩急而血行失其常度。假如把本病诊断为伤肺，是错误的狂言。诊病不能引物比类，认识还不够明确。如果是肺气受伤，脾气就不能内守，胃气不清，经气也不为其所使，肺脏损坏，经脉失去布散精气的作用，五脏之气漏泄，不衄血则呕血，病在肺在脾，二者是不相类同的。如果不能辨别，就如天之无形可求，地之无位可理，黑白不分，未免相差太远了。你这次过失，也是我的过错。我以为你已经知道了，所以没告诉你，没能使你懂得引物比类，以求符合《从容》的说法，而这正是诊病的经要，是最高明的理论。

浮大虚者，是脾气之外绝，去胃外归阳明也。夫二火不能胜三水，是以脉乱而无常也。四肢懈怠，此脾精之不行也。喘咳者，是水气并阳明也。血泄者，脉急血无所行也。若夫以为伤肺者，由失以狂也。不引比类，是知不明也。夫伤肺者，脾气不守，胃气不清，经气不为使，真脏坏决，经脉傍绝，五脏漏泄，不衄则呕，此二者不相类也。譬如天之无形，地之无理，白与黑相去远矣。是失吾过矣，以子知之，故不告子，明引比类《从容》，是以名曰诊经，是谓至道也。

疏五过论篇第七十七

疏，分条陈述；五过，诊病过程中容易犯的五种过失。本篇主要论述了在诊病过程中，医生由于忽视了患者的社会地位、精神方面及患病始末的变化，不明白诊脉的原则，而发生的误诊误治，进而指出医生要遵循一些法则来避免这些情况的发生。因篇中分条论述了五过的原委，故名之“疏五过论”。

黄帝说：深远啊！深远得好像探视深渊，又好像迎看浮云，深渊还可以测量，迎看浮云就很难知道它的边际。圣人的医术，是众人的典范，他讨论医学上的认识，必然有一定的法则，只有遵守常规和法则，按照医学的治疗原则治疗疾病，才能给众人谋福利，所以医事有五过四德，你知道吗？雷公离开席位再拜回答说：我年岁幼小，愚笨无知，未曾听说过五过四德，只能从疾病的症状和名称上进行比类，但只是空洞地引用经义，心里还是不明白该怎样对答。黄帝说：凡在未诊病前，应先问患者生活的改变情况，如果是先贵后贱，虽然没有感受外邪，疾病也会从内而生，这种病叫脱营。如果是先富后贫而发病的，这种病叫做失精，是由于五脏之气留连不行，积聚而为病。当医生诊察时，因病的部位不在脏腑，躯体形态也没有变化，所以常常会有疑惑，认不清是什么病。但患者身体

原文

黄帝曰：呜呼远哉！闵闵乎若视深渊，若迎浮云，视深渊尚可测，迎浮云莫知其际。圣人之术，为万民式，论裁志意，必有法则，循经守数，按循医事，为万民副，故事有五过四德，汝知之乎？雷公避席再拜曰：臣年幼小，蒙愚以惑，不闻五过与四德，比类形名，虚引其经，心无所对。帝曰：凡未诊病者，必问尝贵后贱，虽不中邪，病从内生，名曰脱营。尝富后贫，名曰失精，五气留连，病有所并。医工诊之，不在脏腑，不变躯形，诊之

逐渐消瘦，气虚精无以生，病势加深，出现洒洒恶寒而心怯时惊，病情之所以日渐加重，是因为在外耗损了卫气、在内劫夺了营血的缘故。这种病即便是高明的医生，如不问明患者的情况，也不知其致病原因，这是诊治上的第一个过失。

凡欲诊察疾病时，一定要问明患者的饮食起居的情况，以及精神上的暴喜暴忧或先乐后苦等，这些都能伤害精气，使精气衰竭、形体毁坏。暴怒会损伤阴气，暴喜会损伤阳气，阴阳俱伤，会使人厥气上逆，经脉胀满，进而神气浮越，去离形体。技术低劣的医生在诊治这种疾病时，既不能恰当地运用补法和泻法，又不了解病情，以致患者五脏精华之气日渐耗散，邪气得以积聚，这是诊治上的第二个过失。

善于诊脉的医生，必将病之奇恒，比类辨别，从容分析，从而得知其病情，作为医生如果不知道这个道理，他的诊治技术就没有什么可贵之处，这是诊治上的第三个过失。

诊病时须注意三种情况，即必须询问其社会地位的贵贱，以及是否有被罢官削职之事，以及是否有想做大官的妄想。因为原来地位高贵，一旦降职罢官，虽然未中外邪，但精神上已经受伤，身体必然败亡。先富后贫的人，虽没有外邪的伤害，也会发生皮毛枯焦，筋脉拘屈，足痿弱拘挛不能行走。对这类患者，医生如果不能严肃地对其开导，不能改变其精神面貌，而仅是屈从患者之意，在治疗上丢掉法度，那么就不能去掉病患，也不会产生什么医治效果，这是诊治上的第四个过失。

凡是诊治疾病，必须了解疾病的全过程，同时还要知道病之本末，在诊脉问

而疑，不知病名。身体日减，气虚无精，病深无气，洒洒然时惊，病深者，以其外耗于卫，内夺于荣。良工所失，不知病情，此亦治之一过也。

凡欲诊病者，必问饮食居处，暴乐暴苦，始乐后苦，皆伤精气，精气竭绝，形体毁沮。暴怒伤阴，暴喜伤阳，厥气上行，满脉去形。愚医治之，不知补泻，不知病情，精华日脱，邪气乃并，此治之二过也。

善为脉者，必以比类奇恒从容知之，为工而不知道，此诊之不足贵，此治之三过也。

诊有三常，必问贵贱，封君败伤，及欲侯王。故贵脱势，虽不中邪，精神内伤，身必败亡。始富后贫，虽不伤邪，皮焦筋屈，痿躄为挛。医不能严，不能动神，外为柔弱，乱至失常，病不能移，则医事不行，此治之四过也。

凡诊者，必知终始，有知余绪，切脉问名，当合男女。离绝菀结，忧

证时，应注意区别男女生理及脉证上的特点，如因亲爱之人分离而怀念不绝，致情志郁结及忧恐喜怒等，都可使五脏空虚，血气离守，医生如果不知道这些道理，还有什么诊疗技术可言。譬如，有人曾负大伤，以致筋脉的荣养断绝，形体虽依然能够行动，但不能滋生津液，如果旧伤败结，致血气留聚不散，迫于阳分，日久成脓，则寒热交作。一般的医生治疗时，屡次刺其阴阳经脉，结果使患者的身体日见消瘦，四肢拘挛转筋，死期已经不远。若医生对此既不能明辨，又不问发病原因，只是说病已危重，这也是一般的医生，这是诊治上的第五个过失。

上述的五种过失都是由于医术不精通，不明人情事理所造成的。所以说，高明的医生诊治疾病，必须知道自然界阴阳的变化，四时寒暑的规律，五脏六腑的关系，经脉之阴阳表里，刺灸、砭石、毒药治病之所宜，周密详审人情事理，掌握诊治的常规，从患者的贵贱贫富，区分其体质及发病的各自特点，问其年龄长幼，知其性情勇怯之理，审察病色出现的部位，以知疾病的本始，并结合四时八风正气及三部九候脉象等进行分析，那么他的诊治是全面的。治病的道理，应重视患者元气强弱，从元气强弱的变化中，探求其病，如果求之不得，其病便是在阴阳表里之间。治病时应遵守气血多少及针刺深浅等常规，不要失去取穴的理法，能按照这样进行治疗，则终生可不发生差错。如果不知取穴的理法，而妄施针石，就会使五脏郁热、六腑发痈疡。诊病不能审慎，便是失常，谨守这些常规来治疗，自然就会与经旨相合了，能通晓《上经》《下经》之义，揆测度量阴阳的变化，诊查奇恒之疾和五脏之病，这取决于明堂之色、审知疾病的始终等，便可以遍行天下。

恐喜怒，五脏空虚，血气离守，工不能知，何术之语。尝富大伤，斩筋绝脉，身体复行，令泽不息。故伤败结，留薄归阳，脓积寒炅。粗工治之，亟刺阴阳，身体解散，四肢转筋，死日有期，医不能明，不问所发，唯言死日，亦为粗工，此治之五过也。

凡此五者，皆受术不通，人事不明也。故曰：圣人之治病也，必知天地阴阳，四时经纪，五脏六腑，雌雄表里，刺灸砭石，毒药所主，从容人事，以明经道，贵贱贫富，各异品理，问年少长，勇怯之理，审于分部，知病本始，八正九候，诊必副矣。治病之道，气内为宝，循求其理，求之不得，过在表里。守数据治，无失俞理，能行此术，终身不殆。不知俞理，五脏菀热，痈发六腑。诊病不审，是谓失常。谨守此治，与经相明，《上经》《下经》，揆度阴阳，奇恒五中，决以明堂，审于终始，可以横行。

徵四失论篇第七十八

本篇承接上篇，进一步分析了四种医生诊病不能取得十全疗效的原因，要求医生要遵守医理、取类比象，从容诊治疾病，故名之曰“徵四失论”。

黄帝坐在明堂，雷公在一旁侍坐。黄帝说：你读书授业已经多时了，谈谈你对治病的成功与失败的看法，怎样能成功，怎样会失败。雷公说：我遵循《医经》学习医术，书上都说可以得到十全的效果，但在医疗中还是常常有过失，请问这应该怎样解释呢？黄帝说：你是因为年轻智力达不到呢？还是对众人的学说缺乏分析呢？十二经脉，三百六十五络脉，这都是人人明白了解的，也是医生所遵循应用的。治病之所以得不到十全的疗效，是由于精神不够专一、思想不条理，不能将外在的脉证与内在的病情综合分析，所以时常发生疑惑和危殆。诊病不知阴阳逆从的道理，这是治疗失败的第一个原因。从师学习尚未结束，就盲目地乱用技术，以错误为真理，变易其说而自以为功，乱施砭石，遗留下过错，这是治疗失败的第二个原因。不了解患者贫富贵贱的生活特点，居处环境的好坏，形体的寒温，不理解饮食上应该吃些什么，不能区别性情的勇怯，不知道应用比类异同的方法进行分析，自己的思想混乱，而不能清楚地认识，这是治疗失败的

原文

黄帝在明堂，雷公侍坐，黄帝曰：夫子所通书受事众多矣，试言得失之意，所以得之，所以失之。雷公对曰：循经受业，皆言十全，其时有过失者，请闻其事解也。帝曰：子年少智未及邪？将言以杂合耶？夫经脉十二，络脉三百六十五，此皆人之所明知，工之所循用也。所以不十全者，精神不专，志意不理，外内相失，故时疑殆。诊不知阴阳逆从之理，此治之一失矣。受师不卒，妄作杂术，谬言为道，更名自功，妄用砭石，后遗身咎，此治之二失也。不适贫富贵贱之居，坐之薄厚，形之寒温，不适饮食之宜，不别人之勇怯，不知比类，足以自乱，不足以自明，此治之三失也。诊病不

第三个原因。诊病时不问患者发病开始的情况，是否有精神上的刺激，饮食是否失于节制，生活起居是否越出常规，或是否由于中毒，这些问题都没有问清，便冒然诊察患者的脉息，这样怎能诊断明确，只是乱言病名，就会因粗枝大叶而使自己陷于困境，这是治疗失败的第四个原因。

所以有的医生说起话来，可以夸大到千里之外，却不明白尺寸的诊法，诊治疾病，也不知参考人事。更不知诊病之道应能做到从容比类，这是最宝贵的道理，仅知诊察寸口，这种做法，既诊不中五脏之脉，也不知百病所起的原因，开始埋怨自己的学术不精，继而归罪于老师传授得不好。所以治病如果不能遵循医理，必为群众所不信任，乱治中偶然治愈疾病，就自鸣得意。唉！医学的道理是微妙高深的，有谁能彻底了解其中的道理啊！医学理论的深远，可以比拟于天地，配于四海，你不了解明白医理的重要性，即使受到高深医理的传授，也会依然不明白。

问其始，忧患饮食之失节，起居之过度，或伤于毒，不先言此，卒持寸口，何病能中，妄言作名，为粗所穷，此治之四失也。

是以世人之语者，驰千里之外，不明尺寸之论，诊无人事。治数之道，从容之葆，坐持寸口，诊不中五脉，百病所起，始以自怨，遗师其咎。是故治不能循理，弃术于市，妄治时愈，愚心自得。呜呼！窈窈冥冥，孰知其道！道之大者，拟于天地，配于四海，汝不知道之谕，受以明为晦。

阴阳类论篇第七十九

本篇阐述了三阴三阳的含义及功效，以及病理状态下的症状和脉象等，并进一步论述了四时阴阳和疾病的预后之间的关系，因均从阴阳角度出发论述，故称“阴阳类论”。

立春这一天，黄帝很安闲地坐着，观看八方边际，候察八方所至之风，问雷公说：按照阴阳和经脉理论，加之五脏主时，你认为哪一脏是最重要的呢？雷公回答说：春季为一年之首属甲乙木，其色青，五脏中主肝，肝旺于春季七十二日，也是肝脉当令的时候，我认为肝脏是最重要的。黄帝说：依据《上经》《下经》中“阴阳”“从容”篇所说，你认为最重要的，却是最次要的。雷公斋戒七日，早晨又侍坐于黄帝的一旁。黄帝说：三阳为经，二阳为纬，一阳为游部，从这就可了解五脏之气的运行终始。三阴为表，二阴为里，一阴为阴气之最终，也是阳气的开始，有如月初月终的交界，符合天地阴阳终始的道理。雷公道：我还没有明白其中的道理。黄帝说：所谓三阳是指太阳，太阳之脉至手太阴寸口，弦浮而不沉，应根据常度进行决断，细心诊察，并参合阴阳的理论以辨别其病之善恶。所谓二阳，就是阳明，其脉至手太阴寸口，弦而沉急而无鼓动之象，火热大

原文

孟春始至，黄帝燕坐，临观八极，正八风之气，而问雷公曰：阴阳之类，经脉之道，五中所主，何脏最贵？雷公对曰：春甲乙青，中主肝，治七十二日，是脉之主时，臣以其脏最贵。帝曰：却念《上、下经》，《阴阳》《从容》，子所言贵，最其下也。雷公致斋七日，旦复侍坐。帝曰：三阳为经，二阳为维，一阳为游部，此知五脏终始。三阴为表，二阴为里，一阴至绝作朔晦，却具合以正其理。雷公曰：受业未能明。帝曰：所谓三阳者，太阳也，至手太阴弦浮而不沉，决以度，察以心，合之阴阳之论。所谓二阳者，阳明也，至手太阴弦而沉急不鼓，炅至以病皆死。一阳者，少阳

至之时都会死亡。所谓一阳，是指少阳，少阳之脉至手太阴寸口，上连人迎，见脉弦急悬而不绝，这是少阳经的病脉，如见有阴而无阳的脉象，就要死亡。所谓三阴，是指手太阴肺经，肺朝百脉是六经的主宰，其气交于寸口，脉沉伏鼓动而不浮，以致肺脾之志及心神皆不足。二阴是少阴，其脉至手太阴寸口，其气内归于膀胱，外连于脾胃。一阴是厥阴，厥阴之气独至手太阴寸口，经气已绝，其脉气浮而不能鼓动，如钩而滑。以上六种脉象，或阴脏见阳脉或阳脏而见阴脉，互相交错会于寸口，与五脏相贯通，与阴阳相应合，先至寸口的为主，后至寸口的为客。雷公说：我已经完全明白你说的意思了，你所传授的经脉之学，结合我所诵读的从容之道，与你所讲的从容之法是一致的，但还不明白其中阴阳雌雄的意义。黄帝说：三阳像父亲那样高尊，二阳如外卫，一阳如枢纽；三阴相当于善养育的母亲，二阴如雌内守，一阴如使者一般交通着阴阳。二阳一阴是阳明主病，二阳不胜一阴，阳明脉软而动，九窍之气则沉滞不利。三阳一阴为病，太阳经脉邪盛，一阴不能制止，因此内乱五脏，外则表现为惊骇。二阴二阳为病，则病在肺，少阴脉沉，火邪胜肺伤脾，在外伤及四肢。二阴二阳为病，其病在肾，表现为骂詈妄行，癫疾狂乱。二阴一阳为病，病出于肾，阴气上逆于心，故使脘下空窍像被堤坝阻滞而闭塞不通，四肢好像离开身体一样。一阴一阳为病，脉来动而中止，这是厥阴之气上至心所致，或上或下而无定处，食不知味，二便不知，咽喉干燥，病在脾土。二阳三阴为病，至阴脾脏在内，阴气不能入于阳，阳气不能达于阴，阴阳互相隔绝，阳浮于外就会外为血瘕，阴沉于里则内为脓肿；如果阴阳之气都壮盛，则病变趋向于下，在男子为阳道生病，在女子为阴器生病。脉之

也，至手太阴，上连人迎，弦急悬不绝，此少阳之病也，专阴则死。三阴者，六经之所主也，交于太阴，伏鼓下浮，上空志心。二阴至肺，其气归膀胱，外连脾胃。一阴独至，经绝，气浮不鼓钩而滑。此六脉者，乍阴乍阳，交属相并，缪通五脏，合于阴阳，先至为主，后至为客。雷公曰：臣悉尽意，受传经脉，颂得从容之道，以合《从容》，不知阴阳，不知雌雄。帝曰：三阳为父，二阳为卫，一阳为纪。三阴为母，二阴为雌，一阴为独使。二阳一阴，阳明主病，不胜一阴，脉耎而动，九窍皆沉。三阳一阴，太阳脉胜，一阴不能止，内乱五脏，外为惊骇。二阴二阳，病在肺，少阴脉沉，胜肺伤脾，外伤四肢。二阴二阳皆交至，病在肾，骂詈妄行，巅疾为狂。二阴一阳，病出于肾，阴气客游于心，脘下空窍，堤闭塞不通，四肢别离。一阴一阳代绝，此阴气至心，上下无常，出入不知，喉咽干燥，病在土脾。二阳三阴，至阴皆在，阴不过阳，阳气不能止阴，阴阳并绝，浮为血瘕，沉为脓肿。阴阳皆壮，下至阴阳。上合

阴阳，上合于天，下合于地，所以要判断病的死生之期，必须参合一岁之中何气为首来推验之。雷公说：请问有的疾病在短期内死亡的道理。黄帝没有回答。雷公又问。黄帝说：在古代医书上有说明。雷公又说：请问怎样可以知道疾病的死亡日期呢？黄帝说：冬三月的病，如病见阳脉阳证，到春天正月而脉象有死征的，则在春尽夏初阳盛阴衰时死亡。冬三月的病，察其脉证之理已无生机，到草生芽柳生叶的时候就会死亡，若交春之后而见脉阴阳皆绝，死亡之期当在正月。春三月的病，名叫阳杀，如果脉阴阳之气都绝，死期在秋天草枯的时候。夏三月的病，脾病而有死征，其死期在至阴后不过十日；若脉见阴阳交错，则死期在冬初之时。秋三月的病，如果太阳膀胱之脉俱起，可不治自愈。若阴阳交错合而为病，则立而不能坐，坐而不能起；若三阳之脉独至，死期在冰冻如石之时；若二阴脉独至，死期在正月雨水之时。

昭昭，下合冥冥，诊决生死之期，遂合岁首。雷公曰：请问短期。黄帝不应。雷公复问。黄帝曰：在经论中。雷公曰：请闻短期。黄帝曰：冬三月之病，病合于阳者，至春正月脉者死征，皆归出春。冬三月之病，在理已尽，草与柳叶皆杀，春阴阳皆绝，期在孟春。春三月之病，曰阳杀，阴阳皆绝，期在草干。夏三月之病，至阴不过十日，阴阳交，期在濂水。秋三月之病，三阳俱起，不治自已；阴阳交合者，立不能坐，坐不能起；三阳独至，期在石水。二阴独至，期在盛水。

方盛衰论篇第八十

方，对比。五脏阴阳有盛有衰，本篇首先从年龄老少、四时季节等方面讨论了人体阴阳之气的盛衰、逆从，进而论述医生诊病时如何根据“十度”来全面了解病情、综合分析，故名之“方盛衰论”。

雷公请问说：气的多少盛衰，怎样算是逆，怎样算是顺呢？黄帝回答说：阳气主升，其气从左而右；阴气主降，其气从右而左。老年人之气先衰于下，故其气从上而下；少壮之气先盛于下，故其气从下而上。所以春夏之病见阳证阳脉者生，见阴证阴脉者死；反之，秋冬之病，见阴证阴脉者生，因此不论阴阳之气多少盛衰，只要有不顺就会成为厥。雷公又问道：气有余的也能成厥吗？黄帝回答说：阳气上逆不下，则足部厥冷到膝，少壮人在秋冬患此病则死，老年人在秋冬患此病则可生。阳气上而不下，上实下虚会发为头痛或巅顶疾患，这种厥证，说它属阳，本非阳盛，说它属阴，则又非阴盛，因五脏气隔绝，没有显著形证可验，好像置身于旷野一样，又像伏居于空室一般，其生命绵绵一息，似乎不能终日。所以少气所致的厥，使人胡乱做梦，其厥盛极，则令人迷乱，三阳之脉悬绝，三阴之脉细微，这就是少气之候。所以肺气虚，就会使人梦见白色的东西，或梦见杀人而流血狼藉，当金旺之时则梦见战争。如果肾气虚，就会使人梦

原文

雷公请问：气之多少，何者为逆？何者为从？黄帝答曰：阳从左，阴从右，老从上，少从下。是以春夏归阳为生，归秋冬为死；反之，则归秋冬为生，是以气多少，逆皆为厥。问曰：有余者厥耶？答曰：一上不下，寒厥到膝，少者秋冬死，老者秋冬生。气上不下，头痛巅疾，求阳不得，求阴不审，五部隔无征，若居旷野，若伏空室，绵绵乎属不满日。是以少气之厥，令人妄梦，其极至迷。三阳绝，三阴微，是为少气。是以肺气虚，则使人梦见白物，见人斩血借借，得其时则梦见兵战。肾气虚，则使人梦见

见舟船淹死人，当水旺之时则会梦见自己潜伏在水中，好像遇到恐惧害怕的事情。肝气虚就会梦见菌香草木生，当木旺之时则梦伏于树下而不敢起。心气虚就会梦见救火和见到雷电，当火旺的时候则会梦见大火燔烧。脾气虚则使人梦见饮食不足，土旺之时则梦见筑墙盖屋。这都是因五脏之气虚，阳气有余、阴气不足而致，应当参合五脏的见证，调和其阴阳，这些内容在《素问·经脉篇》中已经论述过了。诊法有十度，就是揣度人的脉度、脏度、肉度、筋度、腧度。凡此十度，人身阴阳之理尽概括在内，故人之疾病，亦无不俱见于此。脉的搏动本无常规，如脉阴阳散乱偏颇，或脉象不明显，所以诊察时不能拘泥于一法。诊病时还必须弄清患者的身份，是平民还是君卿。如果从师不能卒业，医术便不会高明，临证不能辨别顺逆，这是妄行，必然顾此失彼，看到了一面而忽视了另一面，不知参合全面情况进行分析，所以诊断也不会明确，这样的诊断方法，如传于后世，必然会在实践中暴露其缺点。若至阴虚，则阳气绝而不降；至阳盛，则阴气微而不升；能使阴阳融合交通，这是极高明的医生才能做到的；阴阳之气融合交通，是阳气先至，阴气后至。所以高明的医生掌握诊病之道，都是察脉的阴阳先后规律，根据《奇恒之势》六十首辨明正常和异常，综合诊察所得的各种细微情况，推究阴阳盛衰之变，明确五脏的病情，其中之论，是取虚实的纲要，决定五度之事，必须明白这些道理，才能诊病。所以诊病时，若知其阴而不了解其阳，这种诊法必定会消亡；若只知其阳而不知其阴，说明其医术是不精湛的；若知左不知右，知右不知左，知上不知下，知先不知后，其医道就不会长久。必须是能知丑又知善，知病又知不病，知高又知下，知坐又知起，知行又知止，使用起来

舟船溺人，得其时则梦伏水中，若有畏恐。肝气虚，则梦见菌香生草，得其时则梦伏树下不敢起。心气虚，则梦救火阳物，得其时则梦燔灼。脾气虚，则梦饮食不足，得其时则梦筑垣盖屋。此皆五脏气虚，阳气有余，阴气不足，合之五诊，调之阴阳，以在《经脉》。诊有十度，度人脉度、脏度、肉度、筋度、俞度。阴阳气尽，人病自具。脉动无常，散阴颇阳。脉脱不具，诊无常行。诊必上下，庶民君卿。受师不卒，使术不明。不察逆从，是为妄行。持雌雄失，弃阴附阳。不知并合，诊故不明。传之后世，反论自章。至阴虚，天气绝；至阳盛，地气不足。阴阳并交，至人之所行。阴阳并交者，阳气先至，阴气后至。是以圣人持诊之道，先后阴阳而持之，《奇恒之势》乃六十首，诊合微之事，追阴阳之变，章五中之情，其中之论，取虚实之要，定五度之事，知此乃足以诊。是以切阴不得阳，诊消亡；得阳不得阴，守学不湛；知左不知右，知右不知左，知上不知下，知先不知后，故治不久。知丑知善，知病知不病，知高知下，知坐知起，知行知止，

才能有条理，诊法才算完备，可流传万世而不致有差错。见到有余，就应知其不足，能揆度病情的高下，则脉可因之而穷究其理。形弱气虚的，主死；形气有余，脉气不足的，也主死；脉气有余，形气不足的，主生。所以诊病要有一定的大法，医生应当坐有常态，行动规范，头脑灵活，保持沉着冷静，对患者上下观察，候察八节八风之正邪，辨别五脏中邪的部位，按其脉的动静，循摸尺肤滑涩寒温的状况，察其大小便的变化，参合病态，从而得知病情逆顺，又可得知病名，这样诊断才可以十全，也不失人情。所以诊病时或视其呼吸，或察其神情，均不能失条理，医道高明，所以医道可以保持长久，如果不知道这些，必然有违经旨，背叛常理，乱言病情，妄决死生之期，这便是违反了医道原则。

相关知识链接/

寒从脚下生 脚又称“人体第二心脏”，为人的三阴经脉（足太阴脾经、足少阴肾经、足厥阴肝经）的起点，如果足部受寒，寒邪就会侵入人体，对肝、肾、脾等脏器造成损害，特别是老年人，阳气先衰于下，更容易因脚受凉引起各种疾病。因此，要注意双脚的保暖，睡前可进行泡脚，来祛除寒气，达到养生防病的目的。

用之有纪，诊道乃具，万世不殆。起所有余，知所不足，度事上下，脉事因格。是以形弱气虚死；形气有余，脉气不足死；脉气有余，形气不足生。是以诊有大方，坐起有常，出入有行，以转神明，必清必净，上观下观，司八正邪，别五中部，按脉动静，循尺滑涩，寒温之意，视其大小，合之病能，逆从以得，复知病名，诊可十全，不失人情。故诊之或视息视意，故不失条理，道甚明察，故能长久。不知此道，失经绝理，妄言亡期，此谓失道。

解精微论篇第八十一

解，解析；精微，细微的内容，此处指基础知识。本篇围绕泪和涕的来源及不同情况，以及是否有涕泪俱下等，讲解了关于眼泪和鼻涕的基础知识，故称为“解精微论”。

黄帝在明堂里，雷公问道：我接受了你传给我的医术，又传给别人，讲的都是经典上的理论，如从容形法、阴阳刺灸、汤药所滋等。但他们在临证时，因有明智愚昧的不同，所以未必能十全。在教授的时候，先告诉他们悲哀喜怒、燥湿寒暑、阴阳妇女方面的问题，让他们回答其中的道理，并讲述一些关于卑贱富贵及人的形体方面的问题，使他们能完全明白这些理论，并在临证时能恰当地应用，这些我早听你讲过了。现在我还有一些很愚陋的问题，这些都不在经典中，希望听您解释其中的道理。黄帝说：你问得真深奥啊！雷公请问道：有哭泣而泪不出的，或泪出而很少有鼻涕的，这是什么缘故呢？黄帝说：在《医经》中有记载。雷公又问：眼泪是在何处产生的，鼻涕是从哪里来的？黄帝说：你问的这些问题，对治疗上没有什么帮助，但也是医生应该了解的，是基于中医的基本理论。心是五脏六腑之主，五脏精气均由心来统辖，两目是它的外窍，光华色泽是心的外荣。所以人在心里有得意的事时，则神气和悦于目；失意的时候，则表现

原文

黄帝在明堂，雷公请曰：臣授业传之，行教以经论，从容形法，阴阳刺灸，汤药所滋。行治有贤不肖，未必能十全。若先言悲哀喜怒，燥湿寒暑，阴阳妇女，请问其所以然者，卑贱富贵，人之形体所从，群下通使，临事以适道术，谨闻命矣。请问有愚愚仆漏之问，不在经者，欲闻其状。帝曰：大矣。公请问：哭泣而泪不出者，若出而少涕，其故何也？帝曰：在经有也。复问：不知水所从生，涕所从出也。帝曰：若问此者，无益于治也，工之所知，道之所生也。夫心者，五脏之专精也，目者其窍也，华色者其荣也，是以人有德也，则气和于目；有亡，忧知于色。是以悲哀则

出忧愁之色。所以悲哀就会哭泣，泪是由水液所产生的。水的来源，是体内聚存的水液；积聚水液的，是至阴；所谓至阴，就是肾脏之精。来源于肾精的水液，所以不能溢出，是受着精的制约，水辅于精，精气裹水，所以泪水不能自流。水的精气是志，火的精气是神，水火相互交感，神志俱悲，因而泪水就流出来了。所以谚语说，心悲也叫志悲，因为肾志和心精，均上注于目。所以心肾俱悲则神气传于心，而不下传于肾志，肾志独悲，则水失去了精的制约，故而泪水就出来了。哭泣而涕出的，原因在脑，脑属阴，髓充实于骨。所以脑之水液渗出为涕。肾志为骨之所主，所以泪水出而鼻涕也跟着出来，是因为其是属于同类的关系。涕与泪的关系，好像兄弟一样，危则同死，生则同存，所以当肾志先悲时，便涕泪俱出而横流。涕泪所以俱出而相随，是由于涕泪同属于水类的缘故。雷公说：你讲的道理真博大精深啊！请问有的人哭泣而不流泪，或虽流泪但很少，鼻涕不随之而出，这是什么缘故呢？黄帝说：哭而没有眼泪，是内心并不悲伤。不哭，是心神没有感动，神不感动则志亦不悲，心神与肾志相持而不能相互交感，眼泪怎么能流出来呢？若志悲，凄惨之意就会上冲于脑，上冲于脑则志传于目，志传于目则神不守精，精和神都离开目，眼泪和鼻涕就会一起出来。你难道没有读过和想过经书上所说的话吗？厥则目无所见，人患了厥证，则阳气偏聚于上部，阴气偏聚于下。阳偏聚于上，则火热亢于上，

相关知识链接 /

何谓“欲哭无泪” 正常情况下，心肾相交，心主神，肾主志，神志正常则无哭泣流泪。心主喜，悲伤易消耗心气，神志也随之悲哀，影响到肾精则失去固摄，出现流泪。哭而没有眼泪，说明内心并不悲伤，情绪并没有影响到神志，肾精作用正常，故而没有眼泪。

泣下，泣下水所由生。水宗者积水也，积水者至阴也，至阴者肾之精也。宗精之水所以不出者，是精持之也，辅之裹之，故水不行也。夫水之精为志，火之精为神，水火相感，神志俱悲，是以目之水生也。故谚言曰：心悲名曰志悲。志与心精，共凑于目也。是以俱悲，则神气传于心，精不上传于志而志独悲，故泣出也。泣涕者脑也，脑者阴也，髓者骨之充也，故脑渗为涕。志者骨之主也，是以水流而涕从之者，其行类也。夫涕之与泣者，譬如人之兄弟，急则俱死，生则俱生，其志以早悲，是以涕泣俱出而横行也。夫人涕泣俱出而相从者，所属之类也。雷公曰：大矣。请问人哭泣而泪不出者，若出而少，涕不从之何也？帝曰：夫泣不出者，哭不悲也。不泣者，神不慈也。神不慈则志不悲，阴阳相持，泣安能独来。夫志悲者惋，惋则冲阴，冲阴则志去目，志去目则神不守精，精神去目，涕泣出也。且子独不诵不念夫经言乎？厥则目无所见。夫人厥则阳气并于上，阴

阴气偏聚于下，则足寒冷，足寒冷则生胀满。由于一水不能制胜五火，所以目不能视物。所以迎风就会流泪不止的，是因风邪中于目，阳气内守于精，火气燔目，故迎风则泪出。有这样的比喻，火热炽盛而生风，风生而有雨，与这类情况是类似的。

气并于下。阳并于上，则火独光也；阴并于下，则足寒，足寒则胀也。夫一水不能胜五火，故目盲。是以冲风，泣下而不止。夫风之中目也，阳气内守于精，是火气燔目，故见风则泣下也。有以比之，夫火疾风生乃能雨，此之类也。